design

Terence Conran

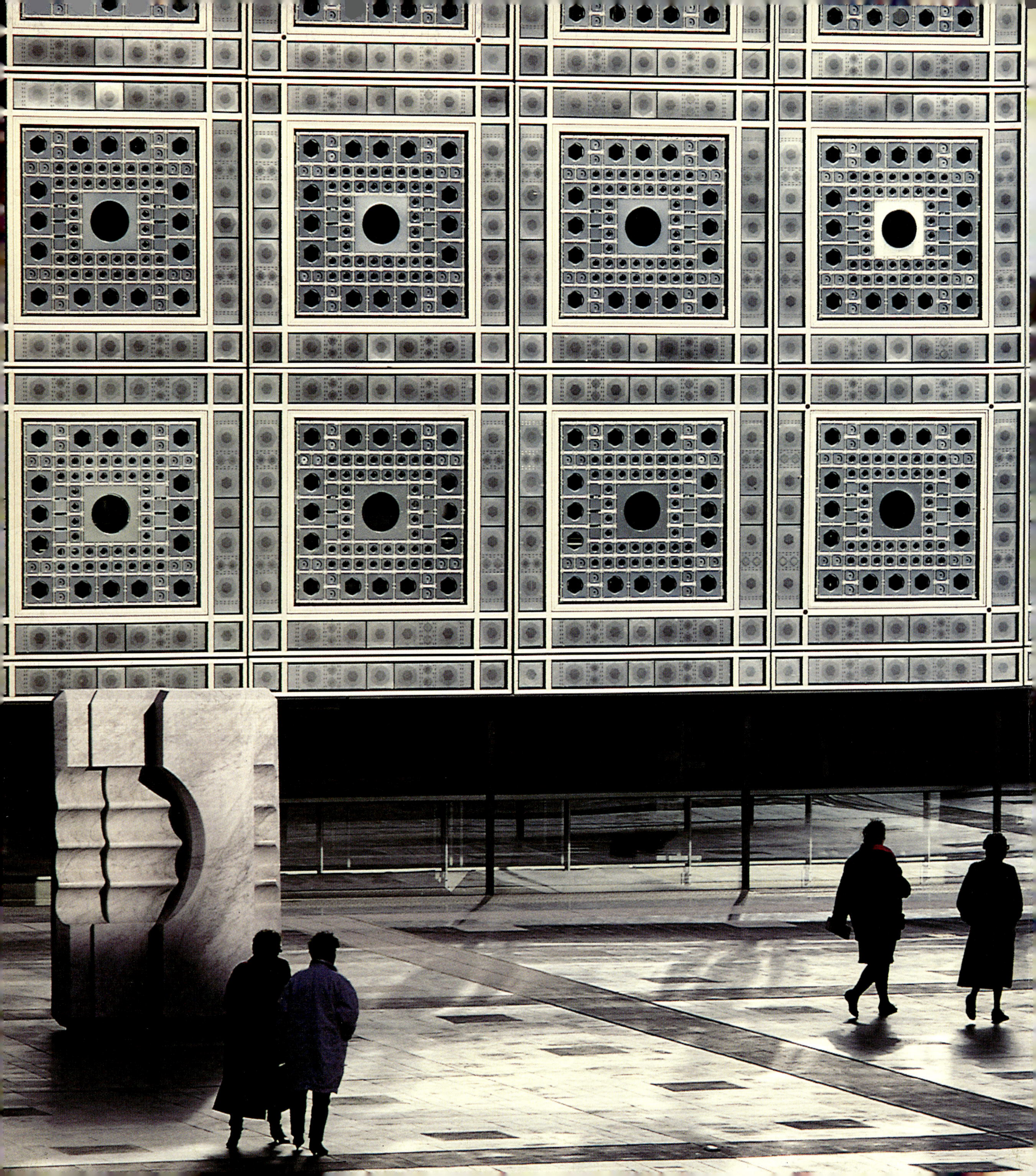

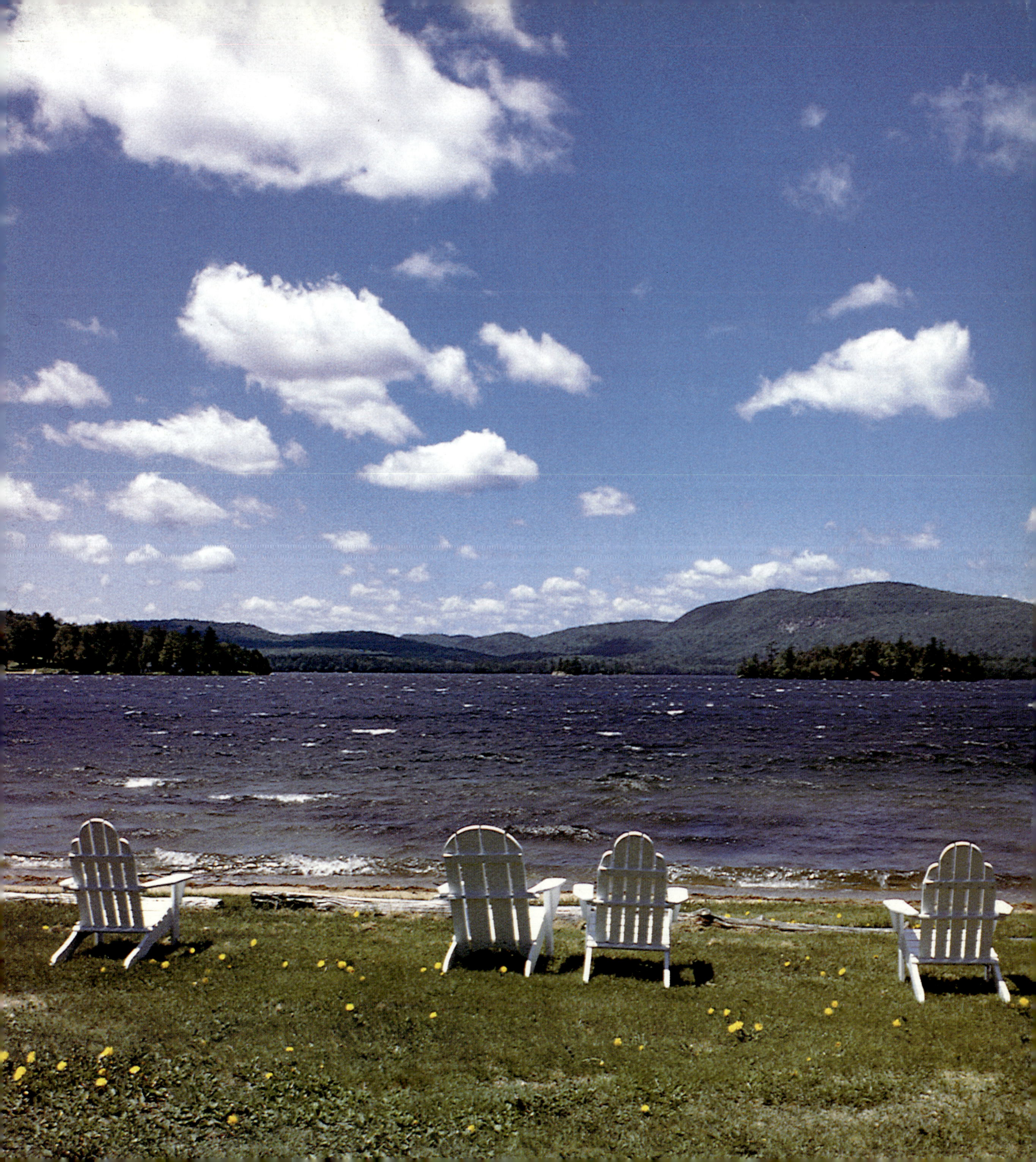

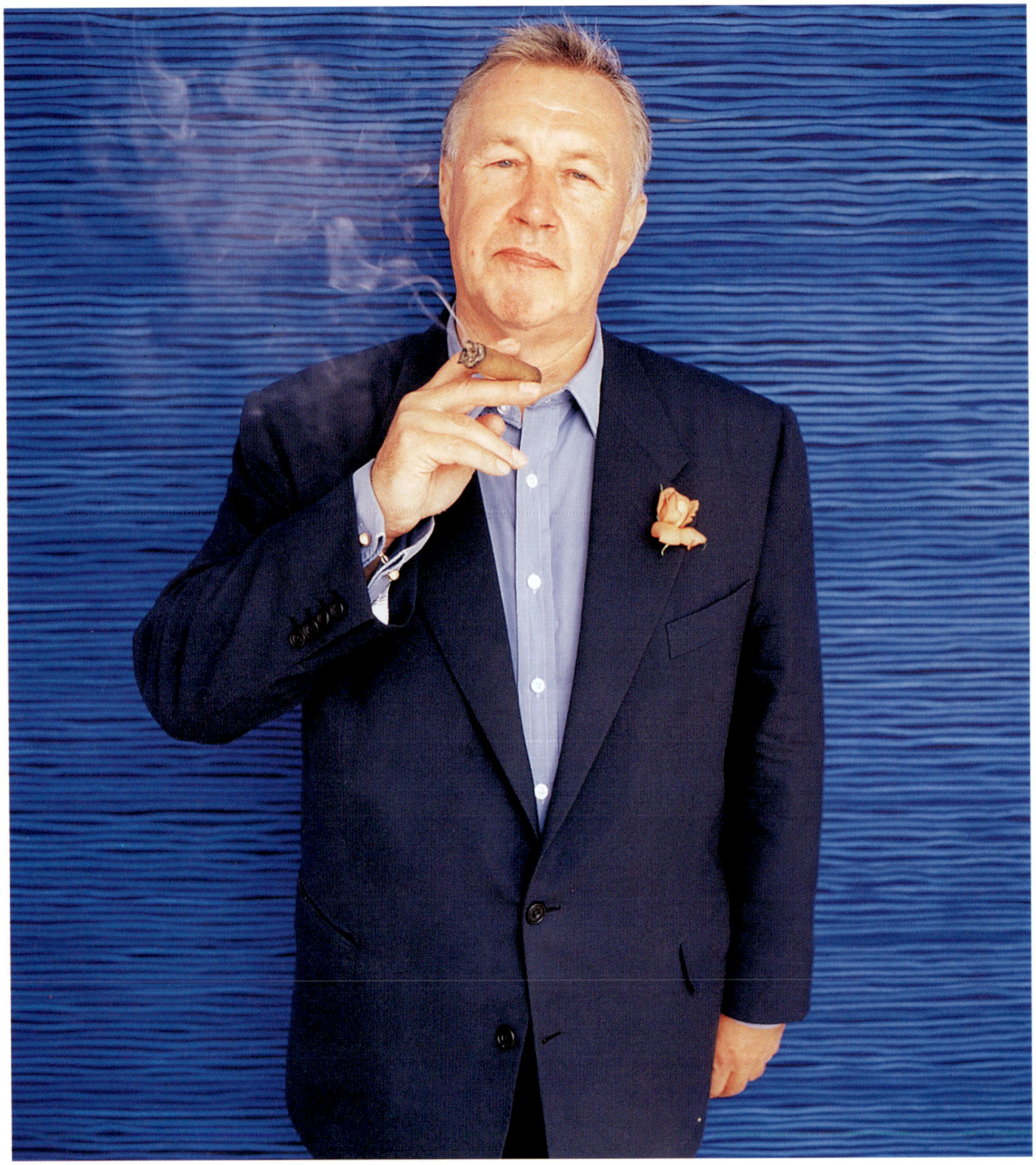

design

Terence Conran

monte von DUMONT

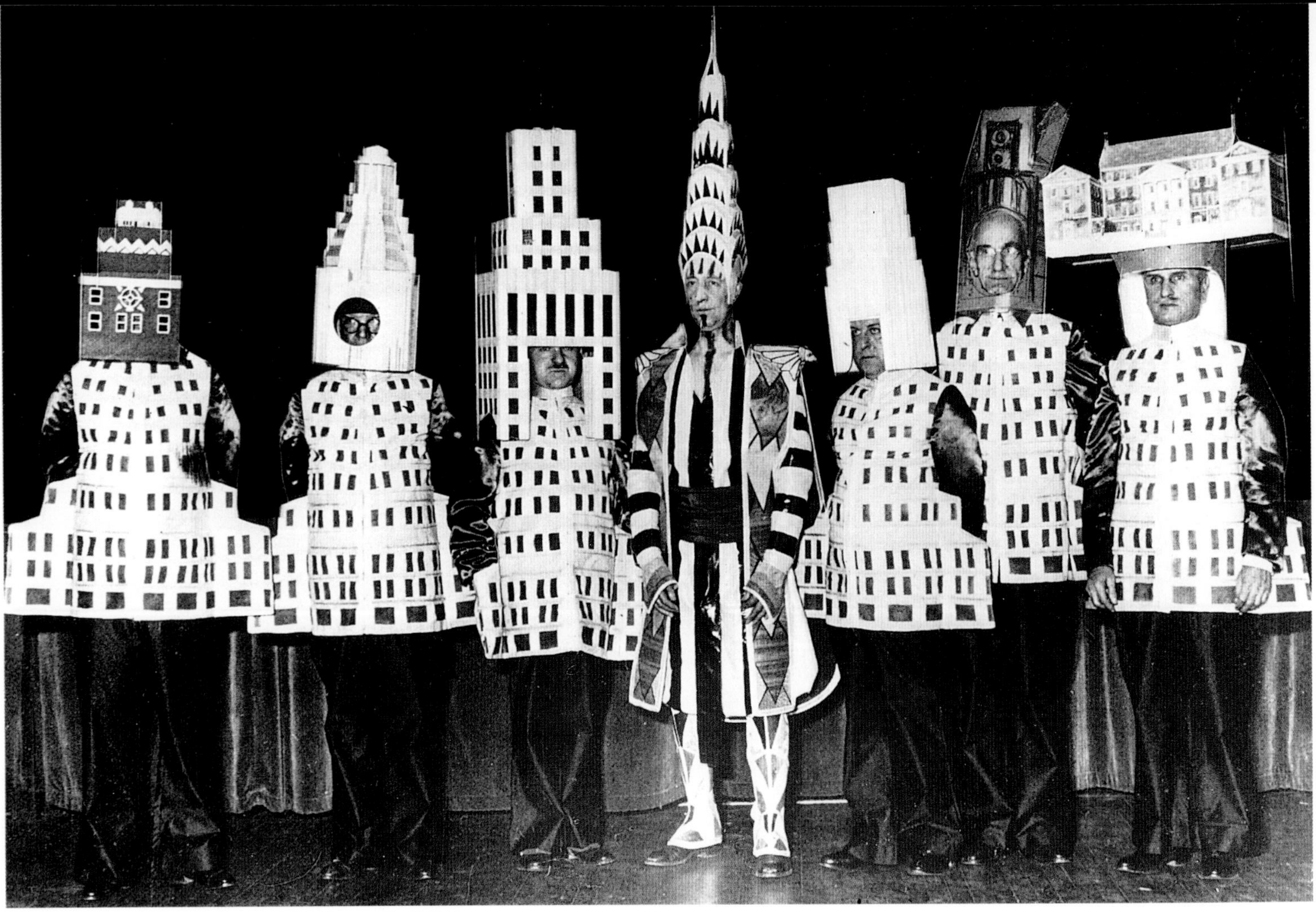

New Yorker Architekten beim Beaux Arts Ball (1931).

Für Coco, geboren an dem Tag, an dem dieses Buch fertiggestellt wurde.

Originaltitel: Terence Conran on Design

Aus dem Englischen von Susanne Vogel

Redaktion der deutschen Ausgabe:
Werkstatt Gillhofer, München
Satz: Anja Dengler, Werkstatt Gillhofer

Printed in Hong Kong
ISBN 3-7701-8514-5

Die Deutsche Bibliothek – CIP-Einheitsaufnahme

Design / Terence Conran. [Aus dem Engl. von Susanne Vogel].–
Köln : DuMont, 1999
(Monte von DuMont)
Einheitssacht.: Terence Conran on design <dt.>
ISBN 3-7701-8514-5

Dank des Autors
Das Buch wäre ohne die hervorragende Mitwirkung von Elizabeth Wilhide, Helen Lewis und Simon Willis nicht zustande gekommen. Es war eine Freude, mit ihnen zusammenzuarbeiten.

Seite 2: Jean Nouvel, Pierre Soria & Gilbert Lezénès, *Institut du Monde Arabe*, Paris (1988).

Seite 3: *Adirondack*-Stühle, Blue Mountain Lake, USA.

Inhalt

„Was ist gutes Design?“

Diese Frage wird mir häufig gestellt, aber sie läßt sich nicht so einfach beantworten. Jeder, der sich schon einmal auf dieses schwer überschaubare Terrain gewagt hat, wird bestätigen, daß man sich auf der Suche nach der Definition von „gutem Design“ schnell im Kreis dreht. Statt zu entscheiden, ob eine Kanne ordentlich gießt, verfällt man in semantische Haarspaltereien. Ist

Design und

gutes Design einfach das, was die meisten sich darunter vorstellen, oder läßt es sich objektiv bewerten? Ändert sich unser Begriff von gutem Design je nach den gesellschaftlichen, politischen und wirtschaftlichen Bedingungen, oder gibt es Konstanten für die Beurteilung aller Gegenstände aus allen historischen Epochen? Warum sollte das Urteil des einen mehr Gewicht haben als das eines anderen? Was heißt „gut“? Und was verstehen wir unter „Design“?

Lebensqualität

Man hat schon die aberwitzigsten Verrenkungen gemacht, um „gutes“ Design allgemeingültig zu definieren, und dabei zahlreiche Seiten mit verstiegenen kritischen Theorien gefüllt. Auch dieses Buch befaßt sich mit derselben grundlegenden Frage, möchte dabei aber einen anderen Weg beschreiten. In den folgenden Kapiteln stelle ich Ihnen einige der Dinge vor, die mir gefallen, und lege dar, warum sie meiner Meinung nach Beachtung verdienen. Vielleicht stimmen Sie mir zu, vielleicht besitzen Sie sogar einige dieser Gegenstände. Trotzdem kann weder ich noch jemand anders allein aufgrund der persönlichen Präferenzen in Anspruch nehmen, damit die endgültige Definition von gutem Design geliefert zu haben. Ich kann hier lediglich aufzeigen, wie wir die Dinge beurteilen, um uns dann für das eine oder das andere zu entscheiden, und einige der Kriterien beleuchten, die dieser Auswahl gemeinhin zugrunde liegen. Darüber hinaus hoffe ich, mit diesem Buch anzuregen, daß wir die Alltagsgegenstände um uns herum etwas genauer betrachten.

Die Suche nach einer Definition von „gutem“ Design führt uns in ein philosophisches Minenfeld, doch läßt sich schon der Begriff Design an sich sehr schwer fassen. In gewisser Weise ist alles, was jemals von Menschenhand gemacht wurde, Design. Eigentlich eine Binsenwahrheit, die dennoch nicht immer begriffen wird – vielleicht gerade, weil sie so evident ist.

Die Handschrift eines Designers an der Fassade eines berühmten Bauwerks, an der Karosserie des neuesten Autos, an einem hochwertigen Kleidungsstück erkennen wir sofort. Weniger offenkundig, aber nicht minder bedeutsam ist das Design von Alltäglichem um uns herum, angefangen von der einfachen Büroklammer bis zum Preisschild im Supermarkt. Design zeigt sich überall, in der Form unserer Häuser wie in ihrem Interieur, in der Art, wie wir einkaufen und unsere Freizeit gestalten, und in der Bequemlichkeit der modernen Fortbewegungsweisen. Es ist keineswegs eine neue Disziplin, obwohl die achtziger Jahre zum „Designer-Jahrzehnt“ deklariert wurden. Genauso wie Jacobsens Sessel *Ei* hat auch ein Melkschemel ein Design, nur läßt sich seine Gestaltung nicht einem einzelnen zuschreiben.

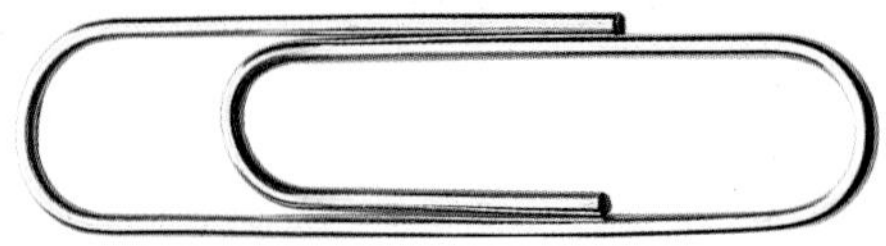

Leicht, billig und praktisch - ein perfektes Konzept, das wir heute als selbstverständlich betrachten.

Auch wenn wir weder eine Ausbildung absolviert haben noch in einem kreativen Elfenbeinturm sitzen, sind wir alle doch mehr oder weniger Designer. Wer jemals einen Raum umgestaltet, ein Farbkonzept ausgewählt, Möbel arrangiert oder Bilder aufgehängt hat, ist damit als Designer tätig gewesen; denn er hat die Ordnung und Erscheinung eines Raumes nach seinen persönlichen Anforderungen und Vorlieben verändert. Schon auf diese einfache Weise sagen wir etwas über uns selbst aus, und dies beeinflußt, wie wir von anderen Menschen wahrgenommen werden.

Mit diesen Vergleichen möchte ich nicht die Bedeutung des ausgebildeten Designers herunterspielen. Vielmehr hoffe ich, damit zu demonstrieren, daß Design unser aller Leben tagtäglich berührt. Von hinten aufgezäumt, mag die ganze Angelegenheit noch deutlicher werden. Selbst diejenigen, die davor zurückscheuen, gutes Design zu definieren, erkennen das Gegenteil schon von weitem. Jeder kennt das Restaurant mit der engen Bestuhlung, in dem man nicht mehr mit Anstand zur Toilette kommt, den kleckenden Stift, den unbequemen Stuhl. All das sind Beispiele für schlechtes Design, die wir auch als solche einstufen würden. Sie gefallen uns nicht, weil sie nicht funktionieren.

„Design ist wichtig, denn ohne Design könnten die Dinge nicht gemacht werden."

Edward, 10 Jahre

Zweckmäßigkeit ist demnach ein wichtiges Kriterium zur Bestimmung des Unterschieds zwischen gutem und schlechtem Design. Hier bewegen wir uns auf sicherem Grund: etwas funktioniert, oder es funktioniert nicht; persönliche Vorlieben und Meinungen sind dabei nicht relevant. Wer weiß, was er von einem Kleidungsstück, Möbel oder Transportmittel verlangt, kann selbst beurteilen, ob es hinsichtlich Haltbarkeit, Sicherheit, Bequemlichkeit, Benutzerfreundlichkeit oder einem der zahllosen anderen materiellen Parameter, an denen sich Funktionalität und praktischer Nutzen messen lassen, den Anforderungen gerecht wird.

Genau mit dieser Art von Problemlösung, mit der Abstimmung der Technik und der Materialien auf die menschlichen Grundbedürfnisse, hat Design zum Großteil zu tun. Funktionsmängel sind oft unübersehbar. Selbst bei einer komplizierteren Technik und bei differenzierteren Ansprüchen läßt sich noch immer mehr oder weniger objektiv feststellen, ob etwas gut funktioniert oder nicht. Man kann lernen, einen Entwurf nach seiner Leistung und Eignung zu beurteilen, und in gewisser Weise tut dies auch jeder, wenn er ein Datenblatt liest, eine Testfahrt mit dem Auto macht oder Kleidung anprobiert. Der praktische Wert ist ein nützliches Kriterium bei der Unterscheidung zwischen Design und Kunst.

Schwieriger läßt sich indes die Grenze zwischen Design und technischer Neuerung oder Erfindung ziehen. Tatsächlich sind der Erfinder und der Designer selten identisch. Ein Beispiel aus jüngster Zeit, das den Unterschied zwischen diesen beiden sehr ähnlichen Seiten derselben Medaille veranschaulicht, ist das aufziehbare Radio *Freeplay*. Es wurde von Trevor Bayliss erfunden, vormals ein erfolgreicher Schwimmer und Unterwasser-Entfesselungskünstler, der auf der Themse-Insel Eel Pie Island lebt. In einer Eingebung erkannte er ein Bedürfnis, das bisher noch nie geäußert worden war. Bei seiner Erfindung fragen wir uns zwangsläufig: „Warum ist bisher noch niemand darauf gekommen?"

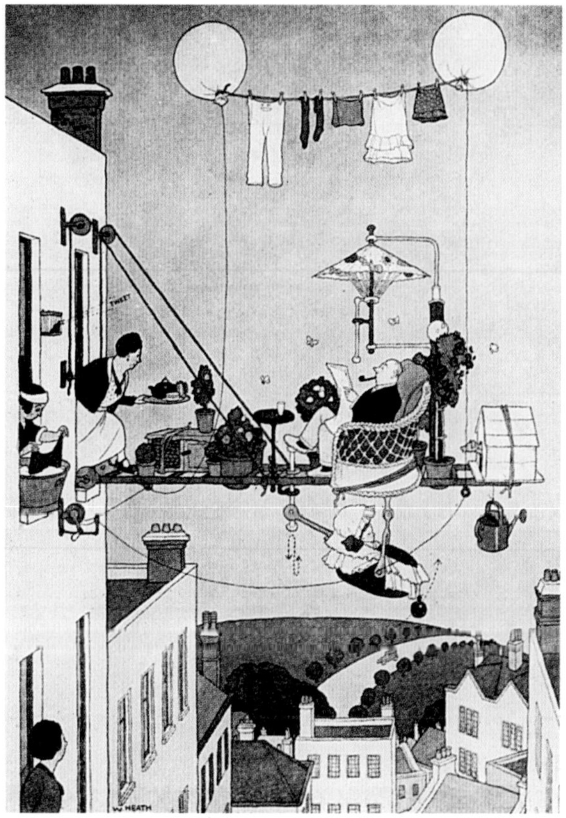

W. Heath-Robinson, *Problem-solving* aus *Absurdities* (1934).

Alles begann, als Bayliss eine Radiosendung über die Probleme der Gesundheitsaufklärung in Afrika hörte, wo die Ausbreitung von Aids immer bedrohlichere Ausmaße annimmt. Das Radio sei, so wurde gesagt, das wirksamste Medium, um über Schutzmaßnahmen aufzuklären und damit die Epidemie einzudämmen. Diejenigen aber, die am schlechtesten informiert und daher auch am meisten gefährdet sind, leben meist in Gegenden ohne Stromversorgung, und Batterien sind in den abgelegenen Gebieten entweder nicht ständig erhältlich oder für die Landbevölkerung einfach unerschwinglich.

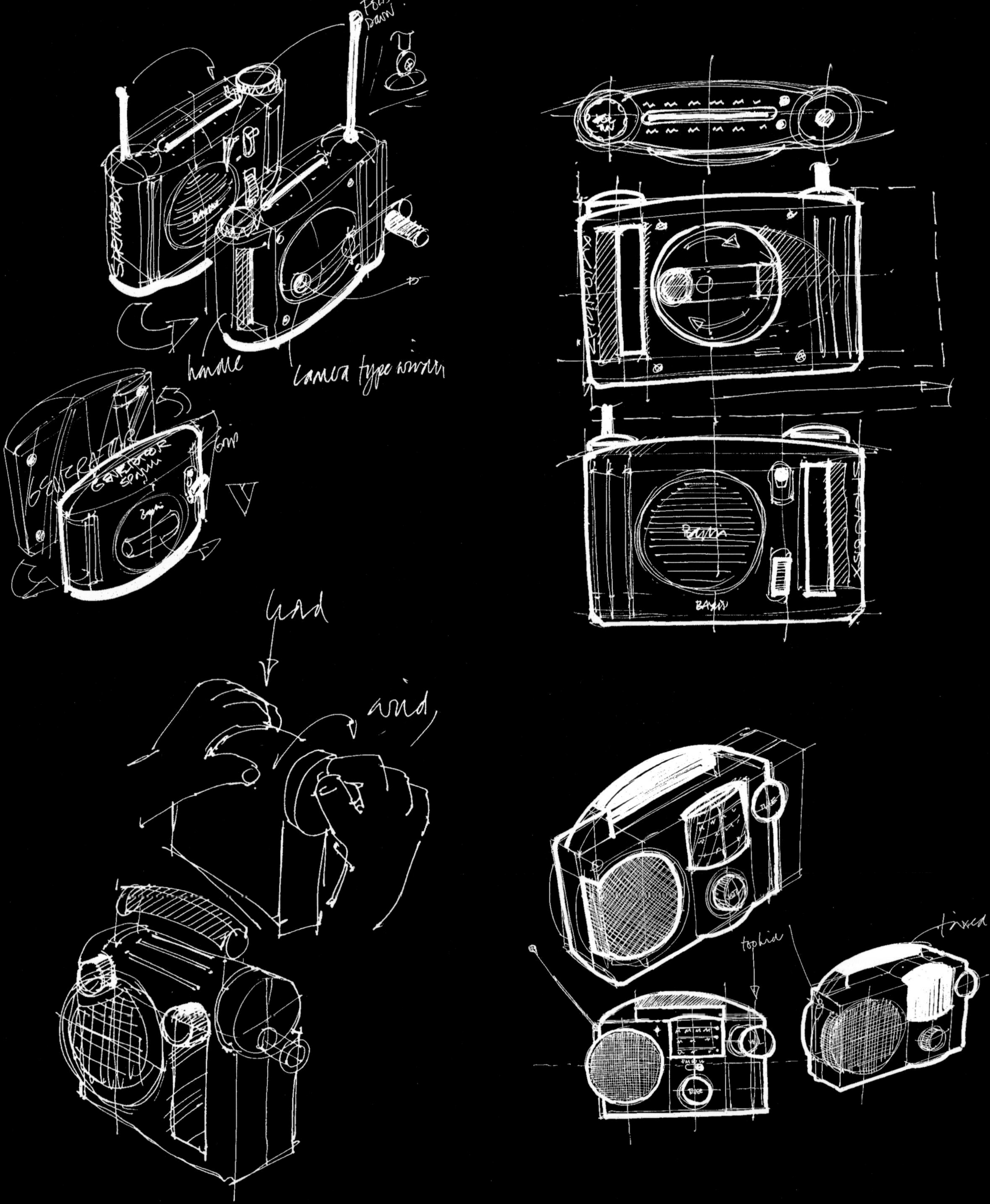
FOLD DOWN
handle
camera type winder
wind
fixed

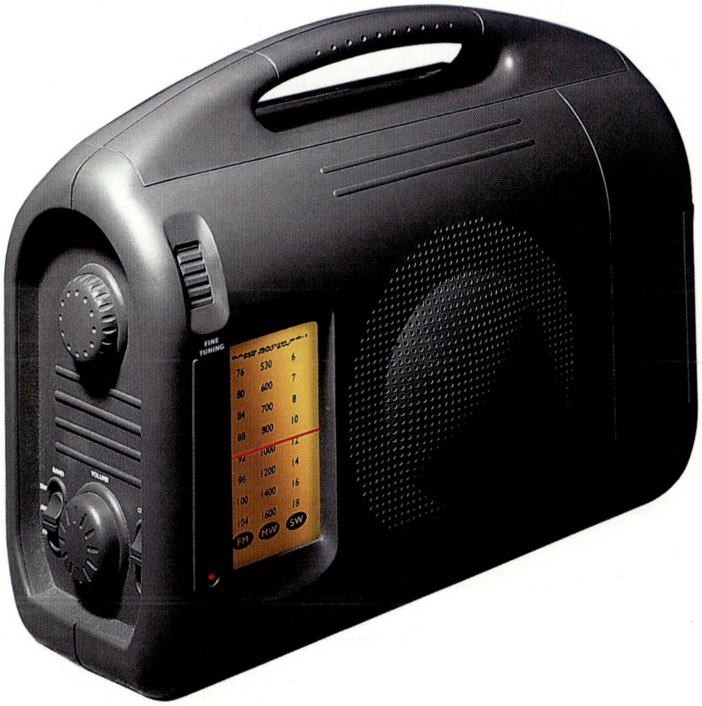

Entwurfsskizzen (links) für das aufziehbare Radio *Freeplay* (oben, 1995).

Da kam Bayliss die Idee zu einem aufziehbaren Radio. Nach vielen Experimenten stellte er einen Prototyp vor, der tatsächlich funktionierte. Es verging noch viel Zeit, bis er eine südafrikanische Firma fand, die an einer Serienfertigung interessiert war.

Vorerst bestand das Radio nur als Prototyp, was noch fehlte, war ein ausgereiftes Modell. Den Nachweis, daß sich ein Radio prinzipiell mit einem mechanischen Uhrwerk betreiben läßt, hatte Bayliss erbracht, doch gab es noch praktische Probleme zu überwinden. Das Gerät hatte nur dann Aussichten auf Erfolg, wenn es auch für die Zielgruppe bezahlbar und attraktiv war. Marktstudien zufolge mußte es laut, groß und vor allem billig sein, eine kostengünstige Alternative zum herkömmlichen Batterieradio. Ein weiterer Faktor war die Betriebsdauer.

Die Beseitigung der technischen Probleme wurde dem Fachbereich für Design und Technik der Universität von Bristol übertragen. Dort entwickelte man ein Modell, bei dem die Lautstärke erhöht werden konnte, ohne zugleich das Hintergrundrauschen zu verstärken, und das, 20 Sekunden aufgezogen, 40 Minuten lief. Gleichzeitig arbeitete Andy Davey von TKO, einer Londoner Beratungsfirma für Produktgestaltung, an einem Design für ein Billigradio mit ansprechender Optik – mit dem skurrilen Charme der Heath-Robinson-Konstruktionen hätte der Prototyp keine Absatzchancen gehabt.

Diese Geschichte zeigt, daß Erfindung und Design zwar eng miteinander verknüpft, aber nicht unbedingt das gleiche sind. Die Idee, der Nachweis eines Prinzips oder auch die Erfindung eines Konzepts sind der Schlüssel beim schöpferischen Akt, nicht minder entscheidend aber ist die erfolgreiche Umsetzung des Prinzips oder Konzepts. Bayliss konnte seine Idee nur bis zu einem bestimmten Punkt realisieren. Der Schritt von der Erfindung zum marktreifen Produkt verlangte zusätzliche Fähigkeiten. Erfinder brauchen Designer und umgekehrt.

Bayliss konnte einen Bedarf erkennen und eine Lösung für ein spezifisches Problem ersinnen. Viele Erfinder indes haben von der zukünftigen Verwendung ihrer Produkte keine rechte Vorstellung. Angeblich sah Alexander Graham Bell das Telefon vorrangig als Vorrichtung, um Abonnenten Musik vorzuspielen, und ahnte nicht, welch große Bedeutung es für die Telekommunikation im 20. Jahrhundert haben würde.

Genauso häufig kommt es vor, daß ein Material, eine Technik oder ein System zwar für einen bestimmten Zweck vorgesehen ist, dann aber auf einem ganz anderen Gebiet den eigentlichen Durchbruch erlebt. Teflon etwa, ursprünglich ein Material aus der Raumfahrt, fand eine viel breitere Verwendung im Haushalt. Die Technik, die die Tür zum Internet öffnete, wurde entwickelt, weil man ein bombensicheres Großrechnernetz brauchte. Dutzende von Produkten, vom Burberry-Trenchcoat bis zum Zippo-Feuerzeug,

„Design ist der Tribut der Kunst an die Industrie."

Paul Finch, *Architects' Journal*

verdanken ihre Entstehung den spezifischen Forderungen der Militärs zu Kriegszeiten.

Design ist, um einen bekannten Werbeslogan aufzugreifen, „angewandte Wissenschaft". Es hat also viel mit gesundem Menschenverstand zu tun. Sinnigerweise gestaltet man ein Werkzeug so, daß es gut in der Hand liegt, einen Tisch so, daß er eine bequeme Arbeitshöhe bietet, und Kleidung so, daß sie für den menschlichen Körper paßt. *Form follows function*, lautet ein Designermotto. Wäre Design aber lediglich ein Mittel, um Erfindungen und Technik in benutzerfreundliche Produkte umzumünzen, bräuchte man sich keine weiteren Gedanken zu machen.

Ich neige zu der Ansicht, daß Design zu 98 Prozent auf gesundem Menschenverstand basiert. So richtig interessant und reizvoll wird es durch die übrigen zwei Prozent, die man vielleicht als ästhetische Komponente bezeichnen könnte. Genau hier aber wird das Terrain unsicher. Viele Produkte, die 98 Prozent erreichen, sind nachweislich einfach gut. Jene mit den zusätzlichen zwei Prozent aber haben ein gewisses Etwas, das ihnen eine völlig andere Dimension verleiht. Diese zwei Prozent machen den Unterschied zwischen dem völlig Akzeptablen und dem wirklich Besonderen aus, das jeder besitzen möchte. Das gewisse Etwas bewirkt eine Verbesserung der Lebensqualität, es macht die Menschen glücklich. Sie benutzen das Produkt gern, und zwar nicht nur, weil es sich bewährt, sondern weil es ihnen eindeutig Freude bringt und nicht nur Frustration vermeidet. Wenn etwas ästhetisch ansprechend ist, wenn es Begeisterung auslöst oder Begehren weckt, dann ist man oft bereit, Mängel in anderen Bereichen in Kauf zu nehmen. Niemand würde behaupten, der Citroën DS sei leicht zu fahren. Wem er optisch gefällt, der wird den Umgang mit den Eigenheiten des Wagens erlernen und sie sozusagen als Preis für den ästhetischen Genuß in Kauf nehmen. Man könnte sogar sagen, daß das Auto durch seine Marotten Charakter bekommt, und wer sie bewältigt, rückt damit auf in den erlauchten Kreis der DS-Liebhaber. Natürlich ist das gewisse Etwas ein außerordentlich komplexes Phänomen. Man kann ein Produkt daraufhin prüfen, ob es sich wirtschaftlich herstellen läßt, ob es bestimmte objektive Normen erfüllt, ob es sich vermarkten läßt und ob es einen akzeptablen Preis hat. Nicht ermessen läßt sich hingegen das gewisse Etwas. Man erkennt es einfach, wenn man es sieht.

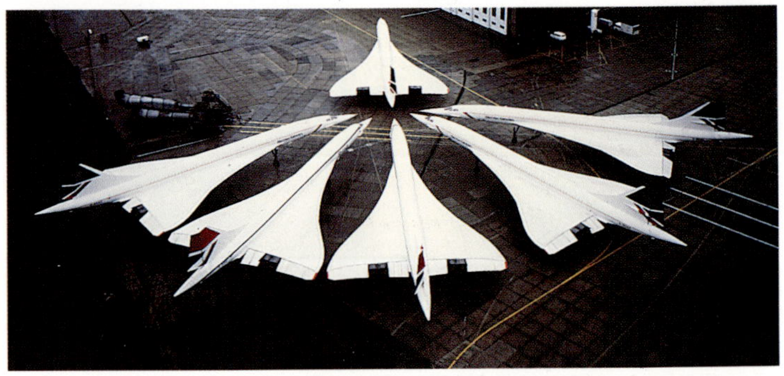

Die Concorde (in Betrieb seit 1976) fasziniert durch das gewisse Etwas.

In Geschmacksfragen ist gewöhnlich kein Konsens zu erzielen. Mir sind nur wenige Fälle bekannt, in denen hinsichtlich der Ästhetik Einigkeit herrscht. Einer davon ist die Concorde, deren Design allgemein Anerkennung findet. Ich habe kaum jemanden getroffen, der beim Anblick der fliegenden Concorde nicht ins Schwärmen geraten wäre. Warum übt dieses Überschallflugzeug eine solch magische Wirkung aus? Etwa weil es aussieht wie ein perfekter Papierflieger oder weil es Kraft und Luxus symbolisiert? Oder verkörpert die Concorde einfach einen unwiderstehlichen Optimismus und Zukunftsglauben?

Ich bin kein Theoretiker. Seit Jahrhunderten drehen sich die Diskussionen über Form und Geschmack um die gleichen Fragen,

Flaminio Bertonis Citroën DS (1955) auf dem Pariser Autosalon.

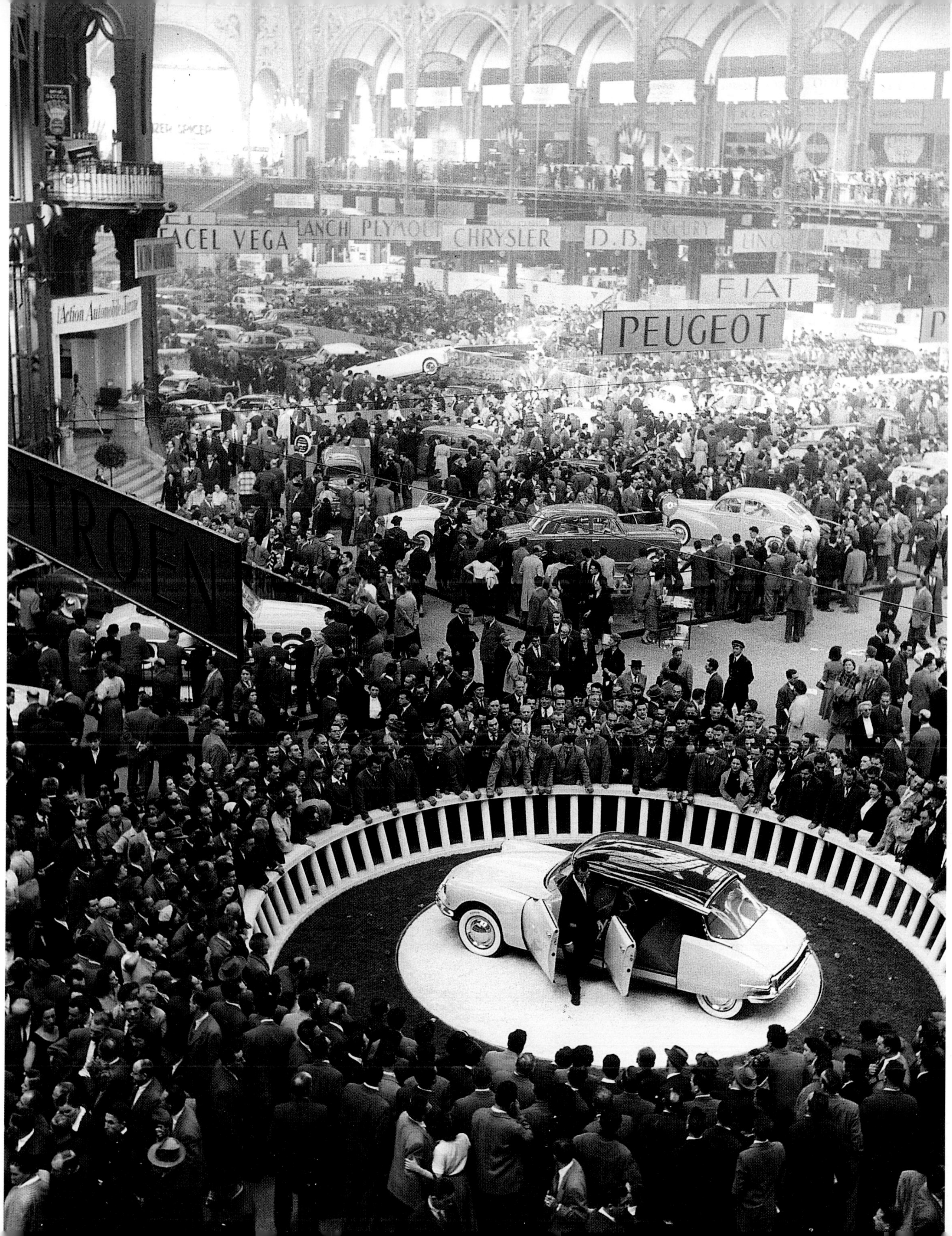
FACEL VEGA
CHRYSLER
D.B.
FIAT
PEUGEOT
CITROEN

ohne ihnen wirklich auf den Grund zu kommen. „Man sollte nichts im Haus haben, von dessen Nutzen oder Schönheit man nicht überzeugt ist" – diese „goldene Regel" für gute Form formulierte William Morris vor über hundert Jahren. Damit war er bei weitem nicht der erste oder der letzte, der solche Ideen zum Ausdruck brachte. Auch die klassizistischen Architekten und Entwerfer des 18. Jahrhunderts beriefen sich auf die Begriffe „Schönheit" und „Nützlichkeit" und stützten ihre Definition von guter Gestaltung wiederum auf eine weit ältere Formel. Im ersten Jahrhundert v. Chr. nannte Vitruv als grundlegende Merkmale gelungener Architektur „Kommodität, Festigkeit und Gefälligkeit". Heute würde man statt dessen wohl „Zweckmäßigkeit", „bauliche Geschlossenheit" und ... Gefälligkeit sagen.

So einfach diese Anhaltspunkte auch sein mögen, sie bringen uns doch nicht weiter. Anhand bestimmter objektiver Kriterien können wir den Nutzen einer Sache beurteilen. Schützt ein Haus gegen die Witterung? Ist ein Kleidungsstück warm und bequem? Schönheit aber ist etwas anderes, sie bleibt reine Ansichtssache. William Morris etwa verabscheute zutiefst die eleganten georgianischen Plätze und Terrassen, in denen die Architekten des 18. Jahrhunderts ihre Ideale zum Ausdruck brachten. Hätte Robert Adam im ausgehenden 19. Jahrhundert noch gelebt, er wäre verblüfft gewesen über Morris' Vorliebe für schlichte Cottage-Möbel und zweckorientiertes Kunsthandwerk. Der Geschmack ändert sich eben von Epoche zu Epoche und von Mensch zu Mensch.

Läßt sich Schönheit, Gefälligkeit oder das gewisse Etwas, wie immer man es nennen möchte, nicht objektiv bewerten? Ist das subjektive Empfinden von Belang? Zweifellos sind unsere Vorlieben und Abneigungen durch bestimmte allgemeine Vorstellungen von Formen und Proportionen sowie durch gewisse kollektive Reaktionen auf Materialien, Farben und Muster mitgeprägt. Möglicherweise ist die Natur dabei letztendlich der ausschlaggebende Bezugspunkt. Eine instinktive Würdigung der lebendigen Welt zeigt sich bereits in den frühesten Entwürfen.

Bei alten Tempelfassaden entdecken wir die Form des Baumes, während der Goldene Schnitt, das Proportionsschema der griechischen Antike, auf dem gleichen Verhältnis basiert, das den natürlichen Wachstumsprozeß, die Spiralform von Schneckengehäusen und Galaxien und selbst die harmonischen Beziehungen in der Musik kennzeichnet. Unsere Reaktion auf die Natur ist angeboren, und sie ist so tief verwurzelt, daß ihre Ursprünge eigentlich schon keine Rolle mehr spielen.

Bestimmte Farben lösen gemeinhin bestimmte Reaktionen aus. Diesen Effekt, eine Art Sprache der Assoziationen, die alle verstehen, machen sich die Designer zunutze, um konkrete Werte zu vermitteln. Rot fällt auf, veranlaßt zum Anhalten, signalisiert Gefahr und Erregung. Man denke allein an die Schaufensterschilder, die den Passanten das Wort „Schlußverkauf" entgegenschreien. Das rote Ende des Farbspektrums ist warm und sticht hervor. Dagegen gilt Blau traditionsgemäß als kühl und beruhigend. Eine blaue Flasche verheißt nach der üblichen Assoziation, daß das Wasser darin rein, erfrischend und durstlöschend ist.

Manche dieser Assoziationen sind uralt, andere dagegen zeitbedingt. Die Gesamtheit der kulturellen Einflüsse schlägt sich in Stilepochen nieder, die anhand ihrer Produkte identifizierbar sind. Selbst wenn eine Periode eine frühere zu neuem Leben erweckt, bleibt der Kontext doch immer ersichtlich. So sind die gotischen Interieurs der viktorianischen Zeit, wiewohl dem Mittelalter penibel abgeschaut, eben nicht gotisch, sondern unverkennbar viktorianisch. Ähnliches ist im Bereich des

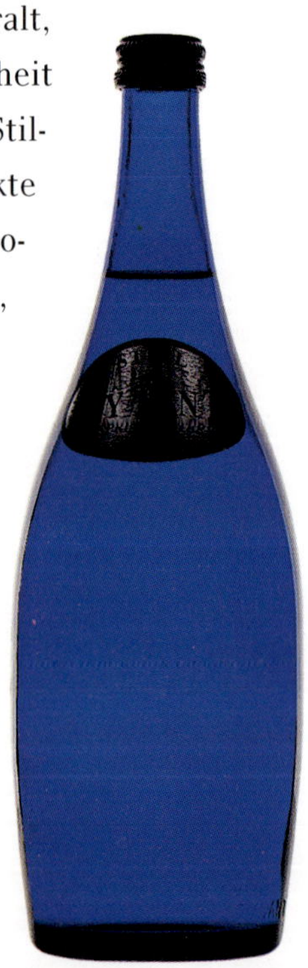

Das Blau der Ty-Nânt-Flasche signalisiert Reinheit und Frische.

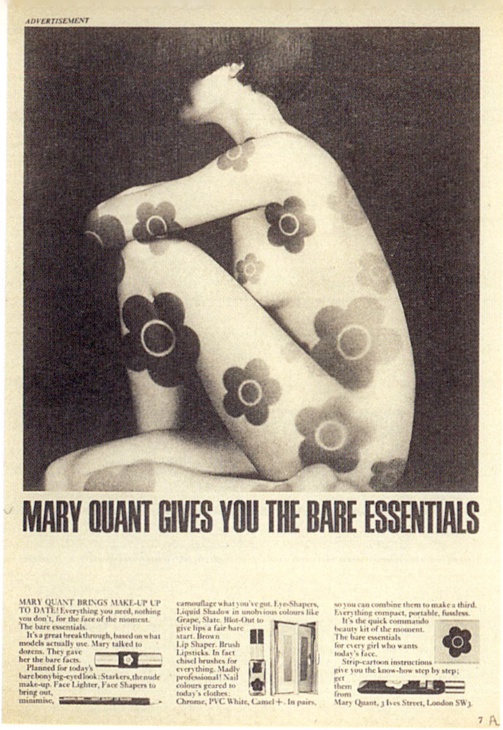

Mary Quants Werbung für die Kosmetikserie *Bare Essentials* (1966).

Films, oder genauer des historischen Dramas, zu beobachten. *Vom Winde verweht* ist trotz der Krinolinen und anderer Attribute, die das Geschehen im 19. Jahrhundert ansiedeln, vom Styling her eindeutig ein Produkt der vierziger Jahre des 20. Jahrhunderts.

Die Auseinandersetzung mit der Geschichte verrät auch, daß kaum etwas wirklich neu ist. Originalität ist eine moderne Obsession, der Begriff „neu“ ist gleichbedeutend mit „Wert“. Mitunter wird den Designern vorgehalten, sie würden das Rad nicht neu erfinden. Dieser Vorwurf übersieht die Tatsache, daß der Mensch im Grunde auf Anpassung aus ist und entsprechend die Welt nach seinen jeweiligen Bedürfnissen verändert. Kein Designer kann es sich leisten zu ignorieren, was es vor seiner Zeit gab.

Während das Design einerseits in der Geschichte wurzelt, verrät es andererseits auch etwas über die Gesellschaftsstrukturen. Man ist, was man kauft. Die Menschen bekunden ihre Unterschiede und Ähnlichkeiten auf jede erdenkliche Weise, mit ihrem Auto ebenso wie mit ihrer Wohnungseinrichtung und Kleidung. Dabei legen sie ein differenziertes Kaufverhalten an den Tag, um ein Bild von sich zu erschaffen, das ihrem Selbstverständnis entspricht.

Weder Geschmack noch Design existieren im Vakuum. Ob man will oder nicht, man verpaßt sich durch die Kaufentscheidung ein Etikett. Mit wachsender Auswahl gewinnen dabei die Feinheiten zunehmend an Bedeutung, und diese drücken sich am deutlichsten im Design aus.

Am Ende des 20. Jahrhunderts ist es nicht so einfach, sich für das Design stark zu machen. Keine Dekade vergeht ohne irgendeine Gegenreaktion. So wurde das Design Ende der achtziger Jahre in Bausch und Bogen verdammt. Obwohl für die höchst bedenklichen Auswüchse der vorangegangenen Jahre nicht verantwortlich, wurde es doch zum Synonym dafür. Man nannte es in einem Atemzug mit Besitzgier, Materialismus, freier Marktwirtschaft und Yuppies.

Designerwasser, Designerjeans, Designerdrogen – fast möchte man meinen, es gebe derzeit kein schlimmeres Attribut als den Begriff „Design“. Er steht heute für Schein und zynische Manipulation; er soll überhöhte Preise rechtfertigen, indem er Prestige und Exklusivität vorgaukelt.

Design vermag den Wert einer Sache zu erhöhen, aber dieser Wert sollte nicht nur real gegeben, sondern auch als solcher sichtbar sein. Meiner Ansicht nach hat Design wenig damit zu tun, ein Designer-Logo auf ein ganz gewöhnliches Polohemd zu nähen. Das ist Marketing. Von Design kann auch keine Rede sein, wenn nur die Stoßstangen des neuesten Fords oder Toyotas verändert werden. Das ist Styling. Marketing und Styling haben ihre Berechtigung, doch als Instrumente zur Konsumsteigerung eingesetzt, verschleiern sie nur die eigentliche Bedeutung des Designs.

Wie kann Design Wert schaffen? Während des Studiums gelangte ich zu der Überzeugung, daß das Design ganz klar eine soziale Funktion hat und daß es alles andere als elitär ist. Ein gut gestalteter Gegenstand kann, so meine ich, die Lebensqualität seines Benutzers verbessern. Ebenso bin ich nach wie vor der Auf-

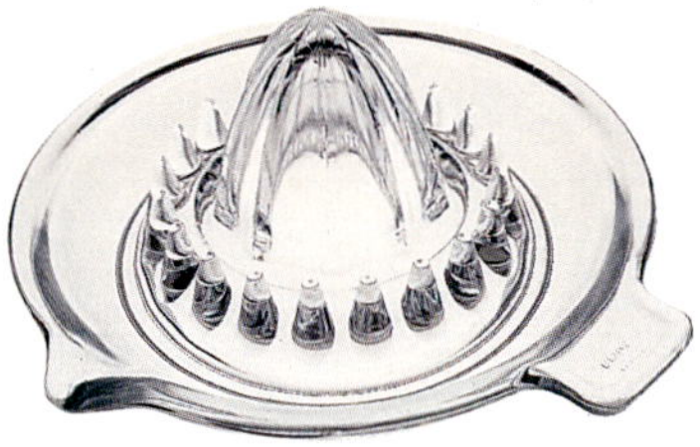

fassung, daß gutes Design nicht unbedingt mehr kosten sollte als eine vergleichbare Sache, die gedankenlos, unprofessionell und ohne Sorgfalt entworfen wurde. Daher muß der Designer die Produktions-, Marketing- und Vertriebsprozesse verstehen. Schließlich soll das von ihm entwickelte Produkt wirtschaftlich und effizient hergestellt und zu einem wettbewerbsfähigen Preis angeboten werden können.

So gesehen, ist gutes Design für den Erfolg der Hersteller und Händler ebenso entscheidend wie für das Wohlbefinden des einzelnen. Es ist kein Extra, oberflächlicher Firlefanz oder fauler Marketing-Zauber, mit dem der leichtgläubige Verbraucher über den Tisch gezogen wird. Es geht nicht darum, den Preis hochzutreiben oder durch die Mystik eines Etiketts exklusive Marken zu schaffen. Einige der „luxuriösesten" Produkte, die man für Geld kaufen kann, haben genau den entgegengesetzten Effekt guter Entwürfe: sie können befremden oder sogar das Auge beleidigen. Die Gleichsetzung von Design mit Exklusivität und Snobappeal hat mit dazu beigetragen, daß es heute ein so geringes Ansehen genießt und sein eigentliches Anliegen von Herstellern wie Verbrauchern falsch verstanden wird.

Als ich Anfang der fünfziger Jahre in Großbritannien meine Ausbildung zum Designer abschloß, herrschte in der Wirtschaft ein sehr konservatives Klima. Es mangelte an fast allem. Keiner war bereit, neue Ideen zu erproben, zumal die Fertigungsbetriebe die tatsächliche Nachfrage kaum stillen konnten.

Jungdesigner wie ich meinten, beim Festival of Britain 1951 einen Hoffnungsschimmer zu sehen. Scharenweise kamen die Besucher, um die Exponate zu betrachten, und die neuen Ideen erfüllten sie mit Begeisterung. Sie fanden Gefallen an der Vorstellung von einem Land, das die Kriegsvergangenheit mit ihren Rationierungen abschüttelt und einer glänzenden Zukunft entgegengeht. Wie viele meiner ausstellenden Kollegen war ich überzeugt, daß die Aufträge bald massenhaft eintreffen würden. Nach mehreren Monaten vergeblichen Wartens erkannte ich, daß wir alle unsere Situation falsch eingeschätzt hatten. Die Händler und Hersteller hatten volle Auftragsbücher und sahen keinen Grund, Risiken einzugehen. Ich war frustriert – und mittellos.

Dann nahm ich die Sache buchstäblich selbst in die Hand. Ich begann eine kleine Werkstatt aufzubauen, um eigene Entwürfe zu realisieren. Ende der fünfziger Jahre war daraus ein ansehnlicher Betrieb geworden, der für Büros, Universitäten und Hotels Möbel auf Bestellung fertigte. Als das Unternehmen 1962 umzog und auf maschinelle Produktion umgestellt wurde, ergriff ich die Gelegenheit, um den Markt für Einrichtungsgegenstände im privaten Bereich zu sondieren. Unsere Möbel waren schlicht und preiswert, aber in einer Hinsicht revolutionär: Alles wurde flach verpackt für den Zusammenbau zu Hause geliefert. Wir boten die sofortige Erfüllung der Wünsche, mußten jedoch hart kämpfen, um die Vorurteile der Händler zu überwinden. Enttäuschend war auch, daß diejenigen, die unsere Kollektion übernahmen, die Stücke völlig lieblos präsentierten. Der Käufer fand sie irgendwo zwischen Imitationen von Traditionsmöbeln,

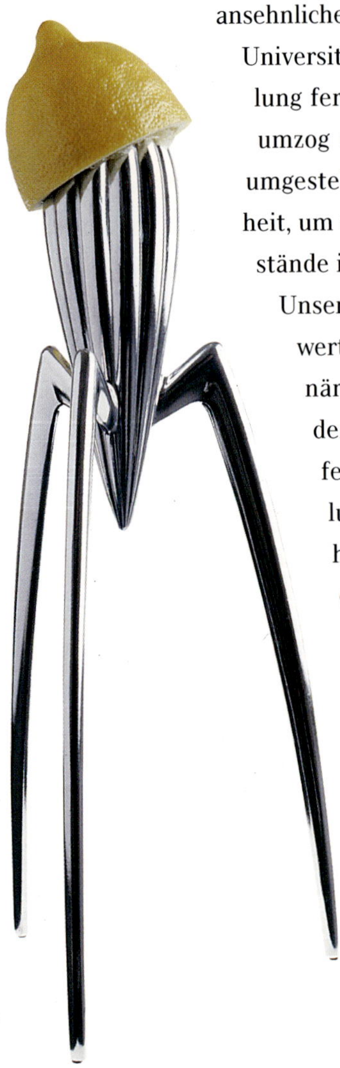

Beide Zitruspressen erfüllen ihren Zweck, Philippe Starcks *Juicy Salif* (1989) besitzt darüber hinaus auch Witz.

skandinavischen Importen und Mittelklasse-Mobiliar. Manche Geschäfte begriffen zudem das Konzept flach verpackter Möbel zum Mitnehmen gar nicht als Verkaufsargument und erklärten sich nur dann dazu bereit, sie anzubieten, wenn wir sie vor der Auslieferung zusammenbauten. Daß unsere Möbel sich unter solchen Umständen nicht verkaufen würden, hatte ich bald erkannt.

So entstand die Idee für *Habitat* mit seinem einfachen und intelligenten Ladenkonzept, das die Waren optimal zur Geltung bringt. Durch die Schaffung einer exklusiven Produktlinie schützten wir uns gegen Konkurrenten, die uns hätten unterbieten können, und stärkten zugleich das Image unseres Unternehmens. Jedes Detail der Läden, angefangen beim Warenangebot und der Art der Präsentation über die Preisschilder und andere graphische Aspekte bis hin zur Schulung der Mitarbeiter, war auf ein Ziel ausgerichtet. Sämtliche Elemente ergänzten und betonten einander. Die Kombination all dieser Faktoren verlieh unserem Angebot einen „Mehrwert" und verhalf der Idee zu Aufmerksamkeit.

Schnell begriffen die Verbraucher, daß Habitat Lifestyle anbot. Heute ist an einem solchen Konzept nichts Neues, 1964 aber war es bahnbrechend. Bei der Entwicklung von Habitat spielte das Design eine zentrale Rolle.

Design bedeutete in dem Fall die durchgängige Umsetzung bestimmter Werte in jeder Entwicklungsphase eines Produkts, die Planung jedes Details vom Anfang bis zum Ende. Das Ambiente von Habitat war absolut künstlich in dem Sinn, daß wir es bewußt und systematisch erschufen. Allerdings stützte sich dieses Bild auf die Marktrealität, die wir erkannt hatten, und darauf, daß wir von unseren Produkten fest überzeugt waren. Das Geschäft sollte durch sein Konzept Kunden ansprechen, deren Bedürfnisse woanders nicht erfüllt wurden, insbesondere junge Ehepaare aus der Mittelschicht, die sich zum erstenmal einrichteten. Diese Kunden waren gern bereit, ihre Möbel mit einigen Schrauben und einem Inbusschlüssel selbst zusammenzubauen, wenn sie sie nur sofort mitnehmen konnten. Der typische Habitat-Kunde hatte auf Reisen seinen Horizont erweitert, und er identifizierte sich mit seiner eigenen Generation, anstatt blind in die Fußstapfen der Eltern zu treten.

Diese Stammkundschaft hatten wir vor Augen, als wir beschlossen, neben Möbeln auch andere Produkte für die Inneneinrichtung und Haushaltswaren anzubieten, wobei Küche und Eßtisch einen besonderen Schwerpunkt bilden sollten. Damit wollten wir die Besucherfrequenz erhöhen und die Läden mit Leben erfüllen, zugleich aber auch das Konzept der sofortigen Verfügbarkeit stärker hervorheben.

Kleinere Artikel wurden wie in einem Kaufhaus oder auf einem Marktstand über- und hintereinandergestapelt und erschienen, allein durch die Masse, in neuem Licht. Größere Gegenstände wurden zu Arrangements gruppiert, die den Kunden Anregungen geben sollten. Die Spannung zwischen diesen beiden Formen der Präsentation erfüllte die Läden mit einer Lebendigkeit, die sich als unwiderstehlich erwies.

Ein Großteil unseres Angebots war von mir und den Einkäufern von Habitat entworfen worden. Das Sortiment war so konsequent zusammengestellt und präsentiert, als stecke ein einziger Kopf dahinter. Durch diese klare Linie brachten wir nicht nur unsere Vision und unseren Geschmack überzeugend zum Ausdruck, sondern wir konnten zugleich auch unsere Kundschaft bei der Auswahl unterstützen und anregen. Wir boten Vielfalt, allerdings im Rahmen einer sorgsam zusammengestellten Kollektion. Unser Konzept setzte sich fort bis hin zur positiven Einstellung der Mitarbeiter, den Preisschildern, der Schrift, den Katalogen und zahlreichen anderen Elementen, deren Gestaltung dem hauseigenen Design-Team oblag. Alles zusammen trug dazu bei, unsere Botschaft zu vermitteln.

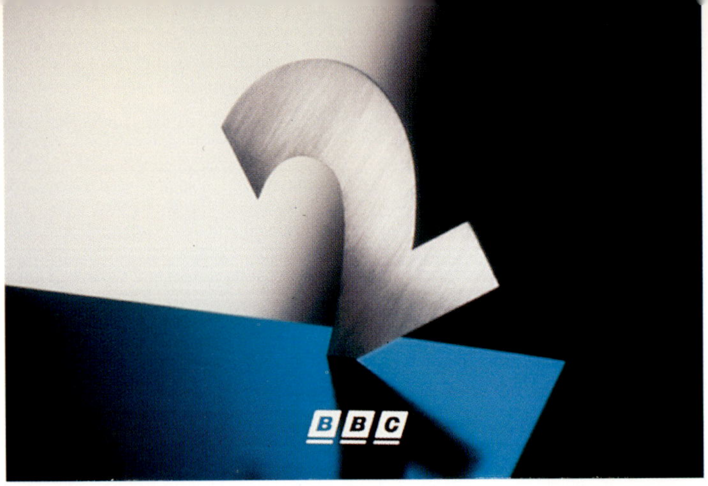

Markante Werbung für BBC 2 (Creative Director Martin Lambie-Nairn, 1991).

Die Konzeption von Habitat ist ein Beispiel für den Einsatz von Design als wesentlichem Bestandteil eines Planungsprozesses. Das gewisse Etwas lieferte dabei unser fester Glaube an das, was wir taten, eine Begeisterung, die wir erfolgreich vermitteln konnten und auf die auch die Kunden mit Begeisterung reagierten. Design ließe sich als die Kunst beschreiben, Funktion, Preis und Aussehen unter einen Hut zu bringen; es nimmt eine einzigartige Stellung zwischen Kunst und Technik ein. Designer müssen ein Bewußtsein dafür besitzen, was einerseits technisch machbar und andererseits für den Menschen erstrebenswert ist.

Großbritannien bringt exzellente Designer hervor, die in allen Bereichen, sei es Mode, Architektur, Graphik oder Produktgestaltung, für die Qualität und Phantasie ihrer Arbeiten weltweit Anerkennung genießen. Bedauerlicherweise aber können sie im eigenen Land nicht überleben. Der begabte Absolvent der Modeschule, der gezwungenermaßen im Ausland arbeitet, und der prämierte Architekt, der sich ausländische Bauherren suchen muß, sind fast schon zum Klischee geworden. Anders als in anderen Ländern muß dieser Bereich in Großbritannien weitgehend ohne öffentliche Fördermittel oder Investitionen auskommen, und er genießt beim Staat ein erschreckend niedriges Ansehen. Meiner Meinung nach ist das sehr kurzsichtig. Design ist ein wesentlicher Faktor für wirtschaftlichen Fortschritt. Es gibt viele Unternehmen, die durch Design ihre Bilanz verbesserten, aber kaum eines, dem ohne Design der Aufstieg gelungen wäre.

Man denke nur an den englischen Modemacher Paul Smith. Er konnte 1994 beneidenswerte Umsätze in Höhe von knapp 170 Millionen Mark verbuchen. In Japan verkauft er mehr als jeder andere europäische Konkurrent. Ein solcher Erfolg kommt gewiß nicht über Nacht. Paul Smith baute sein Unternehmen langsam und stetig aus, so daß er immer die Kontrolle und die Übersicht über alle Geschäftsbereiche behielt.

Entscheidend für seinen Erfolg ist meiner Ansicht nach die Tatsache, daß er seine Kollektion zwar von Saison zu Saison ändert, dabei aber bestimmte Konstanten beibehält. All seine Stücke sind aus hochwertigen Stoffen und mit einem Blick fürs Detail sorgfältig gearbeitet. Jedem hochmodischen Teil stehen perfekt geschnittene Anzüge, klassische Casuals und Basics von verläßlicher Qualität gegenüber.

Dennoch wäre sein Erfolg ohne diese hochmodischen Artikel – den riskanten Teil seines Unternehmens – nicht denkbar. Denn sie fügen dem Image eine Facette hinzu. Sie ziehen jüngere Kunden an, die morgen zu den Anzügen greifen werden. Umgekehrt erhalten jene, die heute schon die Anzüge kaufen, das Gefühl, up to date zu sein, mit Filmstars und Pop-Ikonen ästhetisch auf einer Wellenlänge zu liegen.

Das Image, das Paul Smith mit seiner Kleidung verkauft, wird durch die Gestaltung seiner Läden hervorgehoben. Auf den ersten Blick lassen sie mit ihrem vielen Holz, den Vitrinen und ihrer gediegenen Sachlichkeit an einen traditionellen Herrenausstatter denken. Drinnen aber erwartet den Besucher eine Überraschung. In den Vitrinen liegen neben den Modeartikeln ausgefallene und kuriose Dinge – neu, gebraucht oder antik –, die Paul Smith auf seinen Reisen aufgestöbert hat. Schräger Humor und spontaner Witz unterstreichen die solide Qualität der Produkte.

Daß Design maßgeblich zum Erfolg eines Bekleidungsgeschäfts beitragen kann, mag nicht überraschen. Daher ein weiteres, vielleicht noch anschaulicheres Beispiel. In der ganzen unglücklichen Geschichte des Automobilherstellers British Leyland, selbst ein Exempel für die Fehlentwicklungen in der britischen Wirtschaft, verlor man eine Marke im Hinblick auf Design, Innovation und Zielgruppenorientierung doch nie aus dem Auge: den Landrover. Mit der Einführung des Allradantriebs auf dem Inlandsmarkt bewies das Unternehmen brilliante visionäre Fähigkeiten und machte einen Sprung nach vorn, den die Konkurrenz erst Jahre später aufholte.

In den letzten fünf Jahren hat sich British Leyland unter dem Namen Rover konsolidiert, indem es seine Ziele neu formulierte und sich wieder auf die Bedeutung des Designs besann. Die 600er Reihe von Rover gewann 1994 einen britischen Design-Preis für „überlegenes äußeres Styling, in dem Modernität mit traditionellen britischen Elementen und einer unverkennbaren Rover-Identität zusammentreffen". Der Kühlergrill, das prägende äußere Gestaltungselement, verweist auf die Tradition, deren Grundstein das Unternehmen in den fünfziger Jahren legte. Den Designern wurde nahegelegt, sich von den älteren Rover-Modellen im hauseigenen Museum inspirieren zu lassen. Fortschritt kann durchaus auf Vergangenem beruhen. Ich finde es nicht falsch, auf Traditionen aufzubauen, wenn diese sich bewährt haben.

Paul Smith entwirft Klassiker mit Pfiff, wie dieses Hemd mit wildem Blumenmuster.

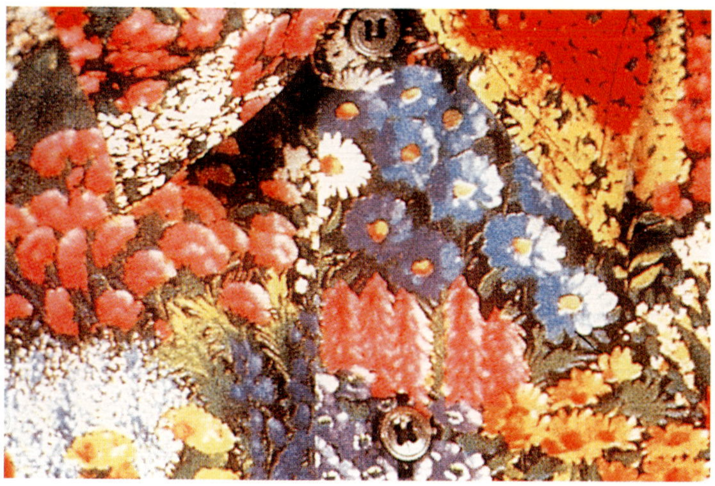

Wie aber steht es, Auszeichnungen hin oder her, mit dem Verkauf? Die Strategie scheint aufzugehen. Seit Rover sich anschickte, seinem einst guten Namen wieder zu Ansehen zu verhelfen, steigt der Umsatz ständig. Das neue Engagement im Designbereich hat dem Unternehmen Impulse und Visionen gegeben. Gutes Design läßt nicht nur die Kassen klingeln. Es kann als progressive Kraft wirken, die Vertrauen und Überzeugung schafft, und damit das Bild eines Unternehmens verbessern.

Die Briten neigen dazu, Design als Gegensatz zur Tradition, als Bedrohung ihres „Erbes" zu betrachten. Dieses Erbe scheint entschieden wichtiger, und so wird allzu häufig Altes einfach wiedergekäut. Wie das Beispiel Rover aber zeigt, kann gutes Design solche Aspekte der Tradition in den Blickpunkt rücken, die zu bewahren sich lohnt. Anstelle alter Zöpfe erstehen bewährte Formen in neuem Kontext wieder und bleiben dadurch lebendig.

Je schneller sich das Rad des technischen Fortschritts dreht, desto wichtiger wird die Funktion des Designers. Wie können wir dafür sorgen, daß wir durch die Technik nicht versklavt, sondern befreit werden? Jeder von uns hat wohl schon einmal rat- und hilflos vor seinem Videorecorder oder Autoradio gestanden. Diese Geräte sind heute von einer Komplexität, die zu dem relativ einfachen Zweck, den sie eigentlich erfüllen sollen, in keinem Verhältnis mehr steht. Der Designer kann entscheidend dazu beitragen, Technik auch für Laien benutzbar zu machen. Ohne ihn, der gewissermaßen als Schnittstelle fungiert, ist Technik befremdlich und nährt unsere Sehnsucht nach der guten alten Zeit.

So simpel es auch klingen mag, ich sehe die eigentliche Aufgabe des Designers darin, die alltäglichen Dinge um uns herum zu verbessern – hinsichtlich Funktion, Aussehen, Preis und Material, aber ebenso im Hinblick darauf, daß sie für uns erstrebens- und begehrenswert werden und uns eine Ahnung davon vermitteln, wie schön das Leben sein könnte.

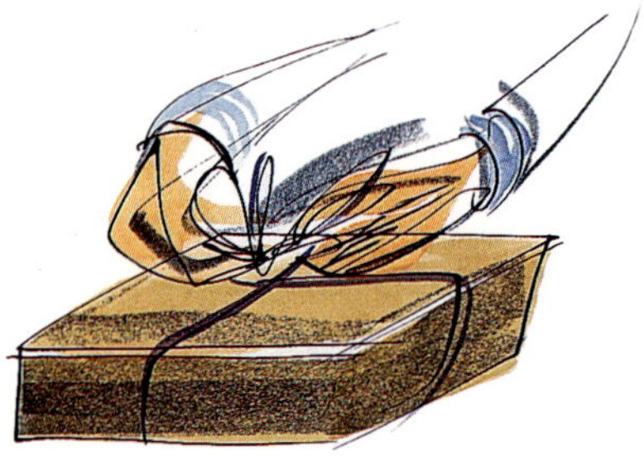

„Alles Schöne gehört nur einer Zeit an."

Oscar Wilde

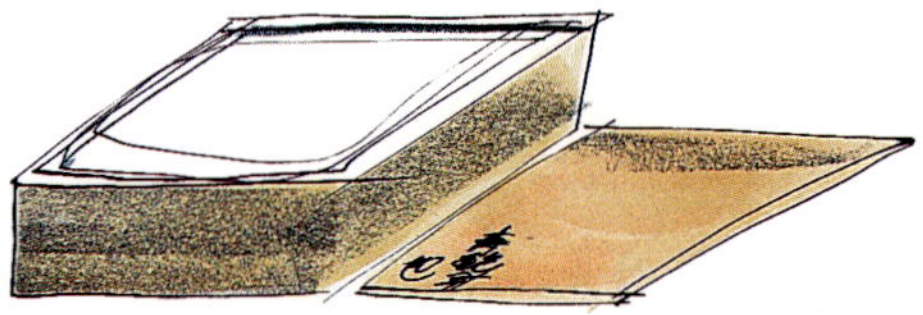

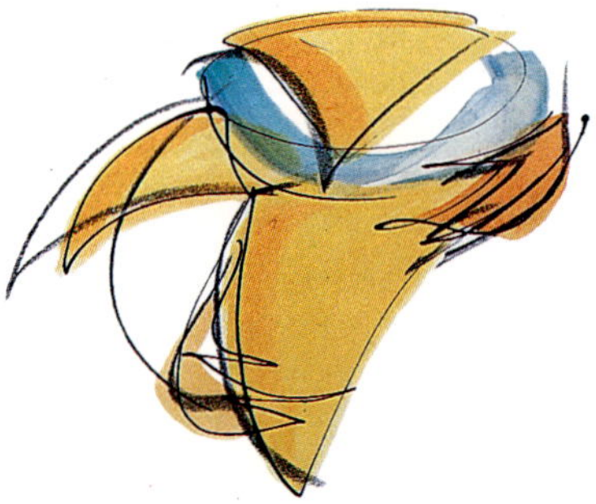

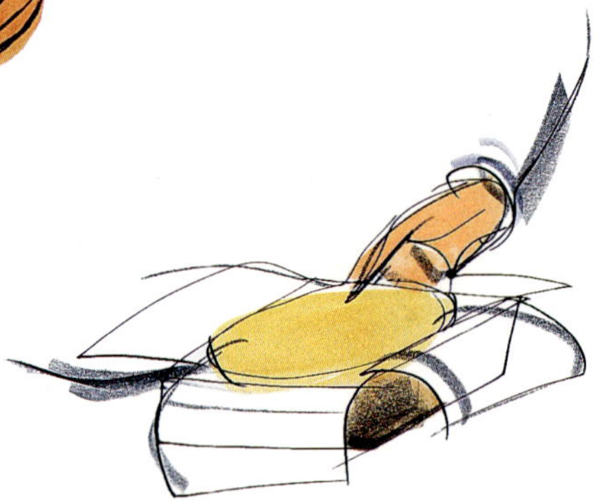

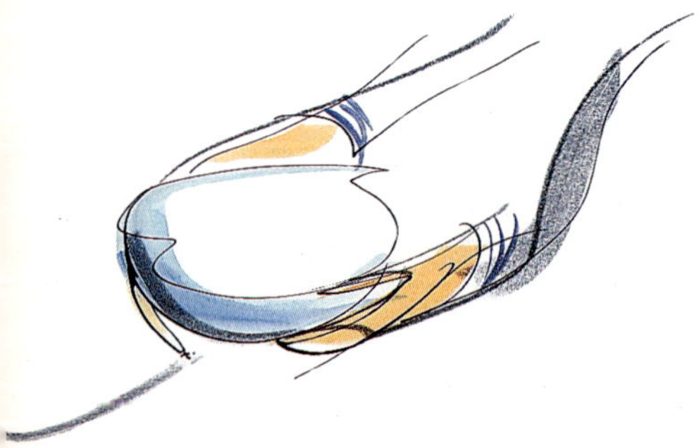

Hundert Jahre nach dem Tod von William Morris finden seine Theorien vielleicht mehr Beachtung und Resonanz denn je. Angesichts vollautomatisierter Produktionsstätten, die unsere Bedürfnisse immer effizienter und zu konkurrenzlosen Preisen stillen, sollten wir uns wieder mehr der Handwerkskunst zuwenden, um unsere Wünsche zu befriedigen. Eines meiner Lieblingsstücke ist eine Schale des japanischen Keramikers Shinobu Kawase. Alles an dieser Schale ist schön: ihre erlesene Zartheit, die sinnlichen Kurven, die beinahe durchscheinende Glasur. Von der gleichen Sorgfalt und Aufmerksamkeit zeugt ihre Verpackung. Die Schale ist in Watte eingehüllt, dann in Seidenpapier eingeschlagen, und sie ruht in einer wie angegossen sitzenden Schachtel, die mit einem exakt passenden Deckel verschlossen und mit einem Band verschnürt ist. Sie steht bei mir zu Hause auf einem Regal. Ab und zu nehme ich sie herunter und packe die Schale aus, um sie anzusehen und mich daran zu erinnern, daß es so etwas Schönes auf der Welt gibt.

Diese Schale ist unbestreitbar ein Luxus, ein teures Objekt, das auf dem schmalen Grat zwischen Handwerk und Kunst steht. Ich könnte ohne sie leben, und dennoch verbessert sie meine Lebensqualität. Sie ist ungeheuer reizvoll, aufregend, spannend.

In diesem Buch mache ich aus meinem persönlichen Geschmack, meiner Sicht von „gutem Design" keinen Hehl. Die Funktionalität, der praktische Nutzen und die Eignung von Material und Form sind für mich wichtig. Als Händler achte ich auch auf den Preis. An erster Stelle aber erwarte ich von einem Entwurf, daß er jene freudige Erregung wachruft, die ich spüre, wenn etwas eine Saite in mir zum Schwingen bringt, Erinnerungen weckt oder mein Auge erfreut.

Diese amorphe ästhetische und spirituelle Dimension braucht der Mensch ebenso wie Schutz vor den Naturgewalten oder das Essen auf dem Teller. Sie macht das Leben einfach lebenswert.

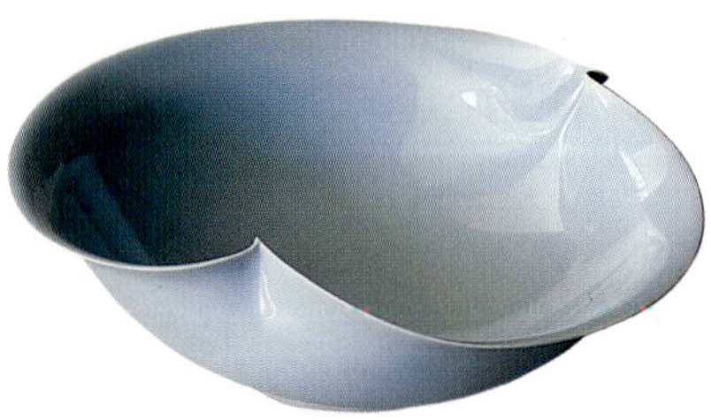

Da ich mich früher selbst als Keramiker betätigt habe, weiß ich, wie schwierig es ist, etwas so Perfektes wie Shinobu Kawases Schale herzustellen.

Lebendig gestaltete Verpackungen bringen Farbe ins Küchenregal.

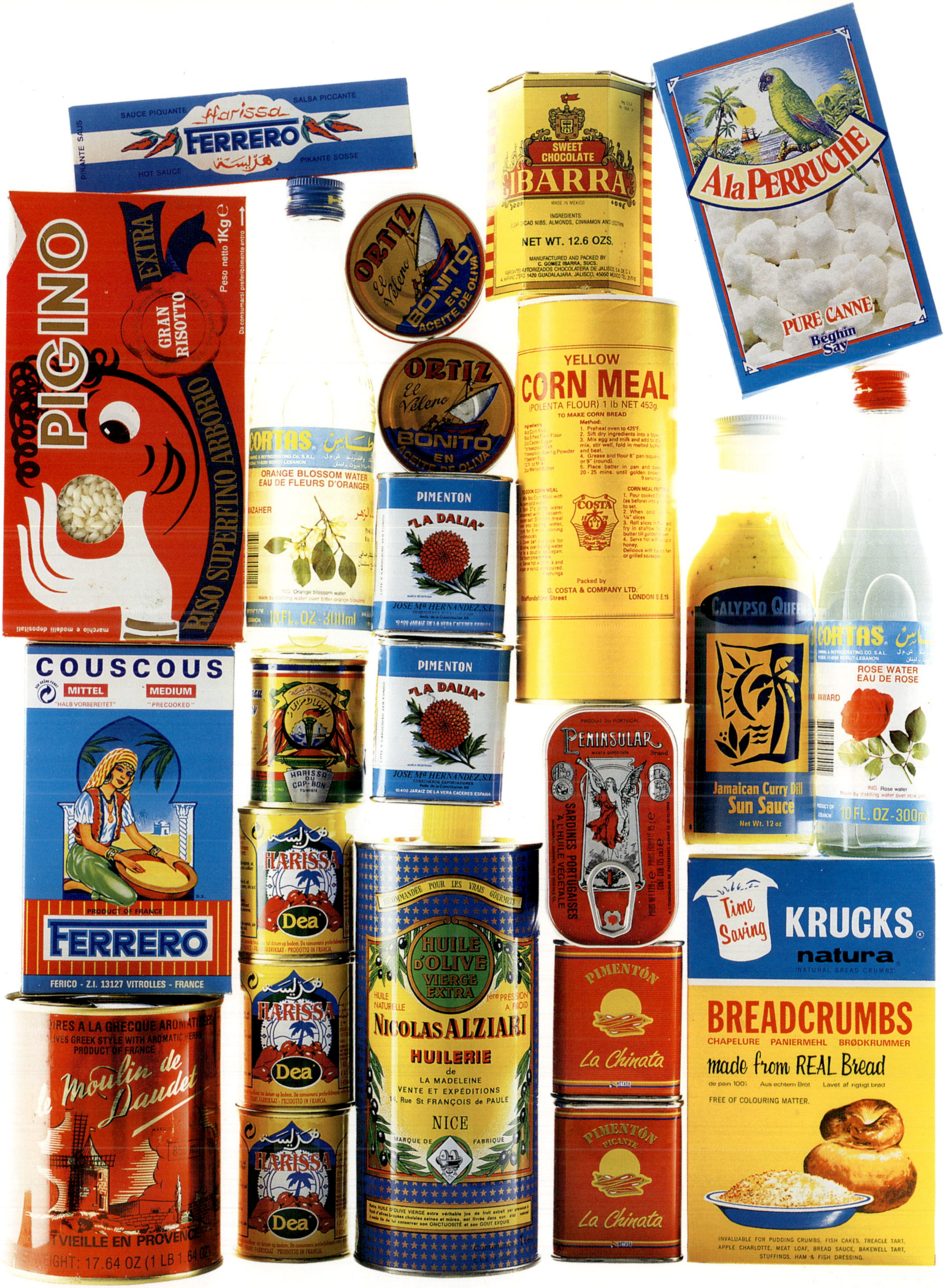

SAUCE PIQUANTE
Harissa
SALSA PICCANTE
FERRERO
HOT SAUCE
PIKANTE SOSSE
PIKANTE SAUS
PIGINO
EXTRA
GRAN RISOTTO
RISO SUPERFINO ARBORIO
Peso netto 1Kg
ORTIZ
El Velero
BONITO EN ACEITE DE OLIVA
SWEET CHOCOLATE
IBARRA
MADE IN MEXICO
NET WT. 12.6 OZS.
A la PERRUCHE
PURE CANNE
Béghin Say
CORTAS
ORANGE BLOSSOM WATER
EAU DE FLEURS D'ORANGER
10 FL. OZ - 300ml
PIMENTON
"LA DALIA"
JOSE Mª HERNANDEZ, S.L.
YELLOW
CORN MEAL
(POLENTA FLOUR) 1 lb NET 453g
TO MAKE CORN BREAD
COSTA
G. COSTA & COMPANY LTD.
CALYPSO QUEEN
Jamaican Curry Dill
Sun Sauce
Net Wt. 12 oz
CORTAS
ROSE WATER
EAU DE ROSE
10 FL. OZ - 300ml
COUSCOUS
MITTEL
MEDIUM
"HALB VORBEREITET"
"PRECOOKED"
PRODUCT OF FRANCE
FERRERO
FERICO - Z.I. 13127 VITROLLES - FRANCE
HARISSA DU CAP BON
HARISSA
Dea
PENINSULAR
SARDINES PORTUGAISES À L'HUILE VÉGÉTALE
HUILE D'OLIVE VIERGE EXTRA
RECOMMANDÉE POUR LES VRAIS GOURMETS
NICOLAS ALZIARI
HUILERIE
de
LA MADELEINE
VENTE ET EXPÉDITIONS
14, Rue St FRANÇOIS de PAULE
NICE
MARQUE DE FABRIQUE
Time Saving
KRUCKS
natura
NATURAL BREAD CRUMBS
BREADCRUMBS
CHAPELURE PANIERMEHL BRØDKRUMMER
made from REAL Bread
FREE OF COLOURING MATTER.
INVALUABLE FOR PUDDING CRUMBS, FISH CAKES, TREACLE TART, APPLE CHARLOTTE, MEAT LOAF, BREAD SAUCE, BAKEWELL TART, STUFFINGS, HAM & FISH DRESSING.
PIMENTÓN
La Chinata
PIMENTÓN PICANTE
La Chinata
OLIVES A LA GRECQUE AROMATISÉES
OLIVES GREEK STYLE WITH AROMATIC HERBS
PRODUCT OF FRANCE
le Moulin de Daudet
FONTVIEILLE EN PROVENCE
NET WEIGHT: 17.64 OZ (1 LB 1.64 OZ)

Innen-

„Das Haus ist eine Maschine zum Wohnen. Bäder, Sonne, heißes und kaltes Wasser, Temperatur, die man nach Belieben einstellen kann, Aufbewahrung der Speisen, Hygiene, Schönheit durch gute Proportionen. Ein Sessel ist eine Maschine zum Sitzen usw. ... Die Waschbecken sind Maschinen zum Waschen."

Le Corbusier, *Ausblick auf eine Architektur* (1923)

Das Kapitel beginnt mit einem Zitat, das zumindest in der häufig verkürzten Form vielen bekannt sein dürfte. Le Corbusiers berühmte These provoziert aus zwei Gründen: wegen ihrer tatsächlichen Aussage und wegen der Botschaft, die viele dahinter vermuten. Diejenigen, die der modernen Architektur alle möglichen gesellschaftlichen und ästhetischen Auswüchse anlasten, sehen in Le Corbusiers Äußerung ein Plädoyer für eine unwirtliche, mechanische Welt, in der sogar das Zuhause zu einer kalt geplanten, gesichtslosen Zelle wird.

räume

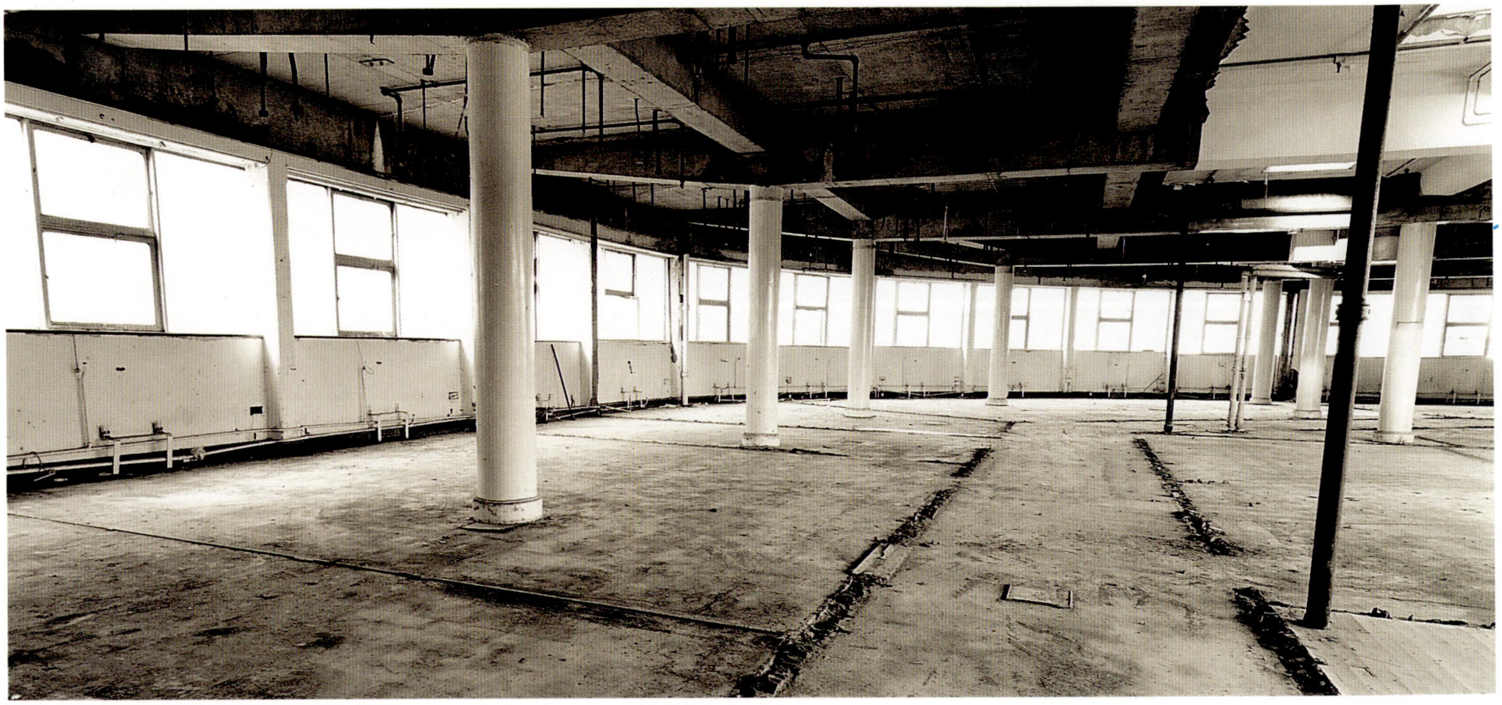

Ein Loft ist der Inbegriff des neuzeitlichen Luxus: Raum pur mit beliebigen Gestaltungsmöglichkeiten.

Auf den ersten Blick möchte man meinen, Le Corbusiers Beschreibung des Hauses als Maschine bedeute letztlich eine ungeheuerliche Leugnung der Individualität. Dies wäre aber eine Fehlinterpretation. Bei genauerer Lektüre der Passage wird deutlich, daß Le Corbusier auf die Funktionalität des Hauses abzielt. Mit anderen Worten: es sollte eine Infrastruktur bieten, die den menschlichen Grundbedarf an Wärme, Licht, Hygiene, Kochmöglichkeiten usw. befriedigt, so wie ein Stuhl „eine Maschine zum Sitzen" sein soll. Er behauptete nicht, dies sei alles, was ein Haus ausmache, sondern das, was ein Haus bieten *müßte*.

Le Corbusier schrieb und arbeitete in einer Zeit großer technischer Veränderungen. Strom und elektrisches Licht, eine effiziente Kanalisation, arbeitssparende Geräte, neue Bauverfahren und Materialien eröffneten nicht nur einer Elite, sondern endlich auch der breiten Masse Möglichkeiten, ihr häusliches Leben zu verändern. Le Corbusier sah in diesen technischen Entwicklungen die Chance, den Lebensraum frei von historischen Vorbildern und Traditionen neu zu gestalten. Er glaubte, bessere Räumlichkeiten würden das Leben insgesamt verbessern, nicht nur in materieller Hinsicht.

Die Proklamationen Le Corbusiers hatten, wie die vieler anderer Designer, Künstler und Architekten der Avantgarde, einen erkennbar moralischen Unterton. Berühmt ist etwa die forsche Feststellung von Adolf Loos: „Das Ornament ist ein Verbrechen." Die wilde Entschlossenheit dieser Wegbereiter der Moderne, die Welt zu erneuern, wirkt heute allenfalls lachhaft und schlimmstenfalls erschreckend. Allerdings darf man die Umstände nicht vergessen, auf die sie reagierten.

Mit der durch die industrielle Revolution einsetzenden Massenproduktion ließ auch die Qualität der Erzeugnisse spürbar

„Das Haus, das mir gefallen würde, bestünde aus einem großen Raum, in dem man in einer Ecke mit seinen Freunden redet, in einer anderen ißt, in einer anderen schläft und in einer anderen arbeitet."

William Morris in einem Brief an W. B. Yeats

nach. Viele konnten sich mehr leisten als je zuvor, doch zeichneten sich die Produkte oft nicht durch materiellen Wert aus, sondern durch aufgesetzte Dekoration. In Geschmacksfragen unsicher und im Klassendenken verfangen, strebte die breite Masse danach, in ihrem Zuhause die Einrichtungen der Wohlhabenden nachzuahmen. Materialimitate, schlechte Kopien und Überdekoration beherrschten das Bild. „Schund ist das Größte", sagte William Morris. Wir können ihm nur beipflichten.

Wie zuvor schon das Arts and Crafts Movement suchten auch die Wiener Werkstätte und später das Bauhaus anstelle der oberflächlichen Erscheinung wieder die funktionale Seite der Dinge in den Vordergrund zu rücken. „Kunst ist nicht die Sauce, die man an die Speise gibt, sondern sie ist die Speise selbst", bemerkte W. R. Lethaby, ein Theoretiker des Arts and Crafts Movement.

Wie dieses Ziel erreicht werden sollte, war eine andere Frage. Nach dem Verständnis der Anhänger des Arts and Crafts Movement gaben handgemachte Dinge der Arbeit ihre Würde und den Gegenständen ihre natürliche Schönheit zurück. Doch konnten sich die Normalsterblichen solche Erzeugnisse nicht leisten. Nach Ansicht der Bauhaus-Schüler schuf die Industrialisierung die Voraussetzungen für mehr Demokratie. Die Maschinenästhetik, bei der die Form durch die Funktion diktiert wurde, lehnte die aufgesetzten Stilelemente und das überflüssige Dekor, ein Erbe aus der zweiten Hälfte des 19. Jahrhunderts, ab. In jener Epoche hatte man die gesellschaftliche Stellung durch kostbare Vorhänge, Borten und anderes Beiwerk unverhohlen zur Schau gestellt, die praktischen Seiten des Lebens dagegen rigoros verborgen. Die Vertreter der Moderne wollten all diesen Putz zugunsten eines ehrlichen Gebrauchs der Materialien und des unmittelbaren Ausdrucks der Funktion abschaffen.

Bekanntlich entwickelte sich die schöne neue Welt nicht ganz so, wie geplant. Die Technik brachte tatsächlich große soziale Veränderungen mit sich. Sie hat unser Leben gewandelt und tut dies bis heute. Aber hat sie das Aussehen unserer Wohnungen wirklich verändert? Über 50 Jahre nach den provokanten Worten Le Corbusiers fürchtet die Mehrheit der Menschen noch immer das Moderne. Besonders zeigt sich dies darin, wie sie ihr Zuhause einrichten und dekorieren.

Die Gestaltung von Räumen sollte zu erkennen geben, wie ihre Bewohner darin leben, und nicht etwa die allgemeinen Vorstellungen von „richtigem" Wohnen spiegeln oder einen Abklatsch vergangener Zeiten darstellen. Als man begann, in der Küche zu essen und sogar Gäste zu bewirten, galt dies als kühn und unkonventionell, in manchen Kreisen sogar als etwas peinlich. Ein eigenes Eßzimmer ließ die Möglichkeit zur Wahl und war zudem in gewisser Weise ein Bekenntnis zu den alten Regeln des Schicklichen. Heute dagegen, wo der Raum knapper wird, würde es endgültig wenig Sinn machen, das Zuhause nach dem Ideal der vornehmen Lebensweise der Jahrhundertwende einzurichten.

Wer wollte schon zu Hause gern auf den Komfort verzichten, den uns die Technik beschert? Kaum jemand wäre heute noch dazu bereit, in einer Wohnung zu leben, die nur mit einem Kohleofen beheizt wird, die Zeitung bei flackerndem Kerzenlicht zu lesen oder auf einem qualmenden Herd zu kochen. Noch weniger würden wohl die sanitären Bedingungen des 19. Jahrhunderts akzeptiert werden. Zugleich aber geben sich viele derjenigen, die die Technik des 20. Jahrhunderts zu schätzen wissen, alle erdenkliche Mühe, sie in ihrem Wohnbereich zu kaschieren. Lampen sind in der Form von Kerzen- oder Gasleuchtern gestaltet, und altertümelndes Stuckwerk ziert funkelnagelneue Wohnungen; Fernseh- und Videogeräte sind in pseudo-antiken Schränken versteckt.

Einige der Gründe dafür kann ich im Prinzip verstehen, was aber dabei herauskommt, finde ich ziemlich scheußlich. Als Schulkinder besuchten wir vor dem Krieg gelegentlich Herrschaftshäuser aus dem 17. und 18. Jahrhundert in der Umgebung. Besonders faszinierten mich bei diesen Besichtigungen immer die Wirtschaftsräume und Arbeitsbereiche im Untergeschoß. In der Küche, der Speisekammer oder dem Weinkeller fand man kaum Häßliches oder Unnützes. Dagegen verwirrten mich die protzigen Herrschaftsräume, die der reinen Demonstration von Reichtum und Ansehen dienten.

Später fand ich eine Erklärung für meine instinktive und bis heute lebendige Vorliebe für die Prinzipien der Moderne: Gutes Design strebt stets danach, einen Gegenstand oder Raum funktional zu gestalten. Wenn etwas so konstruiert ist, daß es richtig funktioniert, ist es auch ästhetisch ansprechend. Das unaufrichtige Verstecken der eigentlichen Funktionen von Dingen und das ängstliche blinde Kopieren von Althergebrachtem haben mich immer unangenehm berührt.

Andererseits hat modernes Design auch oft genug Anlaß zum Fürchten gegeben. Mit dem vielfach bemühten Spruch „Weniger ist mehr" forderte die Avantgarde vehement schlichtes und pures Design, weniger aufgesetzte Dekoration, weniger Stil und weniger kulturellen Ballast. Unübersehbar mißlungene Wohnungsbauprojekte der Nachkriegszeit wie auch andere Versuche, die Ideale der Moderne in die Praxis umzusetzen, haben viele zu der Überzeugung gebracht, daß weniger manchmal tatsächlich weniger ist, um einen Cartoon aus dem *New Yorker* zu zitieren.

Wohnsilos, in den sechziger Jahren in dem löblichen Versuch hochgezogen, Slums zu beseitigen und für die breite Masse annehmbare Lebensverhältnisse zu schaffen, werden heute mit dem gleichen Eifer wieder abgerissen. Von steriler Gleichförmigkeit, haben diese „Wohnmaschinen" in urbaner Ödnis anonyme Gemeinschaften entstehen lassen. Dieser Betondschungel stellt gegenüber den alten, ärmlichen Häuserzeilen der Vorkriegszeit kaum eine Verbesserung dar. Kaputte Aufzüge, auf Beton gekritzelte Graffiti und stinkende Treppenhäuser prägen das öffentliche Gesicht der Moderne.

Man könnte argumentieren, solche Fehlschläge seien weniger auf die Unzulänglichkeiten der modernen Ideale zurückzuführen als vielmehr darauf, wie diese in die Praxis umgesetzt wurden. Wohnanlagen wie Le Corbusiers *Unité d'Habitation*, die vielen Bauvorhaben nach dem Krieg zum Vorbild dienten, sahen ein breites Spektrum an Gemeinschaftseinrichtungen vor, wie Kinder-

Mit dem Bauhaus in Dessau (1925) entstand eine der einflußreichsten Designbewegungen.

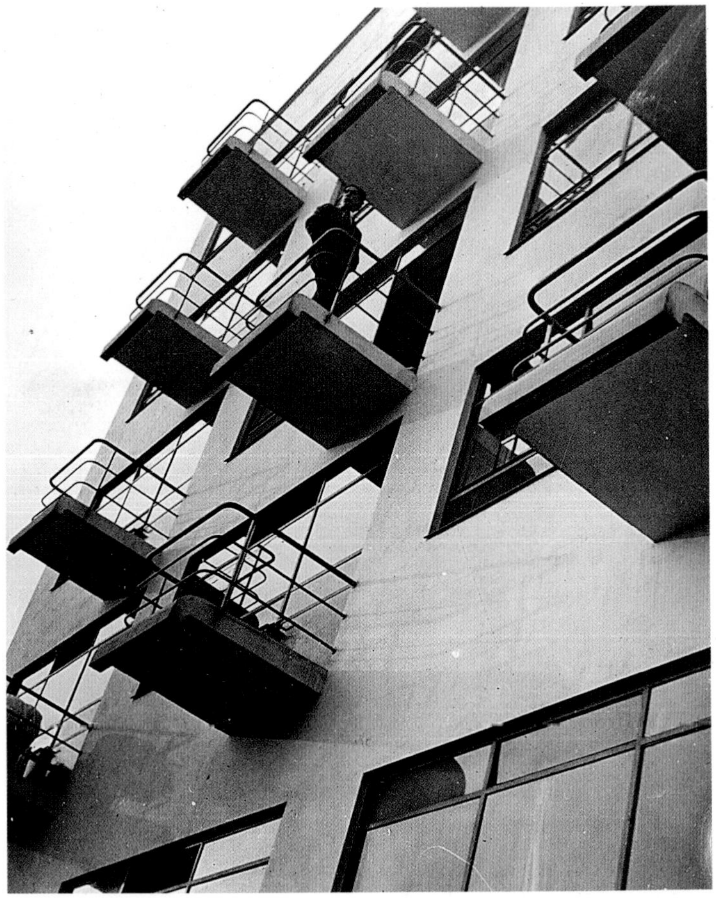

„Bringt euren Kindern bei, daß das Haus nur wohnlich ist, wenn es

krippen und Waschküchen. In Großbritannien wurden nach dem Krieg ähnliche Projekte in Angriff genommen, allerdings fehlte ihnen jenes entscheidende humane Element.

Niedrige Standards, mangelnde Instandhaltung und Kosteneinsparungen an allen Ecken und Enden besiegelten ihr Schicksal. Interessanterweise konnten einige der Hochhäuser gerettet werden, indem man an ihrem Eingang einen Pförtner plazierte. So erhielten sie ein menschliches Flair und wurden dadurch zu begehrten Adressen für junge Leute wie auch für ältere Ehepaare, deren Kinder bereits eigene Wege gingen.

Auf der anderen Seite wird Modernismus häufig mit Minimalismus gleichgesetzt. Minimalisten treiben die Maxime „Weniger ist mehr" auf die Spitze, indem sie ihre Wohnungen so leer wie möglich halten. Was sich dann noch den Blicken darbietet – und das ist oft nicht mehr viel –, muß selbstverständlich perfekt sein. Paradoxerweise steckt in solchen Räumlichkeiten oft besonders viel Geld. In meinen Augen ist dieser Ansatz verlogen, denn er gaukelt dem Betrachter vor, die Leere sei Ausdruck der Funktionalität des Raumes. Tatsächlich aber ist das, was man tagtäglich braucht, einfach hinter beinahe unsichtbaren Schranktüren versteckt. Auch Minimalisten müssen essen, sich anziehen, kochen, arbeiten und spielen und brauchen dafür bestimmte Dinge.

Man kann nur staunen, wie jemand die Disziplin aufbringen kann, in einem derart leeren Raum zu leben, aber ich begreife nicht, daß das einer einfachen Lebensweise förderlich sein sollte. Es mag ja einfach sein, meiner Meinung nach hat diese Einfachheit jedoch keinen Charme. Wahrscheinlich unterscheidet sich meine Ablehnung des Minimalismus nicht wesentlich von der Antipathie, die andere gegen den Modernismus hegen.

Dabei erinnere ich mich an eine Geschichte, die Hugh Casson mir einmal erzählte. Hugh besuchte den amerikanischen Architekten Philip Johnson, dessen Arbeiten ich sehr bewundere, in seinem Haus. Er wurde herzlich willkommen geheißen und ins Wohnzimmer geführt, wo Johnson ihm ein Buch zeigte. Erst als Hugh sich mit dem Buch in der Hand hinsetzte, fiel ihm die wirklich bemerkenswerte Gestaltung des Raumes auf. Alles hatte hier offensichtlich seinen idealen Standort. Daher würde es, wie er dachte, auch eine richtige oder falsche Stelle geben, um das Buch abzulegen. Nach einigem Grübeln wählte Hugh dann einen geeigneten Platz auf dem Tisch. Als Philip Johnson später Hugh anbot, ihm das übrige Haus zu zeigen, und sich dazu erhob, stellte er als erstes das Buch in einen Schrank zurück.

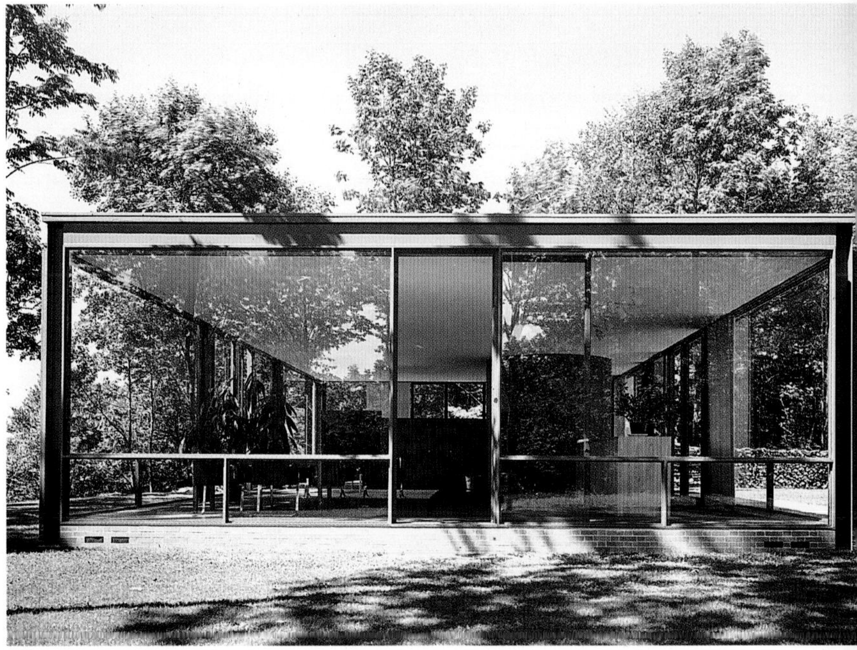

Beim *Glass House*, New Canaan (1949), von Philip Johnson verschmelzen innen und außen.

Hält man sich solche Geschichten vor Augen, verwundert es kaum, daß sich der Modernismus, zumindest in Großbritannien, niemals richtig durchsetzen konnte. Von allen westlichen Ländern hat Großbritannien technische Neuerungen im privaten Bereich

Licht in Hülle und Fülle hat und wenn die Fußböden und Wände sauber sind." Le Corbusier am zögerlichsten angenommen. Nur ungern tauschte man hier den offenen Kamin gegen die Zentralheizung aus, spät erst hielten Geräte wie Kühlschrank, Waschmaschine und Geschirrspüler in den Haushalten Einzug. Oft betrachtete man eine neue Technik mit gemischten Gefühlen und sah darin eher einen Fremdkörper. Zugleich wurde in dem nicht minder törichten Streben, mit der Zeit Schritt zu halten, heftig und gedankenlos „modernisiert". Die Reihenhäuser aus viktorianischer und edwardianischer Zeit wurden buchstäblich ausgewaidet. Charakteristische architektonische

Interieurs beinahe jeder Epoche auseinander. Darin mag man einerseits eine löbliche Achtung vor dem kulturellen Erbe und geschichtliches Verständnis erkennen, zugleich bedeutet es aber auch eine Flucht aus der Gegenwart. Einen zugemauerten Kamin wieder zu öffnen ist eine Sache, ein neuerbautes Vorstadthaus mit Details im Kleinformat auszustatten, die eigentlich in ein Herrenhaus gehören würden, dagegen eine ganz andere. Ich bin kein Verfechter von architektonischem Vandalismus. Allerdings finde ich den Rückzug in romantische Phantasien von einer Vergangenheit

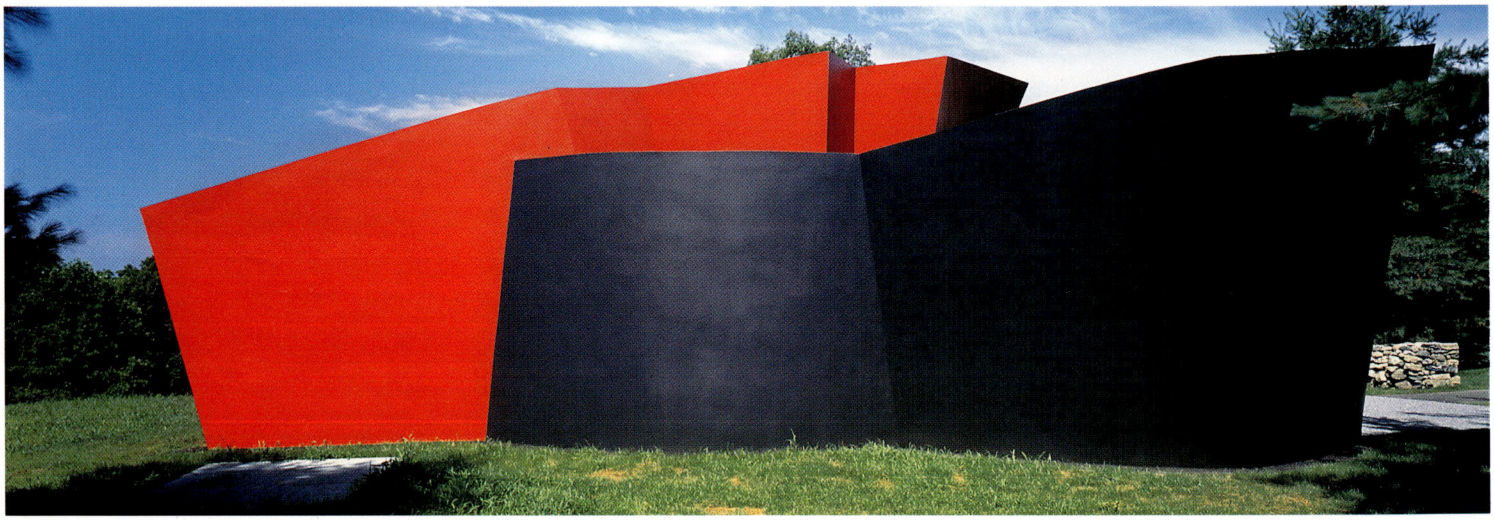

Philip Johnsons *Monster House* (1995) liegt auf dem Gelände seines *Glass House* in Connecticut.

Details wie Simse, Kamine und Stukkaturen wurden herausgerissen, Schiebefenster ersetzt und Kassettentüren verkleidet, wobei man kaum einen Gedanken daran verschwendete, wie das Neue mit dem Alten zusammenpassen würde.

Die baldige Gegenreaktion war vorhersehbar. Jetzt wird allerorten restauriert, und man setzt sich intensiv mit Baustilen und

mit Kutschenlampen und Raffrollos als Antwort auf die Herausforderungen der heutigen Zeit bestürzend. Hier stimme ich mit William Morris überein: Man darf Traditionen, um sie lebendig zu halten, nicht einfach kopieren, sondern muß sie anpassen und in einem neuen Geist interpretieren. Ein Musterbeispiel dafür, wie alt und neu ohne Kompromisse oder Entstellungen vereint werden können, ist der Loft. Ausgediente Lagerhäuser und Fabriken, ja selbst Kirchen und Schulen bieten räumliche Gegebenheiten, die mit ihren ungewöhnlichen Proportionen und ihrer Nüchternheit aufregende Möglichkeiten für die Gestaltung von Wohnräumen eröffnen. Zugleich lassen sich durch ein solches Umfunktionieren stillgelegter Gebäude verwaiste Stadtviertel wieder beleben. Eine Mischnutzung hebt die entfremdende Trennung von Wohnen und Arbeiten auf.

In meiner Studienzeit schlenderte ich gern abends durch die Straßen und schaute in die beleuchteten Fenster im Tiefparterre. Dabei ging ich, wie ich gleich ausdrücklich betonen möchte, keineswegs voyeuristischen Neigungen nach, sondern nur meiner Neugierde herauszufinden, wie andere Menschen leben. Damals sah es überall ganz ähnlich aus. Die Menschen waren mehr oder weniger von den Werten ihrer Eltern geprägt und zu einer dementsprechenden Ästhetik erzogen. Gelegentlich aber entdeckte ich plötzlich hinter einem Fenster etwas ganz anderes – ein ungewöhnliches Arrangement, einen Farbakzent oder ein originelles

Die moderne Farbenindustrie bietet alle Möglichkeiten des persönlichen Ausdrucks.

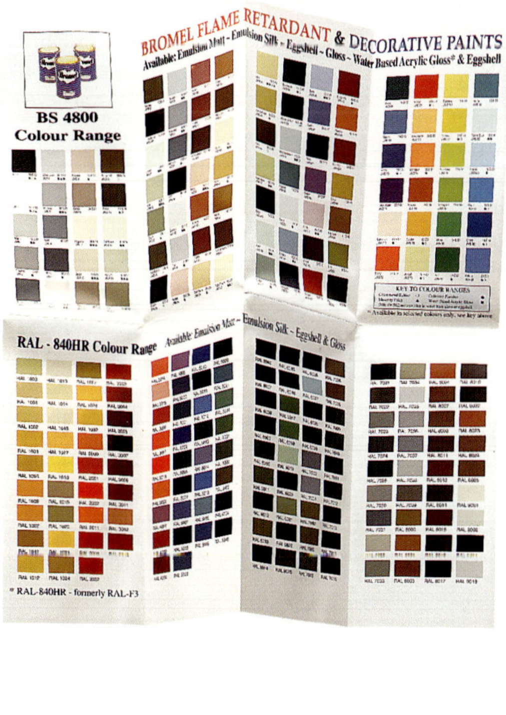

Mobiliar. Diese Wohnungen zogen mich an, und zwar nicht, weil ich darin hätte leben wollen, sondern weil ich die Menschen gerne kennengelernt hätte.

Der Ausdruck der Persönlichkeit ist wahrscheinlich das Wichtigste bei der Gestaltung einer Wohnung, „doch 'Ausstattung' und der Begriff der 'Innenarchitektur' haben sich so stark durchgesetzt, daß die Menschen bei den Dingen, die sie wirklich gerne um sich hätten, ihren eigenen Instinkt vernachlässigen." Dies sagt Christopher Alexander in seinem Buch *Eine Muster-Sprache*, und genau das scheint auch in den Beispielen des seelenlosen Hochhauses und des Herrensitzes im Kleinformat zum Ausdruck zu kommen. Aus irgendeinem Grund sind sie nicht sehr menschlich.

Innerhalb des vorgegebenen Rahmens sollte Raum bleiben, die Persönlichkeit zum Ausdruck zu bringen. Obwohl man mir schon oft vorgehalten hat, ich sei in Stilfragen diktatorisch, ist mir keinesfalls daran gelegen, Geschmacksregeln aufzustellen. Die Interieurs, die mich wirklich ansprechen, sind jene mit echtem Flair. Sie zeugen von dem Mut und der Leidenschaft, anders zu sein. Sofern die Technik in einem Raum nicht dominiert, läßt sich jedes Interieur verändern, vergleichbar einer Theaterkulisse. Ich selbst mag Ordnung und Arrangements. Genausogut aber gefällt mir ein bewegtes Durcheinander, ein Raum, in dem nicht noch dem kleinsten Gegenstand sein fester Platz zugewiesen ist, sondern der dadurch, daß ständig etwas hinzukommt, verschwindet oder wandert, zeigt, daß hier gelebt wird.

Noch nie waren die Möglichkeiten, Räumen eine individuelle Note zu geben, vielfältiger. Angesichts der heutigen breit gefächerten Auswahl an Farben ist es kaum vorstellbar, daß man vor 1820 kein lichtbeständiges leuchtendes Gelb kannte. Bis Mitte des 19. Jahrhunderts wurden immer neue Pigmente entdeckt. Die Technik hat die Massenproduktion so weit vorangebracht, daß die Produktauswahl beinahe grenzenlos ist. Film und Fernsehen,

Bücher und Zeitschriften machen uns mit Stilen aus aller Herren Länder vertraut und erläutern bis ins Detail, wie sie sich reproduzieren lassen. Händler durchkämmen die Welt nach interessanten Objekten, die früher nur als exzentrische Souvenirs von Globetrottern den Weg in unsere Breiten fanden. Die Medien, die stets nach Neuem dürsten, und der Handel, der auf Umsatz aus ist, haben die Innendekoration zur Mode erhoben.

Nicht von ungefähr bietet manches Modegeschäft inzwischen auch Wohnaccessoires und Heimtextilien an, um zu verdeutlichen, daß der Kunde hier wahren Lifestyle bekommt. Seit Pierre Cardin erstmals für eine Marke eine Lizenz vergab, sind profane Gebrauchsgegenstände wie Bett- und Handtücher zum Modeartikel geworden. Am weitesten hat wohl Ralph Lauren dieses Konzept vorangetrieben: durch die nahtlose Verschmelzung von Kleidung, Lifestyle und Accessoires für die Wohnung, angefangen von Laken mit Hemdmustern bis hin zu Decken im Schottenkaro, hat er ein komplexes Design-Image aufgebaut. Unlängst trat auch der Modedesigner Calvin Klein auf den Plan, um entschlossen die puritanische Ecke für sich zu reklamieren.

Genauso groß wie die Auswahl ist aber auch die Verwirrung. Das Leben ist keine einfache Angelegenheit mehr, sondern ein Marketingkonzept, das dazu dient, Zeitschriften, Produkte, Informationen und Persönlichkeiten zu verkaufen. „Es kommt nicht allein auf die Wohnaccessoires an, sondern auch auf die Kleidung, das Auto, das Essen und das Parfum", behauptet Martha Stewart, die das Bild der amerikanischen Hausfrau neu belebt und sich dabei selbst zu einem Markenartikel des Lifestyle stilisiert hat. Hier geht es um höhere Beträge. Allein in den USA werden jährlich über 260 Milliarden Dollar für Produkte und Dienstleistungen in den Bereichen Haus und Garten ausgegeben.

Wir können nur kaufen, was man uns auch anbietet. Aber viele finden das Angebot vielleicht zu groß. Auswahl bedeutet Freiheit des Ausdrucks, sie kann aber ebenso den Wunsch nach Anpassung verstärken. Die meisten haben ganz genaue Vorstellungen davon, wie ihr Zuhause aussehen sollte. Das jeweilige Bild wird von der Einkommensklasse, der gesellschaftlichen Stellung und dem familiären Hintergrund bestimmt. In Geschmacksfragen ist die Gesellschaft so vielschichtig wie eh und je.

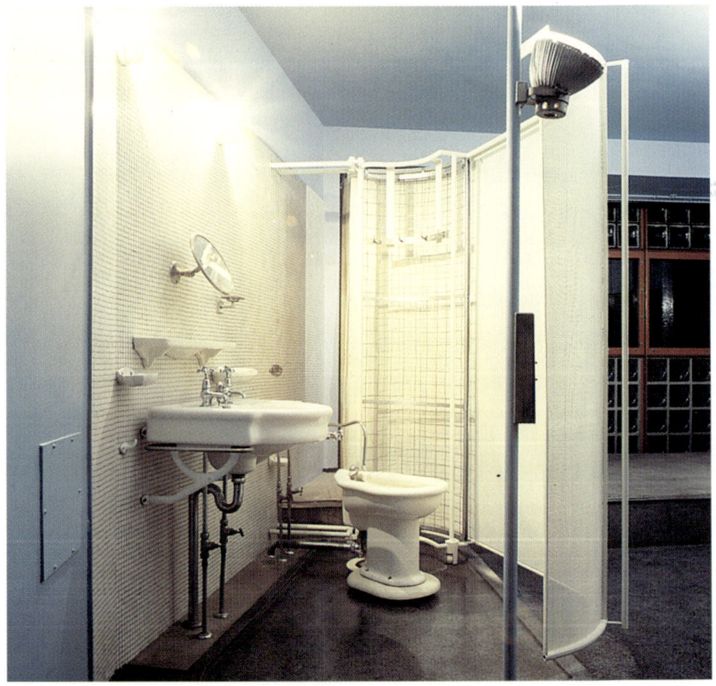

Industrieästhetik im *Maison de Verre*, Paris, entworfen von Pierre Chareau (1928-1932).

Der Kitsch stellt den Geschmacksbegriff auf den Kopf. Seine Anhänger haben Spaß an Dingen, die für andere häßlich, passé oder kurzlebig sind. Eine solche Einstellung ist im besten Fall ein wundervolles Gegenmittel zum fieberhaften Streben nach dem Stil, der jeweils propagiert wird. Kitsch veranschaulicht dann auf witzige Weise, daß Stil stets eine zwanghafte Angelegenheit ist. Im schlimmsten Fall aber kann der Kitsch selbst zum Stil werden oder zu einer Art Versicherungspolice, die gegen die schreckliche Aussicht schützt, nach dem, was man besitzt, beurteilt und eingestuft zu werden. So sehr ich den Witz und den Humor schätze, die von diesen unwichtigen Dingen ausgehen, kann ich mich doch nicht so recht dafür erwärmen.

Stil ist ein seltsames Phänomen, dem viele Trendbeobachter schon lange hartnäckig auf der Spur sind. Auf unerklärliche Weise ist ein bestimmter Look, eine Laune oder eine Haltung auf einmal „in" und setzt sich gegenüber allem Bisherigen durch. So oft die englische Sprache für derlei Dinge bemüht wird, ist in diesem Fall das deutsche Wort „Zeitgeist" wohl am treffendsten. Im nachhinein lassen sich Trends oft gut erklären, doch während ihrer akuten Phase sind sie nicht mehr als ein unwiderstehlicher Impuls. Die plötzliche Manie für alles Japanische Ende des 19. Jahrhunderts, die Begeisterung für griechische Kunst im ausgehenden 18. Jahrhundert oder die explosionsartig ausgebrochene Vorliebe für wissenschaftliche Anleihen in den Gestaltungsentwürfen der fünfziger Jahre – sie alle lassen sich auf bestimmte Entdeckungen und Ereignisse zurückführen, ihr immenser Erfolg bei der breiten Masse aber bleibt nach wie vor ein Rätsel. Wenn sie sich durchsetzen, erfassen sie alles von der Kleidung bis zu der Art, wie wir den Tisch decken. Zu wissen, was „in der Luft liegt", ist eine wichtige Waffe im Arsenal eines jeden Designers.

Berücksichtigt man den Zeitgeschmack, die unterschwellige Wirkung der Tradition, die Verlockungen des Marktes und das reine Streben nach gesellschaftlicher Anerkennung, das oftmals die Entscheidung bei der Wahl von Möbeln und anderen Gestaltungselementen beeinflußt, welche Rolle hat dann der Designer?

Erstens kann und sollte Design, wie schon gesagt, die Auswahl erweitern. Auf Anhieb scheint es, sie sei im Bereich der Inneneinrichtung tatsächlich größer denn je. Bei genauerem Hinsehen aber wird deutlich, daß die fast immer gleichen Themen nur vielfach variiert werden. Folglich bekommen gute moderne Möbel nach wie vor nicht die verdiente Anerkennung.

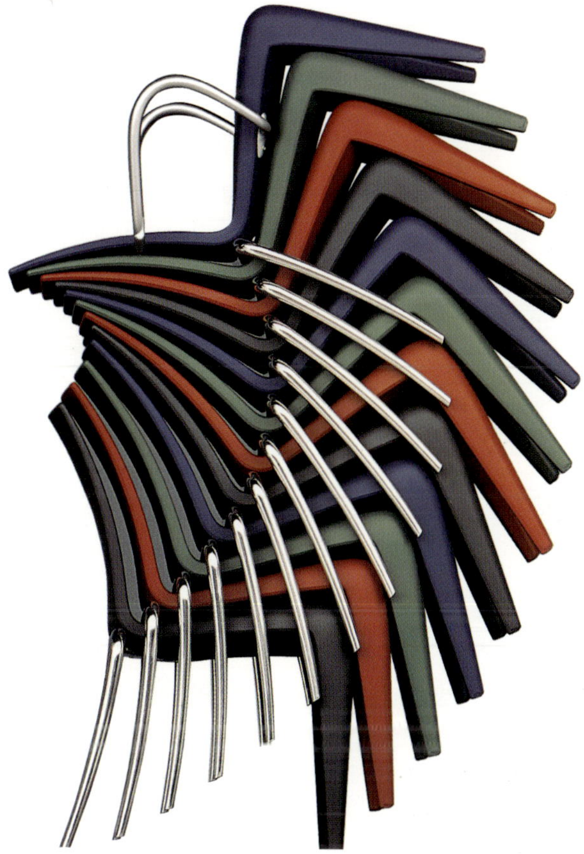

Der stapelbare Stuhl *Louis 20* (1991) von Philippe Starck besteht aus zwei verschraubten Elementen.

Britische Designer, die auf diesem Sektor tätig sind, müssen sich, wie im übrigen viele ihrer Kollegen aus anderen Bereichen auch, woanders nach Arbeit umsehen. Es gibt jedoch ermutigende Anzeichen für eine Tendenzwende. In Großbritannien hat sich SCP, gegründet von Sheridan Coakley, zu einer erfolgreichen Adresse für modernes Möbeldesign entwickelt und konnte so den Ruf von Designern wie Matthew Hilton und Jasper Morrison im eigenen

Land festigen. Cassina, das florierende Mailänder Unternehmen mit Filialen in der ganzen Welt, hat mit dazu beigetragen, daß gewisse Klassiker des modernen Designs weiterhin produziert werden. Und das Unternehmen Ikea schließlich, das junge schwedische Designer unterstützt, hat neben seinen Basisteilen Raum für eine neue Linie innovativer Möbel mit dem Namen *PS* geschaffen. Ohne solche engagierte Fördermaßnahmen würde der Geist des Designs verkümmern und sterben.

Zweitens kann das Design eine entscheidende Rolle dabei spielen, traditionelle Formen und Materialien in neuer Form aufleben zu lassen. Das Linoleum etwa, in den fünfziger Jahren durch PVC-Böden verdrängt, führte beinahe zwanzig Jahre ein Schattendasein, bis es der niederländische Hersteller Forbo-Kromely in neuen, aufregenden Farben und Mustern herausbrachte. So wurde der Verbraucher wieder auf ein gutes und natürliches Produkt aufmerksam gemacht, das nicht nur dekorativ, sondern zugleich auch strapazierfähig, bakterienhemmend, für Allergiker geeignet und überdies relativ preisgünstig ist.

Zum dritten schließlich kann das Design den Kunden bei seiner Kaufentscheidung unterstützen und anregen. Die Auswahl von Möbeln will oft gut überlegt sein. Durch die Präsentation einer Gesamtkollektion oder auch verschiedener Stücke zu einem Thema geben die Geschäfte ihren Kunden wertvolle Anregungen für eine gelungene Zusammenstellung. Die meisten Menschen legen bei der Einrichtung und Gestaltung ihrer Wohnung gern selbst Hand an. Möbel, die man in flachen Paketen nach Hause mitnehmen kann, geben jedem die Gelegenheit dazu und vermitteln zugleich ein Gespür für die Materialien, außerdem kosten sie weniger. Beim Zusammenbauen mögen die Produkte dann einiges von ihrer Mystik verlieren – und Sie eventuell Ihre Geduld –, am Ende aber verspüren Sie eine gewisse Befriedigung und vielleicht auch eine größere Verbundenheit mit Ihrer Wohnung.

Designer müssen zudem Visionäre sein. Gewiß, es gibt nur wenig wirklich Neues auf diesem Gebiet, und in die Zukunft zu blicken heißt mitunter auch, nach hinten oder seitwärts zu schauen. Ich erinnere mich, wie ich einmal Peter Thornton vom Victoria and Albert Museum in London einen modernen Stuhl anpries. Er hörte mir geduldig zu, um mir schließlich einen Entwurf aus dem 18. Jahrhundert zu zeigen, der bemerkenswert ähnlich war.

Als Designer sollte man stets vom Alten das Beste bewahren und vom Neuen das Beste aufgreifen. Gleichzeitig obliegt es dem Designer, den kreativen Austausch zwischen verschiedenen Bereichen zu fördern, das heißt, Ideen zu entlehnen oder zu adaptieren, die zunächst in einem anderen Zusammenhang entwickelt wurden. Wir meinen, unser Zuhause hätte mit einem Arbeitsplatz, einem Hotel, einem Restaurant oder der freien Natur rein gar nichts zu tun. Dabei vergessen wir, daß viele Möbel und andere Einrichtungselemente, die für uns heute in den eigenen vier Wänden selbstverständlich sind, ursprünglich ganz anderen Bereichen entstammen. So wurden die Arbeitsleuchten mit Schwenkarm und die Jalousien aus dem Büro, Korbmöbel von der Veranda und Halogendeckenstrahler aus Geschäften übernommen, und die heutigen Kücheneinrichtungen gingen aus ergonomischen Konzeptionen im Fertigungsbereich hervor.

Die frühen Architekten der Moderne entwarfen die Außenhaut der Gebäude wie auch das gesamte Interieur und überließen kaum etwas dem Zufall. Durch die Schlichtheit der Einrichtung konzentrierten sie die Aufmerksamkeit auf die Form. Denn wenn man die Dekoration von einer Sache entfernt, rückt die Form stärker in den Blickpunkt und gewinnt an Gewicht. Das wahre Vermächtnis dieser modernen Bewegung ist nicht lediglich ein weiterer Einrichtungsstil, sondern eine Grundhaltung von höchster Relevanz. Schlichtheit ist einfach eine wertvolle, um nicht zu sagen eine wesentliche Qualität des heutigen Lebens.

Auch ich trete mit Überzeugung für den Grundsatz der Moderne ein, daß eine Wohnung vor allem funktionieren sollte. Sie sollte die Aktivitäten, die darin stattfinden, unterstützen und so gestaltet sein, daß die Vorrichtungen für die Versorgung mit Wärme, Strom, Informationen usw. optimal integriert sind. Mit dem weiteren Fortschritt der Technik und der immer dringenderen Notwendigkeit, die Ressourcen sinnvoll zu nutzen, wird dieser Aspekt der Wohnraumgestaltung noch an Bedeutung zunehmen.

Ich habe ganz klare Vorstellungen davon, was mir gefällt, und glücklicherweise auch die Möglichkeit, anderen meine Präferenzen zu vermitteln. Wenn diese einen gemeinsamen Nenner zu erkennen geben, dann den der Schlichtheit. Schlicht ist jedoch nicht mit simpel zu verwechseln. Die Möbel und Räume der Shaker waren schlicht, genauso wie die schwedischen Interieurs aus dem späten 18. Jahrhundert. Überall auf der Welt zeichnen sich die traditionellen Häuser durch Schlichtheit aus.

Die progressive amerikanische Möbelfirma Herman Miller fertigte alle Entwürfe von Charles und Ray Eames, darunter den *Wire chair* (1951), photographiert für ihren Katalog aus dem Jahr 1952.

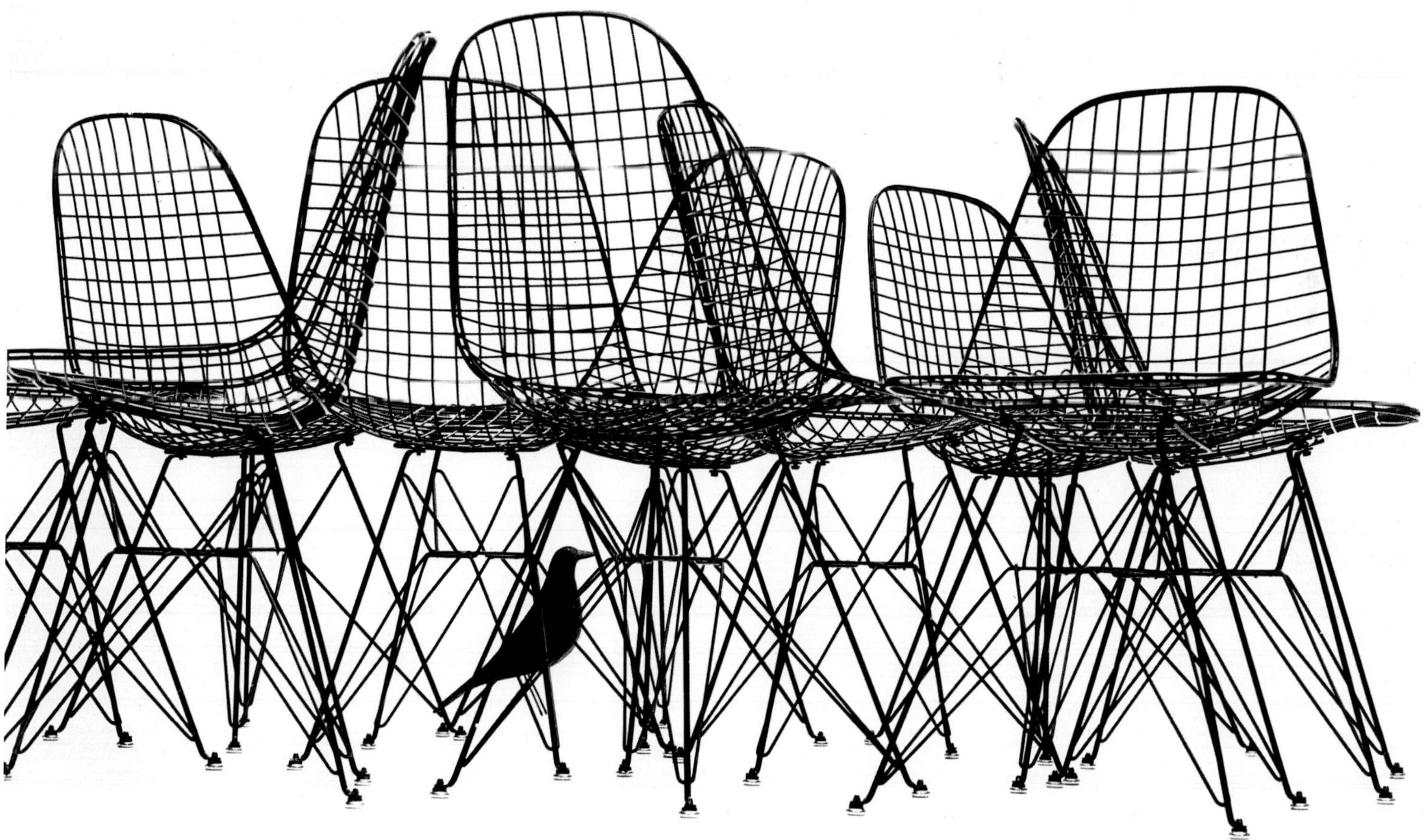

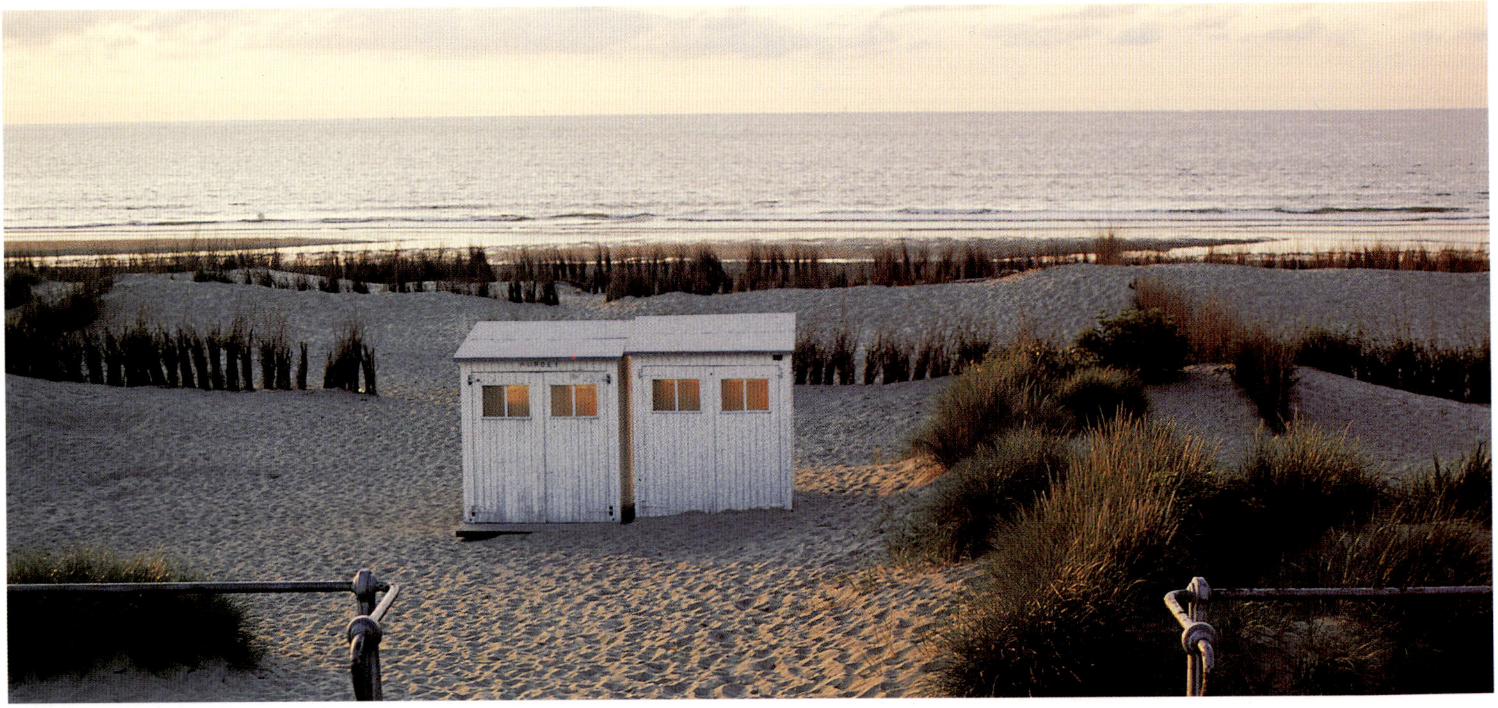

Strandhütte, Belgien.

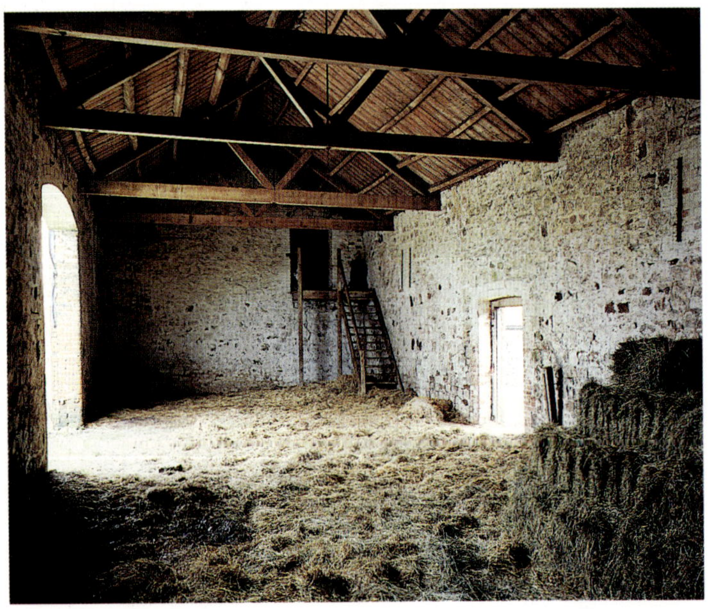

Scheune, Wiltshire, England.

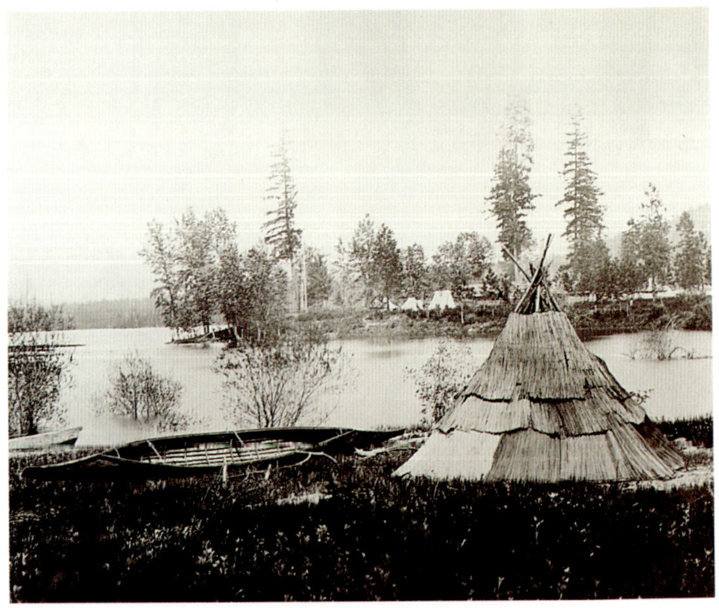

Tipi in einem indianischen Lager, Pend d'Oreille River, Washington (spätes 19. Jahrhundert).

„... Häuser bestehen nicht nur aus Ziegeln und Mörtel, Melamin und Schaumgummi, sondern auch aus Ideen." Adrian Forty, *Objects of Desire*

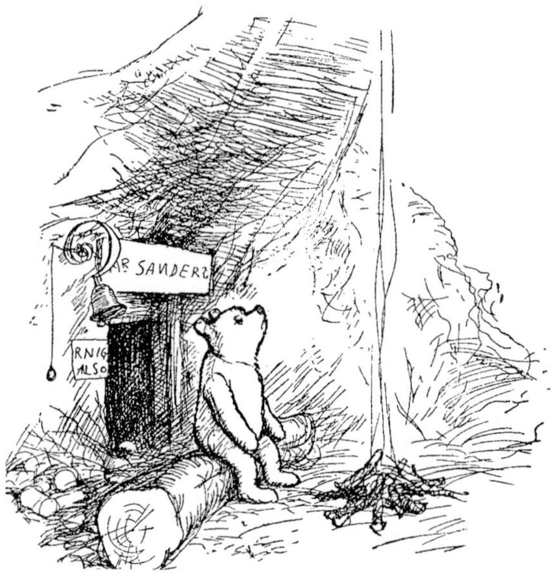

Pu der Bär von A. A. Milne, illustriert von E. H. Shepard (1926).

Ein Zuhause ist mehr als die bloße Einrichtung. Die Gefühle, die das Wort auslöst, gehen weit tiefer. In unserem Zuhause, sei es ein Vorstadtreihenhaus, ein umfunktionierter Wasserturm oder ein ausrangierter Eisenbahnwagon, fühlen wir uns geborgen. Bei den meisten wurzelt dieses Gefühl in der Kindheit. In Spielsituationen oder auch durch Bücher wie *Peter Pan* und *Pu der Bär* haben wir die Vorstellung von unserem Zuhause als Zufluchtsort entwickelt. Doch dieses Empfinden ist keineswegs neu. Auf dem Grundstück von Pitchford Hall in der westenglischen Grafschaft Shropshire findet sich ein Baumhaus im Fachwerkstil, das 450 Jahre alt ist. Ob Zelt, Tipi, Blockhaus oder Strandhütte – sie alle beflügeln die Phantasie von Kindern und Erwachsenen.

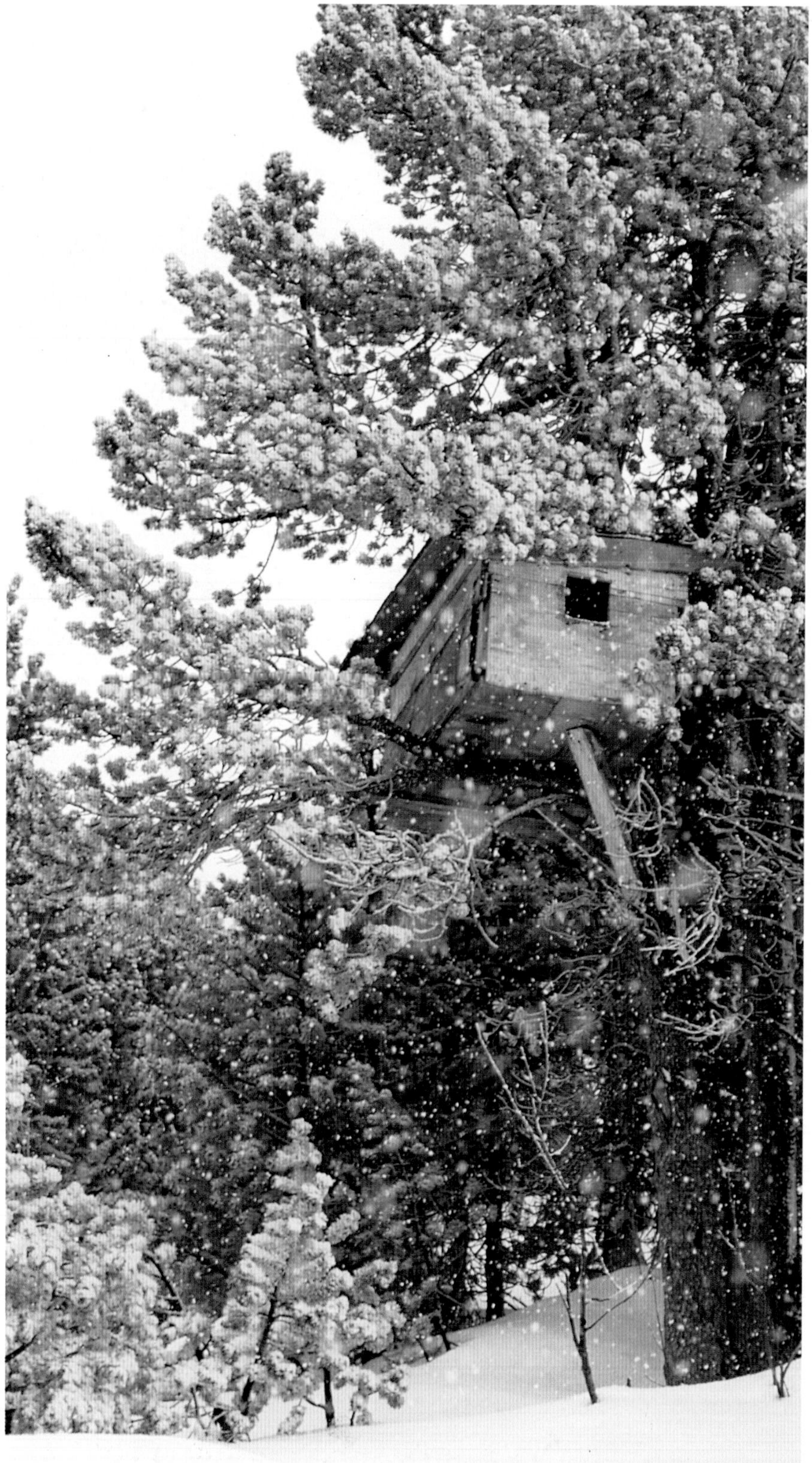

Baumhaus, Piemont, Italien.

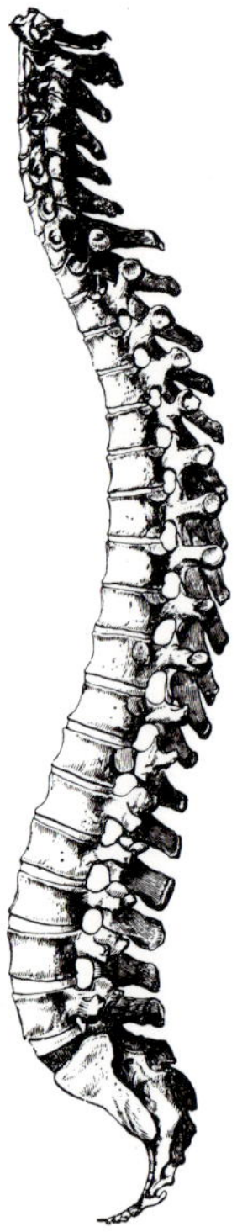

Menschliche Wirbelsäule,
Gray's Anatomy.

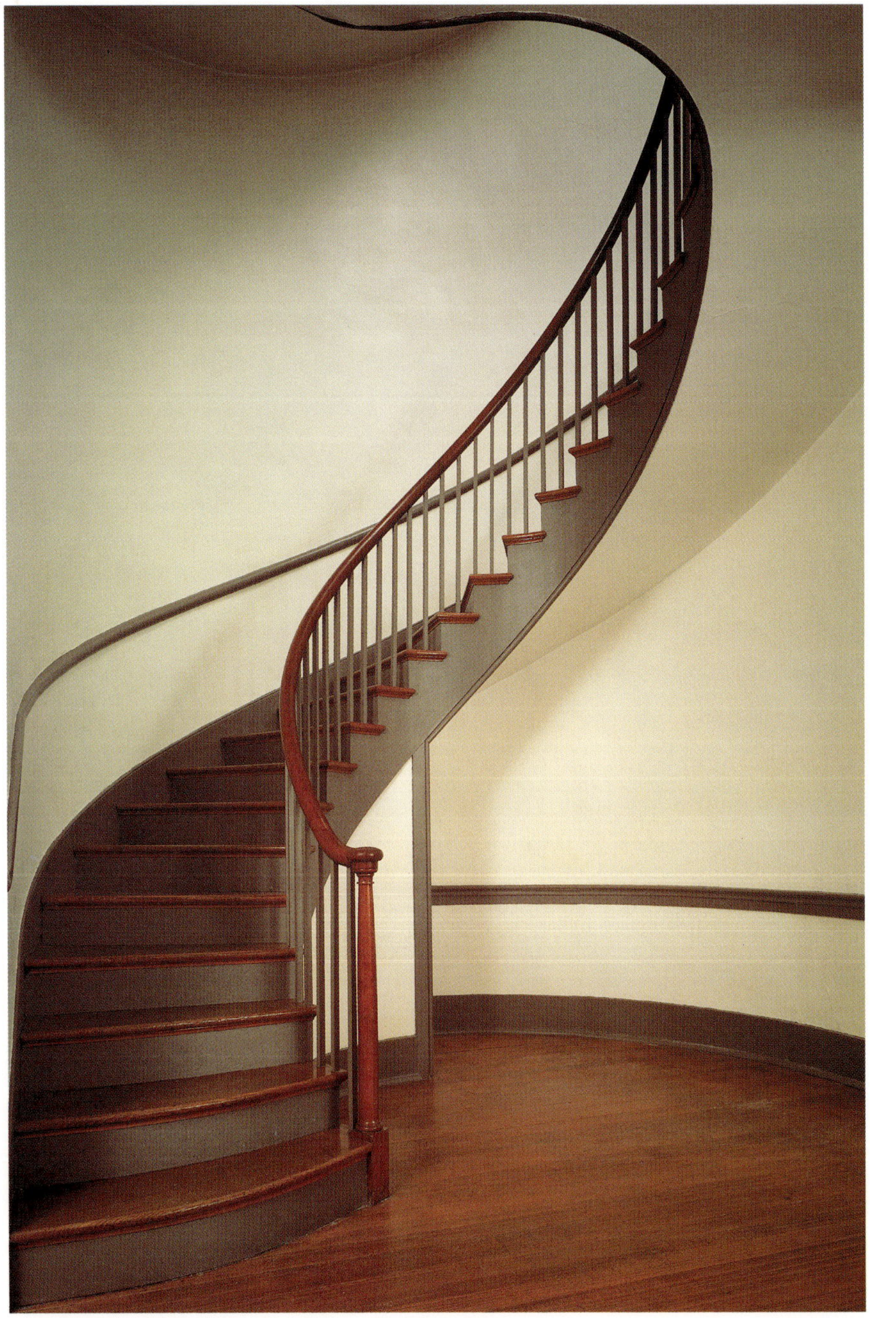

Mieajah Burnett, Shaker-Treppenhaus, Pleasant Hill, Kentucky (1839-1841).

Die Treppe ist eines der ausdrucksvollsten baulichen Elemente. Wie menschlich und zugleich elegant Design dann sein kann, wenn es sich auf die Natur beruft, zeigt das Shaker-Treppenhaus genauso wie der Entwurf von Mendelsohn und Chermayeff. Der sanft geschwungene Treppenlauf führt den Blick in gespannter Erwartung Stufe für Stufe nach oben und schafft so auch optisch eine Verbindung zwischen den Etagen. Solche Treppen bieten ein ganz anderes Erlebnis als Aufzüge oder Rolltreppen, mechanische Erfindungen, die die Entwicklung des Hochhauses begünstigten.

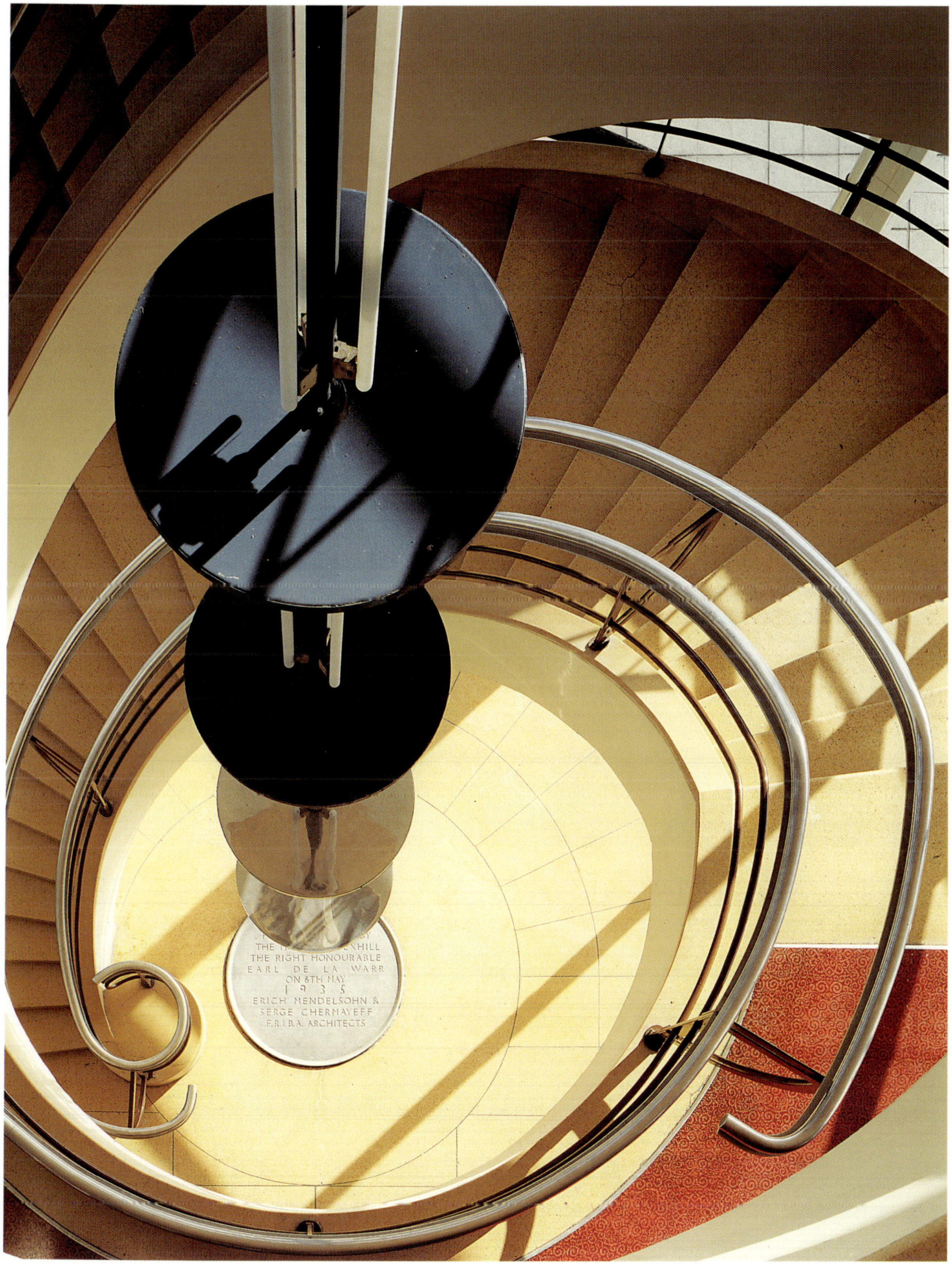
THE RIGHT HONOURABLE
EARL DE LA WARR
ON 6TH MAY
1935
ERICH MENDELSOHN &
SERGE CHERMAYEFF
F.R.I.B.A. ARCHITECTS

Erich Mendelsohn und Serge Chermayeff, Treppenhaus im *De-la-Warr-Pavillon* in Bexhill, Sussex (1935-1936).

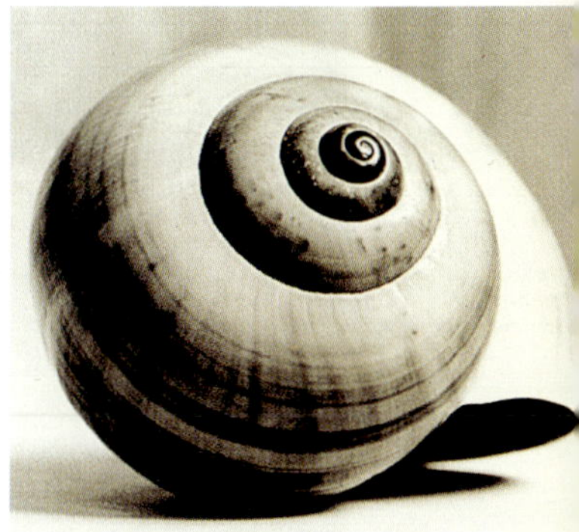

Schneckengehäuse.

Wie kaum etwas sonst verleiht eine Treppe einem Eingang Großartigkeit. Viele Architekten sehen im Treppenhaus eine gute Gelegenheit, einem ansonsten eher strengen Raum ein skulpturales Element hinzuzufügen.

In den Restaurants Quaglino's und Mezzo etwa schaffen geschwungene Treppenläufe einen grandiosen Zugang zu den Räumlichkeiten im unteren Geschoß.

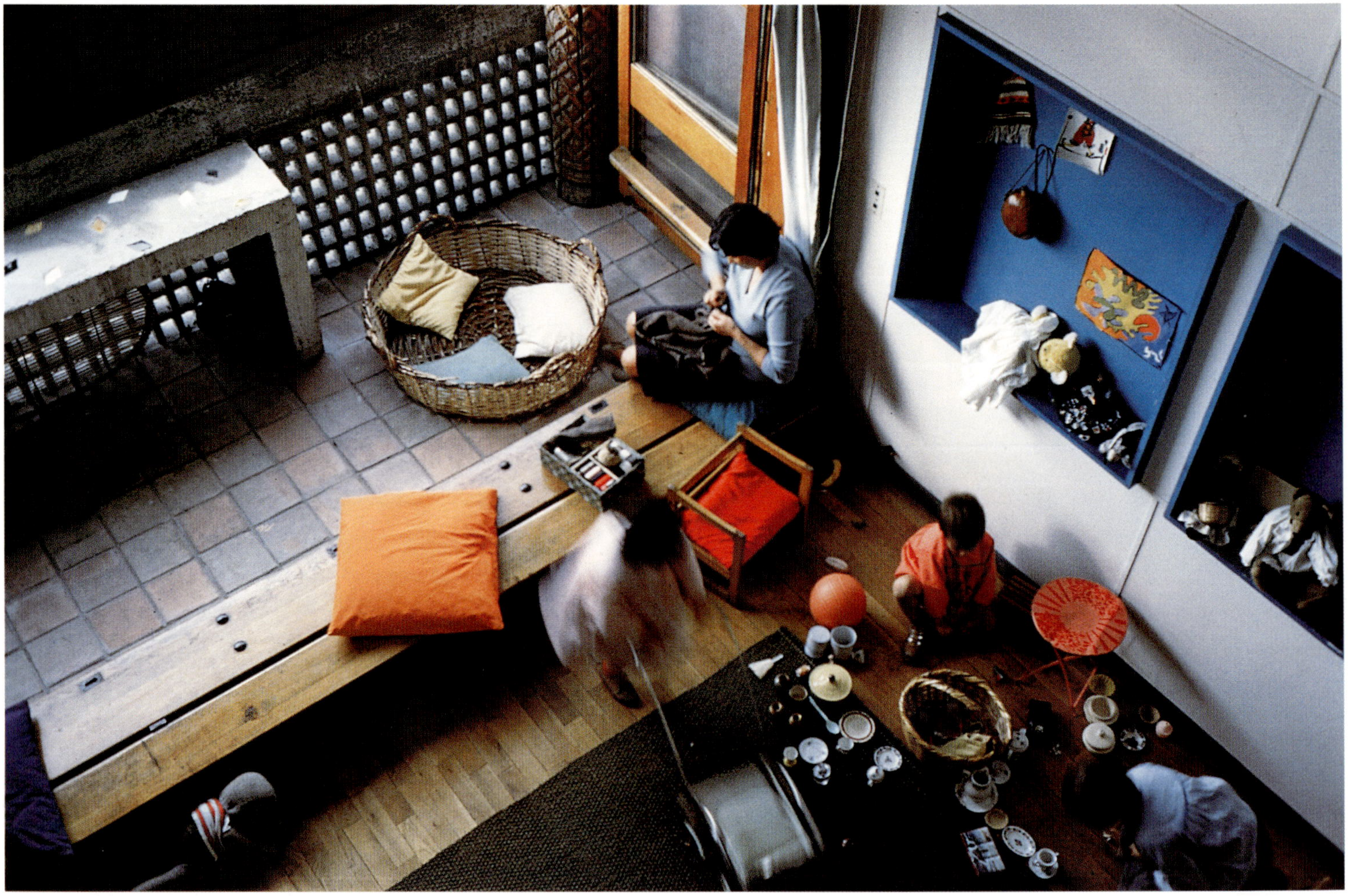

Le Corbusier, zweigeschossiger Wohnraum in der *Unité d'Habitation*, Marseille (1947-1952).

„Wir haben im Namen des Dampfschiffes, des Flugzeugs und des Autos unsere Stimmen erhoben für Gesundheit, Logik, Kühnheit, Harmonie und Vollkommenheit."

Le Corbusier

Le Corbusier, *Modulor*-Mann (um 1947).

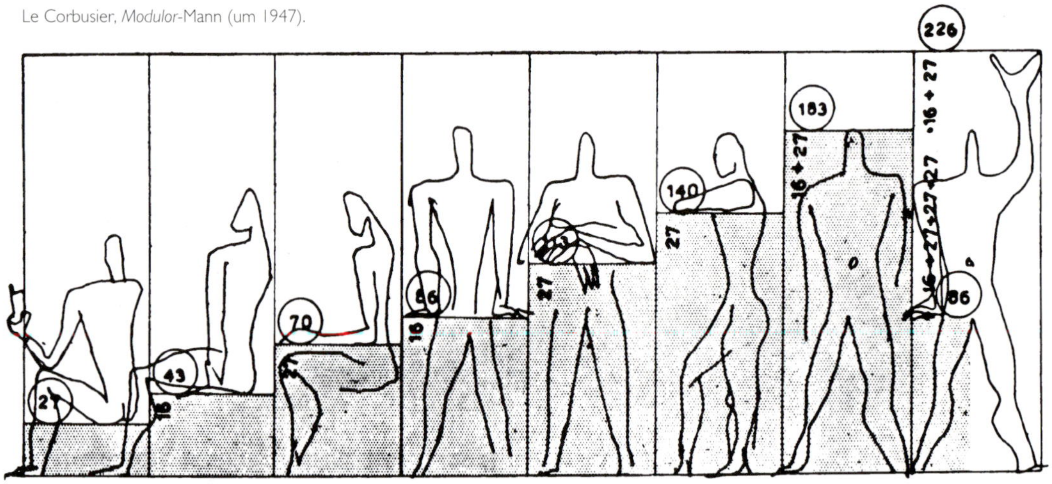

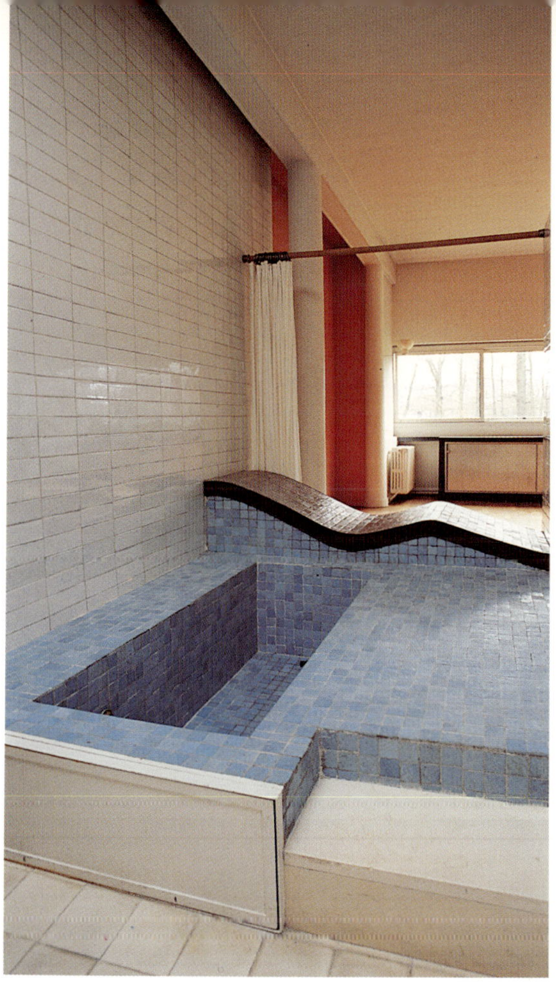

Le Corbusier, Badezimmer in der *Villa Savoye*, Poissy (1929-1931).

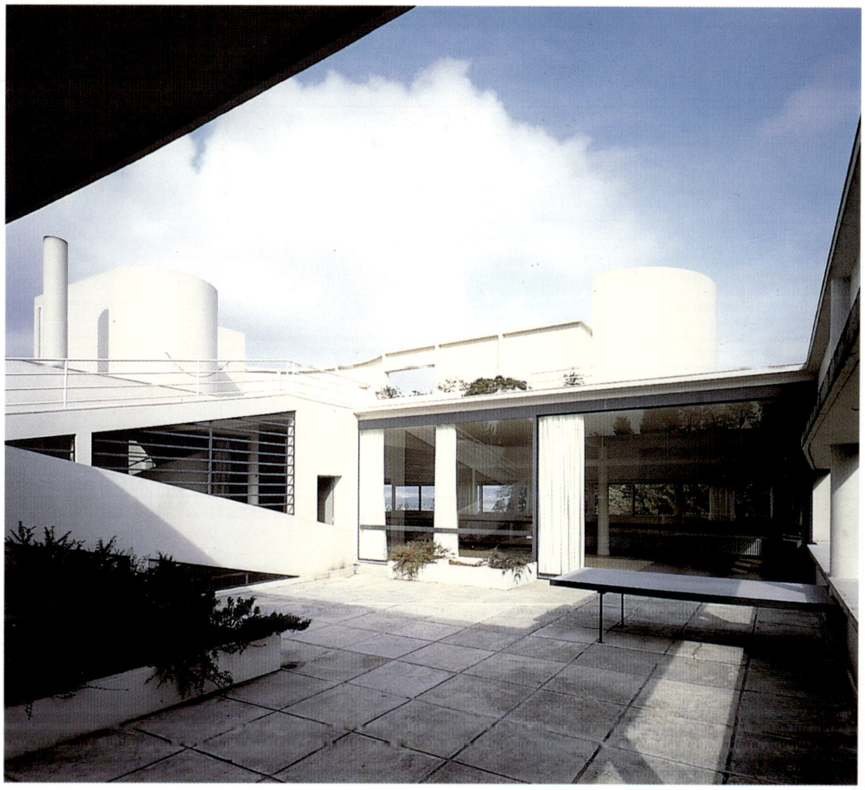

Terrasse im ersten Stock der *Villa Savoye*, Poissy (1929-1931).

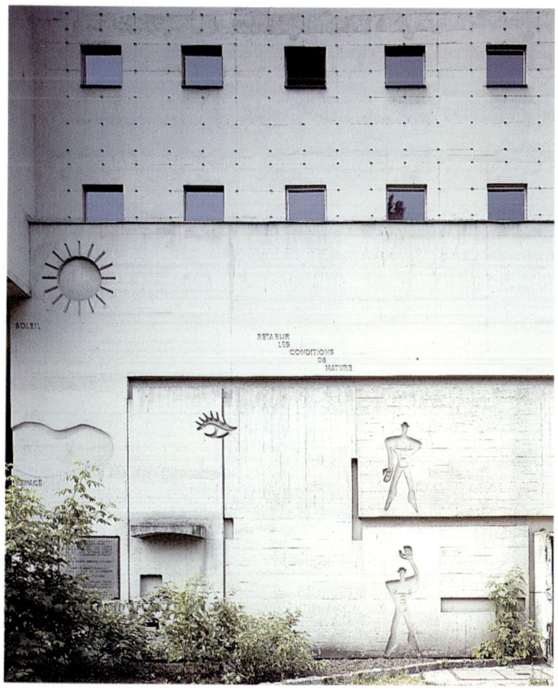

Le Corbusier (1887-1965), der mit bürgerlichem Namen Charles-Edouard Jeanneret hieß, ist eine der Leitfiguren des Designs in diesem Jahrhundert. Mit gleicher Leidenschaft verehrt und angefeindet, schuf er private Villen ebenso wie große Wohnungsprojekte. Er proklamierte einen neuen Baustil mit einer Formensprache, die die Methoden und Materialien der industriellen Fertigung aufgreifen sollte. Wer bei seinen Arbeiten an monochromen Modernismus denkt, muß mit Überraschung die Farbflächen zur Kenntnis nehmen, mit denen er bei Entwürfen wie der Villa Savoye den Raum inszeniert hat. Die Wohnungen in der *Unité d'Habitation* sind weit entfernt von den eintönigen Zellen, die seine weniger erfolgreichen Nachahmer gestalteten. Aus der intensiven Auseinandersetzung mit klassischen Proportionen entwickelte Le Corbusier den Modulor. Mit diesem Maßsystem, das auf dem menschlichen Körper basiert, hoffte er dem Design eine universelle Harmonie zu geben.

Le Corbusier, Fassadendetail der *Unité d'Habitation*, Berlin (1956).

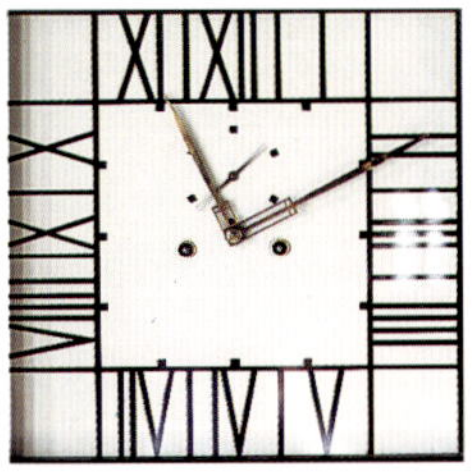

Mackintosh hegte ein starkes Interesse für die Kultur Japans. Sein ausgeprägtes Gespür für Licht, der Einsatz von Wandschirmen, die graphische Klarheit der Raumausstattung lassen an die ruhigen Räume traditioneller japanischer Häuser denken. Der Tisch, den er für das Hill House entwarf, wirkt wie eine kinetische Skulptur. Wenn Licht darauf fällt, erzeugt er auf dem Boden ein Schattengitter, das im Lauf des Tages mit der Sonne wandert.

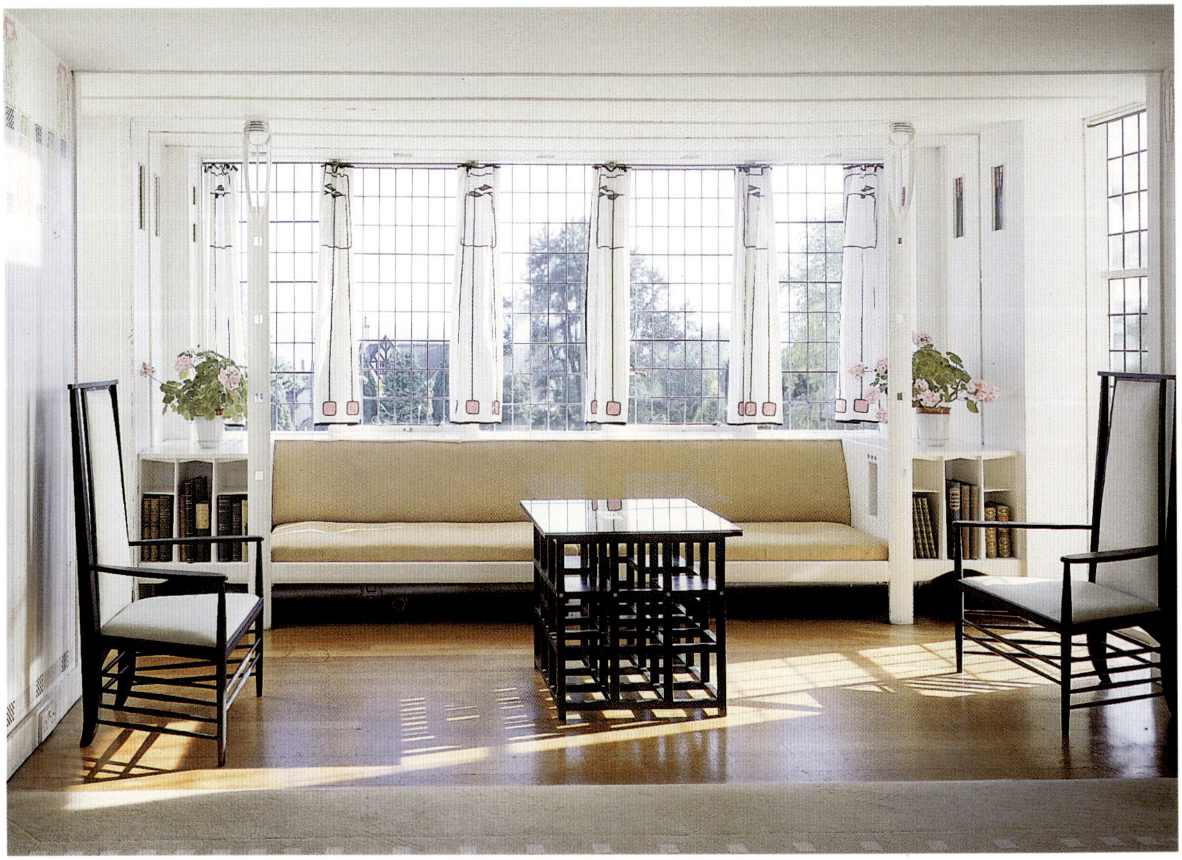

Charles Rennie Mackintosh, Zifferblatt (Detail) und Salon im *Hill House*, Helensburgh bei Glasgow (1908).

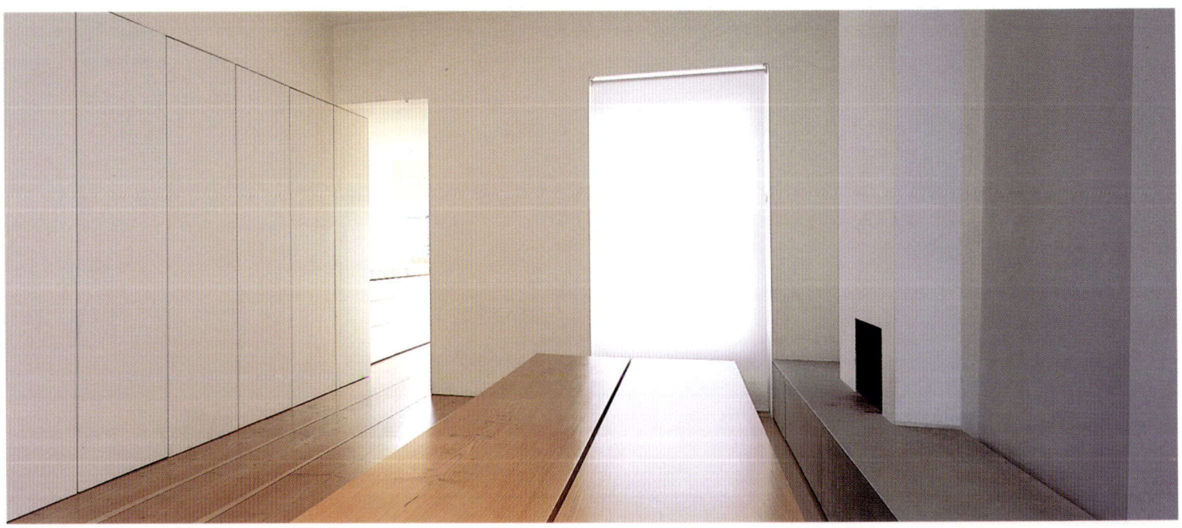

John Pawson, *Pawson House*, London (1995).

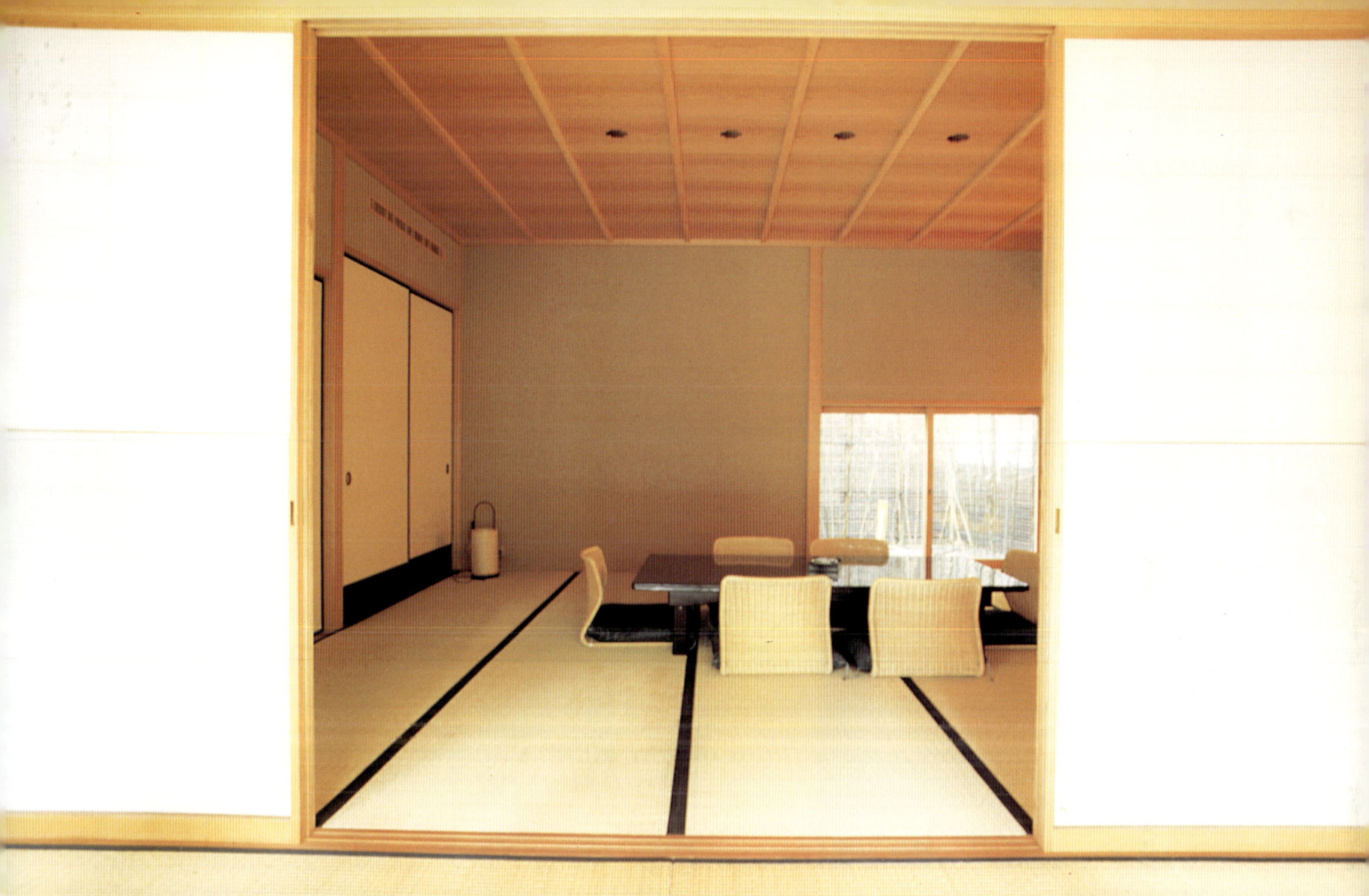

Kenji Kawabata und Xavier de Castella, *Kenzo House*, Paris (1991).

Zeichnung von Lorenz, © 1972 *The New Yorker Magazine*, Inc.

Die alte Vorstellung des Zen von der Substanzlosigkeit als höchstem Ziel findet in Japan besonderen Widerhall. Leerer Raum ist in einem Land, dessen Immobilienpreise rekordverdächtig sind, gleichbedeutend mit Prestige, Freiheit und Luxus. In der westlichen Welt gipfelt die gleiche Wertvorstellung in dem modernen Designer-Slogan „Weniger ist mehr". Die Minimalisten treiben diesen Leitsatz auf die Spitze, so etwa John Pawson in dem Geschäft, das er an der Madison Avenue für Calvin Klein gestaltete. Bei Pawson haben Türen und Fenster keine Rahmen, Wände keine Fußleisten oder Simse, und alles ist in nahtlosen Einbauschränken verstaut. Auch das Domizil des Modedesigners Kenzo in Paris zeigt unverkennbar japanische Wohnkultur.

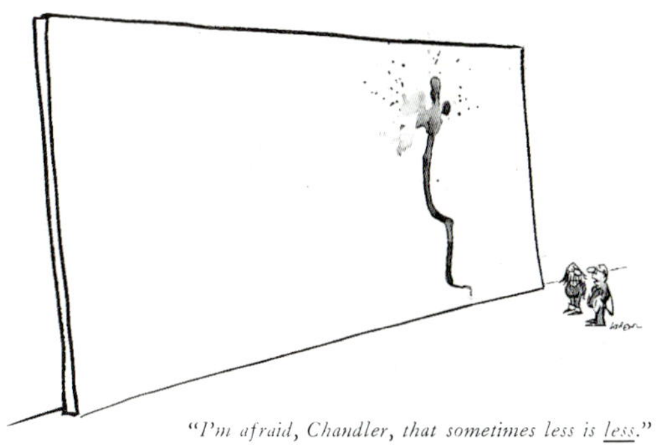

"I'm afraid, Chandler, that sometimes less is less."

„... Schlichtheit ist das Ziel, nicht der Ausgangspunkt."

C. F. A. Voysey

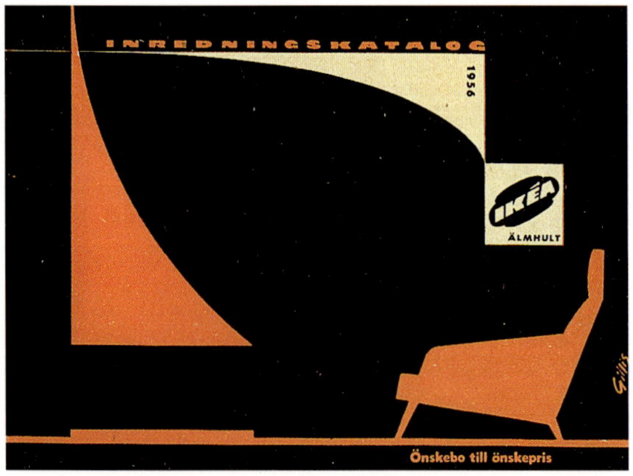

Cover des Ikea-Katalogs von 1956.

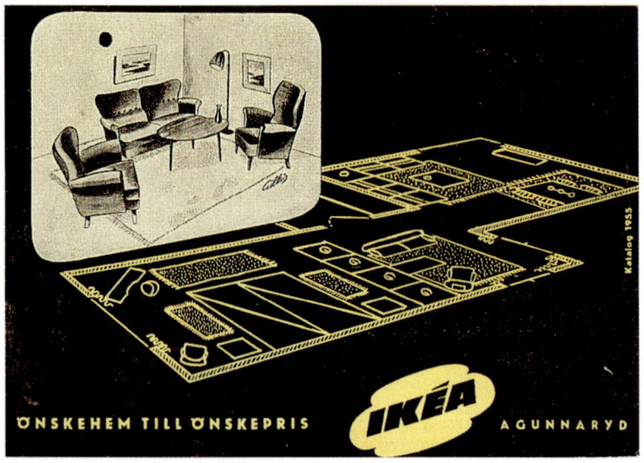

Cover des Ikea-Katalogs von 1955.

Cover des Ikea-Katalogs von 1960.

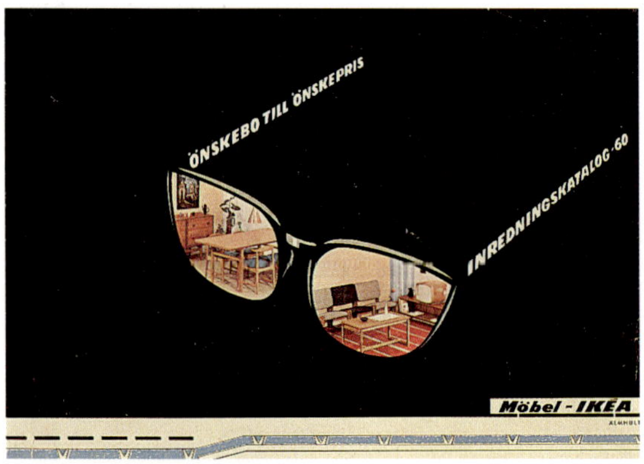

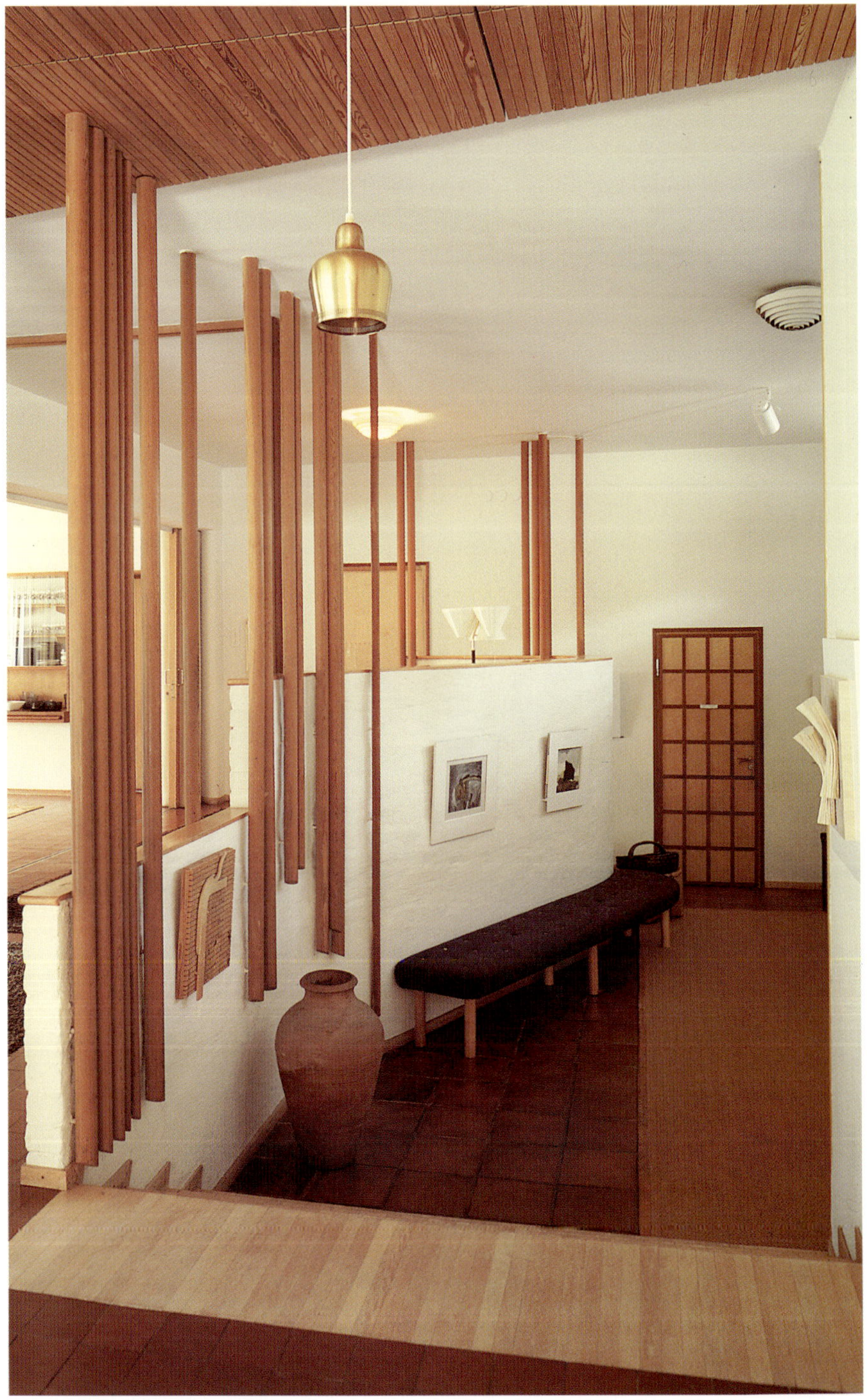

Alvar Aalto, *Villa Mairea*, Finnland (1939).

Für viele ist skandinavisches Design das akzeptable Gesicht der Moderne. Designer wie Alvar Aalto, Arne Jacobsen, Finn Juhl, Hans Wegner und Georg Jensen haben die Wohnungseinrichtungen in den vergangenen 50 Jahren entscheidend geprägt. Ich erinnere mich noch an die anregenden Reisen, die ich, wie viele andere Kollegen auch, Ende der fünfziger Jahre nach Helsinki, Stockholm oder Kopenhagen unternahm, um die dortigen neuartigen Erzeugnisse zu sehen. In ihnen allen äußerte sich ein progressiver Geist und Respekt für das Kunsthandwerk und für Naturmaterialien. Dadurch besaßen sie eine starke menschliche und sinnliche Komponente. Beeindruckend war auch das soziale Anliegen, das aus ihnen sprach, und die Erkenntnis, daß Design als Ausdruck nationaler Ideale gefördert werden kann.

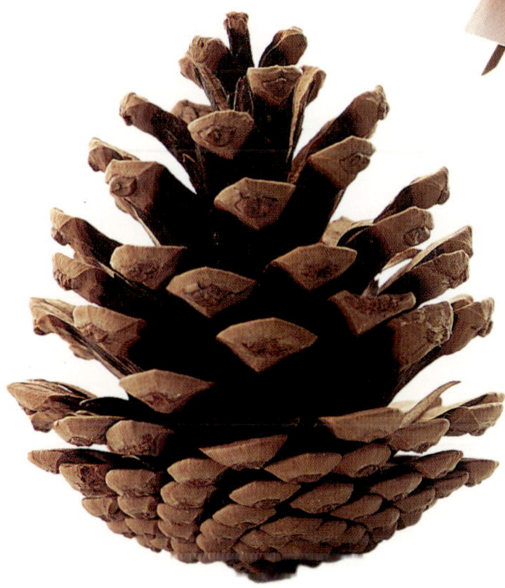

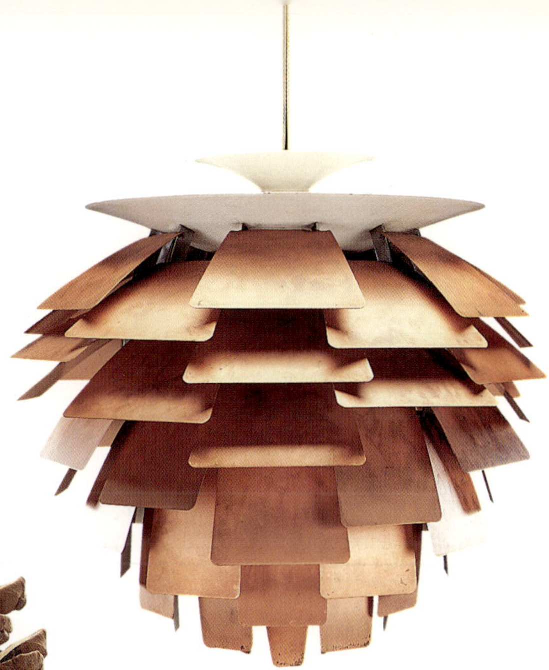

Poul Hennigsen, Hängeleuchte *PH Zapfen* (1958).

Alvar Aalto, *Villa Mairea*, Finnland (1939).

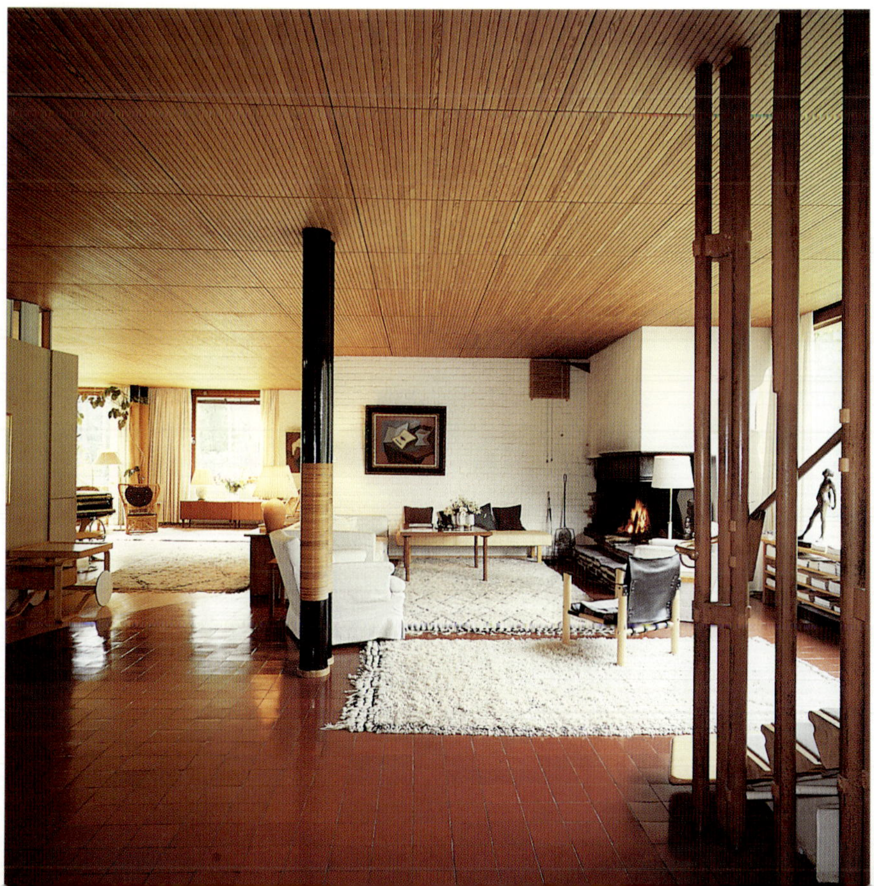

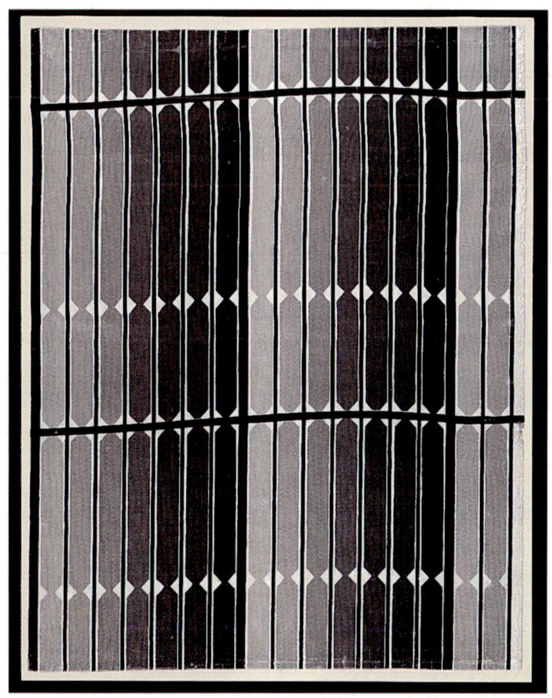

Astrid Sampe, Textildesign *Windy Way*, für Nordiska Kompaniet (1954).

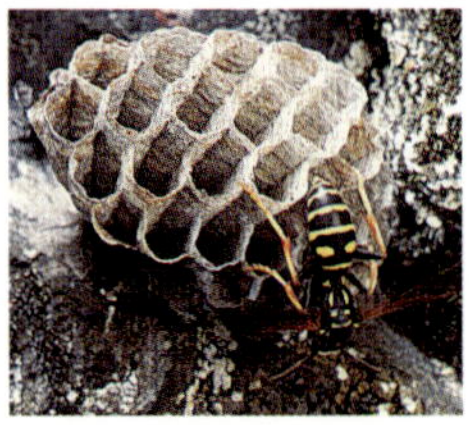

Der Entwurf für das *Fallingwater House* entstand 1935, im gleichen Jahr wie eine weitere berühmte Arbeit Wrights, das *Johnson Wax Administration Building*. Fallingwater, als Gästehaus für die Familie Kaufmann geplant, scheint den Grund weniger zu besetzen, als vielmehr aus ihm herauszuwachsen. Seine Plattformen aus Stahlbeton, die frei über den Wasserkaskaden schweben, sind ein Triumph der modernen Bautechnik. Die Modernität wird durch ein organisches Moment gemildert, das an Bienenwaben und Nester erinnert.

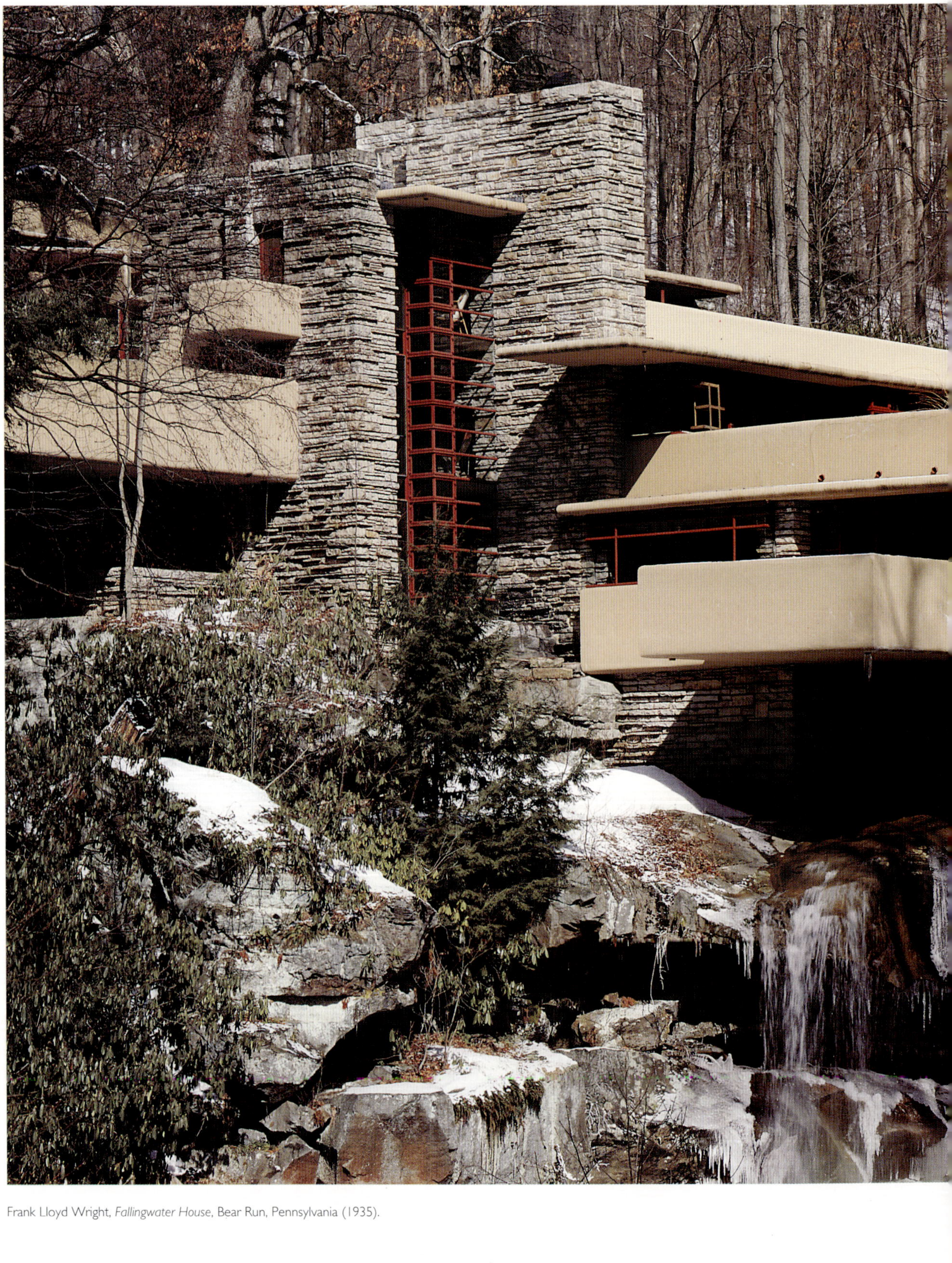

Frank Lloyd Wright, *Fallingwater House*, Bear Run, Pennsylvania (1935).

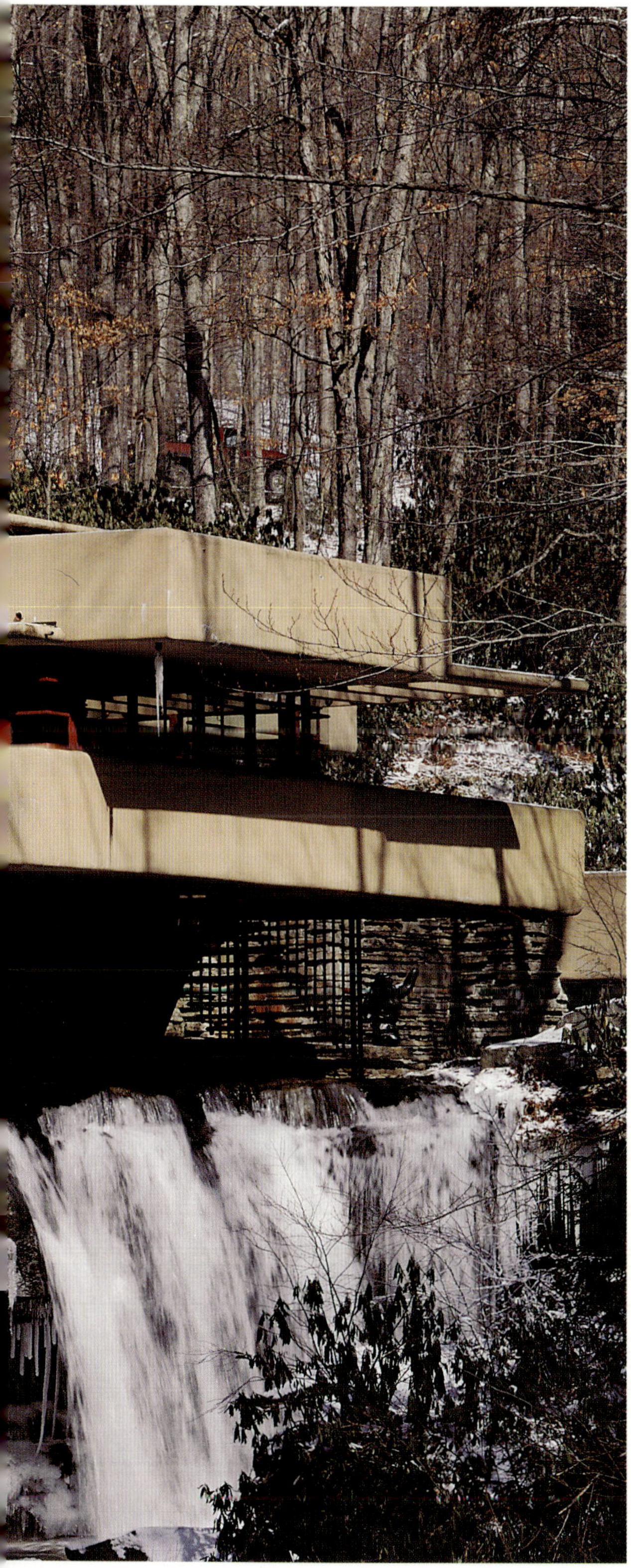

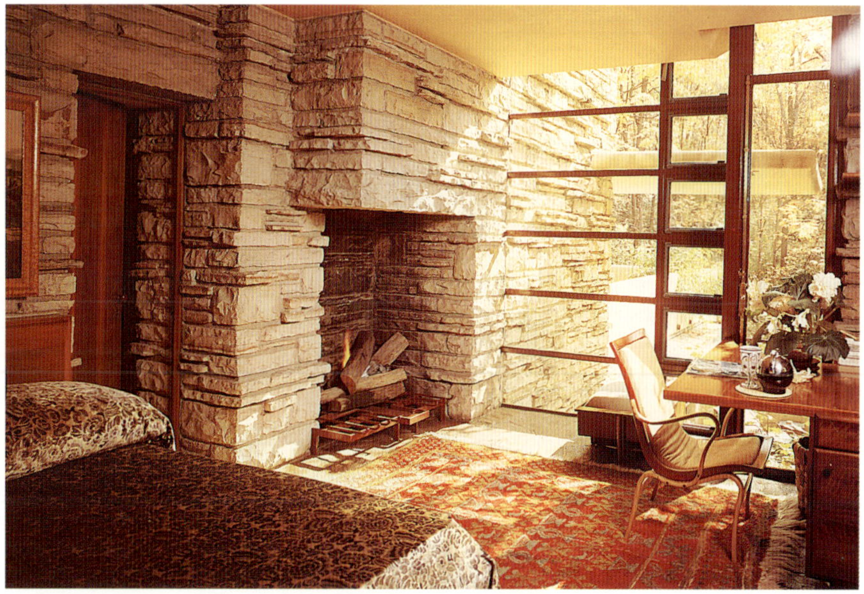

Frank Lloyd Wright, Schlafzimmer, *Fallingwater House*, Bear Run, Pennsylvania (1935).

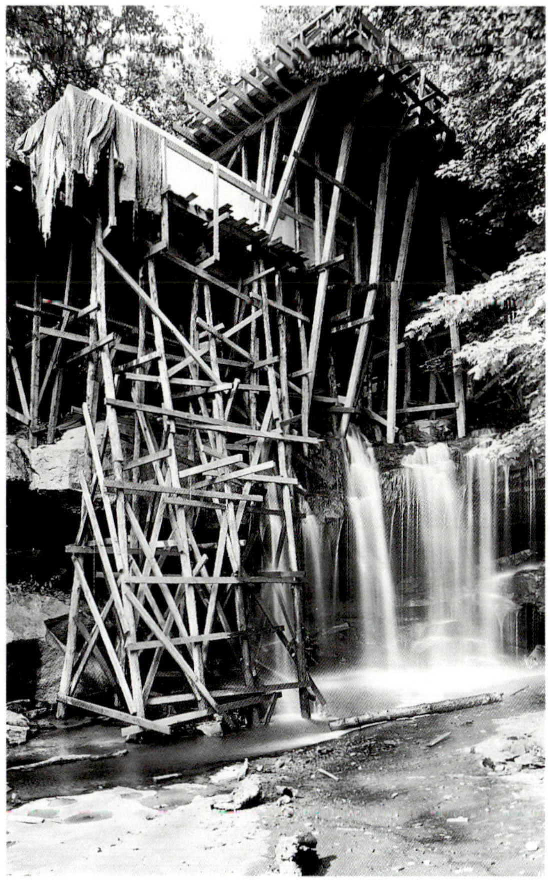

Frank Lloyd Wright, *Fallingwater House* in Bau (1935).

Wright war ebenso wie Mackintosh von der traditionellen japanischen Architektur beeinflußt, und wie viele andere berühmte Designer entwarf er nicht nur das Gebäude, sondern gestaltete auch das gesamte Innere. Mit ihrem ehrlichen Umgang mit Materialien sind Wrights langgestreckte, niedrige Häuser lebendiger Ausdruck des Pioniergeists.

Das *Case Study House Number 8* ist eines der frühesten und bekanntesten Beispiele für die Strömung, die später als High-Tech bekannt wurde. Errichtet ausschließlich aus seriengefertigten Komponenten, wie sie normalerweise für Fabrikgebäude verwendet werden, ist das Haus ein Sinnbild der Industrieästhetik. Die Fertigbauweise ist ein zentrales Element, ein anderes der Einsatz von Zubehör für industrielle Zwecke im privaten Wohnbereich. Als Stilrichtung war das High-Tech kurzlebig, in vielen Häusern aber finden sich heute zumindest noch einige Elemente, wie Körbe aus Maschendraht.

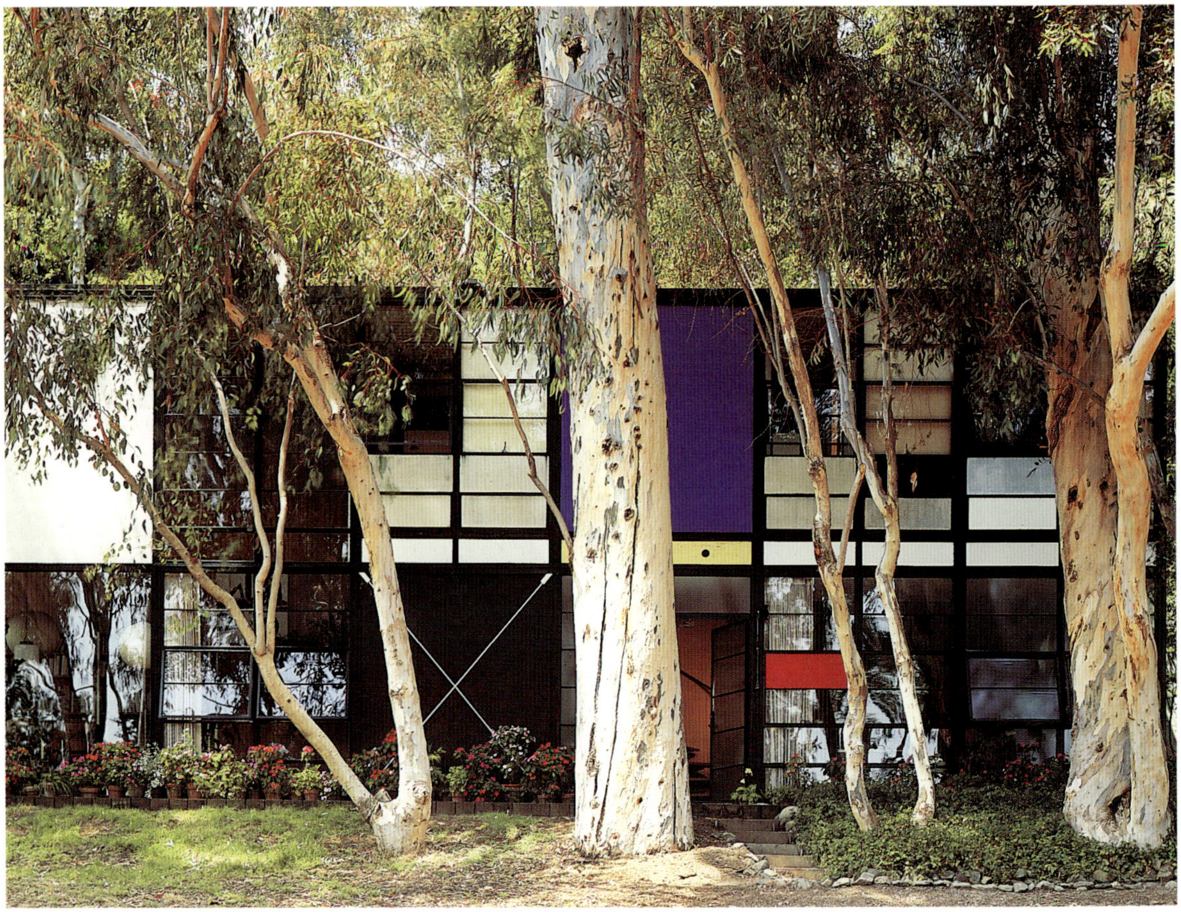

Charles und Ray Eames, *Case Study House Number 8*, Pacific Palisades, Kalifornien (1949).

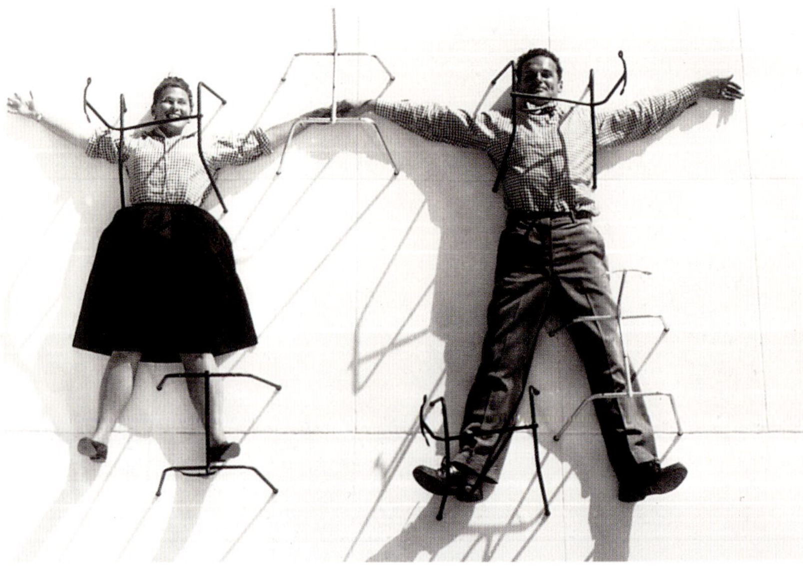

Charles und Ray Eames, festgenagelt mit Stuhlgestellen aus Metall (1947).

Charles und Ray Eames, Interieur des *Case Study House Number 8*, Pacific Palisades, Kalifornien (1949).

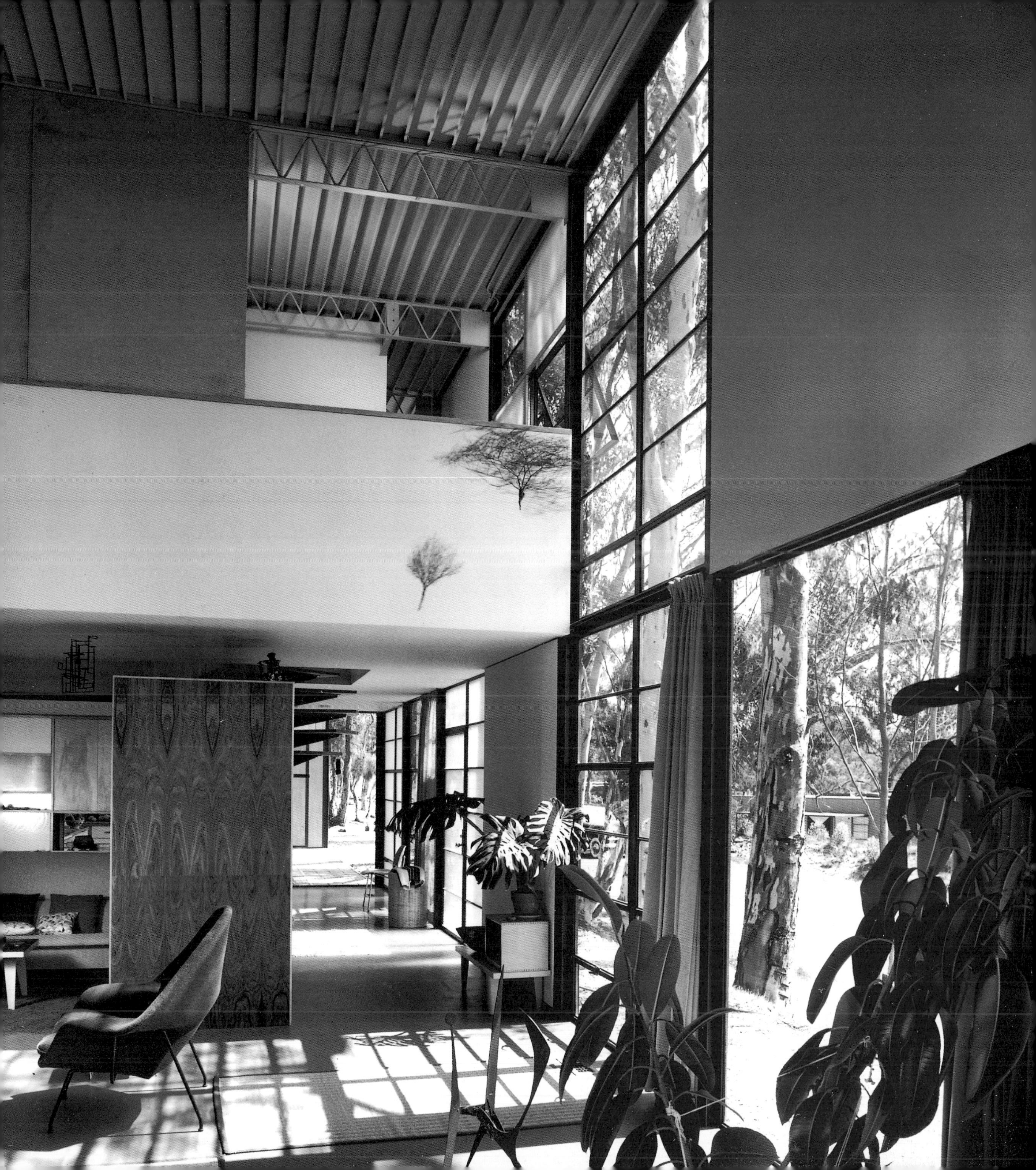

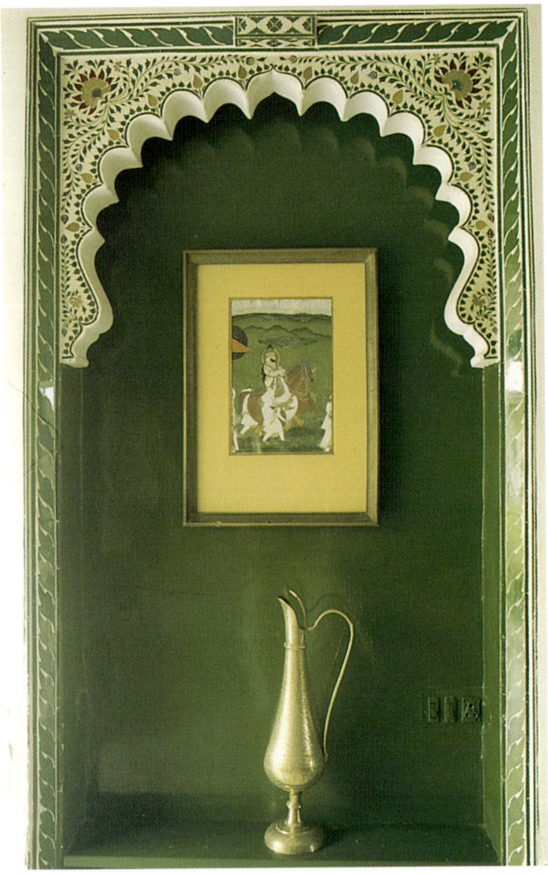

Bemalte Wandnische, Indien.

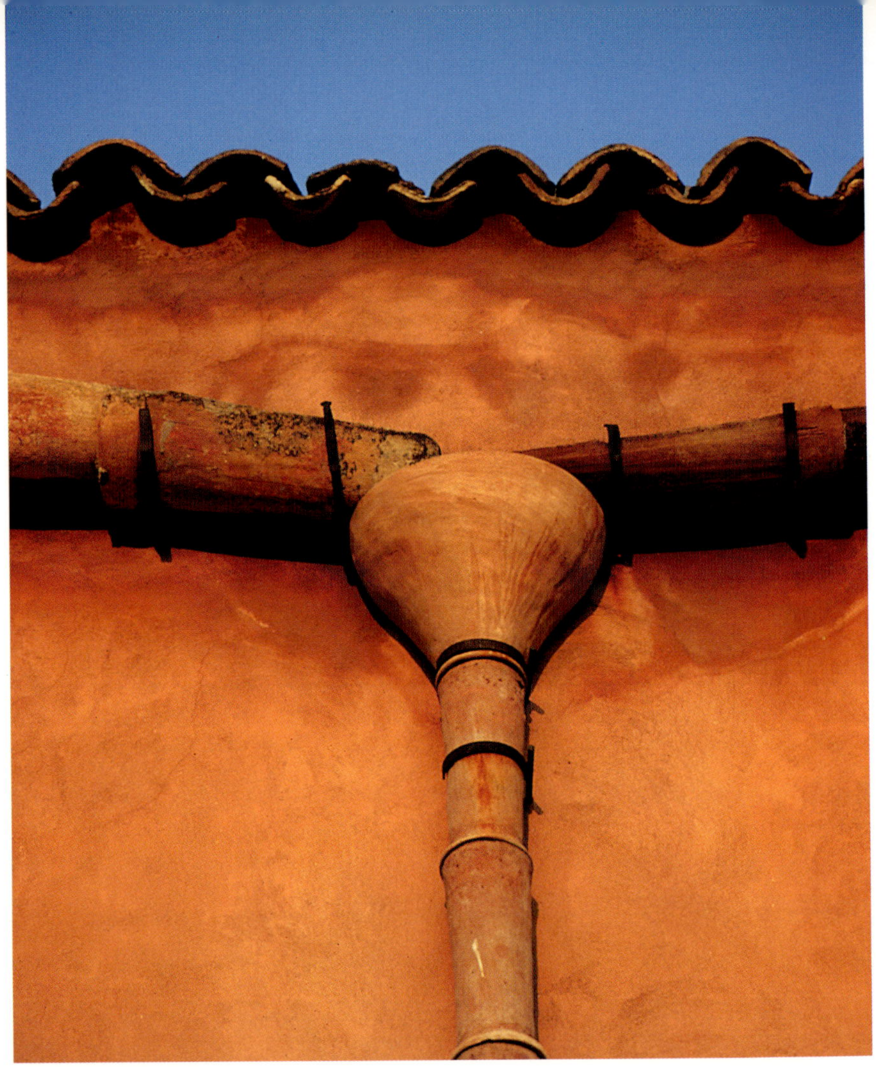

Terrakottafarbene Wand, Sizilien.

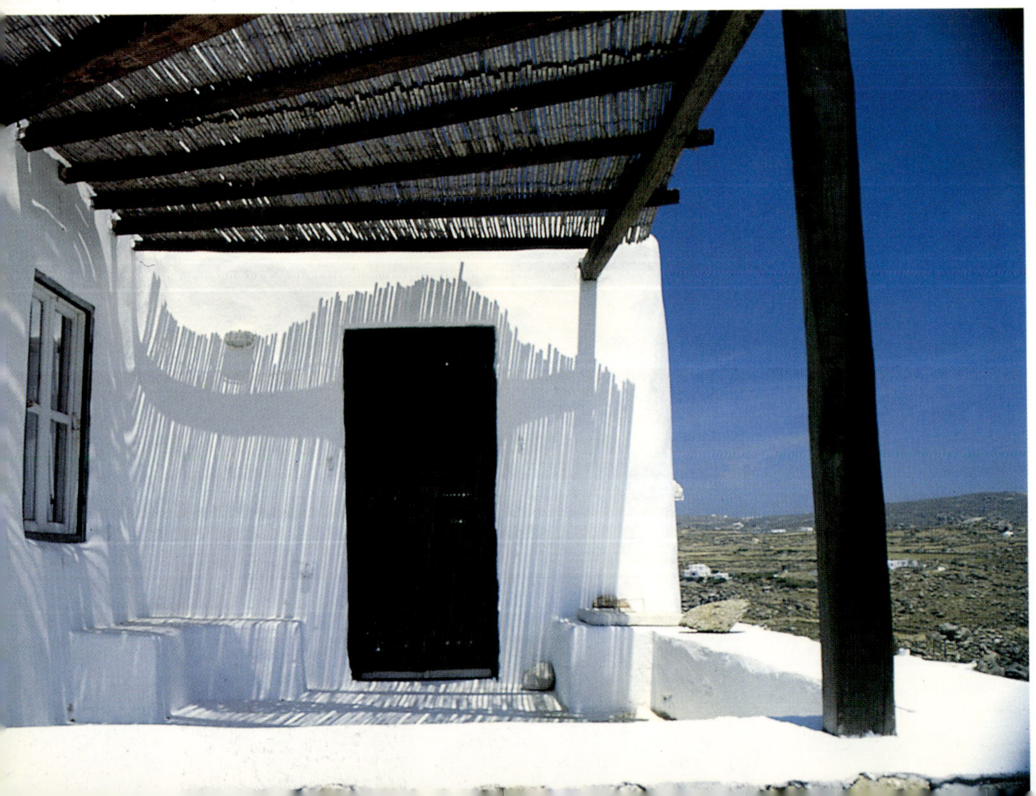

Mit dem explosionsartig einsetzenden Massentourismus begannen ethnische Elemente in die Raumgestaltung einzufließen. Das traute Heim bekannte plötzlich Farbe, Souvenirs schmückten die Zimmer. Romeo Giglis Wohnung zeugt von einem leidenschaftlichen Interesse für exotisches Kunstgewerbe. Objekte wie Hängematten aus dem Amazonasgebiet oder Schilde der Papua, handgemacht und außerdem oft nicht teuer, bilden einen wohltuenden Kontrast zu Massenerzeugnissen.

Mediterrane Terrasse, Mykonos, Griechenland.

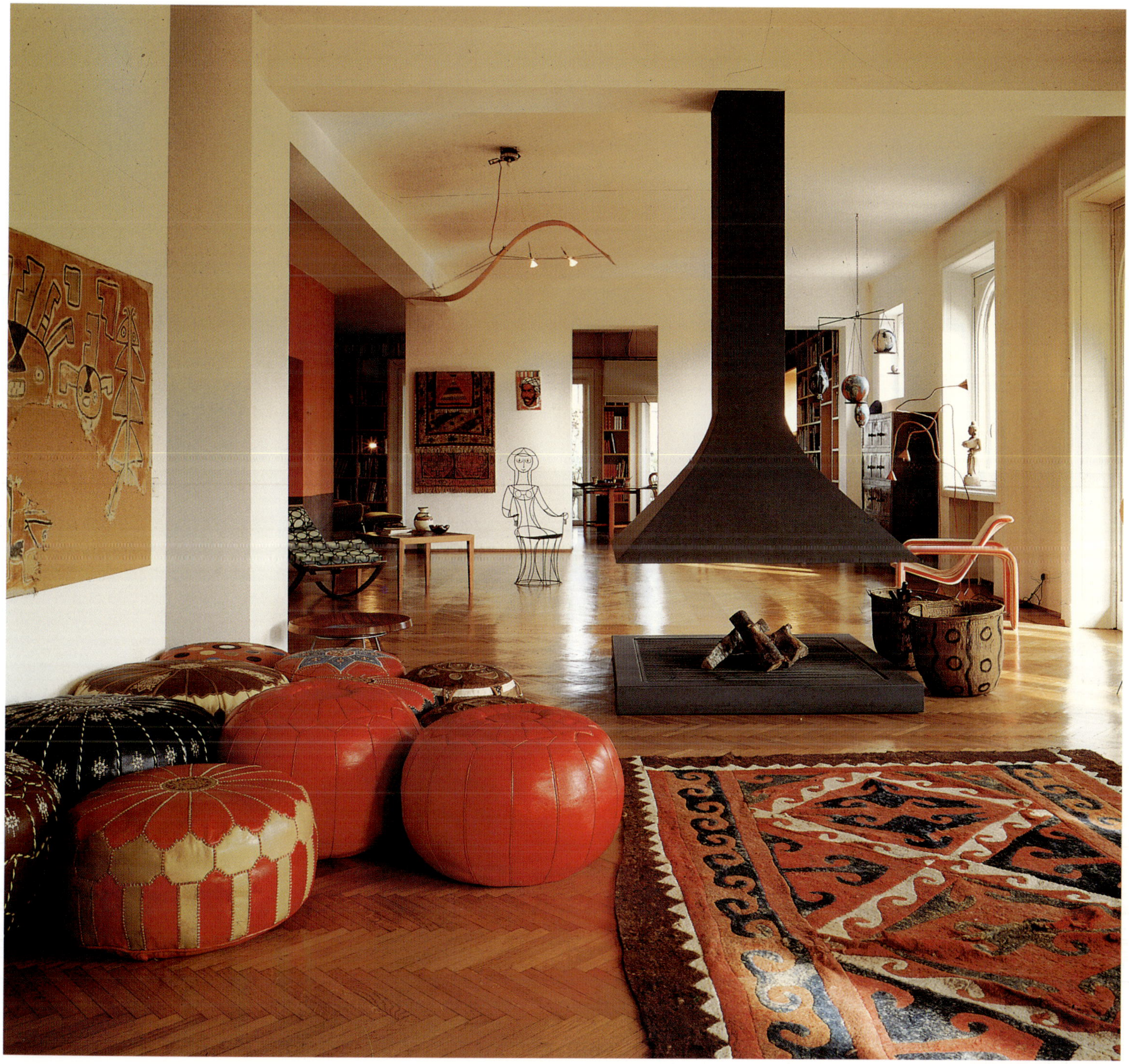

Wohnraum von Romeo Gigli, Mailand (1990).

Folgende Seiten: Wandanstrich in Rajasthan, Indien.

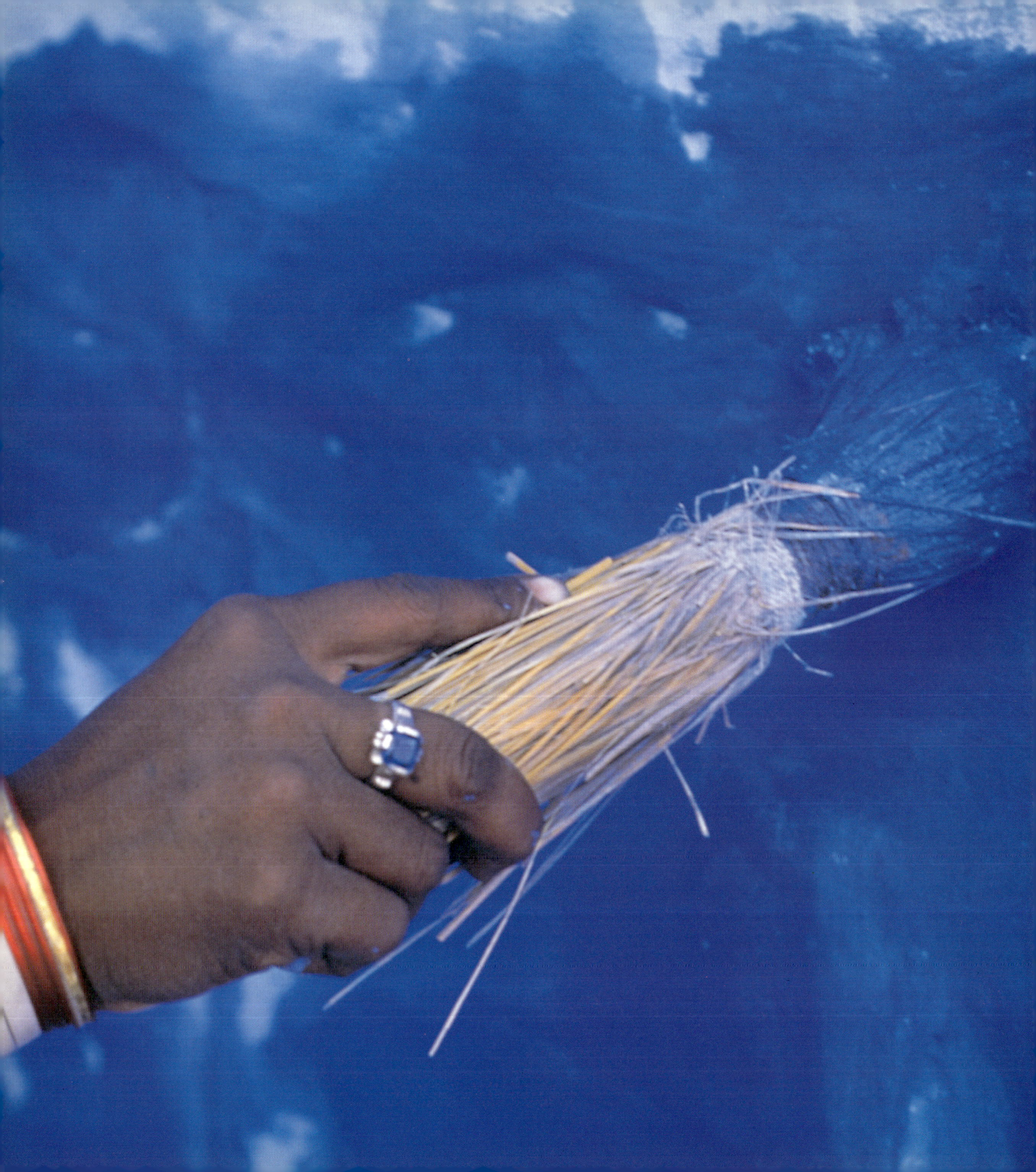

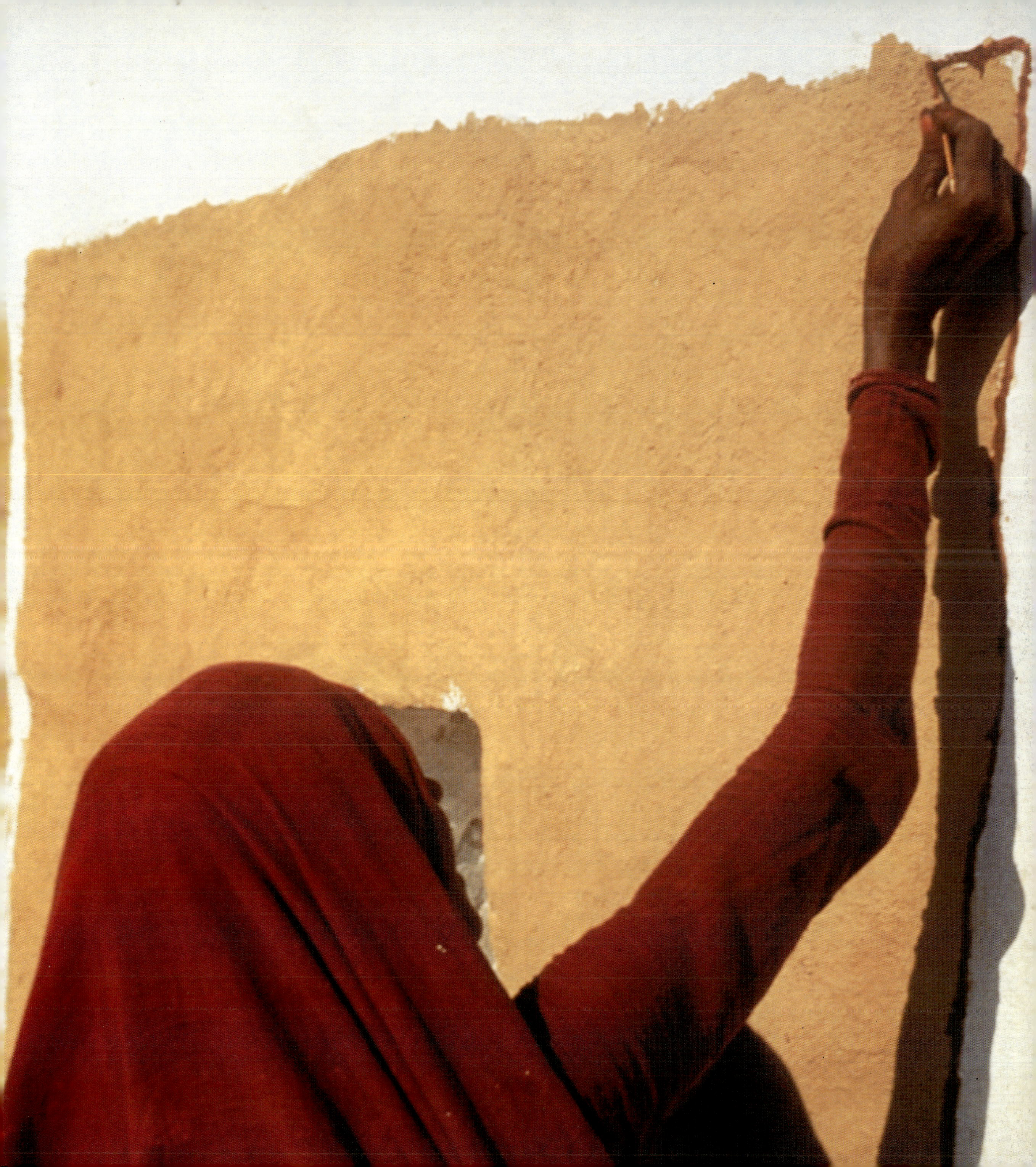

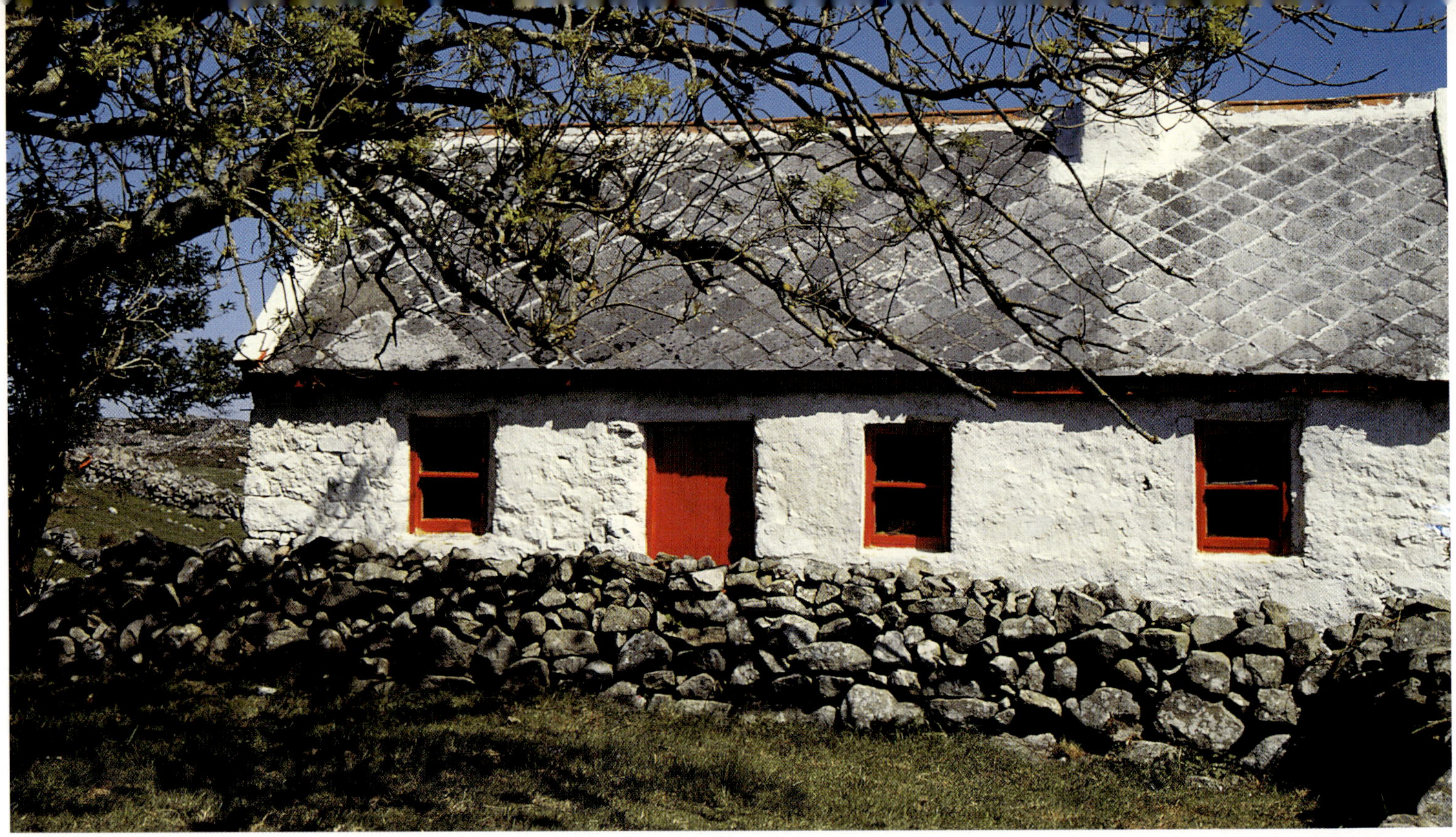

Cottage, Grafschaft Galway, Irland.

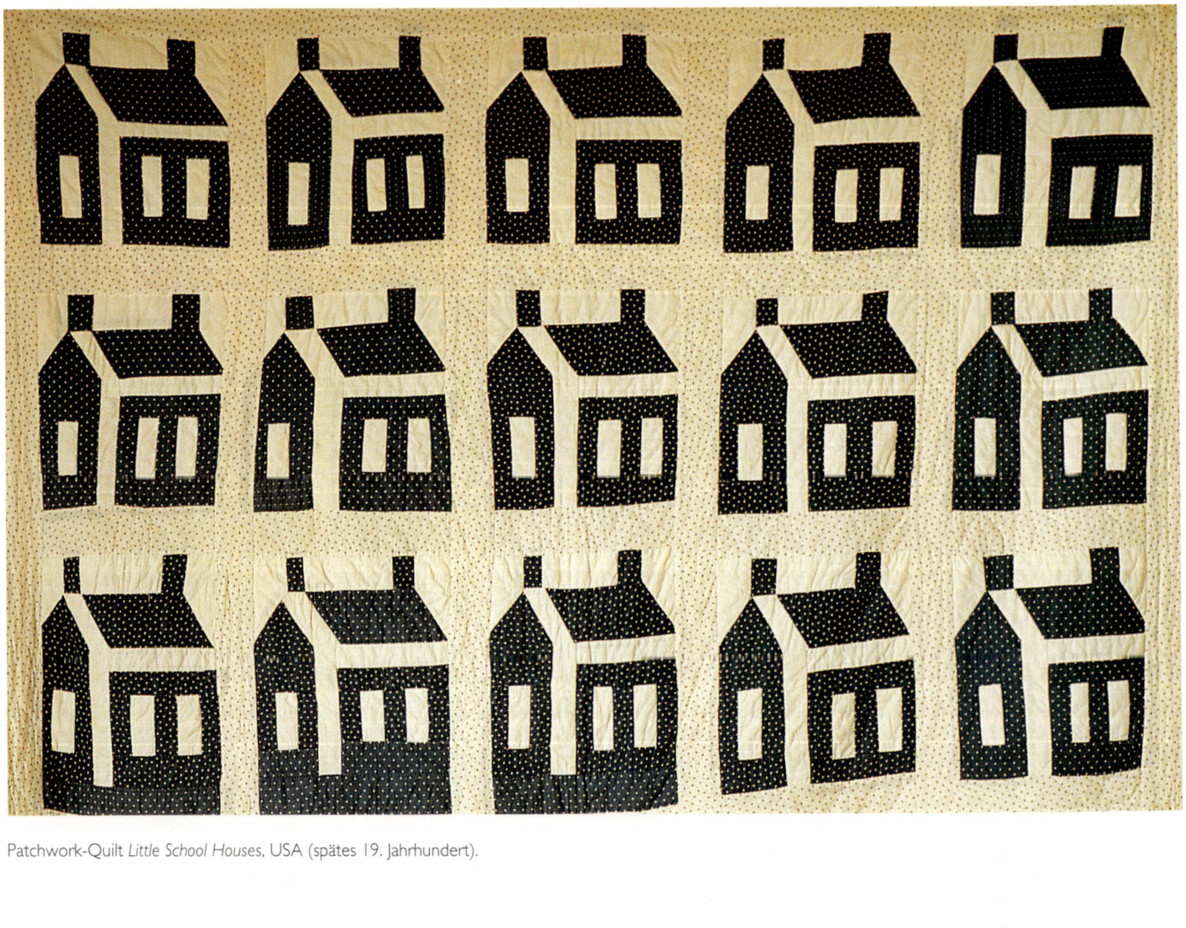

Patchwork-Quilt *Little School Houses*, USA (spätes 19. Jahrhundert).

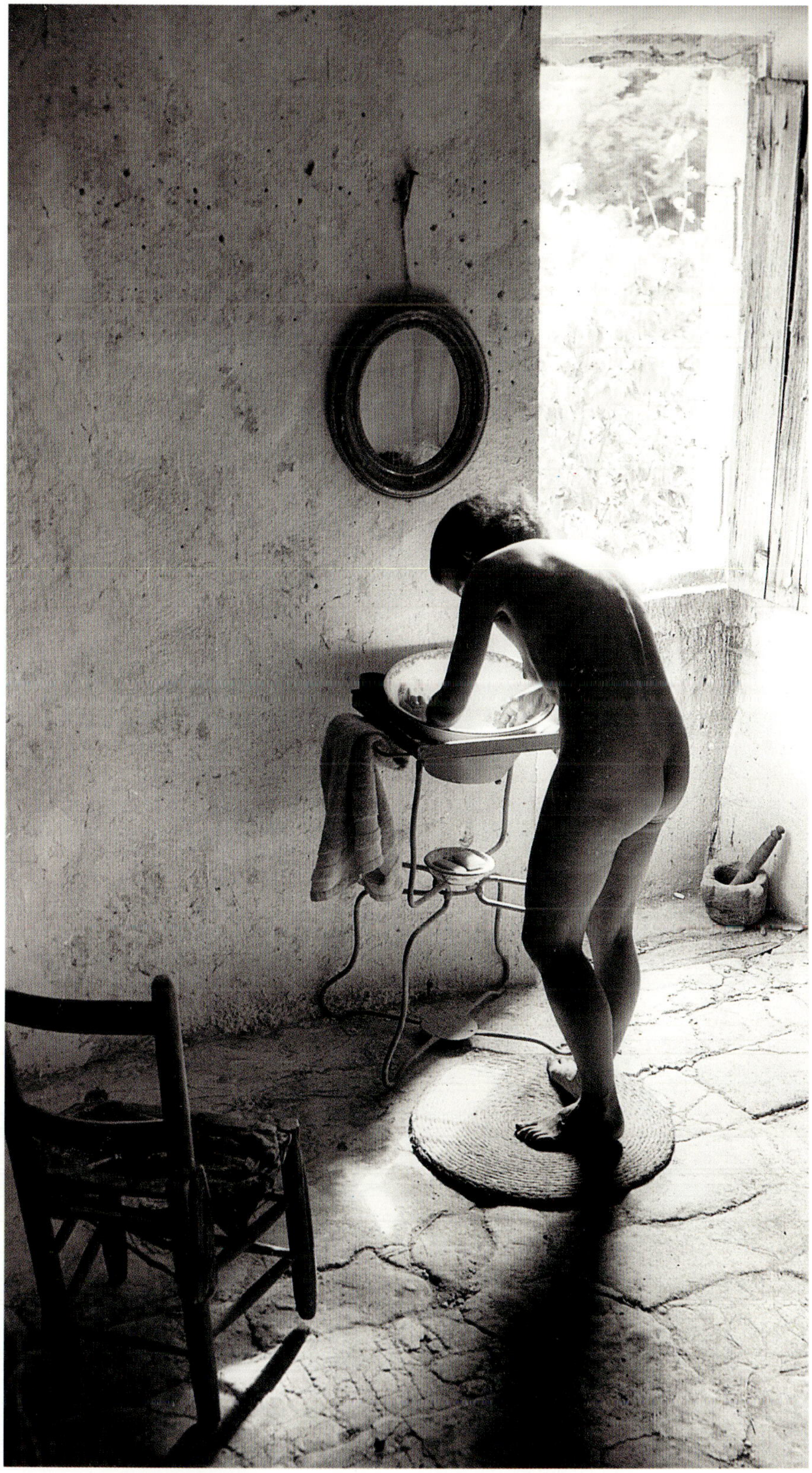

Willy Ronis, *Le Nu Provençal* (1949).

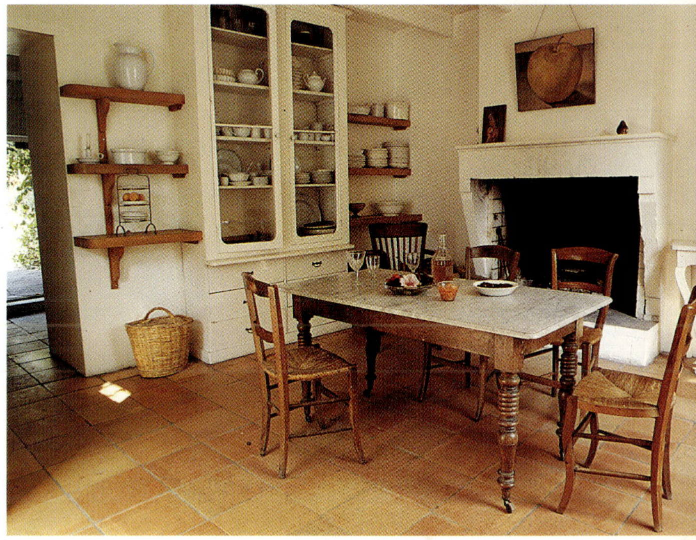

Bauernküche, Frankreich.

Die Komplexität unserer heutigen Zeit und der rasante technische Fortschritt nähren die Sehnsucht nach dem einfachen Leben, die im Landhausstil ihren prägnantesten Ausdruck findet. Vieles, was man gemeinhin unter „ländlich" versteht, ist in meinen Augen schlichtweg falsch, eine gekünstelte Nostalgie von Stadtmenschen, die ihre Wohnzimmer mit lieblich bedruckten Stoffen überladen und in deren Küchen moderne Gerätschaften hinter gedrechselten Eichentüren hervorlugen.

Eine solche Klitterung verschleiert den eigentlichen Wert heimatlicher Traditionen, an die sich William Morris und seine Anhänger besonders stark anlehnten. Sie haben uns die Augen geöffnet für den Charme von Naturmaterialien wie geschrubbte Eiche, Terrakottafliesen und einfache weiße Tünche – Elemente, die mit vergänglichen Trends oder Stilen wenig zu tun haben.

Bequemlichkeit ist im Zusammenhang mit Möbeldesign ein relativ neuer Begriff, denn jahrhundertelang war es viel wichtiger, in der Einrichtung Hierarchie und Etikette durchscheinen zu lassen. Das 20. Jahrhundert brachte mit neuentwickelten Materialien und Fertigungsverfahren bessere Möglichkeiten, ein Sitzmöbel dem menschlichen Körper anzupassen. Die Klassiker *Lounge Chair* und *Ottoman* mit ihrer gegliederten Schale aus geformtem Sperrholz und einem gepolsterten Lederbezug sind genauso bequem, wie sie aussehen. Sie wurden, wie alle Möbelentwürfe des Ehepaares Eames, von der fortschrittlichen amerikanischen Firma Herman Miller produziert.

Der Sessel *Karuselli* ist der angenehmste Stuhl, den ich kenne. Eine herrliche Geschichte, die jedoch nicht sicher belegt ist, erzählt, wie der Sessel entstand. Yrjö Kukkapuro, sein finnischer Urheber, soll nach ausgiebigerem Alkoholgenuß mehr schlecht als recht nach Hause gegangen und unterwegs in eine Schneewehe gefallen sein. Als er sich wieder aufraffte und den Abdruck seines Körpers im Schnee sah, kam ihm die Idee zu diesem Sessel. Er ist wirklich perfekt geformt. Sitz und Fuß bestehen aus glasfaserverstärktem Polyester, und der Sitz ist, da auf einer Stahlfeder und Gummidämpfern gelagert, beweglich.

Das andere Ende des technischen Spektrums nimmt der Sitzsack ein. Er realisiert – erheblich preisgünstiger – das Prinzip der körpergerechten Form durch Anpassung. Kaum eine Studentenwohnung kam in den sechziger und siebziger Jahren ohne Sitzsack aus: Komfort war die Bequemlichkeit, die man sich schuf.

Charles und Ray Eames, *Lounge Chair* und *Ottoman, Number 670* und *Number 671* (1956).

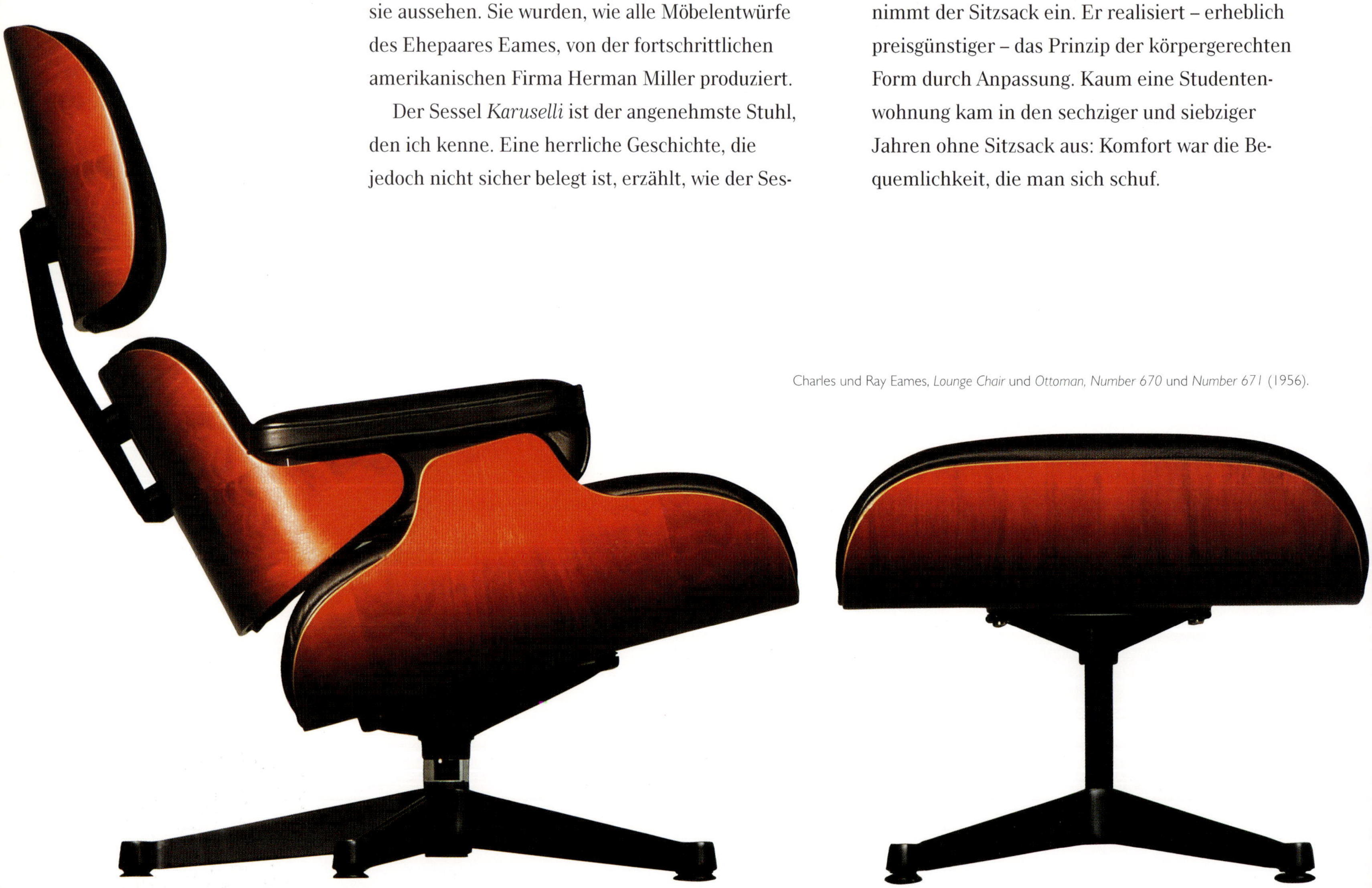

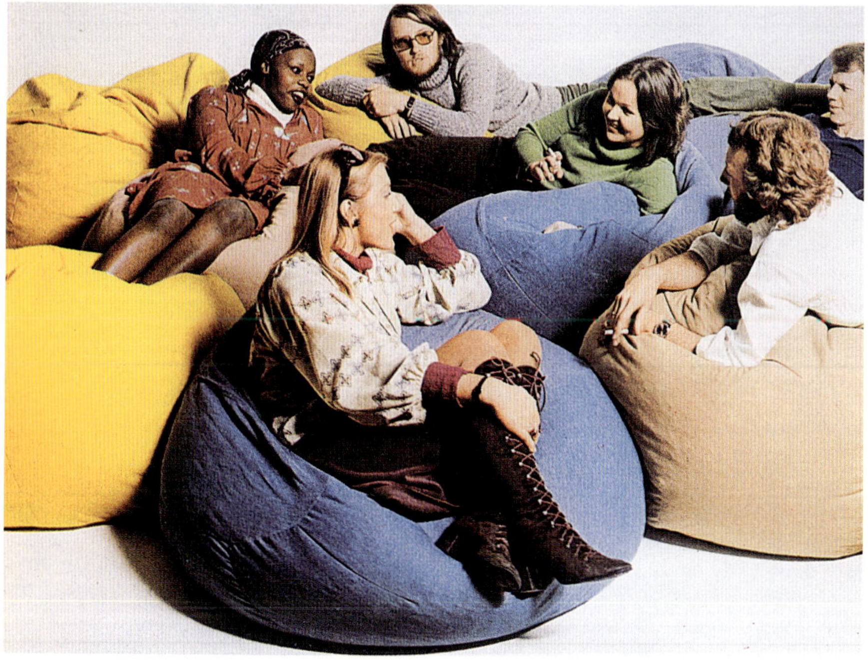

Sitzsäcke, Habitat-Katalog (1973).

„Wie oft wollte ich schon bei einem Essen aufstehen, nachdem ich zu lange auf einem Designerstuhl gesessen hatte."

Paul Smith

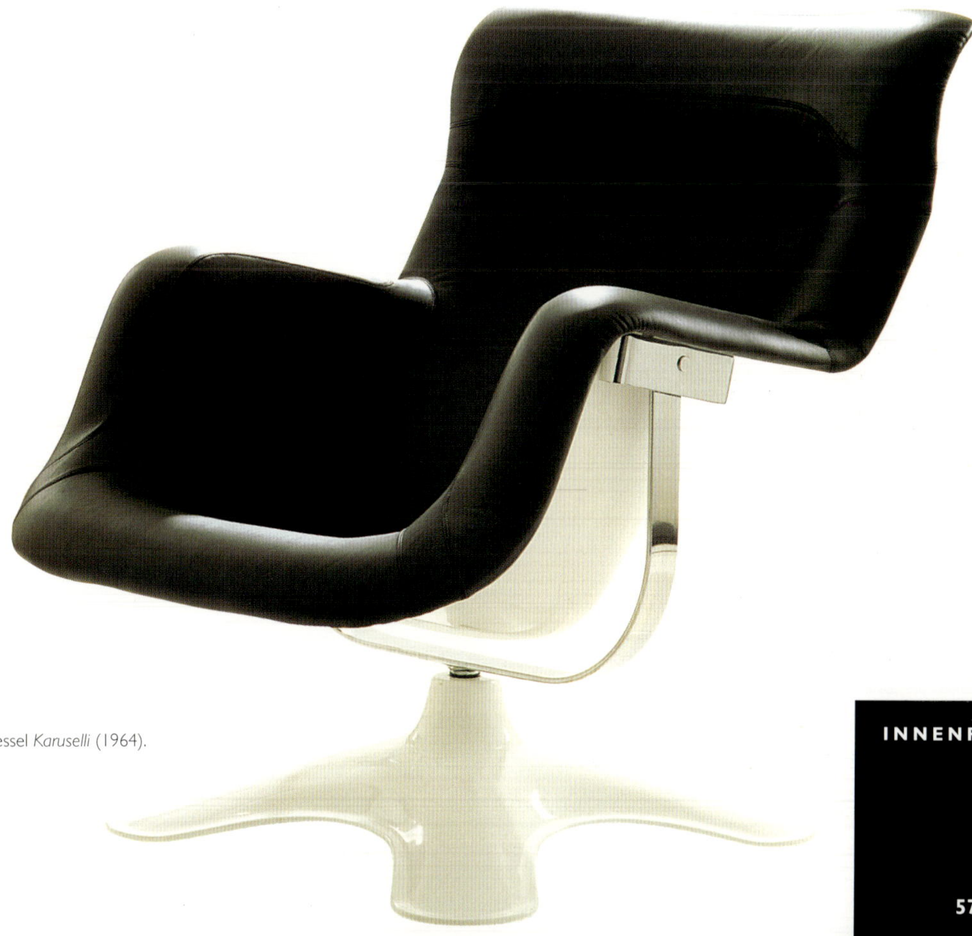

Yrjö Kukkapuro, Sessel *Karuselli* (1964).

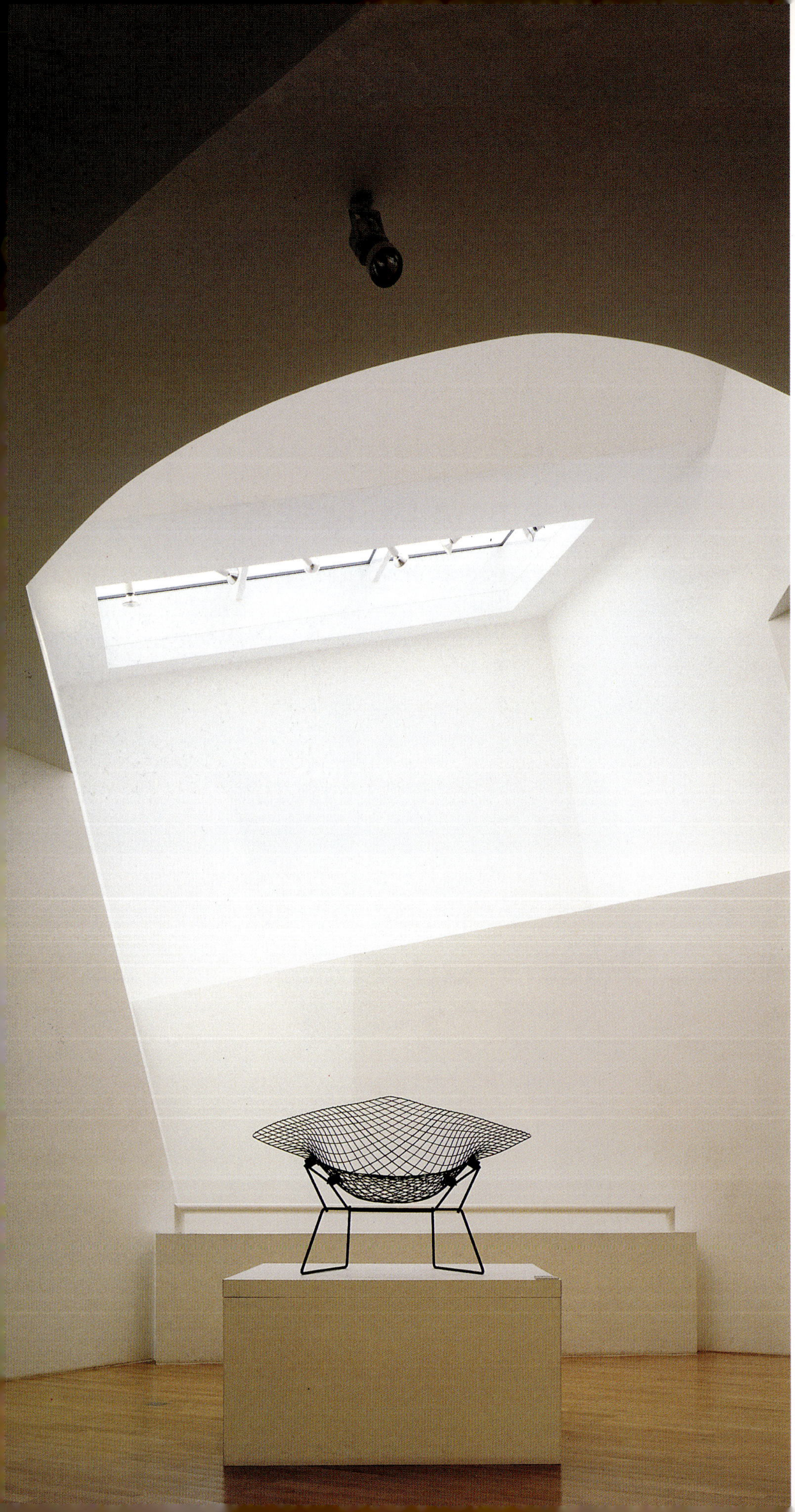

Für die Designer des 20. Jahrhunderts war und ist der Stuhl gleichsam eine Ikone. Mackintosh, Wright, Rietveld, Le Corbusier, Breuer, Mies, das Ehepaar Eames, Jacobsen, Aalto, Saarinen, Gehry, Venturi – die Liste der Architekten, die ihre Theorien anhand eines Sitzmöbels demonstriert haben, ist lang. „Wenn man einen Stuhl entwirft", formulierte einmal der Architekt Peter Smithson, „gestaltet man eine Gesellschaft und eine Stadt en miniature."

Im Vitra Design Museum in Weil am Rhein sind renommierte Werke dieser Art aus mehr als einem Jahrhundert zu sehen. Der Sessel *Nr. 421* etwa, über den sein Designer Harry Bertoia sagte, er sei „hauptsächlich aus Luft gemacht, wie eine Skulptur", steht auf einem eigenen Podium, quasi einem Altar des modernen Designs.

Als Skulptur anderer Art präsentiert sich das berühmte Sofa, das den Lippen Mae Wests nachempfunden ist. Sessel haben Beine, Arme und einen Rücken, genauso wie der Mensch. Sie tragen den menschlichen Körper und sind zugleich eine Übertragung seiner Form. Dieser Bezug zwischen beiden mag die beinahe fetischistische Rolle des Stuhls erklären.

Harry Bertoia, Sessel *Nr. 421* (1952).

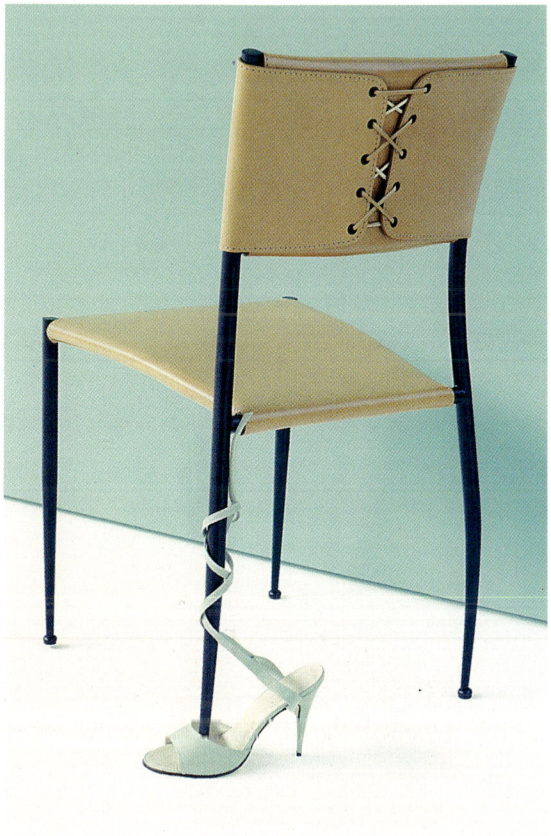

Stuhl *Ginger*, entworfen von Achirivolto.

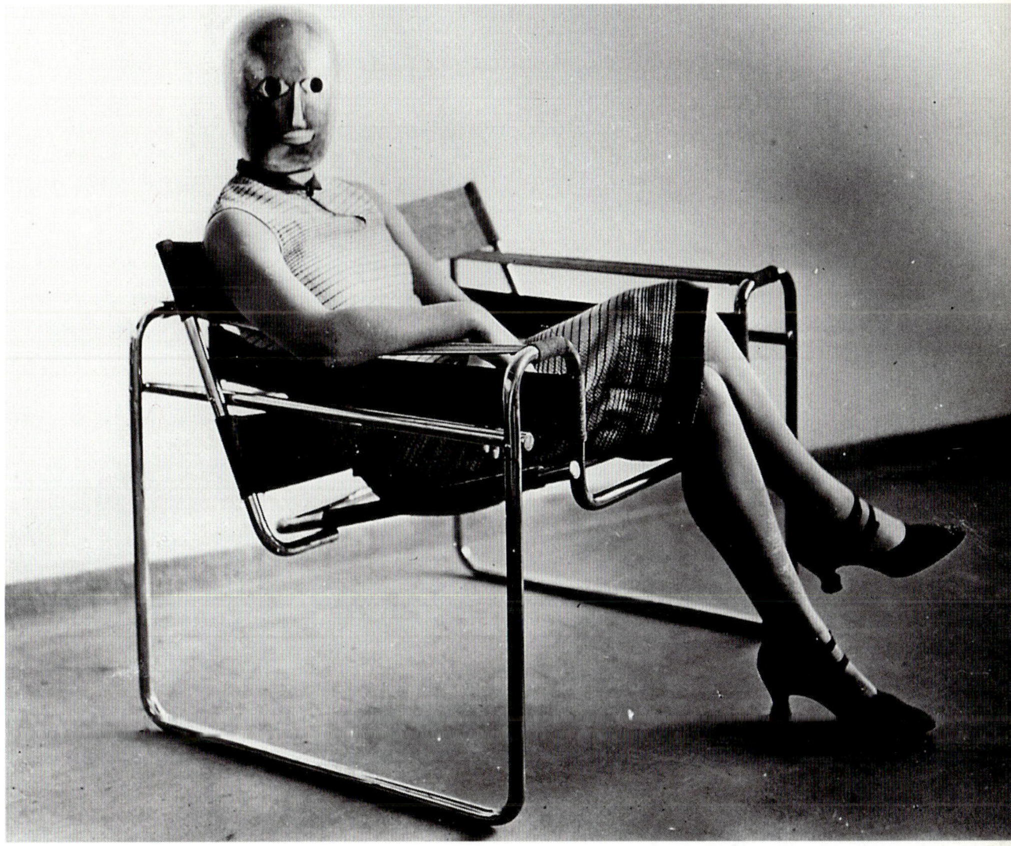

Marcel Breuer, *Wassily-Sessel* (1925), und Bauhaus-Studentin mit einer Maske von Oskar Schlemmer.

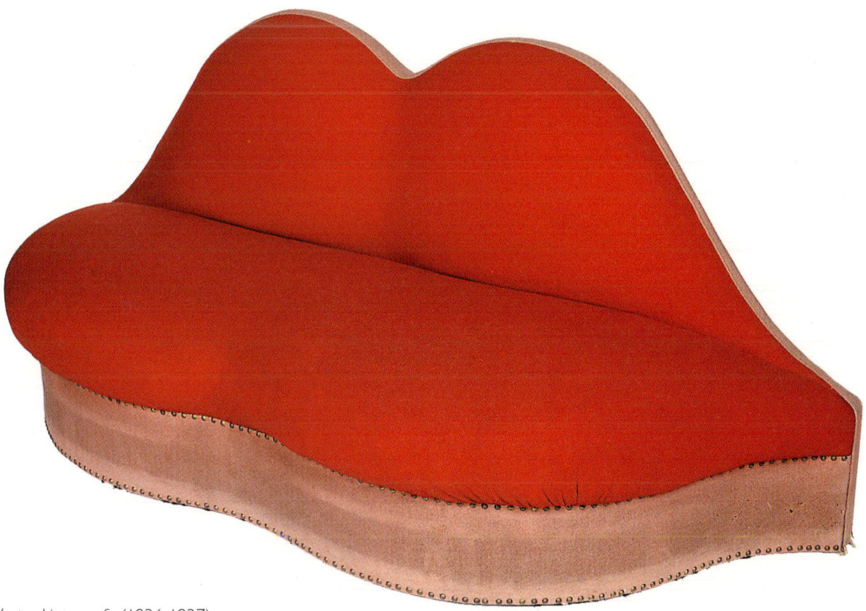

Salvador Dalí, *Mae West – Lippensofa* (1936-1937).

„Was für eine Menge an Dingen, die ich nicht brauche!“ soll Sokrates bemerkt haben, als er an einem Marktstand mit Haushaltswaren vorüberging. Wenn Sokrates schon im fünften Jahrhundert v. Chr. ins Sinnieren geriet, wie soll sich dann erst der Kauflustige unserer Tage zurechtfinden?

Haushaltswaren sind Gebrauchsgegenstände. Sie helfen uns bei der täglichen Routine des Kochens, Essens, Waschens und all den anderen häuslichen Tätigkeiten. Angefangen von der Zahnbürste über den Toaster, die Töpfe und Pfannen bis hin zu Griffen und Verschlüssen, sollen diese Alltagsdinge die Bewältigung bestimmter Aufgaben erleichtern, die oft so profan sind, daß sie kaum bewußtes Denken erfordern. Wenn uns die Werkzeuge und Hilfsmittel, die wir dafür benötigen, bei ihrer Verwendung nicht frustrieren, müßten sie sich eigentlich harmonisch in ihre Umgebung einfügen. Und angesichts des technischen Fortschritts und einer allgemeinen Suche nach dem einfachen Leben müßte sich eigentlich auch die Ausstattung des Durchschnittshaushalts stetig reduzieren. Dem ist aber nicht so.

Haushalt

Im Gegensatz zu Sokrates bringen wir es fertig, uns viele Dinge anzuschaffen, die wir eigentlich gar nicht brauchen. Mitunter wächst uns der Besitz über den Kopf, ergreift seinerseits Besitz von uns. Wir kaufen Geräte, ohne jemals wirklich dazu zu kommen, sie zu benutzen; wir kaufen Dinge, die uns angeblich Arbeit oder Zeit ersparen, und schaffen es nie, auch nur die Gebrauchsanweisung zu lesen. Wir geben Geld aus für Gegenstände, die wir unbedingt meinen haben zu müssen, die sich eines Tages als nützlich erweisen könnten oder die unserem Selbstbild schmeicheln. Bald ist unser Wohnraum zu einem Lagerraum geworden, und ein beträchtlicher Teil der Zeit und Mühe, die wir eigentlich sparen sollten, muß darauf verwendet werden, die Dinge zu ordnen, zu pflegen und zu suchen. Sie sind nicht länger im Hintergrund wie diskrete, eifrige Diener, die für uns die Hausarbeit erledigen, sondern sie plustern sich auf zu Statussymbolen, die ebensoviel über uns aussagen wie die Kleidung, die wir tragen.

Das war nicht immer so. Jahrhundertelang besaß der Durchschnittsmensch im Durchschnittshaushalt kaum mehr als das, was in eine Truhe hineinging, und die war nicht einmal groß. Im 18. Jahrhundert, als der Handel blühte, begannen die oberen Gesellschaftsschichten, mehr weltliche Güter anzuhäufen. Dennoch ist Zeugnissen aus jener Zeit zu entnehmen, daß selbst die Wohlhabenderen noch erstaunlich wenig besaßen.

Die endgültige Wende kam mit der industriellen Revolution. Vom 20. Jahrhundert an, so schrieb Penny Sparke, „kauften die Menschen mehr Dinge, anstatt sie, wie zuvor, zu erben, selbst herzustellen oder ohne sie auszukommen". Die Massenproduktion führte zum Massenkonsum, und bei der Auswahl aus der Vielfalt der Produkte wurde das Design zum Entscheidungskriterium.

In den Anfängen der Industrialisierung war schon die Tatsache an sich, daß plötzlich alle möglichen Haushaltswaren und andere Erzeugnisse für die Normalsterblichen erschwinglich waren, revolutionär. Bald aber konnte allein die Verfügbarkeit einer größeren Produktvielfalt nicht mehr darüber hinwegtäuschen, daß die Qualität der Waren gegenüber früher nachgelassen hatte. Mit der zunehmenden Verdrängung der Handwerkskunst durch Maschinen setzte sich mehr und mehr die Erkenntnis durch, daß die breitere Auswahl kein befriedigender Ausgleich für eine minderwertige Qualität und Verarbeitung war.

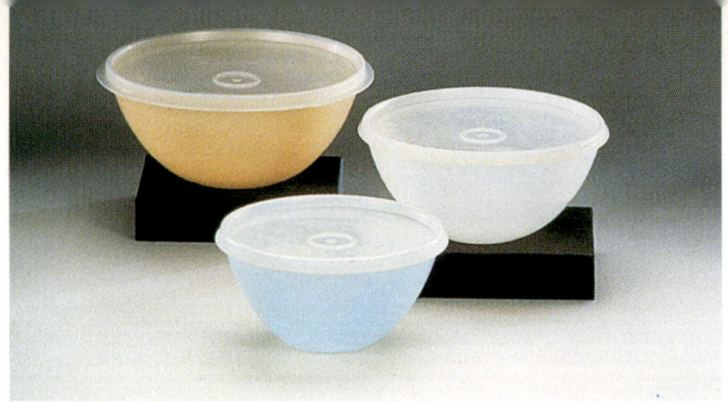

Tupperware, entworfen von Earl S. Tupper (1949).

Der große Designpionier Henry Cole, der in Großbritannien den Grundstein für die Ausbildung im Bereich Kunst und Design legte, setzte sich als einer der ersten mit der neuen Situation auseinander. Er wollte den Alltagsdingen ihr künstlerisches Element zurückgeben und durch die allgemeine Erziehung zu gutem Geschmack die Nachfrage nach solchen Produkten wiederbeleben. Cole setzte sich für Technikunterricht in Schulen ein und wollte in der Industrie Designer in der Führungsriege sehen. Er gründete eine Design-Zeitschrift, plante mit Prinz Albert die Weltausstellung von 1851 und richtete mit den Einnahmen aus dieser Ausstellung das South Kensington Museum in London ein, aus dem später das Victoria and Albert Museum hervorging. Sein Engage-

Tupperware-Party in den USA (1953).

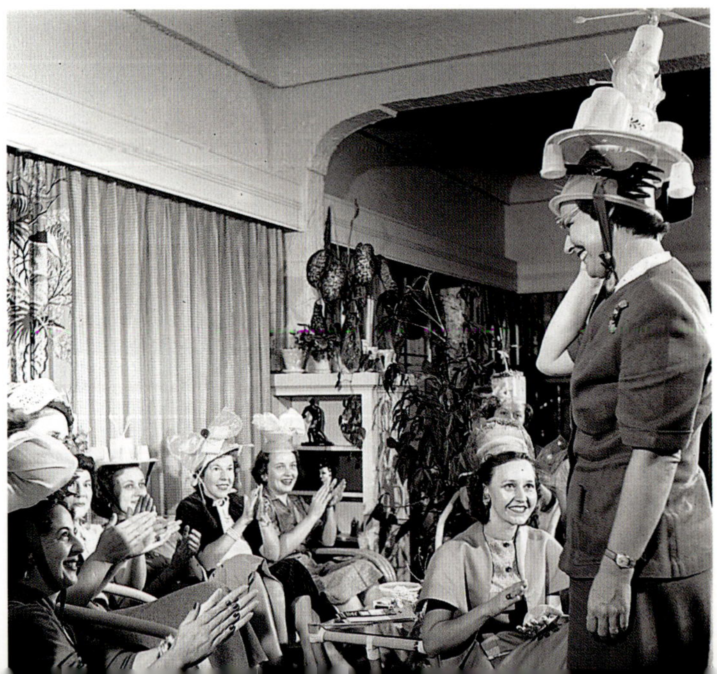

ment trug wesentlich dazu bei, daß das Design sich als eigenständige Disziplin etablieren konnte, es bewirkte aber auch dessen starke Ausgrenzung aus dem industriellen Produktionsprozeß. Mit dem Victoria and Albert Museum, das den dekorativen Künsten gewidmet war, wollte er die Hersteller der damaligen Zeit zur Produktion besser und ansprechender gestalteter Erzeugnisse anregen. Dieses Ziel ist unmißverständlich in einen Stein am Eingang des Museums eingemeißelt. Bedauerlicherweise aber sind die einstigen Intentionen dadurch, daß das Museum seine klare Ausrichtung verloren hat und heute eine eher diffuse und verwirrende Mischung von Kunstwerken und dekorativen Objekten zeigt, weitgehend in Vergessenheit geraten. Jetzt ist es immerhin noch eine Fundgrube mit sehenswerten Beispielen für ästhetische Kühnheiten und Verirrungen im menschlichen Schaffen.

In der zweiten Hälfte des 19. Jahrhunderts wurden immer wieder ernsthafte Bemühungen unternommen, dort weiterzumachen, wo Cole aufgehört hatte. Mit missionarischem Eifer arbeitete man an der Quadratur des immer gleichen Kreises. Eine dieser Initiativen war das Arts and Crafts Movement. Zwar vermochten seine Protagonisten kommerziell wenig zu bewirken, immerhin aber konnte die Bewegung, die eine Rückbesinnung auf bodenständige Handwerkskunst und traditionellen Stil propagierte, den Geschmack der breiten Masse etwas beeinflussen. Das Arts and Crafts Movement markierte den Beginn des einfachen Lebens als Konzept. Unter diesen Voraussetzungen begann ich meine Ausbildung zum Designer.

In Kelmscott House, seiner Londoner Residenz, setzte William Morris seine Ideale konsequent in die Praxis um. Er war einer der ersten Designer, Hersteller und Einzelhändler, die durch die Gestaltung ihrer eigenen Umgebung für ihre Vorstellungen warben, und löste damit manche Überraschung aus. So nahm George Bernard Shaw erstaunt zur Kenntnis, daß auf Morris' Eßtisch kein Tischtuch lag – „ein revolutionärer Schritt, der erst nach Jahren häuslicher Zwistigkeiten durchzusetzen war", wie er bemerkte. Die Anhänger des Arts and Crafts Movement ließen ihre ästhetischen Grundsätze in allen Bereichen des Lebens anklingen, in ihren neuartigen Künstlergewändern ebenso wie in ihrer Vorliebe für Geschirr mit chinesischem Weidenmuster. Die Auswirkungen auf den allgemeinen Geschmack blieben nicht aus: Allmählich hellte sich das Interieur auf, und auch das gedrängte Durcheinander, das viele englische Wohnungen des ausgehenden 19. Jahrhunderts kennzeichnete, lichtete sich.

Morris und seine Mitkämpfer regten ihre Zeitgenossen dazu an, ihre Häuser mit dem auszustatten, was effektiv „nützlich" war oder was sie wirklich als „schön" empfanden. Ob etwas nützlich ist, sollte sich gerade bei Haushaltsgegenständen objektiv feststellen lassen. Die Menschen, so sollte man meinen, wußten doch wohl am besten, was sie wirklich brauchten.

Geht man indes von dem Gedanken aus, daß Design die technischen Fortschritte aufgreift und umsetzt, verlieren die Begriffe „Bedarf" und „Nutzen" ihre Klarheit. Entstand der Staubsauger aus dem Bedürfnis, die Arbeit zu erleichtern, oder begünstigte er den Übergang vom personalintensiven zum dienstbotenlosen Haushalt? Die meisten Haushaltsgeräte, die für uns heute selbstverständlich sind, wurden zumindest ansatzweise bereits im 19. Jahrhundert entwickelt. Erst im 20. Jahrhundert aber fanden sie wirklich bei der breiten Masse Anklang. In den USA, wo viele dieser Geräte entstanden und früher als andernorts der Markt dafür erschlossen wurde, hatte stets Mangel an Hauspersonal geherrscht. Dagegen bestand in Großbritannien, wo Ende des 19. Jahrhunderts jede dritte junge Frau im Alter von 15 bis 20 Jahren als Haushaltsangestellte arbeitete, kein Bedarf an Geräten, die in erster Linie dem Personal und nicht etwa einer überlasteten Hausfrau Arbeitserleichterungen gebracht hätten.

In den gewöhnlichen Haushalten trat das Design im Verlauf des 20. Jahrhunderts vor allem durch die zunehmende Zahl von Geräten immer stärker in Erscheinung. Anfangs stellte man dabei offenbar die einfache Rechnung auf, daß Maschinen die anfallenden Arbeiten schneller und besser erledigen könnten als noch so viel Personal und so die Hausfrau mehr Zeit für befriedigendere und erfreulichere Tätigkeiten hätte.

Allerdings sparten die Haushaltsgeräte keineswegs immer Arbeit. „Mit dem Aufkommen der Waschmaschine wurde mehr gewaschen, mit der Erfindung des Staubsaugers wurde intensiver gereinigt, und mit neuen Brennstoffen und Küchengerätschaften wurden mehr und aufwendigere Gänge gekocht", wie Hazel Kyrk 1933 feststellte. Anfang des 20. Jahrhunderts erbrachten zahlreiche Untersuchungen, daß die Geräte die zur Erledigung einer Arbeit benötigte Zeit keineswegs verringerten. Folglich betonten die Anbieter in ihren Verkaufsgesprächen die Effizienz und Professionalität ihrer Produkte.

Die Stromversorgung brachte mehr Sauberkeit in die Haushalte. Decken und Wände waren nicht mehr von Gasdämpfen und dem Rauch der Kohlefeuer geschwärzt; die permanente Rußschicht auf allen Dingen verschwand. Allerdings offenbarte das helle und gleichmäßige elektrische Licht noch in der hintersten Ecke jedes Staubkörnchen, das ansonsten niemand gestört hätte. Der technische Fortschritt mehrte somit nicht nur die Sauberkeit im Haus, sondern auch das allgemeine Reinlichkeitsempfinden. Frau Saubermann war geboren.

Auch in anderer Hinsicht können „arbeitssparende" Geräte zur Mehrarbeit beitragen. Gelegentlich sitze ich als Gast in der Jury der beliebten britischen Fernsehsendung *Masterchef*, in der Hobbyköche ein selbst erfundenes Menü in möglichst kurzer Zeit zubereiten. Ich werde niemals eine Kandidatin vergessen, die die neueste Küchenmaschine mitgebracht hatte, um damit ein halbes Dutzend Walnüsse zu hacken. Behutsam machte ich sie darauf aufmerksam, daß sie mit einem scharfen Messer viel weniger Zeit benötigt hätte als mit der Maschine, die sie erst aufbauen und dann wieder auseinandernehmen und reinigen mußte.

Das Design von Haushaltsgeräten – Aussehen und Styling ebenso wie Leistung und Funktionen – spiegelt die veränderte Einstellung zur Hausarbeit. Als die Geräte noch vornehmlich von den Bediensteten benutzt wurden und außerhalb des Gesichtskreises ihrer Besitzer standen, maß man ihrem Erscheinungsbild kaum Bedeutung zu. Die neuen Kühlschränke erinnerten an die Eisschränke, deren Stelle sie eingenommen hatten, genauso wie sich die ersten Elektroherde optisch kaum von den alten Kohleherden unterschieden. Die Geräte waren so klobig und häßlich, als entstammten sie noch einer früheren Zeit.

Nach dem Ersten Weltkrieg änderte sich die Situation. Kaum ein amerikanischer Haushalt beschäftigte Hauspersonal, und auch in Europa nahm die Zahl der Bediensteten ab. Um die neuen Gerätebenutzer, die nunmehr allein für den Haushalt zuständigen Frauen, anzusprechen, verpaßte man der Hausarbeit den Status eines Berufes und den Geräten den Anstrich von hygienischer Effizienz. Diese Umorientierung traf zeitlich mit dem Wunsch der Hersteller nach größerer Differenzierung der Erzeugnisse zusammen. Mit der beginnenden Massenproduktion konnte alles in größeren Stückzahlen hergestellt werden. Um aber den Absatz zu maximieren, mußten von jedem Gerät verschiedene Typen auf den Markt kommen. Die Gestaltung wurde zum Schlüsselelement, mit dem sich Vielfalt schaffen und folglich die Nachfrage nach dem neuesten „Look" erzeugen ließ.

Die Bedeutung des Designs läßt sich besonders klar am Wandel des Erscheinungsbildes von Haushaltsgeräten Ende der dreißiger Jahre ablesen. Industriedesigner wie Walter Dorwin Teague, Henry Dreyfuss und Raymond Loewy verwendeten bei der Gestaltung von

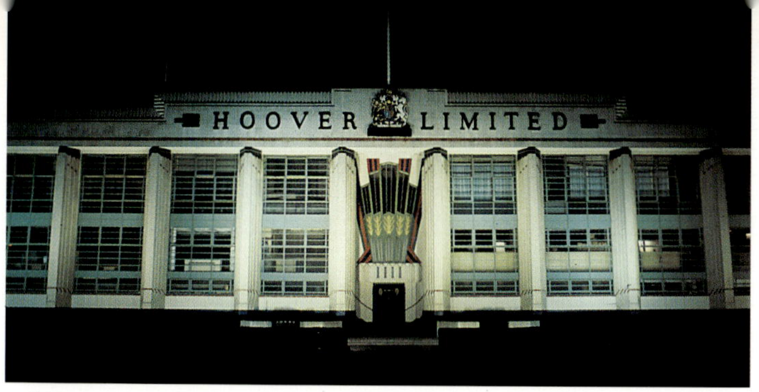

Selbst ein Markenzeichen: das *Hoover-Building*, entworfen von Thomas Wallis Gilbert (1934).

Toastern, Kühlschränken und Herden Elemente der modernsten Maschine überhaupt, des Flugzeugs. Natürlich gibt es, oberflächlich betrachtet, keinen Grund, warum ein Kühlschrank windschnittig geformt sein sollte. Schließlich bewegt er sich keinen Zentimeter von der Stelle. Dennoch paßte der Eindruck von Geschwindigkeit zu einem Produkt, das als arbeitssparend und effizient angepriesen wurde. Die moderne Optik stand für ausgefeilte Technik, und beides gefiel der Hausfrau, die nun das Gefühl hatte, ein hochtechnisiertes Gerät zu beherrschen. Mit ihren glänzendweißen und weitgehend glatten Flächen wirkten die neuen Modelle so sauber und professionell wie Laborgeräte und waren überdies mühelos zu reinigen. Ihr Design gab zu erkennen, wie sie hergestellt worden waren, und zumindest in diesem Punkt waren sie ehrlich.

Selbstverständlich wurde die gesamte Küche von dieser Entwicklung erfaßt. Hauswirtschaftsexperten wie Christine Frederick analysierten Arbeitsabläufe und benutzten dabei auch neue Zeit- und Bewegungsstudien, die zur Beschleunigung der industriellen Produktion entwickelt worden waren. Durch kluge Organisation vermochte man Routinearbeiten im Haushalt so zu rationalisieren, daß sie wie ein Uhrwerk abliefen. So ließ sich etwa die Zahl der Schritte bei der Herstellung eines Biskuitteigs von 39 auf zehn reduzieren. Wo einst im Untergeschoß unter nahezu vorsintflutlichen Bedingungen gekocht worden war, gebot die Techniker-Hausfrau nun über eine ergonomisch durchdachte Einbauküche, die gediegene Seriosität ausstrahlte.

Die amerikanische Traumküche der zwanziger, dreißiger und vierziger Jahre blieb für die englischen Frauen ein Traum, bis sich nach dem Zweiten Weltkrieg eine weitere einschneidende gesellschaftliche Veränderung anbahnte. Nun ebneten die arbeitssparenden Geräte, die es zuvor ermöglicht hatten, ohne die bis dahin selbstverständlichen Domestiken auszukommen, der Hausfrau den Weg ins Berufsleben. Traumküchen wurden zum sichtbaren Beweis von Wohlstand und sind es für viele bis heute geblieben. Die Zeit wurde kostbarer, das Leben immer zwangloser und die Küche zu einem neuen Zentrum im Haushalt. Sie war nicht länger die alleinige Domäne der Hausfrau, sondern bildete jetzt einen Treffpunkt für die ganze Familie.

Gleichzeitig gewann die Kücheneinrichtung selbst eine neue Bedeutung. Sie drückte nicht mehr reine Effizienz aus, sondern den Wunsch nach Lebensart und Familienglück. Die heutigen Traumkuchen haben vielerlei Gesichter. Besonders beliebt ist der

Modernität in den fünfziger Jahren: die zur Terrasse offene Küche.

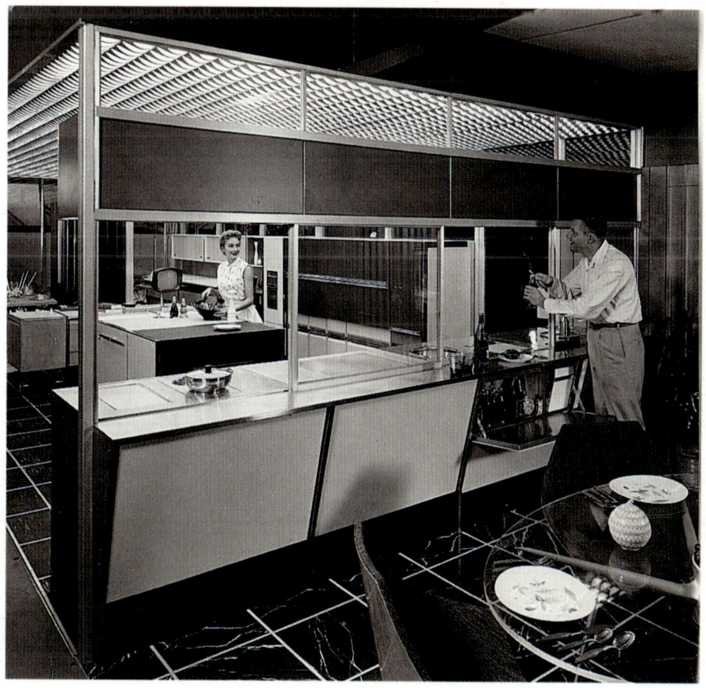

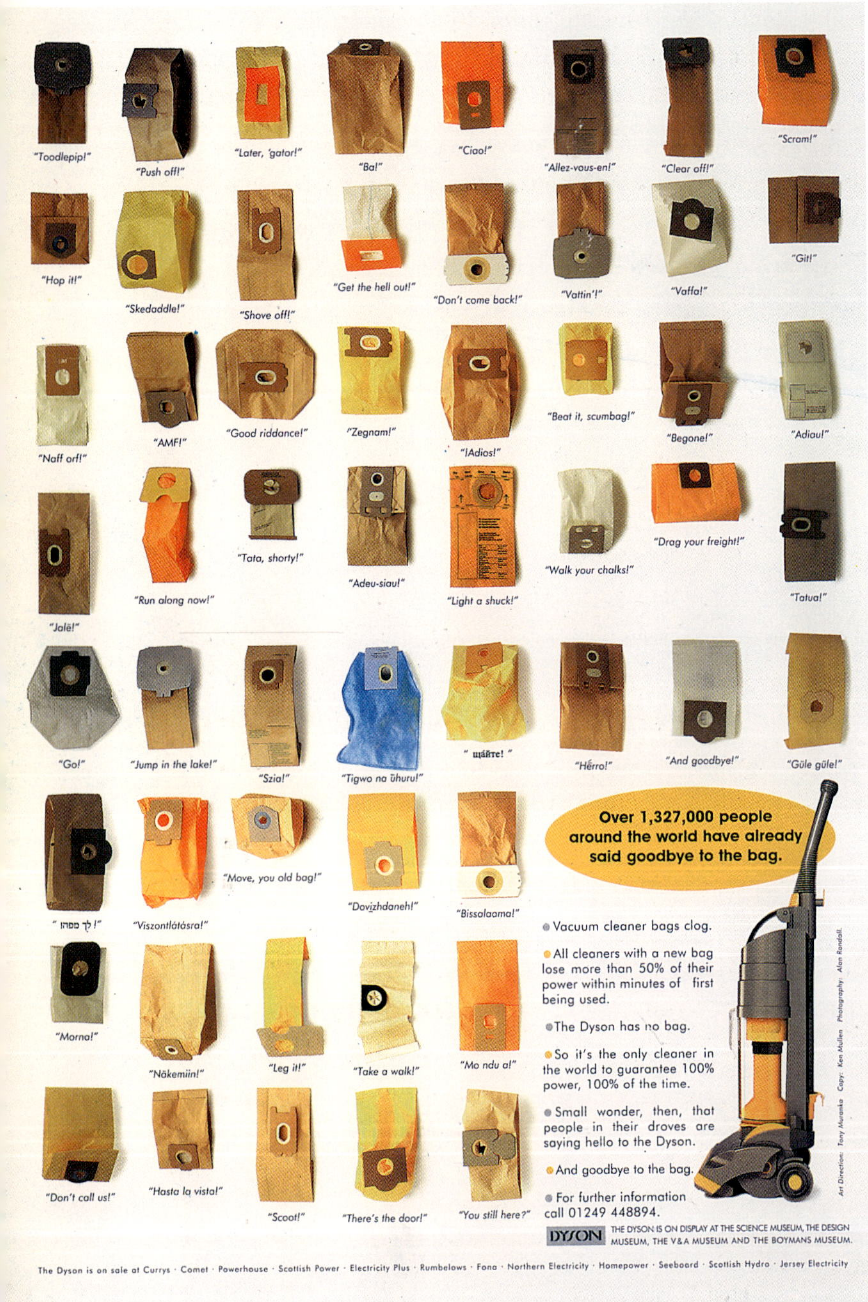

Dyson sagte dem auswechselbaren Staubsaugerbeutel ade.

Landhausstil, der sich weit häufiger in Stadtwohnungen als in dörflichen Küchen findet und den nostalgischen Wunsch nach Flucht in die Häuslichkeit bedient. Trotz der beträchtlichen Summen und aller Detailgenauigkeit, die in diesen Küchen stecken, beschränken sich die Kochaktivitäten unter Umständen auf das Einstellen der Mikrowelle. Oberflächliches Styling feiert ein triumphales Comeback: Geräte verschwinden hinter aufwendig verzierten Türen, maßgefertigte Elemente erinnern in ihrer Ausgestaltung an die Speiseschränke der Jahrhundertwende, und auf Toastern prangen gräßliche Weizenähren. Menschen, die ich für grundanständig und ehrlich halte, richten sich ihre private Umgebung absolut verlogen ein. Haben denn wirklich so viele eine derartige Angst vor dem dritten Jahrtausend, daß sie sich in die Ersatzformeln einer idyllischen Traumwelt flüchten müssen?

In den fünfziger Jahren hatten die Hersteller einen weiteren Weg zur Sicherung ihrer Umsätze entdeckt, das „geplante Veralten“. Ein Kühlschrank etwa bietet nur wenig Raum für gestalterische Veränderungen. Allerdings kann man ihn so konstruieren, daß er entweder nach einer gewissen Zeit versagt oder aber von neuen, technisch ausgereifteren Modellen überholt wird.

Manche Hersteller setzten auf eine unverwechselbare Identität ihrer Erzeugnisse. So entwickelte die Firma Braun für ihre breit gefächerte Produktpalette das Image purer, funktionaler Modernität. Angefangen beim Braun-Logo mit dem nach oben verlängerten, rundlichen A, das unweigerlich an eine Drucktaste denken läßt, bis zur klaren, eleganten Silhouette und den mattschwarzen oder -weißen Oberflächen der Geräte wurde durch konsequentes Design ein eindeutiges Markenprofil geschaffen. Hinter dem unverkennbaren Braun-Image steht vor allem Chefdesigner Dieter Rams. In seinen klassisch schlichten und zugleich skulpturhaften Entwürfen setzt er sein erklärtes Ziel um, „Dinge zu schaffen, die in den Hintergrund rücken“.

Alles andere als das wollen die witzigen, verspielten Entwürfe der italienischen Firma Alessi. Der Wasserkessel von Sapper, die Zitruspresse von Starck oder die Espressomaschine von Rossi sind das glatte Gegenteil der Braun-Produkte mit ihrer zurückhaltenden Funktionalität und stellen die herkömmliche Formensprache mit Humor und Originalität auf den Kopf. Sie sind Alltagsgegenstände und trotzdem nicht im mindesten banal. In manchen Kreisen wurden sie zu Kultobjekten und haben so dabei mitgewirkt, den Begriff „Design" etwas in Mißkredit zu bringen. Doch steckt in den Alessi-Produkten nicht mehr Design als in denen der Firma Braun, sondern lediglich ein anderes. Eine ganze Sammlung dieser Aufmerksamkeit erheischenden Objekte könnte leicht ermüdend wirken, aber sie strahlen eine ansteckende Lebensfreude aus. Sie bringen einen zum Schmunzeln, und das ist gewiß nicht das Schlechteste.

Gegen Ende des 20. Jahrhunderts erweist sich der technische Fortschritt zunehmend als zweischneidiges Schwert. Allein in Großbritannien wandern Jahr für Jahr über neun Millionen Haushaltsgeräte in den Müll. Hier könnte Design durch die vermehrte Verwendung von wiederverwertbaren Teilen und Materialien, Steckmodulen zum Aufrüsten und robusteren Verschlüssen, Griffen und anderen Elementen gegensteuern. Ob wir indes wollen, daß die Produkte länger halten, und ob wir den Preis dafür zu zahlen bereit sind, ist eine andere Frage. Immerhin darf man nicht übersehen, daß Design im Zentrum einer ganzen Industrie steht, die zahlreichen Menschen Arbeit verschafft.

Unterdessen steuert die Technik unbeirrt voran in unbekannte Gefilde. Die Wohnung ist auf dem besten Weg, zur interaktiven Umgebung mit allen Raffinessen zu werden. Waschmaschinen, die in Selbstdiagnose den Grund für ihr Versagen analysieren, Boiler, die ihre Heizintervalle dem Lebensrhythmus der Benutzer anpassen, und Geräte mit Voice-Control, einst Phantasien, sind heute Fakt. Wird uns unser Alltag eines Tages buchstäblich aus den Händen gleiten? Werden wir Walnüsse nur noch maschinell hacken können? Philippe Starck beklagt sich über unsere „vulgäre" Beziehung zur Technik: „Man vergleiche unsere Geste, wenn wir einen Wasserhahn aufdrehen ... mit der gleichen Handlung, mit dem gleichen Bestreben, Wasser zu bekommen, aus dem heraus ein Araber in der Wüste sich bückt und mit seinen Händen eine Schale formt, um das Wasser zum Mund zu führen. All das haben wir verloren. Wenn wir auch die Anmut des Arabers in der Wüste nicht wiedererlangen können, so doch zumindest die Eleganz des Objekts."

Nun sind natürlich viele der Haushaltsgegenstände, mit denen wir uns umgeben, keine Maschinen. Design hat im Bereich von Alltäglichem wie Töpfen und Pfannen, Geschirr und Besteck weniger mit Technik als vielmehr mit dem Erscheinungsbild zu tun. Während die Formen und Muster in früheren Zeiten weitgehend unverändert blieben, erwarten wir im heutigen technischen Zeitalter ständigen Fortschritt, die unablässige Verbesserung der Dinge. In manchen Lebensbereichen aber sollte das Design uns an das erinnern, was keiner Verbesserung bedarf, und uns auf Qualitäten aufmerksam machen, die wir andernfalls in unserem eiligen Vorwärtsstreben aus den Augen verlieren könnten.

Niemand kann instinktiv erkennen, was an einem bestimmten Entwurf richtig und gut ist, sondern wir alle müssen das Sehen erst lernen. Besonders geschmacksprägend war für mich meine erste Reise nach Frankreich, und ins Ausland überhaupt, Anfang der fünfziger Jahre. Die Umstände meiner ersten Bekanntschaft mit der französischen Kultur waren äußerst glücklich. In Michael Wickham, der mich mit seinem untrüglichen Photographenblick auf Dinge hinwies, die mir entgangen wären, hatte ich einen einmaligen Reisegefährten. Jung und in Urlaubslaune, fuhren wir in Michaels flottem, offenem Lagonda durch das Land. Entgegen

„Kaltes Gemüse ist weniger unbekömmlich als häßliches Geschirr. Das eine schadet nur dem Körper, das andere der Seele."

C. F. A. Voysey

allem Anschein hatten wir jedoch kaum Geld in der Tasche, denn das Kriegsende lag erst fünf Jahre zurück und die Rationierungen waren noch lange nicht vorbei.

Die Farb-, Duft- und Geschmackseindrücke waren gleichsam ein Schock, wenn auch durchaus ein angenehmer. Was mich damals völlig begeisterte – und bis heute hat sich daran nichts geändert –, war die Qualität des Alltagslebens, die ich überall in den Straßencafés, bei den Menschen zu Hause, in den Geschäften und auf den Märkten bemerkte. Schlichte weiße Tischtücher, dickwandiges Geschirr, einfache Glaskaraffen, Töpfe aus rauher, glasierter Keramik und schwere gußeiserne Pfannen fügten sich zu einem eindrucksvollen Bild des französischen Lebensstils.

Praktisch und robust, besaßen diese einfachen, traditionellen Gebrauchsgegenstände eine für einen Briten ungewohnte Ästhetik. Welch ein Unterschied zwischen dem soliden französischen Kochgeschirr und den dünnen Aluminiumtöpfen meiner Heimat! In Frankreich kaufte man einen Topf mit der Erwartung, daß er ein Leben lang halten würde. Das typische schwere Material sorgte für die langsame und gleichmäßige Wärmeverteilung, die sich auf den Geschmack und Duft der Speisen so vorteilhaft auswirkt. Dagegen war bei den billigen englischen Töpfen und Pfannen klar, daß sie nur eine begrenzte Lebensdauer hatten, und überhaupt hätte man selbst mit den besten und frischesten Zutaten niemals ein anständiges Gericht darin zustande gebracht.

Doch war die reine Zweckmäßigkeit nicht der einzige Punkt. Schimmerndes weißes Geschirr, Emailkasserollen in leuchtendem Orange, salzglasierte Keramikwaren mit unregelmäßigen Farbsprenkeln lieferten den perfekten Rahmen für ein genußvolles Essen. Daß mir die Gerichte, die mit diesen Dingen entstanden, so sehr schmeckten, machte sie natürlich noch attraktiver für mich. Außerdem waren sie aufrichtig, robust und preiswert, und genau dadurch zeichnen sich gute Küchenutensilien aus. Man denke nur an den Holzlöffel, vielseitig zu verwenden, haltbar und, da nicht wärmeleitend, ideal zum Rühren geeignet, oder an den unglasierten Tontopf, in dem die Speisen im eigenen Saft garen und der im Lauf der Zeit die Aromen in sich aufsaugt. Wenn ich auf etwas in meiner Laufbahn als Designer und Händler stolz bin, dann darauf, daß ich solche begeisternd einfachen und gut gemachten Produkte einer breiteren Öffentlichkeit nahebringen konnte.

Design hat nicht allein mit der Form und Funktion von Gegenständen zu tun, sondern es ist auch an ihrer Vermarktung entscheidend beteiligt. Ein Paradebeispiel hierfür ist die Kreation von Marken, die in unserer heutigen Konsumgesellschaft bekanntlich alle Bereiche beherrschen. Der erste Markenartikel im englischen Handel war erstaunlicherweise eines der einfachsten Produkte überhaupt: das Seifenstück.

Bis W. H. Lever 1885 mit der Vermarktung seiner neuen *Sunlight Soap* begann, wurden Seifenstücke in den Geschäften von großen Blöcken heruntergeschnitten, die oft keine Auskunft über den Hersteller gaben. Viele andere Waren wurden genauso verkauft, und für die Kunden zählte kein Produktname oder -image, sondern der Name über der Ladentür.

Die neue Lever-Seife, die in Form einzeln eingewickelter Stükke angeboten wurde, sollte die Arbeiterschicht ansprechen. Durch eine Hülle aus Pergamentimitat, einen sympathischen Namen sowie umfassende Werbekampagnen wurde ein unverwechselbares Produkt kreiert, wo es zuvor keines gegeben hatte. Tatsächlich besaß diese Seife besondere Eigenschaften, die sie von Konkurrenzprodukten unterschieden, doch waren diese für die Verbraucher von außen nicht zu erkennen. Die Käufer sprachen allein auf das Image an, das Lever ganz gezielt geschaffen hatte.

Wir sind heute so sehr an Marken gewöhnt, daß das Leben ohne sie kaum vorstellbar ist. Mit der Entwicklung des Massenmarkts und der wachsenden Zahl von Marken waren die redlichen

Klassisches Weiß sieht immer gut aus.

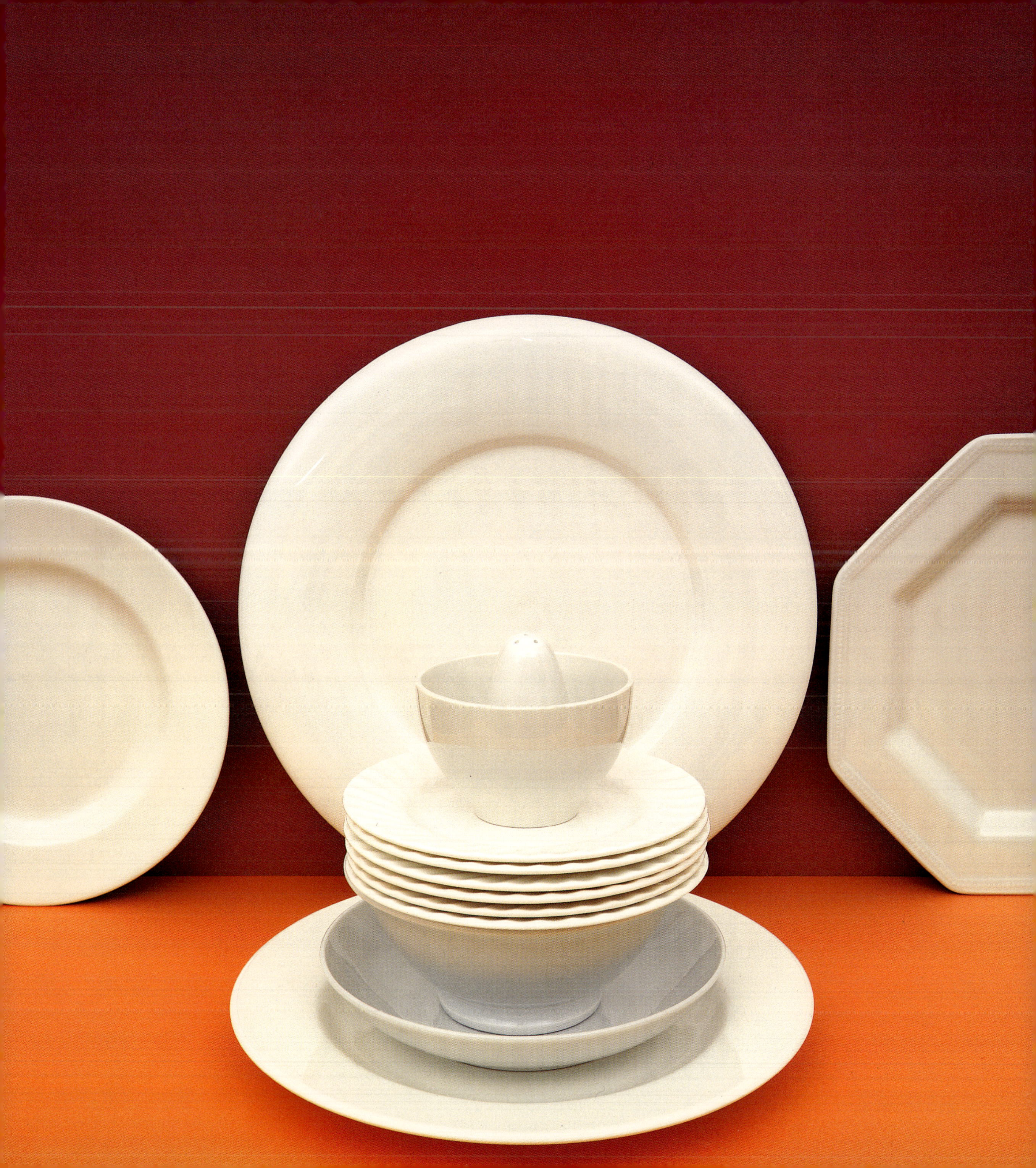

und bewährten Tante-Emma-Läden mit ihrem Standardangebot nicht mehr gefragt. Man ging in die Geschäfte mit der besten Auswahl oder in die neuen Kaufhäuser, deren luxuriöses Ambiente und aufmerksame Bedienung den Einkauf zu einem besonderen Erlebnis machten.

Die kleinen Händler mußten die bittere Erfahrung machen, daß manches Produkt, dem sie in ihren Läden wertvollen Platz eingeräumt hatten, in größeren Geschäften, die bei der Präsentation und Bedienung der Kunden weit weniger Aufwand betrieben, billiger angeboten wurde. Es dauerte eine Weile, bis sie erkannten, daß auch sie durch Design profitieren konnten. Sie mußten ein Image schaffen, das ihren Laden selbst zu einer Marke machte. Anfang der achtziger Jahre hatte sich diese Erkenntnis durchgesetzt. Es profilierten sich „Einkaufsadressen", deren Ruf sich mehr auf ihren Namen als auf ihr tatsächliches Angebot gründete.

Habitat verkaufte in der ersten Zeit nach seiner Eröffnung 1964 neben Möbeln alltägliche Haushaltsartikel. In großer Zahl neben- und übereinander präsentiert, so wie ich es auf den französischen Märkten und in den Geschäften für Haushaltsartikel gesehen hatte, wirkten sie besonders attraktiv. Die Auswahl dieser Produkte war genauso wichtig wie die Gestaltung durch das hauseigene Design-Team. Je größer Habitat wurde, desto enger koordinierten wir beide Aspekte. Da wir etwa 30 Prozent unserer Waren von anderen Lieferanten bezogen, den Kunden aber ein geschlossenes Sortiment bieten wollten, mußten unsere Produktdesigner eng mit den Einkäufern zusammenarbeiten. Die Sitzungen, in denen damals solche Konzeptionen besprochen wurden, gehören zu den anregendsten Meetings, die ich je erlebt habe.

Noch die beste Auswahl hat ohne eine gute Darbietung wenig Wert. Die Dynamik, die Habitat durch die marktstandähnliche

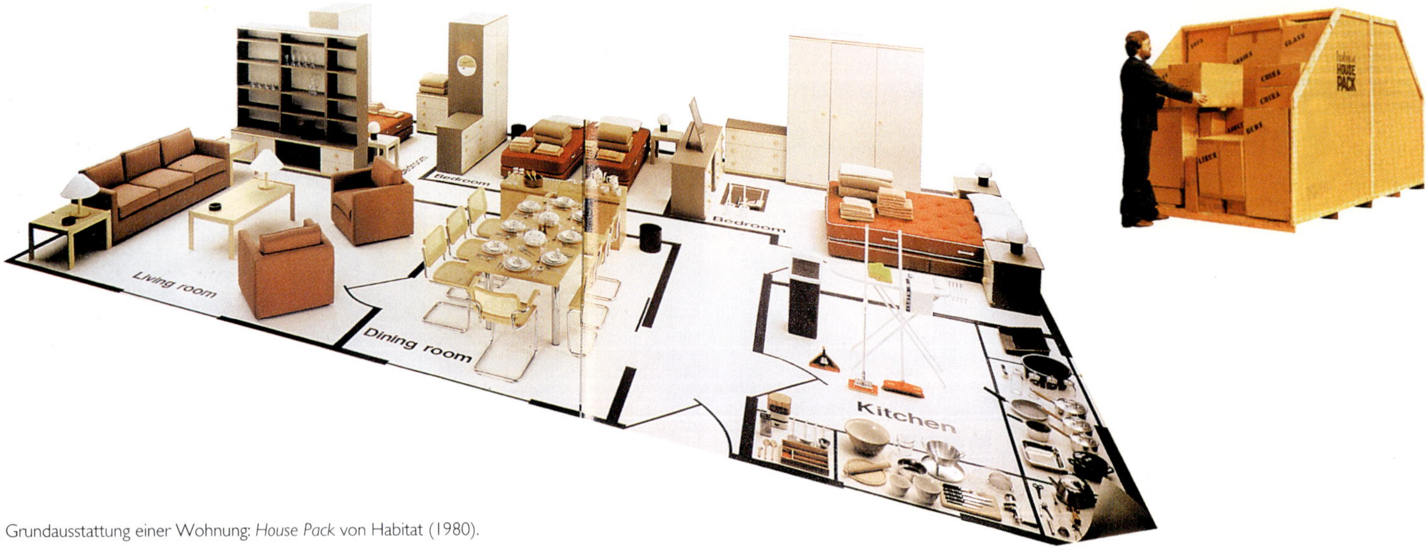

Die Grundausstattung einer Wohnung: *House Pack* von Habitat (1980).

Präsentation erzeugte, nahm den Kunden die Scheu vor Neuem. Durch ein sorgfältig erwogenes Nebeneinander kamen die Produkte optimal zur Wirkung. Indem wir das Geschirr neben den Gläsern, im Anschluß daran das Besteck und schließlich die Tischwäsche plazierten, erzeugten wir Assoziationsketten, die die Kunden anregten und beim Auswählen leiteten.

Ein weiterer Aspekt der Präsentation ist die Verpackung. Als Habitat mit dem Unternehmen Mothercare zusammenging, war klar, daß deren alte Verpackung in müden Braun-, Avocado- und Orangetönen unbedingt verändert werden mußte. Wir wählten frische Streifen in Farben, die wir der Gartenwicke abkopiert hatten. Ohne Frage ist das Produkt wichtiger als die Verpackung, sonst ist die Enttäuschung vorprogrammiert. Eine langweilige Verpackung aber kann verhindern, daß der Kunde das Produkt überhaupt entdeckt.

Beim Ladendesign ist Ausgewogenheit das A und O. Zunächst sind die äußeren Faktoren – Böden, Wände und Decken – so zu gestalten, daß sie ein angenehmes Ambiente schaffen und keine großen Pflegemaßnahmen erfordern. Elementar ist auch die Beleuchtung. Die aggressiven Strahler, die in den achtziger Jahren viele Läden beherrschten, trugen kaum zu einer ansprechenden Atmosphäre bei. Lampen sollten, möglichst unsichtbar angebracht, diffuses Licht verbreiten und Strahler nur dazu eingesetzt werden, um die Produkte ins Rampenlicht zu rücken.

Zwar können in einem flexibel gestaltbaren Raum die Produkte umgestellt und anders gruppiert werden, um Arrangements zu schaffen, die die Kunden anregen. Eine gewisse Stabilität ist jedoch wichtig, denn Kunden mögen es nicht, wenn sie sich beim nächsten Besuch nicht mehr zurechtfinden. Ein gewisses Maß an Veränderung wirkt dagegen belebend, genauso wie eine Präsentation, die nicht alles auf den ersten Blick zu erkennen gibt. Ein Teil des Einkaufsvergnügens ist die Lust am Entdecken.

Alle guten Geschäfte haben eine Art Bühnencharakter, doch kann man es auch übertreiben. Als Biba, eine einstmals sehr berühmte Londoner Boutique, Anfang der siebziger Jahre expandierte und ein Kaufhaus übernahm, wurde das Sortiment in jede erdenkliche Richtung erweitert. Vom Ketchup bis zur Federboa gab es buchstäblich alles. Das witzige und ausgefallene Art-déco-Design lockte scharenweise Besucher an, allerdings wurde wenig gekauft – und viel gestohlen. Überdies ging die in Händlerkreisen viel zitierte Maxime „die Ware ist die Botschaft“ in der extravaganten Umgebung zwangsläufig unter.

In den Anfängen der Konsumgesellschaft reichte es, daß ein Produkt verfügbar war. Einer der ersten Gestalter des Katalogs für die Sears Roebuck Company vertrat den Grundsatz, daß ein Artikel immer nur so photographiert werden sollte, wie er auch wirklich aussieht. Für Kunden, die fernab von den großen Städten lebten und vieles per Versand kauften – bis hin zum Haus einschließlich aller Installationen und sogar zweier Bäume für den Vorgarten bot das Unternehmen so ziemlich alles –, war die Verläßlichkeit der Abbildungen sehr wichtig.

Bei der japanischen Kette Muji (der volle Name „Mujiroshi Ryohin“ bedeutet wörtlich „No-name-Produkte“) findet man denkbar schlichte Produkte aus einfachsten Materialien. Nirgends ein Markenname, alles paßt zusammen, die Farbpalette ist begrenzt, und es gibt keine Verzierungen. Natürlich ist auch dieses gezielt kultivierte Nicht-Image ein Image, und es ist genauso japanisch wie das neueste High-Tech-Erzeugnis.

Während das Design zunächst im Zusammenwirken mit Technik, Markenstrategien, Werbung und Handel erheblich zur Mehrung der Auswahl beigetragen hat, muß es uns nun helfen, unsere Wahl zu treffen. Das Bewußtsein für die Tyrannei der Dinge wächst. „Man kann nicht alles haben. Wohin auch damit?“ mahnt uns ein zeitgenössischer Ratgeber für ein einfacheres Leben.

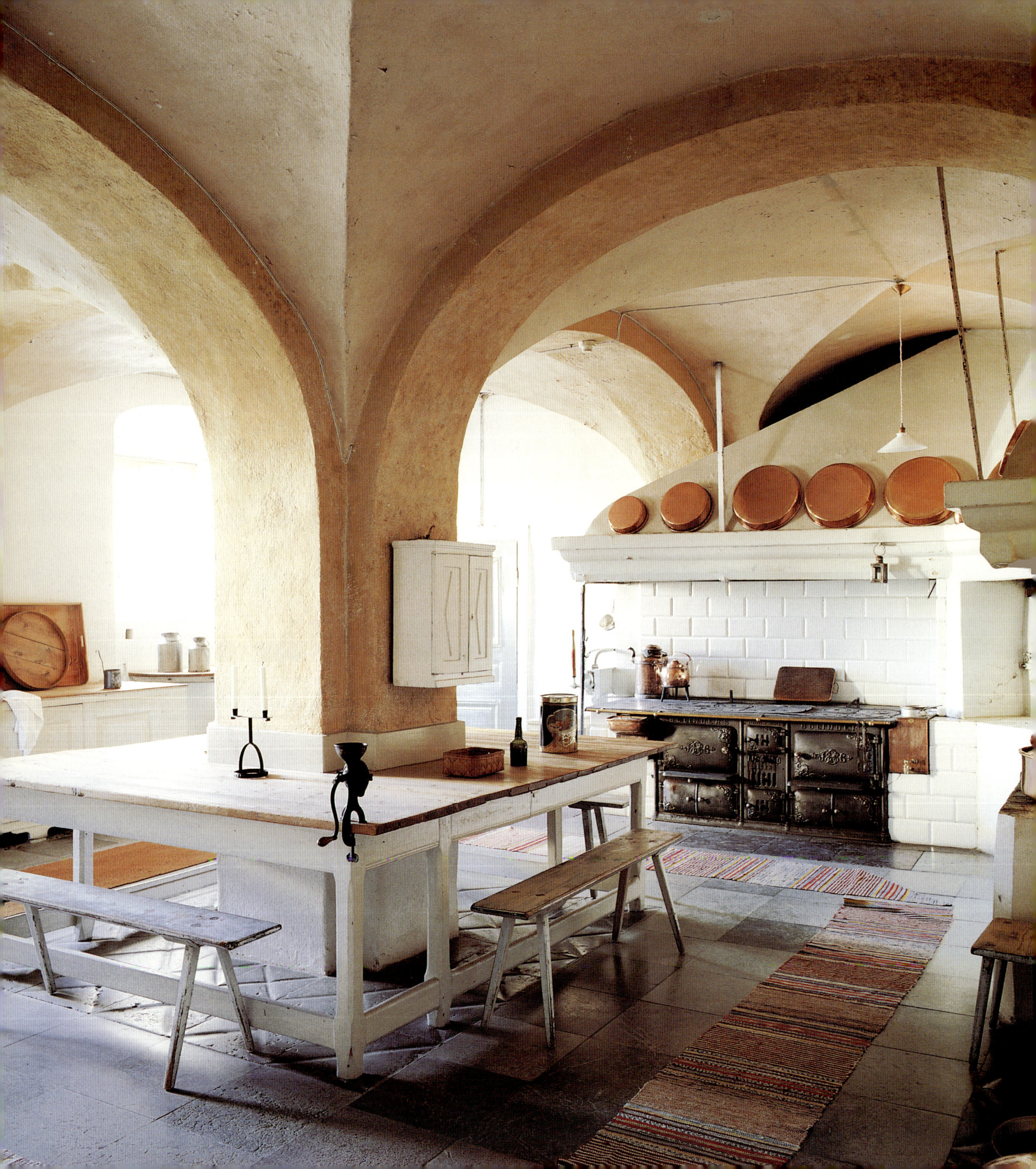

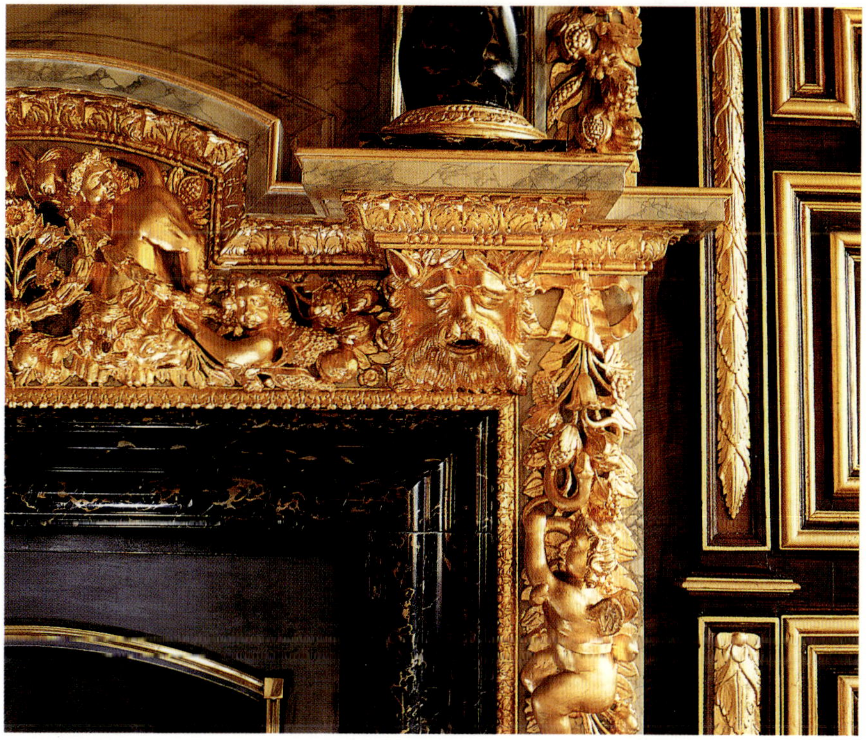

Kamin im *Tredegar House*, Cornwall, England (17. Jahrhundert).

Seit langem schon faszinieren mich Arbeitsräume. Das Reich im Untergeschoß alter Häuser mit Küche, Speisekammer, Weinkeller und dergleichen Räumlichkeiten mehr hat mich immer weit stärker angezogen als die herrschaftlichen Gemächer mit ihrer Zurschaustellung von Reichtum und Macht. Aus seiner rustikalen Ausstattung und den säuberlich aufgereihten Arbeitsutensilien spricht ein Sinn für Ordnung und Häuslichkeit. Immer wieder ertappe ich mich bei dem Gedanken, daß diejenigen, die dort tätig waren, ein besseres Leben gehabt haben müssen als ihre Herren und Herrinnen in all dem albernen Dekor der oberen Zimmerfluchten, obwohl zeitgenössische Darstellungen das Gegenteil glauben machen. Als ich in meiner Schulzeit erstmals solche Herrenhäuser besuchte, war ich mit meiner Vorliebe noch ziemlich allein. In Anbetracht des heutigen allgemeinen Interesses an diesen Lebensbereichen haben Institutionen wie der National Trust in vielen ihrer Besitztümer im ganzen Land die Küchen und Wirtschaftsräume wiederhergestellt und für die Öffentlichkeit zugänglich gemacht.

Küche in *Schloß Löfstad*, Schweden (1750 wiederhergestellt).

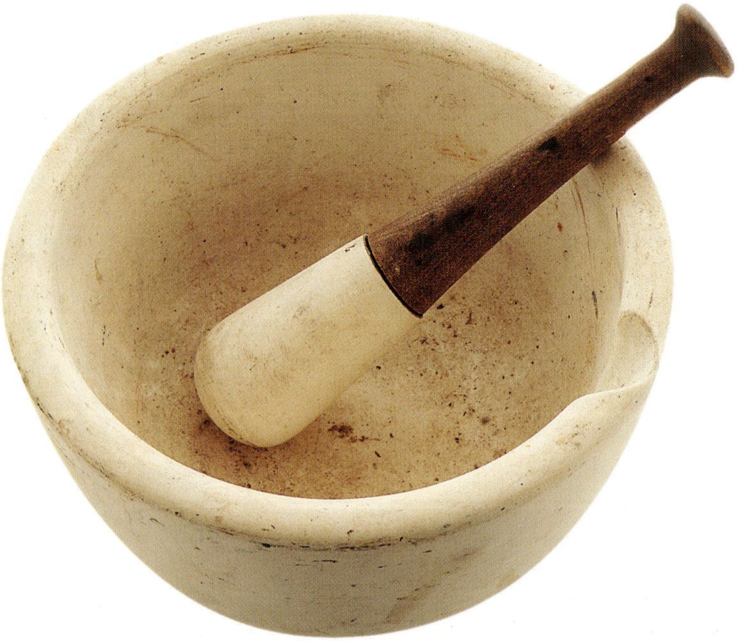

Mörser mit Stößel.

„Faites simple"

Elizabeth David (nach Curnonsky)

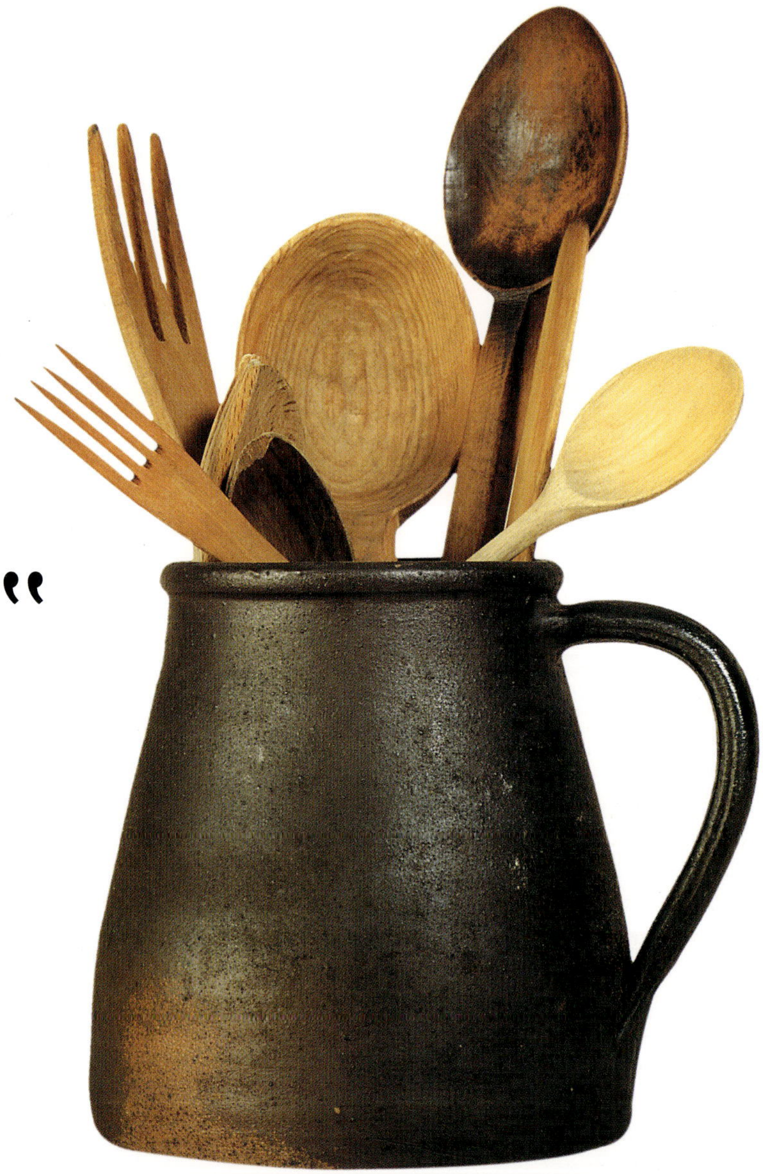

Holzlöffel und -gabeln aus dem Besitz von Elizabeth David.

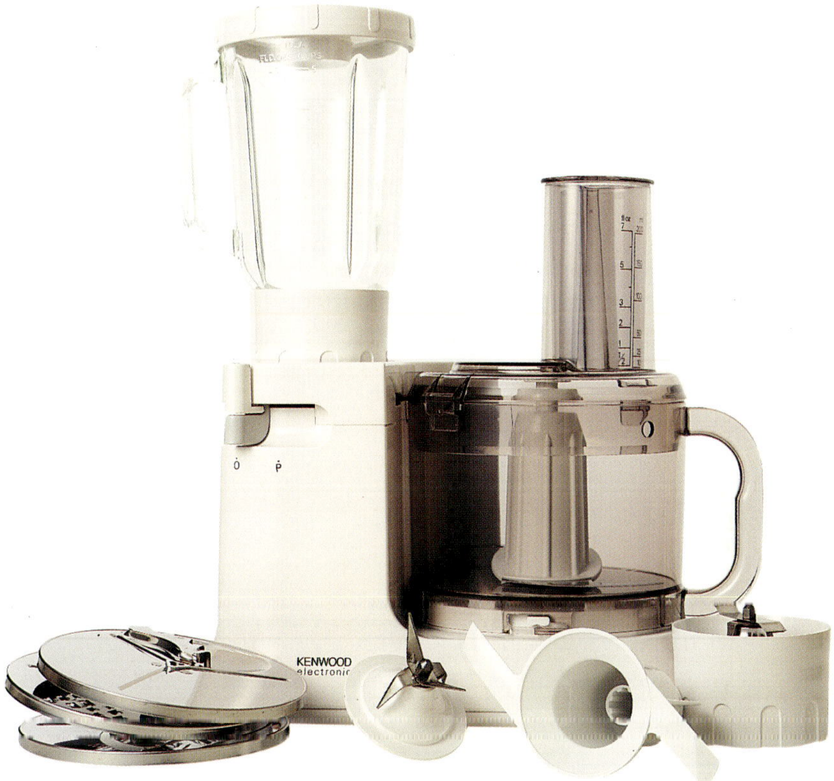

Kenwood-Küchenmaschine mit Zubehör.

Die ersten elektrischen Haushaltsgeräte kamen um die Jahrhundertwende auf. Seither haben uns zahlreiche Produkte Arbeitsersparnis im Haushalt verheißen. Zwar begrüßen viele den Komfort moderner Bügeleisen oder Toaster, doch wieviel Zeit sparen wir tatsächlich zum Beispiel mit der elektrischen Zahnbürste? Die meisten solcher Geräte befriedigen im Grunde unsere Lust auf Neues. Damit will ich nicht in Abrede stellen, daß etwa die Küchenmaschine große Vorteile bietet. Diesen aber steht ein beträchtlicher Aufwand beim Aufbewahren, Warten, Aufstellen und anschließenden Reinigen der Geräte gegenüber. Abgesehen davon erfordert die optimale Nutzung ihrer Funktionen gründliche Kenntnisse. Wir können und sollten den Maschinen nicht alles überlassen. Für einen wirklich guten Koch gibt es keine Alternative zu so traditionellen Utensilien wie Holzlöffeln, scharfen Messern, soliden Töpfen und Pfannen – und natürlich geschickten Händen.

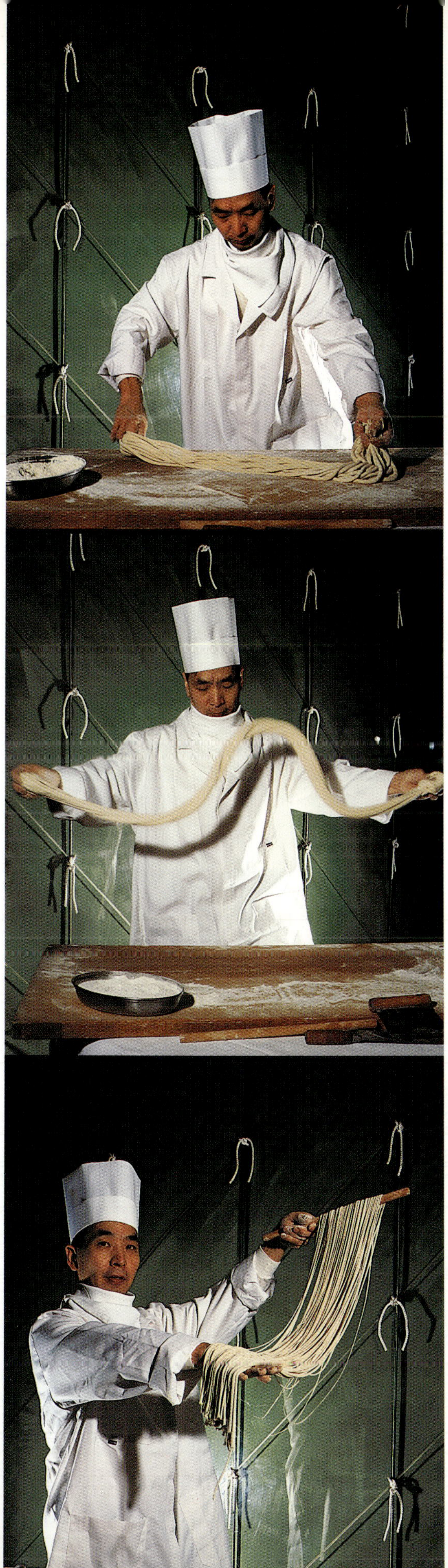
Nudelherstellung im Chinarestaurant *Mr. Chow* in London.

Weiß ist die Farbe der Zweckmäßigkeit und Hygiene. Die glatten Emailflächen eines Kühlschranks lassen sich nicht nur gut reinigen, sie sehen auch frisch und sauber aus wie das Essen, das er enthält. Obwohl solche Produkte in jeder beliebigen Farbe hergestellt werden könnten, ist und bleibt Weiß der Favorit. Nicht von ungefähr faßt man sie unter dem Begriff „weiße Ware“ zusammen. Mit der Einführung der Elektrizität im Haushalt setzte sich Weiß als akzeptable, ja sogar modische Farbe in Wohnbereichen durch, in denen es bis dahin nicht vorgekommen war. Das betont in Weiß gehaltene Wohnzimmer, das Mackintosh im Hill House realisierte, schockierte Anfang des 20. Jahrhunderts durch seine avantgardistische Note und verlangte sicherlich auch viel Pflege. In den dreißiger Jahren war Weiß der Inbegriff von Luxus und wurde zum Markenzeichen berühmter Innenarchitekten wie Syrie Maugham. Auch heute kann es sehr elegant wirken, denn es gibt die Formen und Strukturen klar zu erkennen. Bei Bettwäsche, Handtüchern oder Porzellan läßt es die Qualität des Materials für sich sprechen.

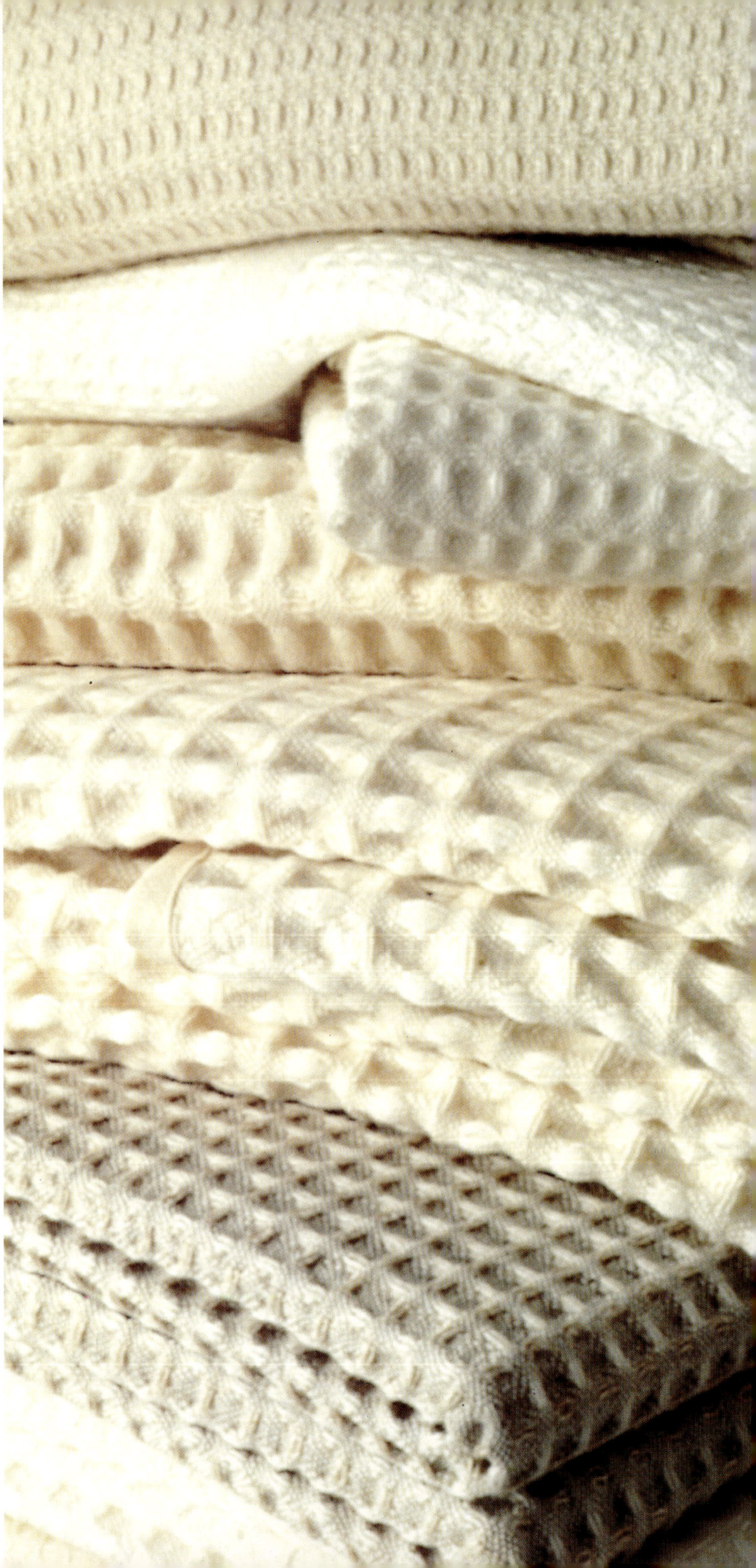

Handtücher aus Waffelpikee.

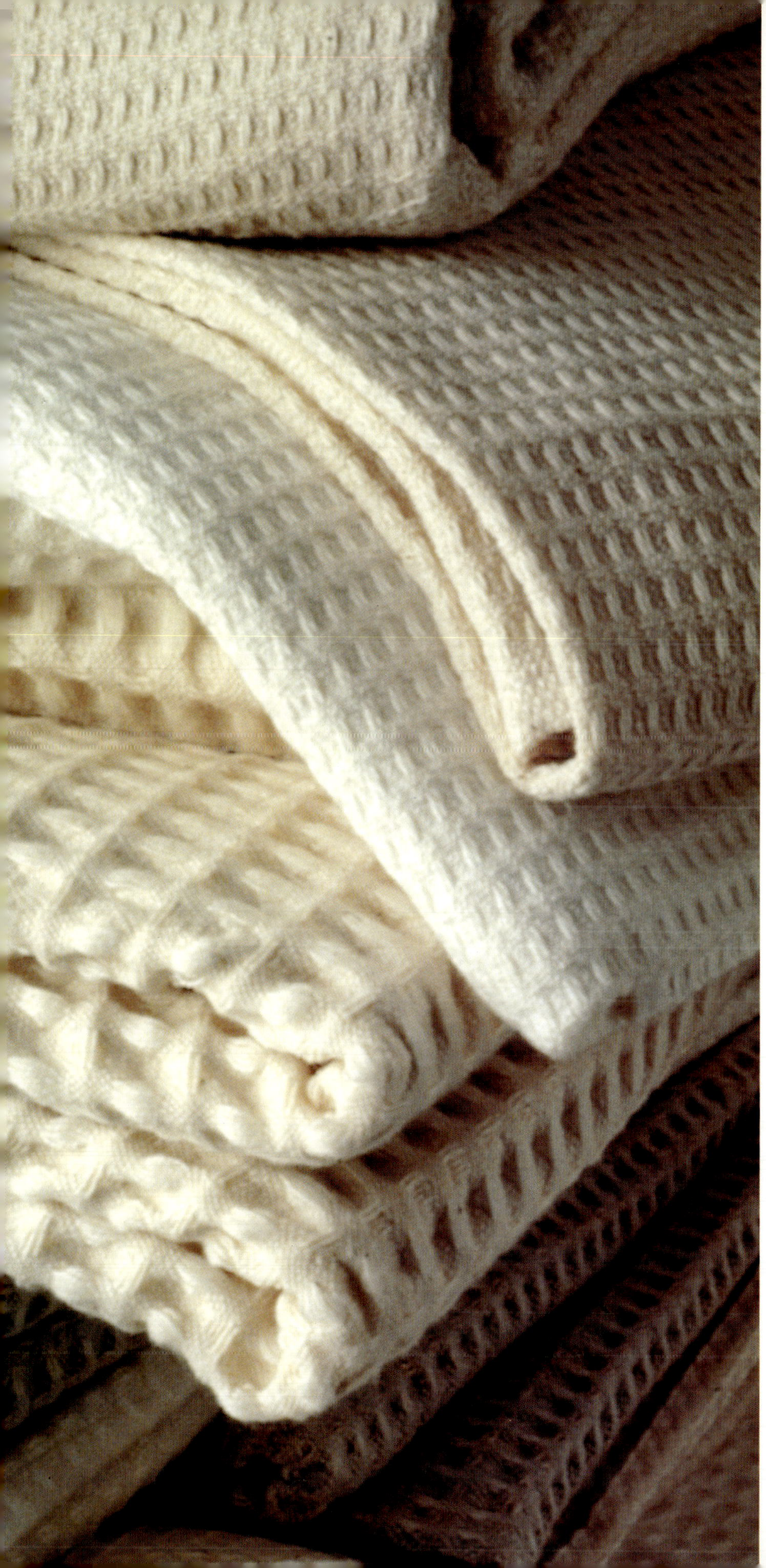

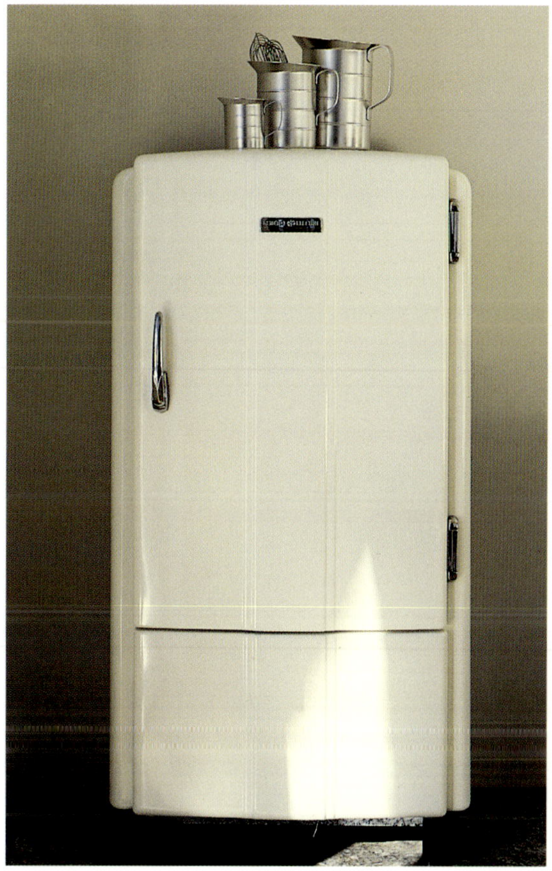

Aerodynamischer Kühlschrank (fünfziger Jahre).

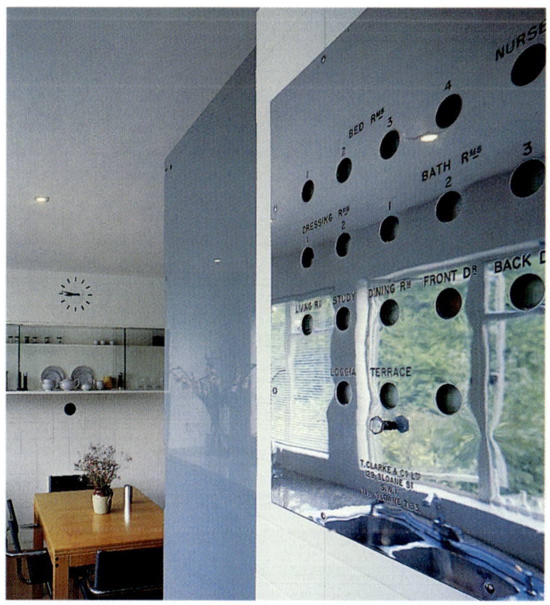

Erich Mendelsohn, Küche im *Auchett House*, Hertfordshire (zwanziger Jahre).

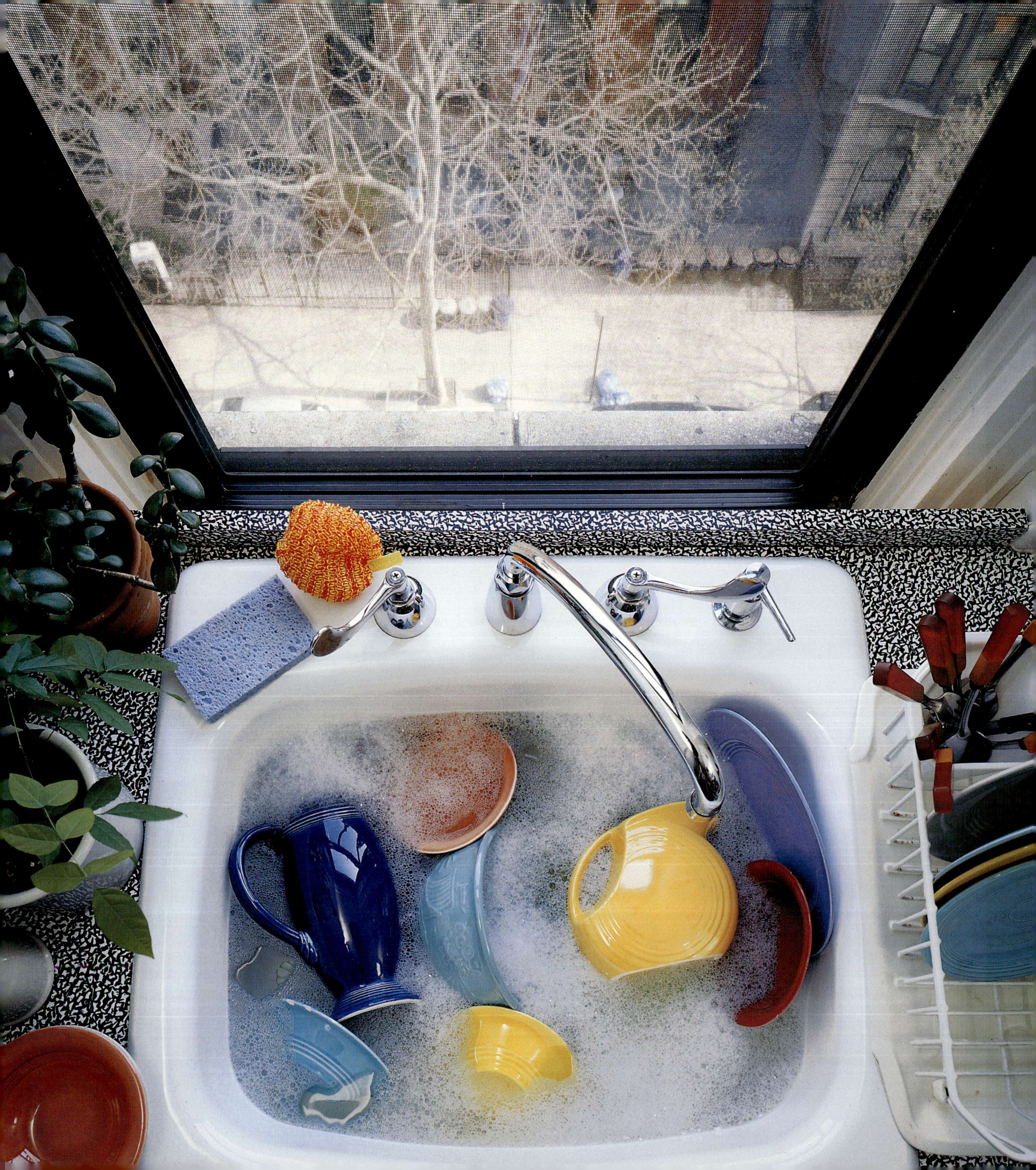

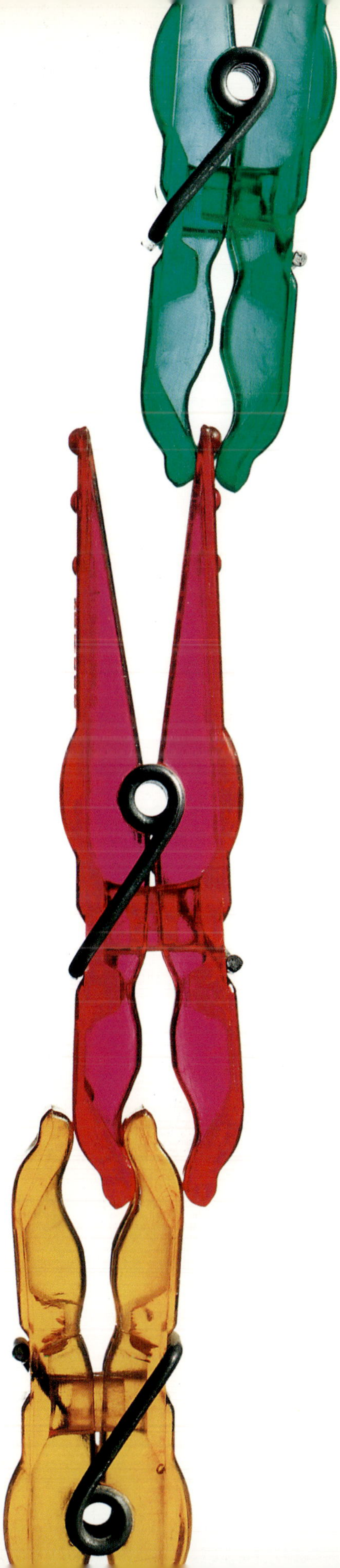

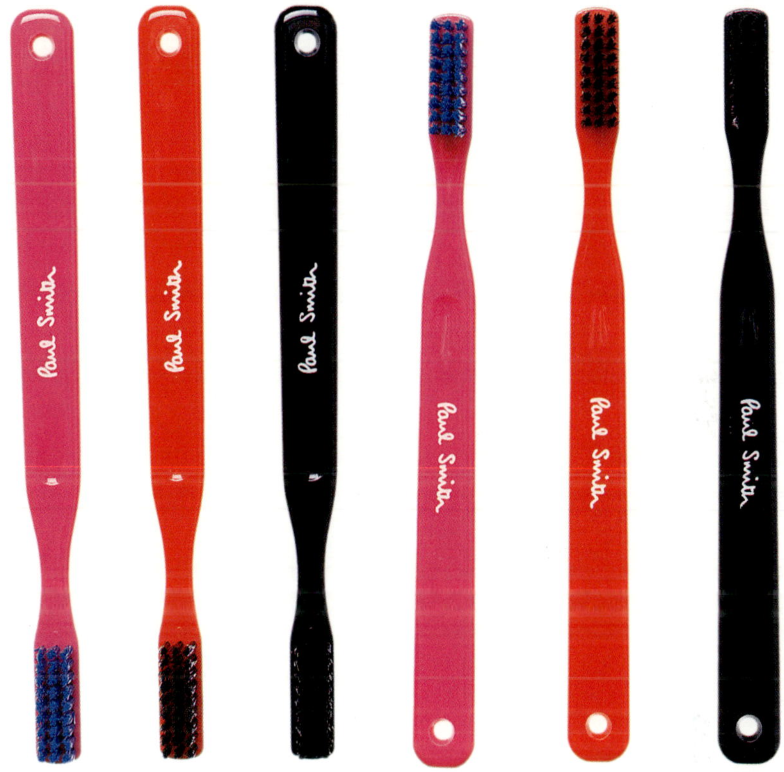

Plastikzahnbürsten (1986).

Unsere Welt ist sehr viel bunter als die unserer Vorfahren. Jahrhundertelang waren wirklich klare, intensive Farben teuer und daher zumeist den Häusern der Wohlhabenden vorbehalten. Heute ist die Farbenvielfalt aller möglichen Produkte für uns selbstverständlich. Geschirr in poppigen Farben begeisterte schon Andy Warhol. Kunststoff, eigentlich ein farbloses Material, kam in den fünfziger Jahren mit der Erfindung des spritzgußgeeigneten Polypropylen groß heraus. Von der Wäscheklammer bis zur Spülschüssel erstrahlten billige Haushaltsartikel in allen Farben des Regenbogens. Farben mögen auch praktisch sein, etwa, um im Badezimmer die eigene Zahnbürste zu identifizieren, vor allem aber stimmen sie fröhlich.

Links: Plastikwäscheklammern, Norwegen (fünfziger Jahre).

Ganz links: Geschirr in Popfarben.

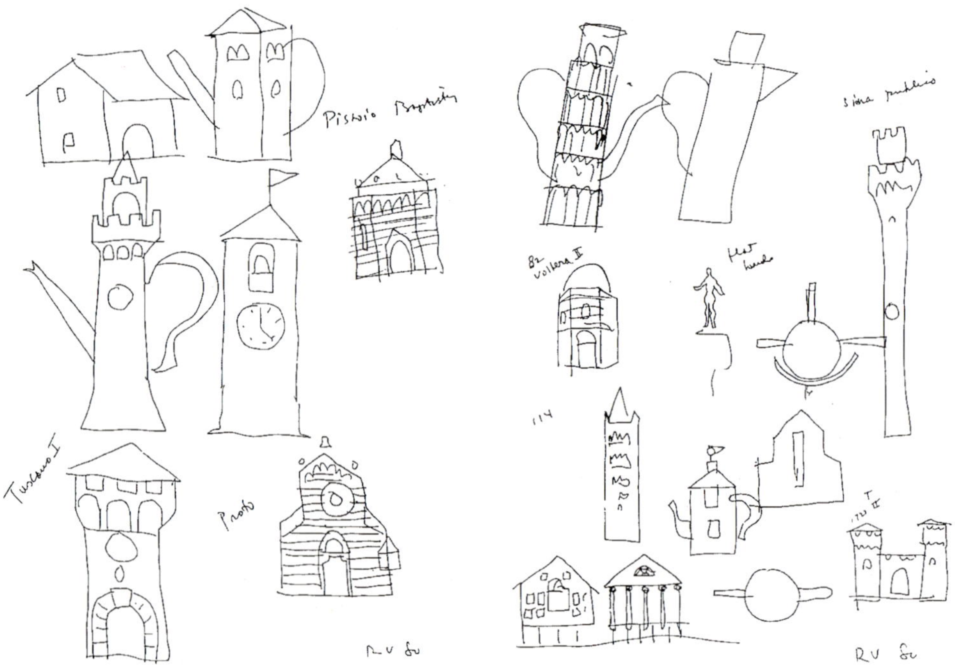

Robert Venturi, Skizzen für Alessi-Produkte (1980).

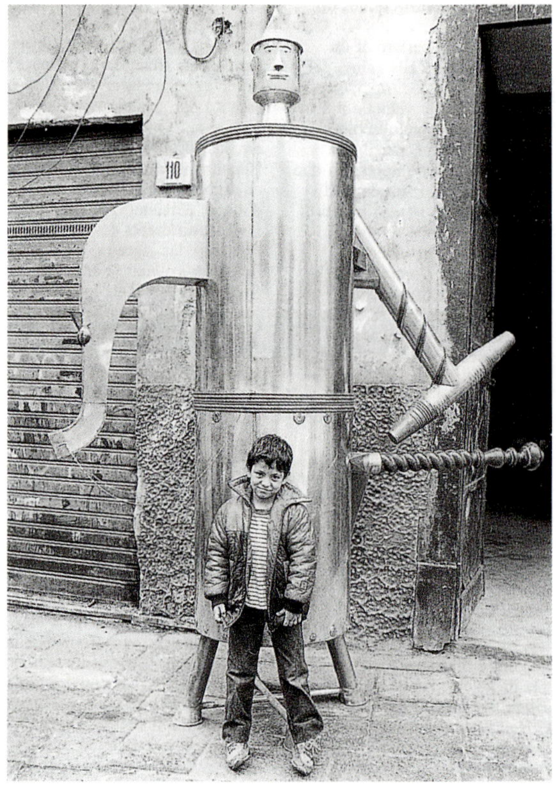

Riccardo Dalisi machte die Espressokanne zur Skulptur.

Giovanni Alessi Anghini.

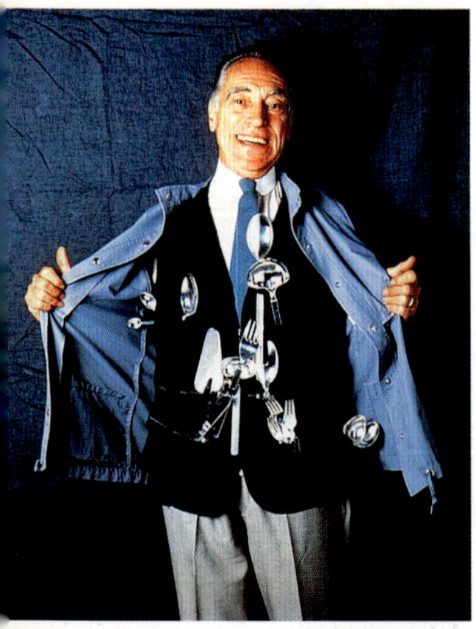

Zahlreiche namhafte Designer und Architekten haben für die italienische Firma Alessi Gebrauchsgegenstände geschaffen, die, alles andere als alltäglich, den Tisch zur Theaterbühne machen. Witzige Entwürfe wie die Espressokanne von Rossi bringen architektonische Formen in die Küche und verleihen der Funktionalität eine neue Dimension. Mit dieser Designstrategie schuf sich Alessi auf einem Markt, der beherrscht ist von genormten Massenprodukten, ein unverwechselbares Profil.

„Das Design eines Pfefferstreuers ist so wichtig ... wie der Entwurf einer Kathedrale." Margaret Macdonald Mackintosh

Aldo Rossi, Architekturskizze für Espressokanne (1984).

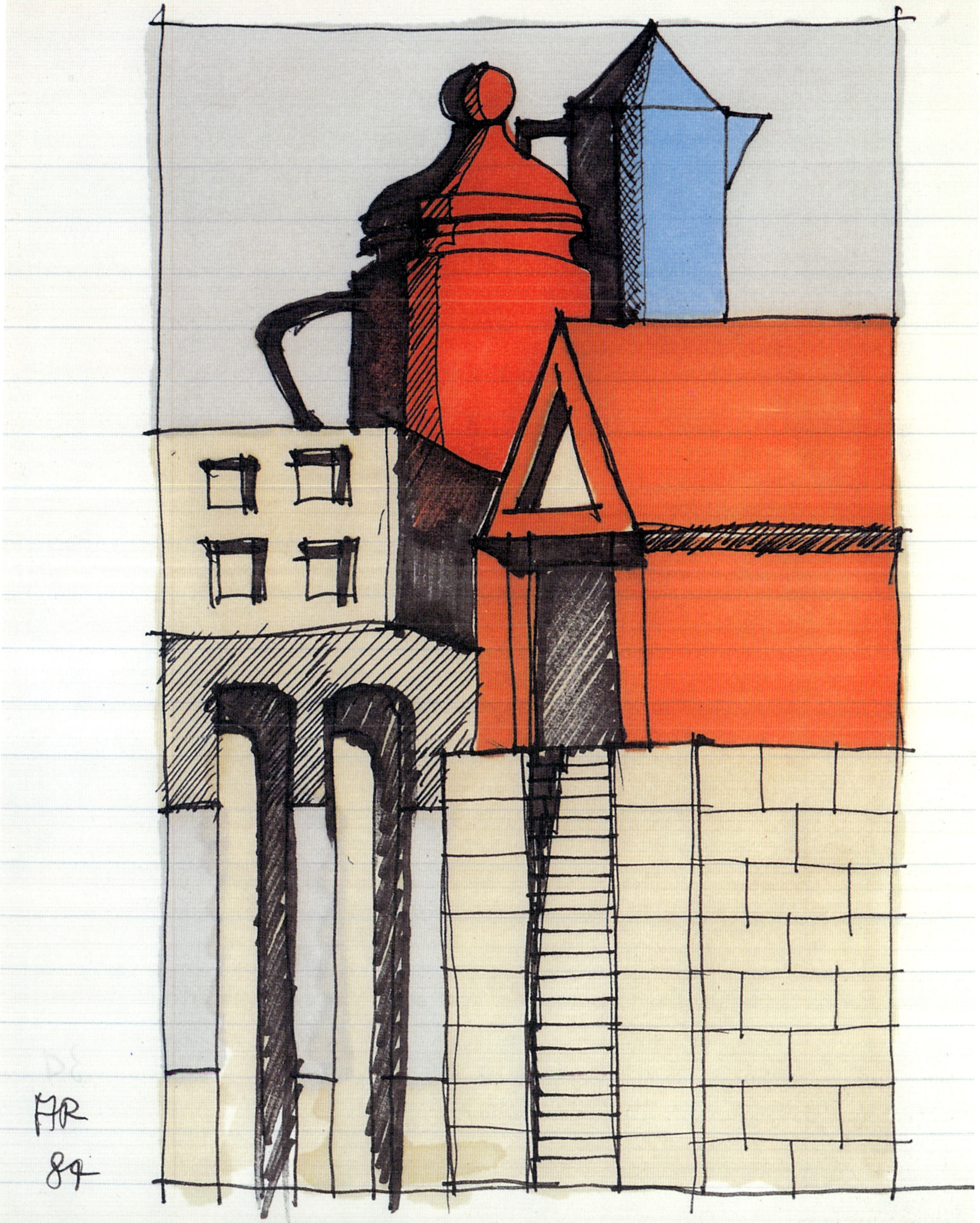

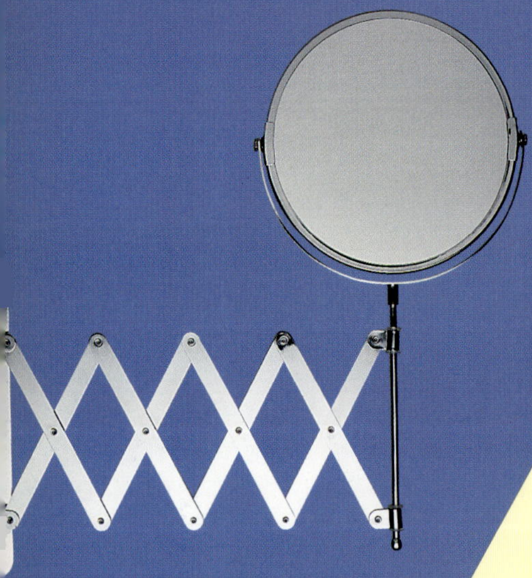

Ausziehbarer Rasierspiegel.

Das Bedürfnis nach flexiblen und platzsparenden Möbeln und anderen Einrichtungsgegenständen führte zu Entwürfen wie dem Rasierspiegel mit Scherengelenk oder dem Bettsofa mit Federmechanismus. Der englische Kfz-Techniker George Carwardine stellte 1934 die *Anglepoise*-Leuchte vor, die auf den Gelenkprinzipien des menschlichen Armes beruht. Eine Weiterentwicklung ist der Artemide-Klassiker *Tizio* mit ebenfalls drei Gelenken. Gegengewichte balancieren die Konstruktion aus, die sich quasi mit dem kleinen Finger nahezu beliebig verstellen läßt.

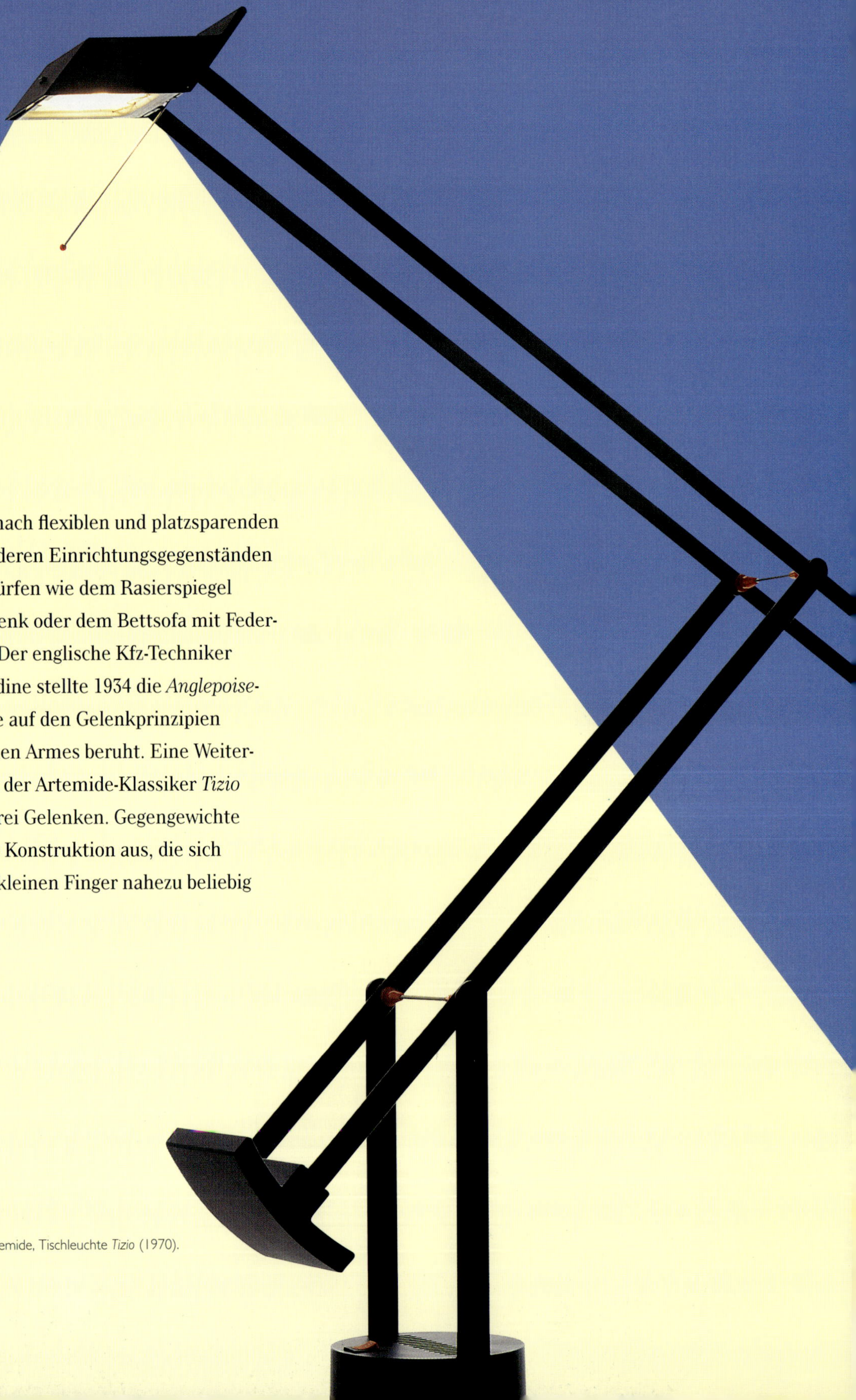

Richard Sapper für Artemide, Tischleuchte *Tizio* (1970).

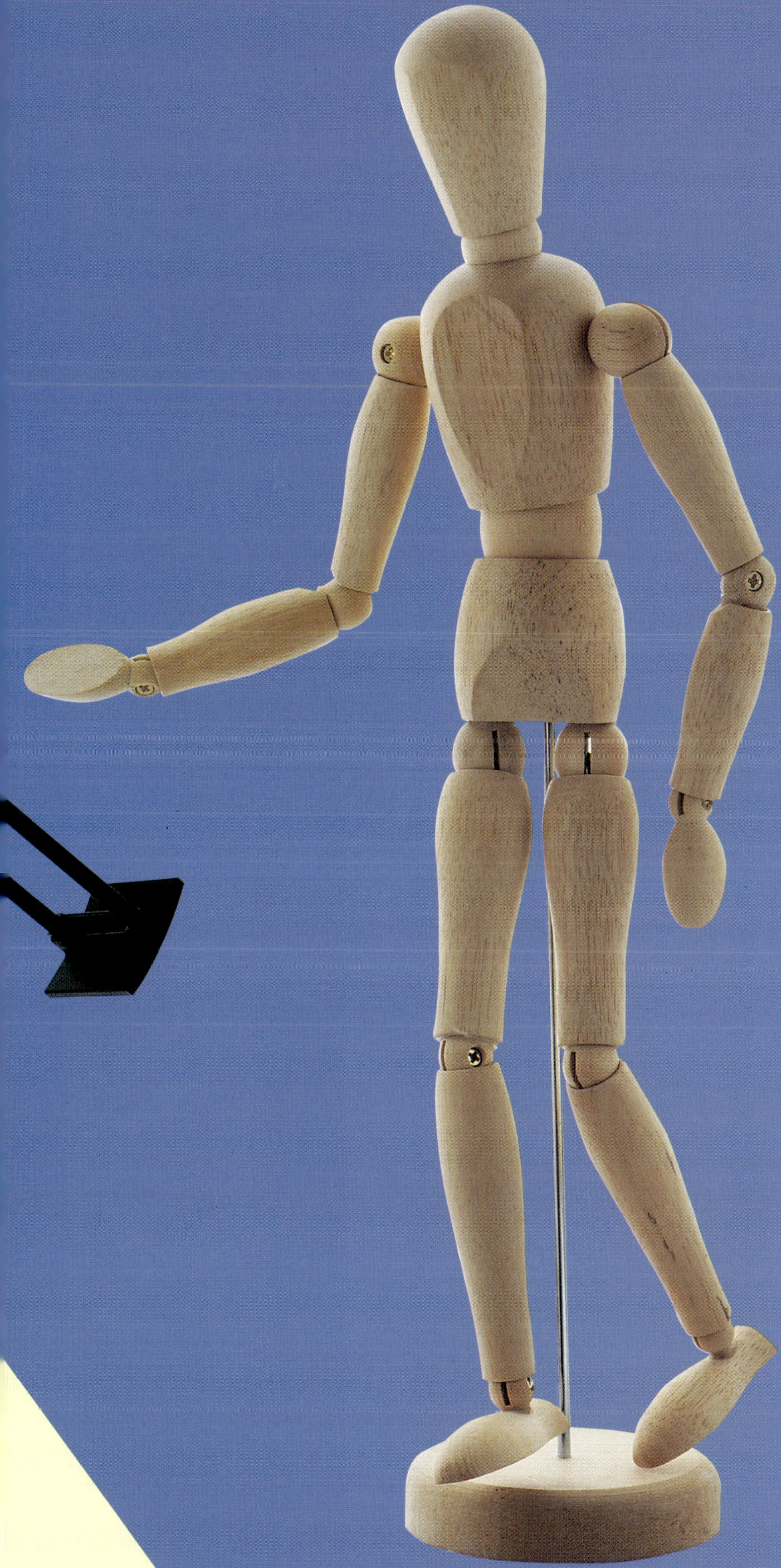

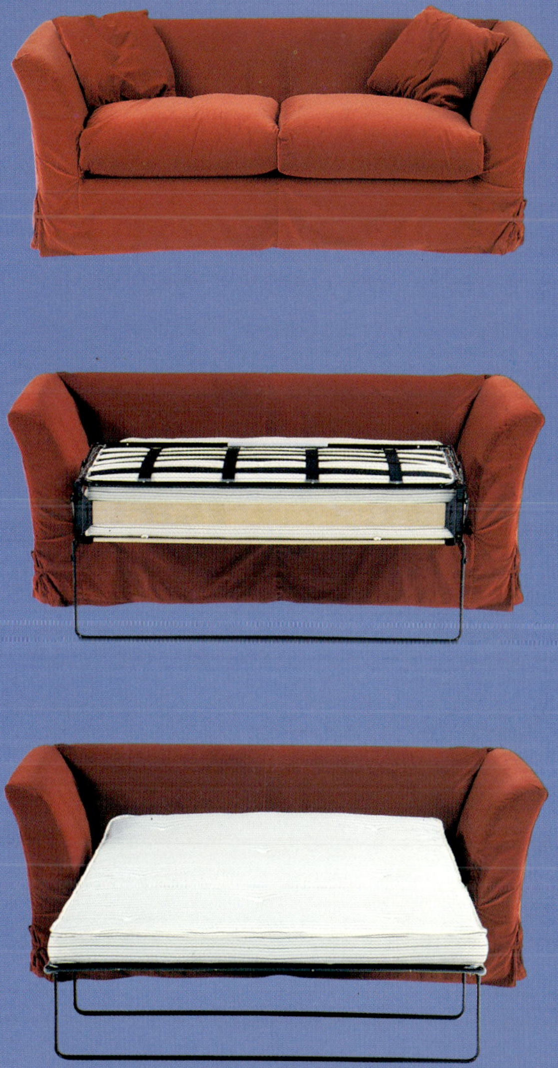

Bettsofa *Malton.*

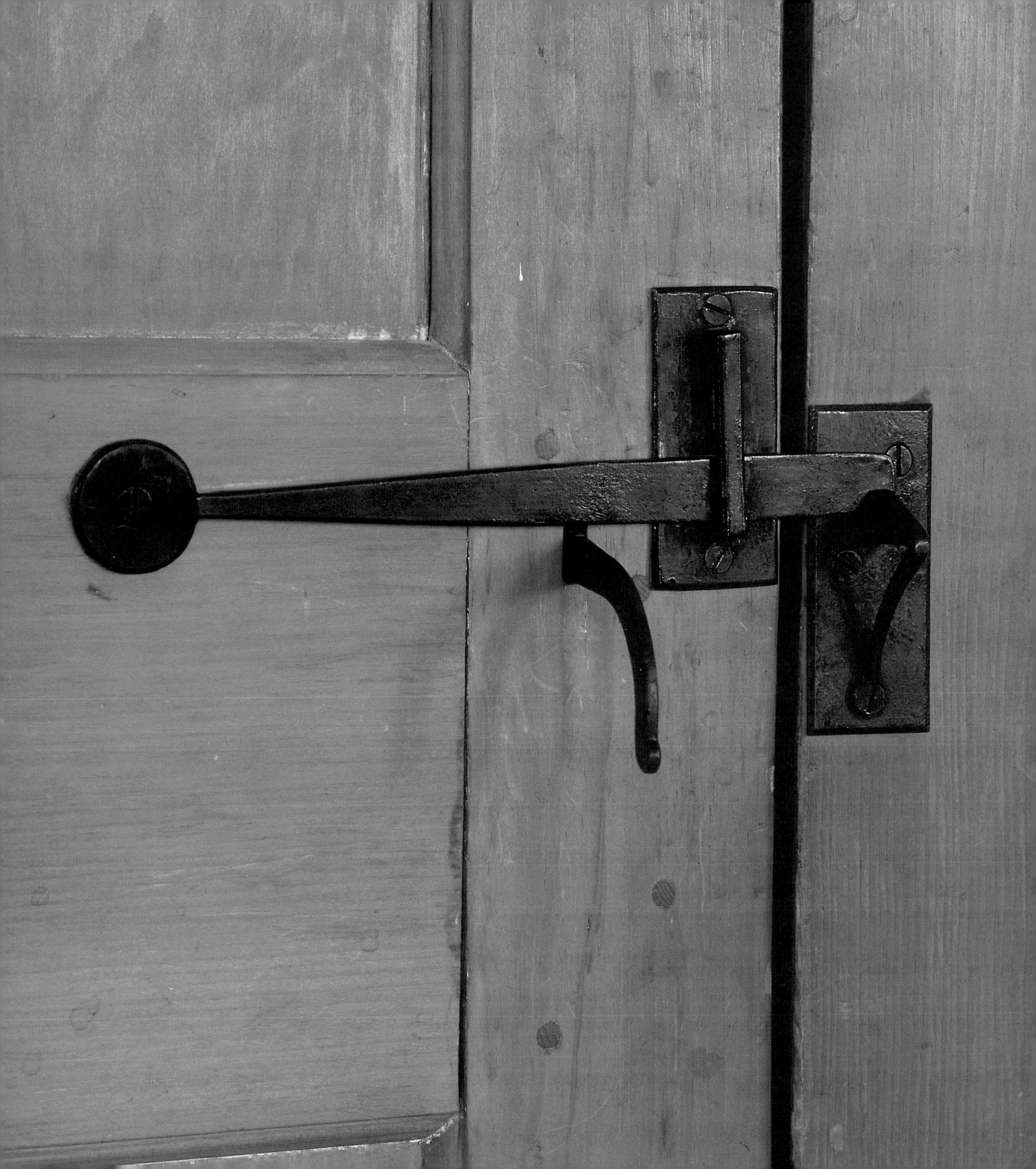

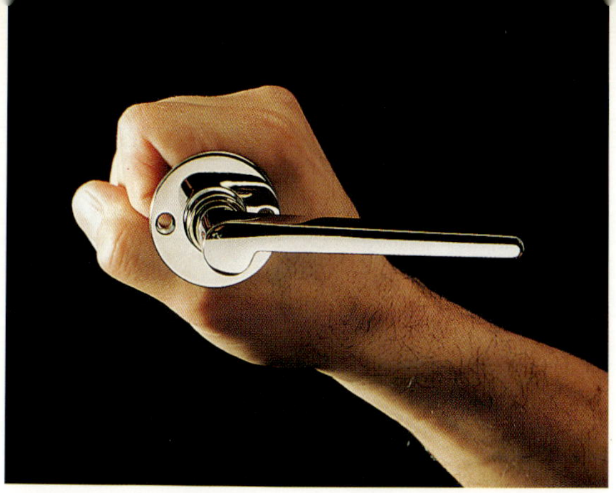

Wilhelm Wagenfeld für S. A. Loewy, Türdrücker *WD 28 N* (1928).

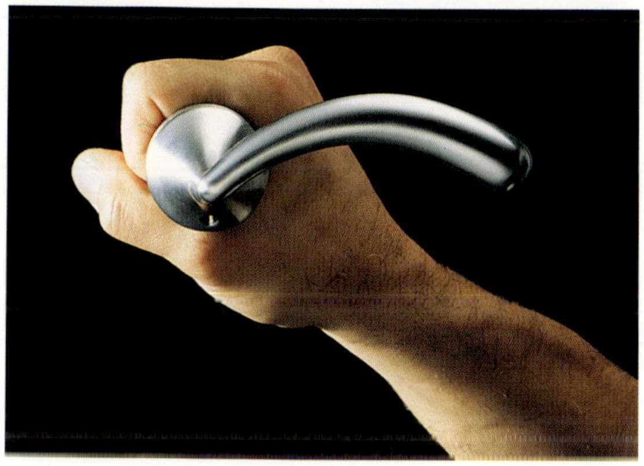

Makio Hasuike für Columbo Design, Türdrücker *Edo* (1995).

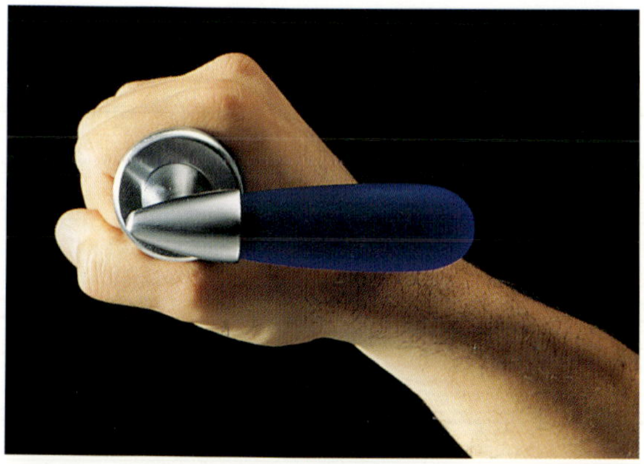

Alessandro Mendini für Olivari, Türdrücker *Aurora* (1994).

Studio BCF für Frascio, Türdrücker *Soft* (1994).

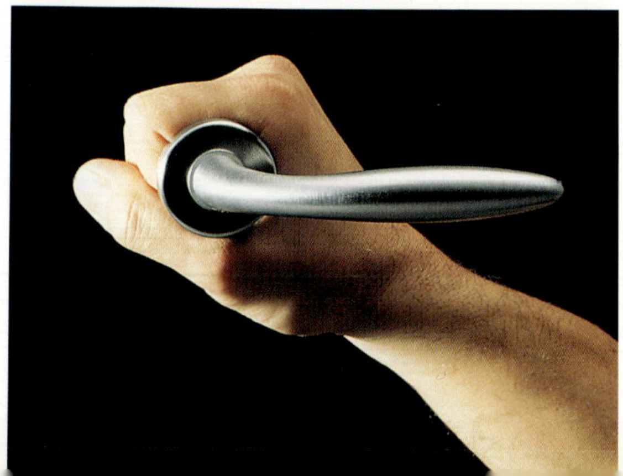

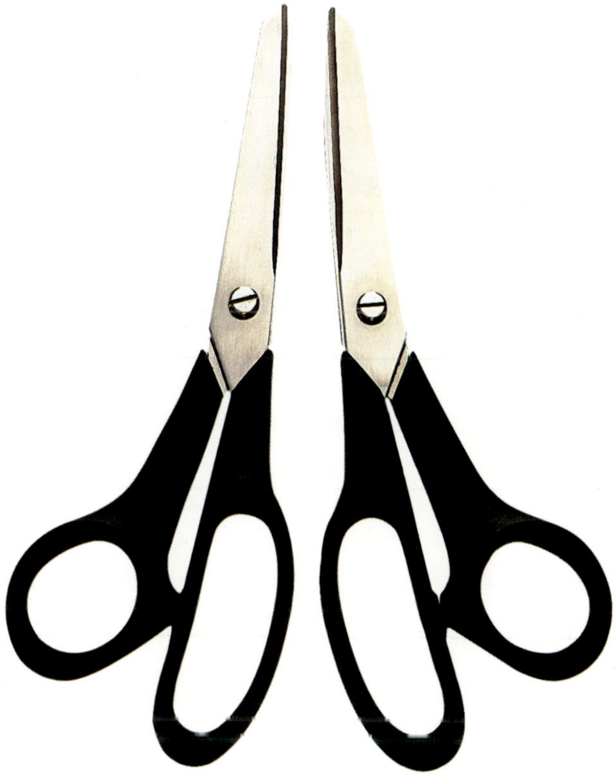

Scheren für Rechts- und für Linkshänder.

Die intelligente Wohnung mit Drucktastensteuerung und Voice-Control ist längst nicht mehr Science-fiction. Wenn solche zukunftsweisenden Technologien im Haushalt aber zur Normalität werden, könnte uns der Bezug zur Realität eventuell verloren gehen. Noch legen wir tagtäglich immer und überall selbst Hand an. Über Jahrhunderte hinweg wurden Griffe, Verschlüsse und Werkzeuge auf Handlichkeit hin optimiert. Ein Besteck, das schwer und gut in der Hand liegt, erhöht den Genuß beim Essen, und fasziniert sehen wir zu, wie ein Türriegel sanft einrastet.

Linke Seite: Schmiedeeisemer Türriegel, Hancock Shaker Village, Massachusetts, USA.

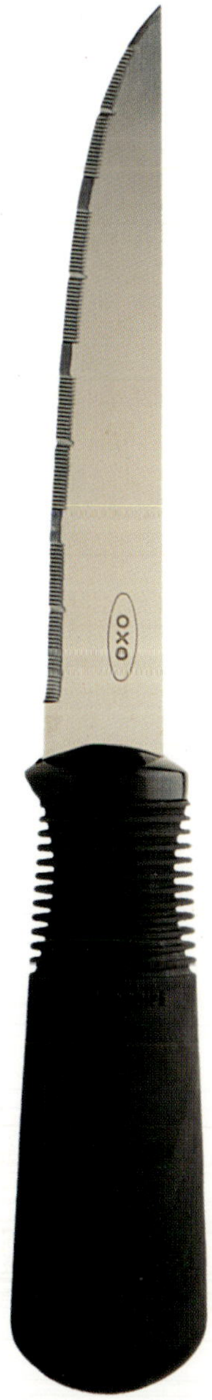

Smart Design, Schälmesser *Goodgrips*.

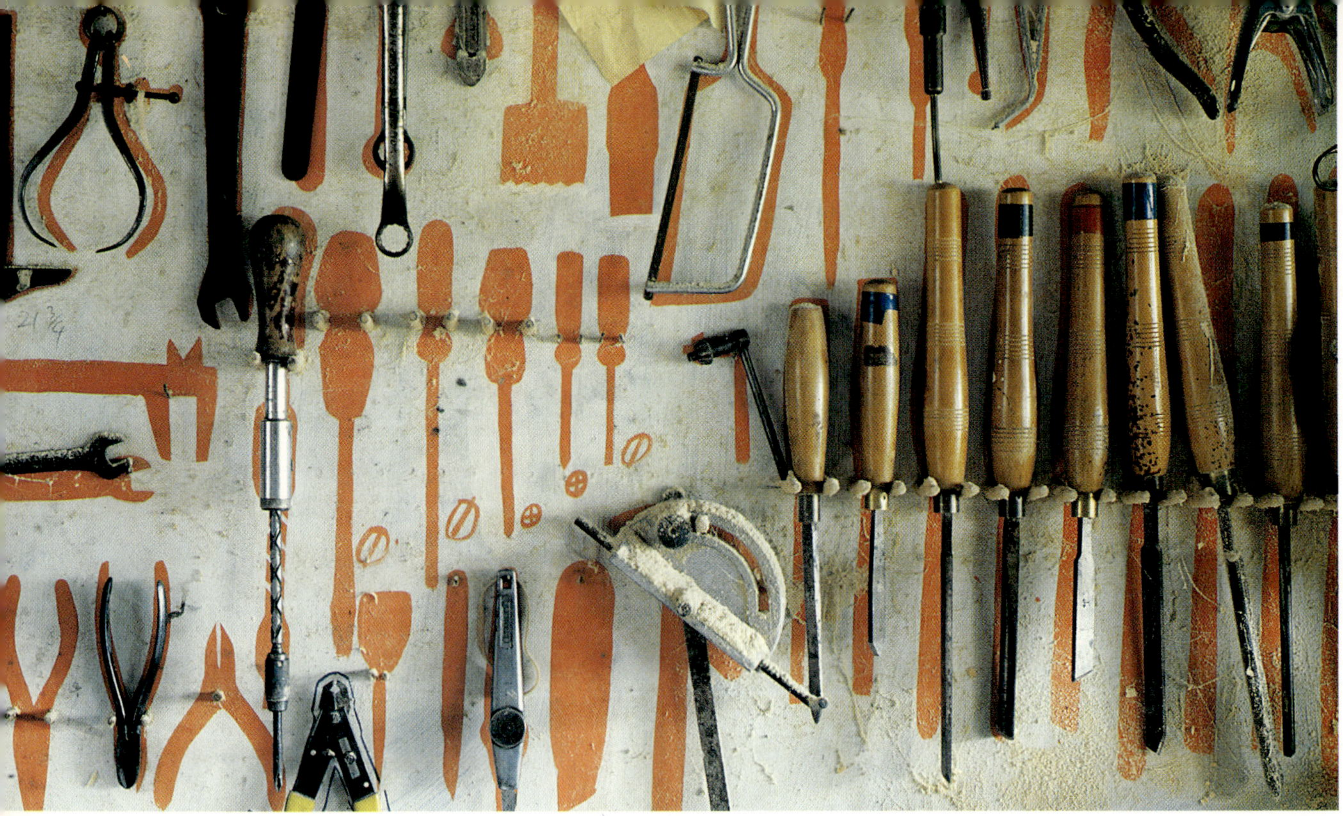

Werkzeugwand.

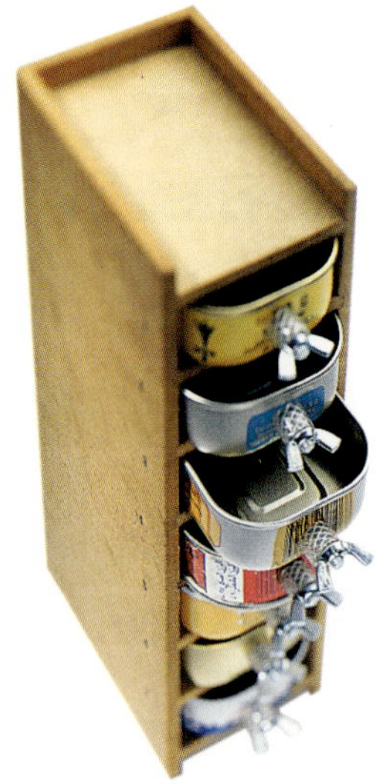

Michael Marriott, *Seven Series*, Sammlerschränkchen mit Sardinenbüchsen (1990).

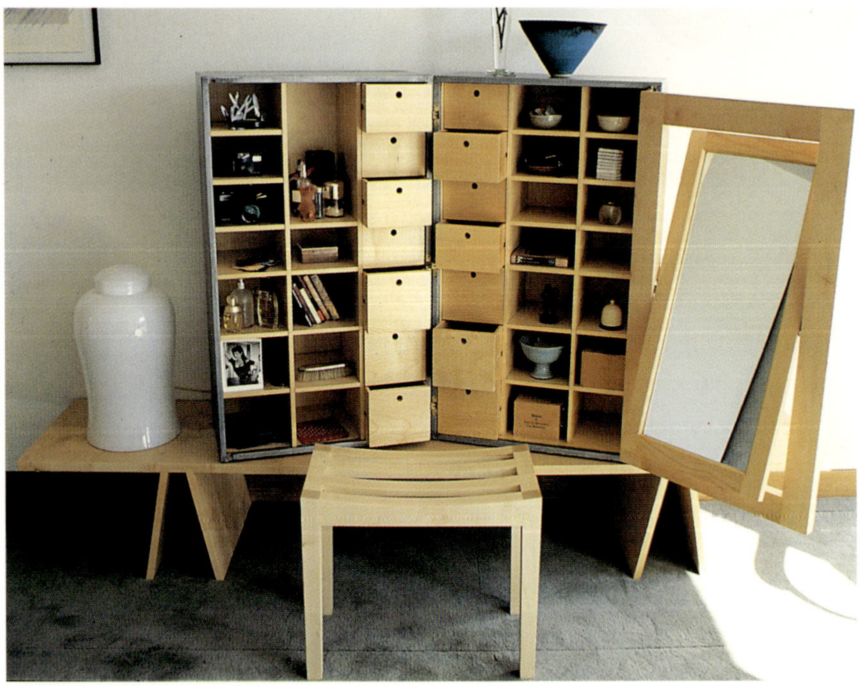

Terence Conran, Frisiertisch (1994).

Unsere Wohnung ist zu einem Warenlager geworden. Manches stellen wir auf Regalen zur Schau, anderes entziehen wir den Blicken.

Von Münzgeld über Briefe und Broschüren bis hin zu Müll liegt alles mögliche herum und droht unser Zuhause zu überfluten. Wie und womit wir Ordnung in unsere Habe bringen, ob wir etwa das sachliche Kellerregal oder die neutrale Stapelbox verwenden, sagt unter Umständen weit mehr über unseren Lebensstil aus als alle anderen Elemente unserer Wohnung.

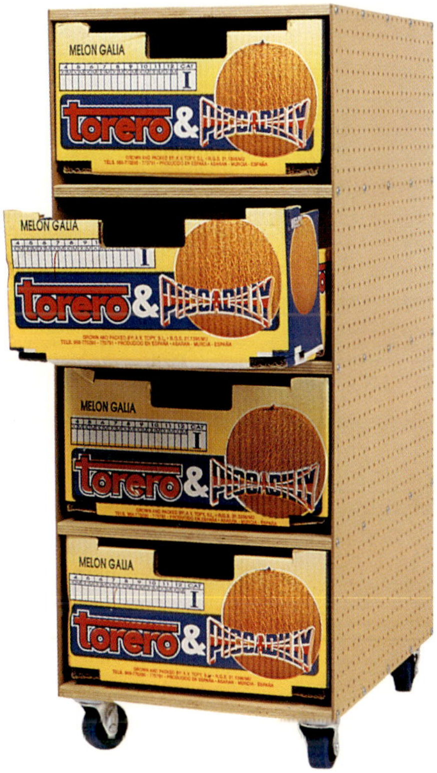

Michael Marriott, Container mit Orangenkisten (1995).

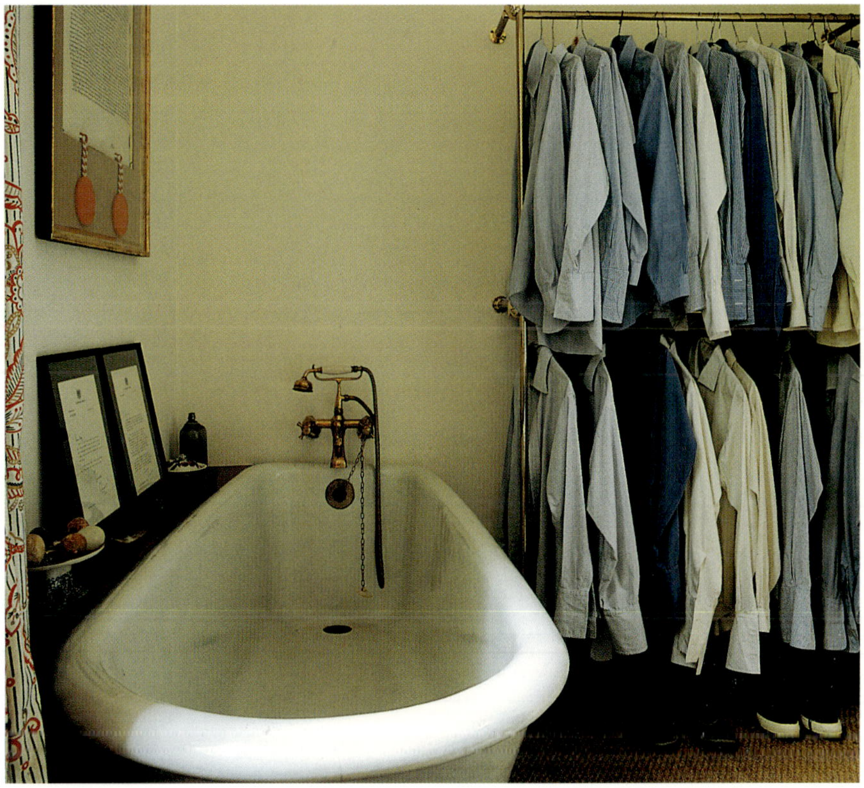

Die professionelle Kleiderstange tut ihren Dienst immer häufiger im privaten Bereich.

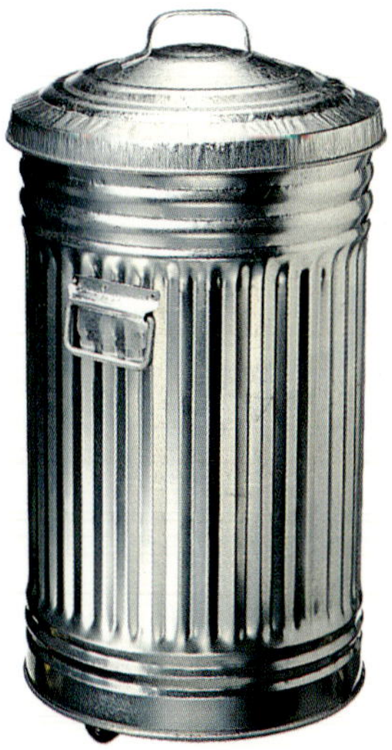

Traditionelle Mülltonne.

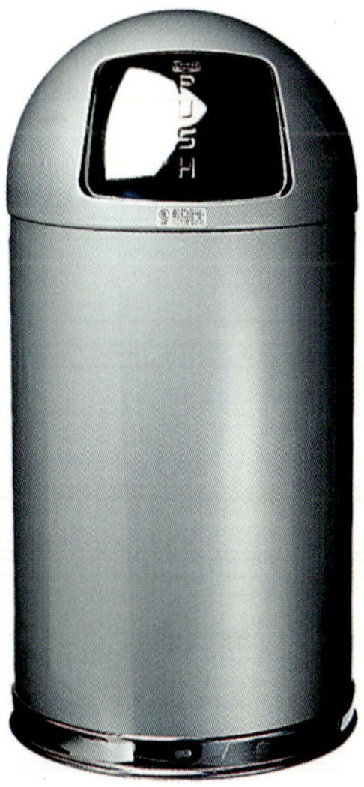

Industriemülleimer.

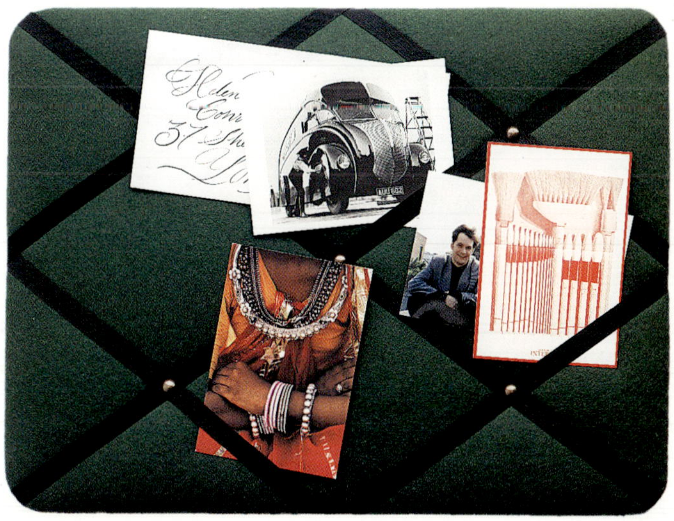

Klemmtafel für Notizen.

Mode

Die Kleidung ist unsere zweite Haut oder vielmehr das Gesicht, das wir der Welt zeigen. Mit der Mode können wir spielerisch unsere Persönlichkeit neu erfinden und unsere Lebensfreude bekunden. Seit Coco Chanel mit perfekt geschnittenen Kostümen das Bild der selbstbewußten Frau und ein entsprechendes Markenimage schuf, haben die Designer die Mode zum elementaren Ausdrucksmittel eines ganzen Lifestyle-Konzepts erhoben. Ladenketten wie Gap und Muji kehren den Trend um und setzen statt dessen auf schlichte Funktionalität.

Kleider machen Leute. Die komischen Seiten der Kleiderordnung sind ein beliebtes Thema vieler Filme, angefangen von *Die Waffen der Frauen* bis zu *Die Glücksritter*, wo Eddie Murphy Turnschuhe und Jogginganzug gegen anständiges Schuhwerk und einen Anzug von Brooks Brothers austauscht.

Wir alle sind uns der unterschwelligen Signale der Kleidung bewußt. Den Toaster, die Küche oder die Stereoanlage müssen wir nicht jede Saison erneuern, denn wir tragen sie nicht mit uns herum. Vieles erwerben wir mit der zuversichtlichen Erwartung, daß es vielleicht nicht gerade ein Leben lang hält, zumindest aber ein Jahrzehnt. Kleider dagegen kaufen wir viel öfter und aus ganz anderen Beweggründen. Natürlich möchten wir von bestimmten Kleidungsstücken länger etwas haben, und für manche Menschen ist die Haltbarkeit das entscheidende Kriterium. Die meisten von uns aber kaufen Kleidung allein aus der Lust auf etwas Neues.

Im Bereich der Mode werden viele Schlüsselelemente des Designs besonders evident. Exklusive Haute Couture wie auch Konfektion für die breite Masse unterliegen vielfältigen Einflüssen. Mode steht für Handwerk und Industrie, sie ist extravagant oder dezent, sie lebt von schnellen Trends, aber auch von Zyklen. Nichts ist kurzlebiger oder kommt so schnell wieder, und genau so ist es gewollt.

Modesüchtige werden oft als Konsumidioten verhöhnt. Obwohl wir wissen, daß wir manipuliert werden, lassen sich die meisten von uns doch gern darauf ein. Mode ist per se vergänglich, bietet aber eine verlockende Möglichkeit, am kulturellen Geschehen teilzuhaben. Sie schafft Arbeit für Designer, Hersteller und Händler sowie für viele andere, die an der komplexen Produktionskette beteiligt sind. Dem Verbraucher macht sie vor allem Spaß.

Mode liefert Momentaufnahmen des jeweiligen Zeitgeschmacks und der gesellschaftlichen Werte. Es ist verblüffend, wie die Garderobe die Art der Wohnungseinrichtung spiegelt, eine Parallele, die schon lange zu beobachten ist. Während des Empire etwa fand die Silhouette der Regency-Kleider ihre Entsprechung in den Draperien der Vorhänge, und diese erstickten in der viktorianischen Ära genauso unter der Last der Besätze, Fransen und Schleifen wie die Damenroben. In den ersten Jahrzehnten des 20. Jahrhunderts zeichnete das Auf und Ab der Rocklänge den Wechsel vom wirtschaftlichen Aufstieg zum Niedergang nach. Die unbeschwerte Emanzipation der Frauen in den zwanziger Jahren fand ihren Widerhall in den knabenhaften Erscheinungsbildern mit Hängern und kurzen Haaren. Die von Krieg und Not gekennzeichneten vierziger Jahre brachten das Kostüm mit charakteristischen kantigen Schultern und kurzem Rock hervor; in der sexuellen Revolution wurde der Rock dann zum Mini.

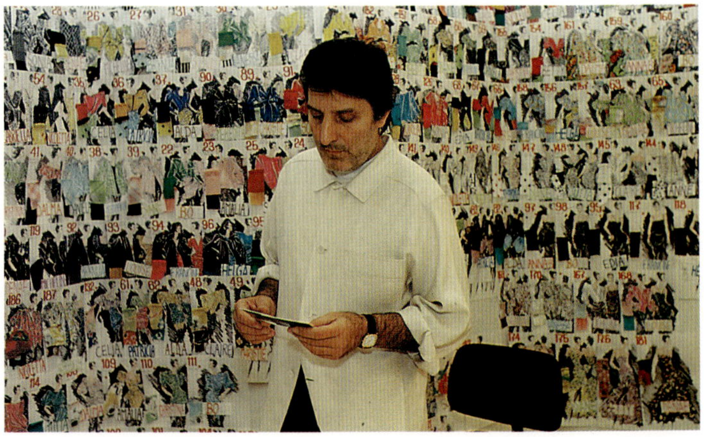

Der Couturier Ungaro vor kleinen Skizzen und Textilmustern (1987).

In einer Branche, die Neuheiten verkauft, bringt die richtige Vorahnung das große Geld. Für Trendprognosen gibt es spezialisierte Agenturen und Fachmessen, allen voran die Première Vision in Paris. Modestudios und Berater wie Dominique Peclair konzentrieren sich ausschließlich darauf, ihre Antennen auf den Zeitgeist auszurichten und Tendenzen herauszufinden; Trendtableaus geben den Designern auf den Messen Anregungen für den nächsten Look. Die Triebfeder all dessen ist rein kommerzieller Natur. Die Modebranche braucht die Textilindustrie, die wiederum von den Modemachern frühzeitig Vorgaben für Farben, Muster und Strukturen anfordert. Mitunter stehen diese schon Jahre fest, bevor die fertigen Produkte überhaupt in die Läden kommen. Das Risiko ist hoch; eine Fehlentscheidung kann katastrophale Folgen haben.

Fortschritte in der Textilindustrie und neue Möglichkeiten der Informationsgewinnung geben inzwischen ein gewisses Maß an Sicherheit. Heute lassen sich Kleidungsstücke in neutralen Farben produzieren und dann auf Bestellung einfärben, was die Vorlaufzeiten erheblich verkürzt hat. Als der Stoff noch grundsätzlich vor der Verarbeitung gefärbt wurde, mußten die Hersteller und Händler weit im voraus planen und dabei richtig entscheiden. Das Computerprogramm EPOS ermöglicht mit Hilfe der Verkaufszahlen eine sofortige Analyse des Käuferverhaltens. So kann ein Händler jetzt etwa kurzfristig zusätzliche 10 000 Hemden in einem bestimmten Blau ordern, wenn sich herausstellt, daß diese Farbe sich am besten verkauft.

Ladenketten für modische Bekleidung wie Gap verdanken ihren Erfolg nicht zuletzt der Möglichkeit, rasch auf die Nachfrage zu reagieren. In Hongkong oder Manila, beides wichtige Produktionszentren, stehen Jumbo-Jets bereit, die jederzeit mit der bestellten Ware starten können. Diese Strategie funktioniert besonders gut bei klassischen Modellen, die sich in erster Linie nur farblich ändern. Doch selbst die Schnitte lassen sich heutzutage durch den computergestützten Entwurf (CAD) und automatisierte Produktionsverfahren viel schneller modifizieren, was eine größere Vielfalt erlaubt. Allerdings können die technologischen Fortschritte auch zu einer Verringerung der Auswahl beitragen. Genaue Trendanalysen bewegen die Einkäufer mitunter, lieber auf Nummer Sicher zu gehen und bewährte Linien auszuwählen. Da Giganten wie Marks and Spencer den Markt beherrschen, erhält Originelles, Neues oder Riskantes mitunter von vornherein keine Chance. Solche riesigen Ketten haben enormen Einfluß. Der Konfektionseinkäufer von Marks and Spencer wählt ein Fünftel aller in England verkauften Kleidung aus. Ein einziger Bestseller kann der Handelskette die Umsätze bringen, die sonst ein ganzes Unternehmen durchschnittlicher Größe erzielt. Man kann sich also leicht vorstellen, um welche Beträge es hier geht.

Gewöhnliche Kleidung war wohl nie preiswerter als in der heutigen Zeit, doch geht die Qualität oft auf Kosten des Flairs. Aufstrebende Modedesigner haben es schwerer denn je. Gewiß, wir alle brauchen vernünftige, praktische und zeitlose Stücke, sogenannte Basics, in unserem Kleiderschrank. Allerdings wäre das Leben viel grauer, ließe uns die Mode nicht die Möglichkeit zu Spontaneität. „Vor dem Vulgären muß man keine Angst haben, nur vor dem Langweiligen“, sagte einmal Diana Vreeland, die Päpstin des Modejournalismus.

Die Auswahl unserer Kleidung ist eine der ersten Gelegenheiten, bei denen wir lernen, unsere Persönlichkeit zum Ausdruck zu bringen. Das Kind, das Wolle haßt, weil sie kratzt, oder auf eine bestimmte Farbe abfährt, der Teenager, der seine Haare lila färbt und einen Nasenring trägt, der Art Director, der sich von Kopf bis Fuß mit Armani kleidet – sie alle sagen etwas über sich aus.

Wir betrachten diese Freiheit des Ausdrucks, die natürlich finanziell bedingte Grenzen hat, als selbstverständlich. In früheren Jahrhunderten dagegen sollte die Kleidung vor allem die gesellschaftliche Stellung eines Menschen zu erkennen geben. Schon im alten Ägypten herrschten strenge Regeln; so durfte ein Sklave oder ein Angehöriger eines niedrigen Standes keine Sandalen tragen. Vor der industriellen Revolution war die Kleidung, wie alles andere auch, handgemacht, und eine prächtige Garderobe erlaubte unmittelbare Rückschlüsse auf den Reichtum ihres Trägers. Die Porträts hochrangiger Persönlichkeiten der elisabethanischen Ära zeigen Wämser und Mieder mit üppigem Perlenbesatz, Goldstickereien und so aufwendigen Details, daß die Arbeitszeit, die in ihnen steckte, unübersehbar war. Als sich Farben noch nicht preiswert synthetisch herstellen ließen, konnten sich nur die Begüterten farbenprächtige Gewänder leisten. Kleidung mußte nicht bequem oder praktisch sein, sondern standesgemäß. Zahlreiche Diener waren nötig, um den wohlhabenden Damen in ihren ausladenden Reifröcken bei den alltäglichen Verrichtungen zur Hand zu gehen.

Ende des 18. Jahrhunderts begründete Frankreich seine Stellung als Modezentrum. Diese Rolle ergab sich aus seiner führenden Position im Textil- und Polsterbereich, und sie wurde auch nicht durch die beginnende Industrialisierung gefährdet. Noch im späten 19. Jahrhundert ließen sich modebewußte Frauen in ganz Europa und Übersee ihre Kleider nach den neuesten Entwürfen in den französischen Modejournalen schneidern. Es war zwar ein Brite, der 1857 das erste Couturehaus gründete; doch wählte Charles Worth Paris als Firmensitz, und bis auf weiteres blieb die Stadt Trendsetter in Sachen Mode.

Als die Couture aufkam, gab ein halbes Dutzend Designer mit ihren Schöpfungen für die Crème de la crème den Ton an. Der jeweilige Modestil drang bis in die unteren Gesellschaftsschichten vor und wurde dort in billigeren Kopien übernommen. Die Kleidung hatte einen wichtigen Stellenwert, und sie war in hohem Maß konformistisch. Paris schrieb knielange Röcke vor, und alle hielten sich daran.

Der Konformismus in Modefragen war auf allen Gesellschaftsebenen zu beobachten. Als ich meine Laufbahn begann, war der

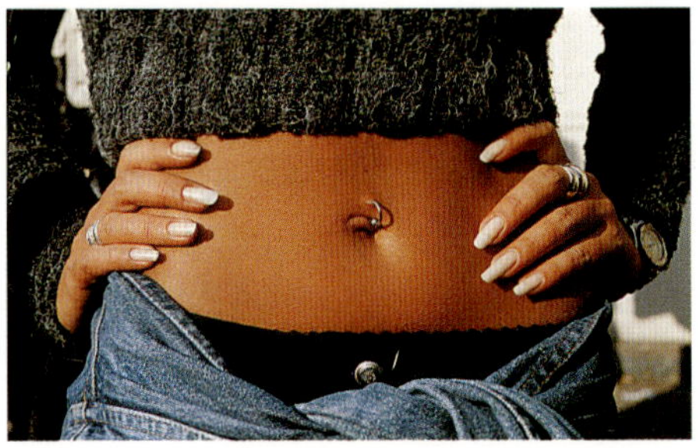

Wenn schon alles entblößt ist, muß man anders schockieren.

Gentleman ohne Melone, jenes totemistische englische Symbol, undenkbar. Da ich darauf angewiesen war, daß man mir in der Geschäftswelt Vertrauen und Kredit gewährte, machte ich mit. Auch ich hatte eine Melone, die ich vor meinen Gängen zur Bank abbürstete und aufsetzte – widerstrebend zwar, aber ohne sie hätte man mich nicht ernst genommen.

Coco Chanel erweiterte als eine der ersten den Begriff der Mode. Ihre flotten Kostüme und auffälligen Accessoires wie auch die frischen, modernen Düfte entstanden mit Blick auf die emanzipierte, berufstätige Frau. Zusammen mit diesem neuartigen Gesamtlook wurde – und auch das war neu – ein Lebensstil, ein Image verkauft. Nach und nach avancierte Coco Chanel selbst zu einer der unverkennbarsten Marken im Modegeschäft, und ihr Erfolg hält bis heute an.

Die Haute Couture wird regelmäßig totgesagt. Tatsächlich sind die Zeiten der Modediktate vorbei, und der Aufruhr, für den der New Look von Christian Dior 1948 sorgte, wäre heute wohl kaum vorstellbar. Inzwischen gehen die Impulse eher von unten nach oben als umgekehrt. Die Fähigkeit, auf der Straße Stilelemente aufzuspüren, gilt als ultimativer Beweis von Kreativität.

Beide Wege können jedoch in die Irre oder zumindest in die Lächerlichkeit führen. Ein vollendet geschnittenes und aus bestem Material von Hand gefertigtes Modell läßt sich einfach nicht erfolgreich für den breiten Modemarkt kopieren. Es sieht dann nur billig aus. Genauso unglücklich kann der umgekehrte Ansatz

„Die Zeiten des Modediktats sind vorbei … alles, was eine Frau braucht, ist die passende Hose."

Joseph

ausgehen. Mit ihren zerrissenen und mit Sicherheitsnadeln versehenen, aber ansonsten exzellent gemachten Jeans haben einige Designer nur gezeigt, daß sie vom Punk nichts begriffen haben.

Die Couture ist die letzte Bastion des Schneiderhandwerks in einer hochindustrialisierten Branche. Nach wie vor leisten sich einige Privilegierte die Exklusivität, den aufmerksamen Service, die exquisiten Stoffe und die überlegene Handwerkskunst der Couturehäuser – und nur die beiden letzteren lohnen wahrscheinlich den Preis. Maßgeschneiderte Kleidung ist der Inbegriff von Individualität. Viele renommierte Modeschöpfer sind zunächst einmal großartige Schneider, die wissen, wie man Figurprobleme, ein paar Jährchen oder unerwünschte Pfunde kaschiert. Wie Jean Muir, die mit ihren perfekt gearbeiteten Modellen die gutsituierte berufstätige Frau anzog, gern betonte, ist „Fashion" im Englischen auch ein Verb, das „formen, gestalten" bedeutet.

Gleichzeitig überlebt die Couture als Arena, in der Designer die Grenzen des Tragbaren immer weiter ausdehnen. In den dreißiger Jahren kombinierte Elsa Schiaparelli grelle Pink- und Violettöne im gleichen Outfit oder gestaltete einen Hut in Schuhform, nur zum Amusement oder um die Leute zu schockieren. Auch Künstler wirkten dabei mit. Schiaparelli ließ von Jean Cocteau und Salvador Dalí Kleiderstoffe entwerfen. Zika Ascher kaufte Entwürfe von Sonia Delaunay, Ben Nicholson und Henri Matisse. Arbeiten von Stoffdesignern wie Mario Fortuny und Bernat Klein verwischen die Grenze zwischen Mode und Kunst.

Doch ist die hohe Kunst der Couture niemals reiner Selbstzweck. Saison für Saison zeigt sie auf den Laufstegen von Paris, Mailand, New York und London ausgefallene Kreationen, die Schlagzeilen machen, sich gut photographieren lassen und dem Designer zu Ansehen verhelfen sollen. In abgemilderter Form erscheinen diese Entwürfe in den Shops der jeweiligen Designer, in den Prêt-à-porter-Kollektionen und in ausgewählten Kaufhäusern. Die erfolgreichsten Modelle kommen dann bald als Kopien in die Modehäuser für die breite Masse, die sich auch ein Stück vom Kuchen abschneiden wollen.

Während Coco Chanel als eine der ersten die Bedeutung eines Markenprofils im Modebereich erkannte, war Pierre Cardin Wegbereiter für die Lizenzvergabe. Die Signatur des Designers prangte auf zahlreichen Produkten mit nur vager Verbindung zur Mode. Heute hat jedes Haus seinen eigenen Duft, und viele stellen ihren Namen auch für Kleidung und Accessoires zur Verfügung, die mit der Luxuswelt ursprünglich nichts zu tun hatten. Dies ist

Versaces farbenprächtige Entwürfe kleiden die Topmodels und Superreichen.

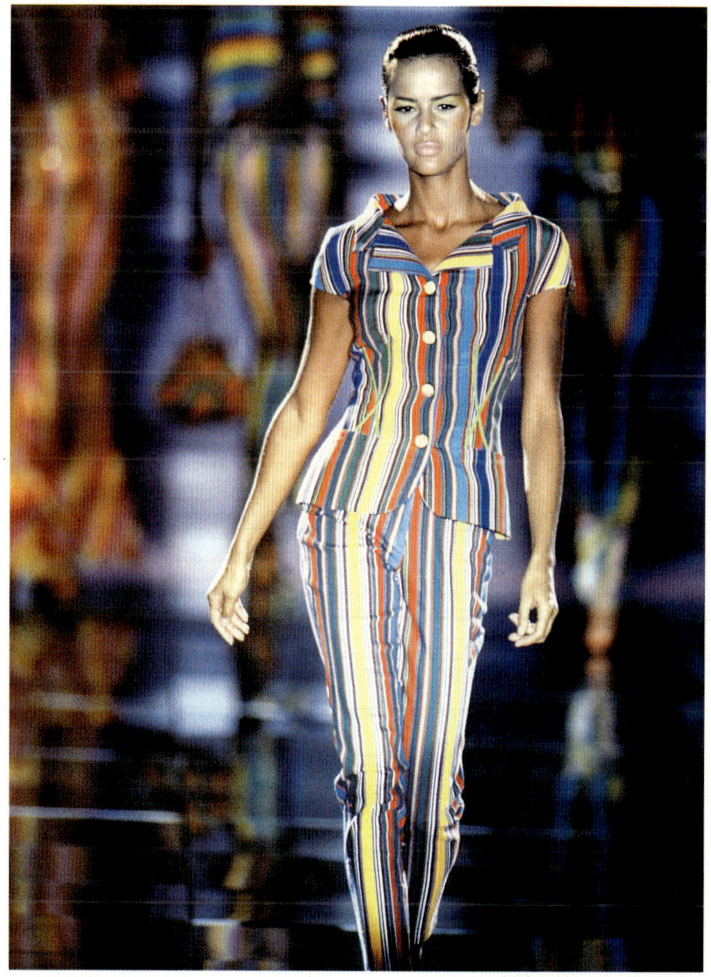

nicht etwa ein Nebengeschäft, sondern ein eigener, einträglicher Geschäftszweig. Ralph Lauren gestaltete und verkaufte anfänglich Krawatten. Heute beträgt sein Jahresumsatz 4,2 Milliarden Dollar, wobei 500 Millionen auf das Konto seiner Home Collection gehen.

Branchenfremde Persönlichkeiten entwickeln für Modehersteller ein allumfassendes Image. Anerkannte Architekten und Designer wie Nigel Coates, Eva Jiricna, Andrée Putman und John Pawson gestalten aufregende Ladeneinrichtungen. Nina Ricci ließ die Verpackung für eine neue Kosmetikserie von den Designerinnen Garouste und Bonetti entwerfen, die vor allem für ihre exzentrischen Möbel bekannt sind.

Couturiers, die in den Sektor der Inneneinrichtung expandieren, verkaufen vor allem eines: das Gütezeichen eines Namens, eines Etiketts oder einer Marke. Die Sache hat aber einen Haken. Kopien und Etikettenfälschungen haben den Marktwert von Designerprodukten stetig sinken lassen. Folglich suchen diejenigen, die auf sichtbare Exklusivität erpicht sind, ihre Statussymbole anderswo. Etiketten mögen jene überzeugen, die in Geschmacksfragen unsicher sind, sie können aber auch den Verbraucher zu unangenehmen Fragen nach dem wahren Wert veranlassen.

Mit der zunehmenden Demokratisierung des Modemarktes, der seine Inspiration immer häufiger von der Straße bezieht, gerät die Branche unter Druck. Balenciaga hat angeblich die Couture aufgegeben, weil er meinte, es gebe niemanden mehr zum Anziehen. Als Clark Gable in *Es geschah in einer Nacht* sein Hemd auszog und eine nackte Brust zum Vorschein kam, ging der Verkauf von Männerunterhemden in den USA schlagartig zurück.

Hollywoodstars wie Greta Garbo und Clara Bow präsentierten die ikonenhaften Frauengesichter der Vorkriegszeit und bereiteten den Boden für die moderne Kosmetikindustrie. Überlebensgroß und allgegenwärtig, zeigen uns die kulturellen Heroen und Heroinen, wie man sich kleidet und inszeniert. Mit den ersten

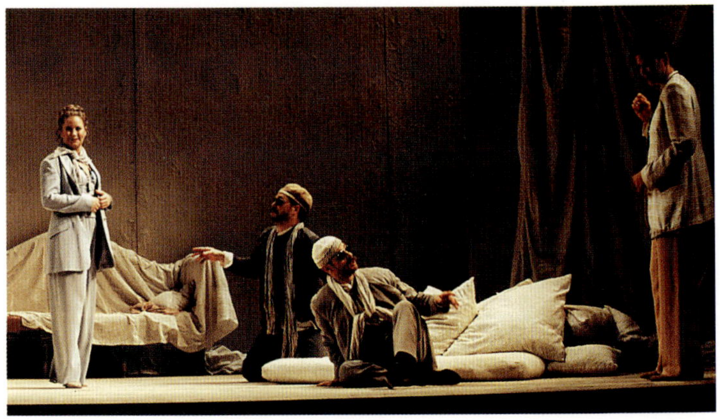

Elegantes Understatement kennzeichnet die Armani-Mode, hier in *Eine unmoralische Frau* (1995).

prominenten Models in den fünfziger Jahren begann, was sich über Twiggy und Jean Shrimpton bis zu den Supermodels von heute fortsetzt: die Stilisierung populärer Leitfiguren mit der Aura von Medienstars.

Da sich die Öffentlichkeit Film- und Fernsehstars zum Vorbild nimmt, können Modemacher ein breiteres Publikum erreichen denn je, und sie wissen die Gelegenheit zu nutzen. Audrey Hepburn trug auf der Leinwand wie im Privatleben häufig Givenchy-Modelle und auch den Duft *l'Interdit*, den der Couturier speziell für sie komponiert hatte. Die vier Jahrzehnte währende freundschaftliche Zusammenarbeit zwischen der Schauspielerin und dem Designer erwies sich als perfekte Symbiose.

Auch bei der Oscar-Verleihung geht es heute keineswegs mehr nur um die begehrte Trophäe: Die Designer reißen sich darum, die Kandidaten mit ihren Entwürfen auszustaffieren. Wir alle wählen in gewisser Weise unsere Kleidung für die Rolle, die wir spielen wollen. „Das Leben ist ein Film, und ich liefere die Kostüme dafür“, sagte einmal Giorgio Armani, dessen elegante, fließende Mode unlängst in einer Verfilmung von *Eine unmoralische Frau – Così Fan Tutte* zu sehen war.

Die Mode ist ein Indiz für gesellschaftliche Veränderungen und sagt damit etwas über unsere Wertvorstellungen aus. In der Regel ist die Kleidung heute sehr viel bequemer als noch vor hundert Jahren. Als die Frauen Anfang des Jahrhunderts die ersten Schritte ins öffentliche Leben taten, stellten sie bald fest, daß Korsetts und bodenlange Röcke ihre Bewegungsfreiheit einengten. Die Veränderung der Lebensgewohnheiten färbte auf die Kleidung ab. Neben anderen Schnitten kamen auch neue Materialien. Kunstfasern, ein Erzeugnis der Petrochemie, hatten in den fünfziger und sechziger Jahren Hochkonjunktur. Bügelfrei und fleckenabweisend, nahmen sie der berufstätigen Frau Hausarbeit ab.

Bequemlichkeit bedeutet auch gute Paßform. Nicht der Körper soll sich der Kleidung anpassen, sondern umgekehrt. Neue Technologien machten es möglich. Nylon, 1939 bei der Weltausstellung in New York vorgestellt, lieferte das Material für nahtlose Strümpfe, die sich wie eine zweite Haut anschmiegten. Der Reißverschluß bot eine Verschlußmöglichkeit, die den Körperkonturen folgt. Lycra, dehnbar und formbeständig zugleich, betont die fitneßgestählte Figur. In Japan wird gerade ein Material erprobt, das sich die Körperform „merkt". Andere „intelligente Gewebe", Entwicklungen aus der Raumfahrt oder dem Sportsektor, können die Temperatur, die Farbe und die Struktur verändern.

Trotzdem ist Paßform kein Garant für Bequemlichkeit. Nylon fiel schnell in Ungnade, als sich herausstellte, daß man darin schwitzt und sich statisch auflädt. Vor kurzem wurde es durch eine neue, atmungsaktive Version rehabilitiert. Inzwischen haben wir die Schönheit der Naturfasern wiederentdeckt. Anders als Synthetics, die sich keinen Deut verändern, bekommen Baumwolle, Wolle, Leinen und Seide durch den Gebrauch Charakter. Je länger man die Stücke hat, desto lieber trägt man sie.

Mehr als alles andere aber zählt bei Kleidung das Image. Mit der Wahl unserer Kleidung wollen wir unsere Persönlichkeit und unseren Stellenwert zum Ausdruck bringen. Jedoch benutzen wir die Kleidung ebenso dazu, in eine Rolle – eventuell auch in verschiedene Rollen – zu schlüpfen. Im 20. Jahrhundert hat sich die Mode stets gierig Stilelemente aus verschiedenen Berufs- und Gesellschaftszweigen zu eigen gemacht. Jeder von uns besitzt Kleidungsstücke, die einem ganz bestimmten Kontext entstammen.

Ein Beispiel hierfür ist der Trenchcoat. Der Ursprungsentwurf von Thomas Burberry war als Mantel gedacht, der gegen Regen schützte und den Körper zugleich atmen ließ. Als Burberry im Ersten Weltkrieg einen Liefervertrag mit der britischen Armee abschloß, wurde der Mantel mit all den militärüblichen Taschen, Schulterklappen, Schnallen und Befestigungselementen ausgestattet, die bis heute zu seinen unverwechselbaren Merkmalen zählen. Zwischen den Kriegen gehörte der Trenchcoat zur Grundausrüstung jedes Helden oder Antihelden, nicht etwa als Allwettermantel, sondern als textiles Ausdrucksmittel eines Mannes voller Tatkraft und Erfahrung. Inzwischen gibt der Trenchcoat und insbesondere der Burberry seinen Träger einfach als Briten oder Anglophilen zu erkennen. Er hat sein vornehmlich militaristisches Image verloren und ist zum nostalgischen Identitätssymbol geworden.

Viele Kleidungsstücke und Accessoires, die eigentlich dem militärischen Bereich entstammen, sprechen unweigerlich den Macho an. Trotzdem hat kaum ein Mann, der heute eine Fliegerjacke mit Fleecefutter oder eine Pilotenbrille trägt und ein Zippo benutzt, jemals in einem Cockpit gesessen, geschweige denn Bomben über feindlichem Gebiet abgeworfen – gottlob. Ihr ursprüngliches Terrain haben zum Beispiel auch die Bergstiefel verlassen, die in der Disko salonfähig geworden sind, und der Jogginganzug kleidet längst nicht mehr nur die Fitneßbewußten, sondern auch die bequemen Faulenzer.

Arbeitskleidung und vor allem die Jeans sind ein Paradebeispiel für den Imagewandel. Die Geschichte des Denim reicht bis ins Mittelalter zurück. Damals wurde Serge de Nîmes, ein robuster Baumwollköper, von italienischen und französischen Arbeitern getragen und auch als Material für Planen verwendet. In der zweiten Hälfte des 19. Jahrhunderts hatte der Bayer Levi Strauss die Idee, eine ähnliche Art von Denim den kalifornischen Goldgräbern als Zeltplane anzubieten. Als das Gewebe dieser Verwendung nicht standhielt, begann Levi Strauss, es in Form von Overalls und Arbeitshosen zu verkaufen. Angeblich als Reaktion auf die Beschwerde, daß die Taschen ausrissen, wenn man Erzbrocken hineinstopfte, wurden 1873 die Nieten angebracht und patentiert. Zu einem Stückpreis von 22 Cent bot Levi Strauss ein billiges, strapazierfähiges und haltbares Produkt. Das 1886 hinzugekommene Etikett, das zwei Pferde bei dem Versuch zeigt, eine Levi's-Jeans auseinanderzureißen, macht die Botschaft unmißverständlich deutlich.

Inzwischen wurden von der Levi's 501 mehr Exemplare verkauft als von jedem anderen Kleidungsstück. Jeans sind allgegenwärtig, klassenlos, geschlechtslos (manchmal aber äußerst sexy) und alterslos. Einer neuen Untersuchung zufolge sind 80 Prozent aller in Australien verkauften Hosen Jeans, und 40 Prozent der Einwohner von Amsterdam tragen sie täglich. Wie konnte aus einer Arbeitsmontur ein so universeller und unverzichtbarer Bestandteil der modernen Garderobe werden?

Jeans blieben bis in die ersten Jahrzehnte des 20. Jahrhunderts eine reine Arbeitskleidung, wenngleich inzwischen auch in Farmerkreisen beliebt. Als in den dreißiger Jahren in Amerika das Wildwestfieber ausbrach, entstand das Klischee des verwegenen Cowboys. Jeder kleine John Wayne hatte seine Cowboykluft im Schrank und im Kopf das Bild seines Lieblingshelden, den er im Kino und später im Fernsehen immer wieder sehen konnte.

In den fünfziger Jahren wandelte sich die Jeans vom Symbol des einzelgängerischen Grenzers zum Attribut eines anderen ungebärdigen Individualisten, des Teenagers. Sie wurde zum Protestmittel rebellischer Bürgersöhne und -töchter. Während sich diese Jugendlichen bisher wie Kleinausgaben ihrer Eltern angezogen hatten, prägten sie nun ihren unverkennbar eigenen Stil. In logischer Konsequenz erhob die Nachfolgegeneration der sechziger Jahre die Jeans zum Sinnbild für die Befreiung von den Werten des Establishments und den herrschenden Moralvorstellungen.

Heute ist die Jeans ein bedeutender Wirtschaftsfaktor, und entsprechend intensiv wird für sie geworben. Die Levi's-Kampagne, für die John Hegarty von der britischen Agentur Bartle Bogle Hegarty verantwortlich zeichnet, beschwört geschickt den alten Zeitgeist herauf. Als Nick Kamen in einem Waschsalon zu Marvin Gayes *I Heard It Through The Grapevine* seine Levi's auszog, wurde er über Nacht zum Star und der Song zum Spitzenreiter in den Charts – ein solcher Erfolg war ihm beim ersten Mal nicht vergönnt gewesen. Der Werbespot selbst gewann eine Art Kultstatus, und die klassische 501 wurde 800 000 mal verkauft.

Zahlreiche andere Produkte können auf eine ähnliche, wenngleich nicht ganz so spektakuläre Erfolgsstory verweisen, in deren Verlauf sie vom Merkmal einer bestimmten gesellschaftlichen Gruppe zum neuesten Hit und dann schließlich zum Grundelement der Garderobe wurden. Beispiele dafür, wie sich die Mode Ideen aus allen Lebens- und Gesellschaftsbereichen zu eigen macht, finden sich auch bei den Schuhen.

Einst für ganz spezielle Zwecke geschaffen, werden Doc Marten's, Timberland-Stiefel und Nike-Sportschuhe heute überall getragen. Die verstorbene Varietékünstlerin Bea Lillie beendete ihren Auftritt stets mit einem Lied. Dazu erschien sie in einem tadellosen Abendkleid; darunter jedoch trug sie, wie sie irgendwann durch Lüften des Saums zu erkennen gab, klobige Stiefel. Das Publikum bog sich jedesmal vor Lachen. Heute würde das kaum noch jemand bemerkenswert oder erheiternd finden, denn es ist bereits ein Modetrend.

„Den Schlechtgekleideten hilft nur Gott." Spanisches Sprichwort

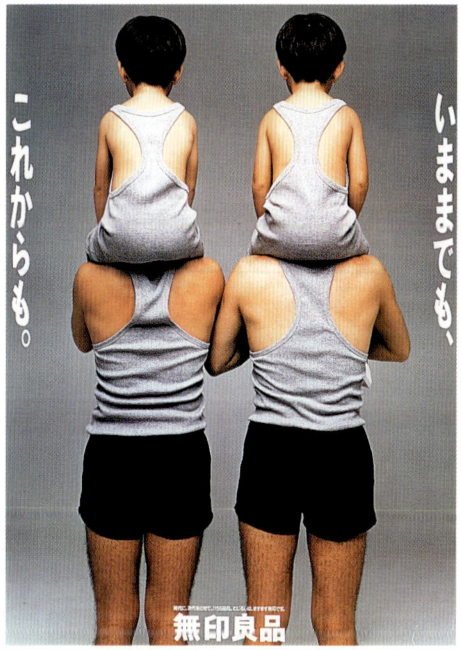

Einfache Formen, natürliche Materialien und neutrale Farben: das neue Credo von Muji.

Viele solcher Grenzüberschreitungen sollten ursprünglich schockieren, Protest bekunden oder Aufsehen erregen. Am Ende aber siegt immer der Konformismus. Unsere Neigung zur Anpassung ist heute genauso groß wie eh und je. Um Trends aufzuspüren, führte ein großes japanisches Modeunternehmen eine umfassende Untersuchung über die Kleidungsgewohnheiten von Jugendlichen durch. In keiner der Universitäten, die weltweit unter die Lupe genommen wurden, war auch nur die Andeutung eines neuen Trends zu erkennen. Vielmehr stellte sich heraus, daß die Studenten im großen und ganzen alle dasselbe trugen: profane Jeans, Röcke, T-Shirts und Turnschuhe.

Große Ladenketten wie Gap propagieren schlichte Kleidung als selbstbewußten Ausdruck von Individualität. Werbekampagnen mit Prominenten, die denkbar einfach und unauffällig angezogen sind, vermitteln die Botschaft, daß es kein Zeichen von Angepaßtheit ist, wenn man das gleiche T-Shirt trägt wie alle anderen. Letztendlich aber vermißt man beim Kauf eines weißen T-Shirts einfach die freudige Erregung und den Kitzel, der für viele nun einmal untrennbar mit der Mode verbunden ist.

Da die Medien uns mit Bildern bombardieren und auf ihrer stetigen Suche nach Neuigkeiten jede nur erdenkliche Ideenquelle anzapfen, wird es immer schwieriger, etwas wirklich Neues zu bringen. Die über 2000 Modejournalisten und -berater, die die Pariser Shows und Messen besuchen, und die ausführliche Berichterstattung noch über das kleinste Detail sorgen dafür, daß die Mode zum Dauerthema wird. Sie ist omnipräsent und daher immer schwieriger zu fassen. Die Mode läuft Gefahr, zu modisch zu werden. Auf der Suche nach Inspirationen durchstöbern Designer die Vergangenheit, und Stilrichtungen, die gerade aus den Geschäften verschwunden sind, kommen schon wieder, bevor sie noch richtig begraben sind. Im einen Monat werden die Konsumentinnen angehalten, sich wie Trümmerfrauen zu kleiden, und im nächsten feiert die Carnaby Street der sechziger Jahre fröhliche Urständ. Dieses Querfeldeinrennen durch die jüngste Vergangenheit und die Flut von Kommentaren und Bildern, die es begleiten, läßt auch die eingefleischtesten Modefans ermüden.

Die sechziger Jahre, vor kurzem einmal mehr zu neuem Leben erweckt, brachten England erstmals die Führungsrolle in der Mode ein. Mit neuen, spritzigen Einfällen begann eine Generation junger, dynamischer Designer, die den Kunstakademien entström-

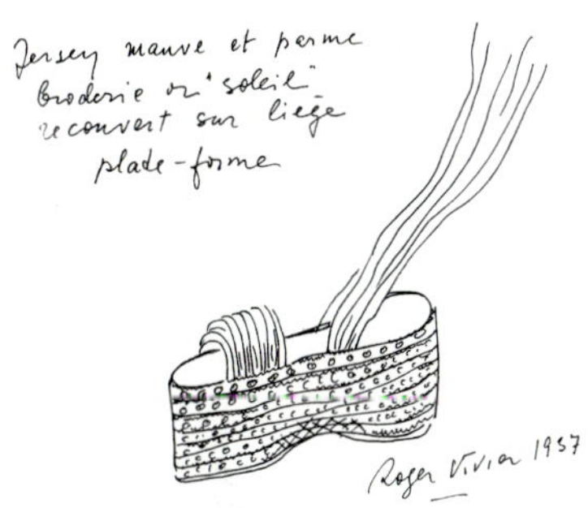

Roger Vivier für Dior, Plateausandale (1937).

ten, die Modewelt umzukrempeln. Neue Looks waren, kaum daß sie auf dem Reißbrett Gestalt angenommen hatten, in den Boutiquen schon wieder ausverkauft. Plötzlich war es mit der Kleidung nach der Saison und der traditionellen Unterscheidung zwischen Tages- und Abendgarderobe, Gesellschafts- und Freizeitkleidung vorbei. Die neuen Konsumenten dieser Mode waren extrem jung. Sie fuhren ab auf den Minirock von Mary Quant oder eine Boa von Biba, so wie man natürlich die neueste Stones-Scheibe kannte oder seinen Wok bei Habitat kaufte.

Es war eine atemberaubende Zeit, und die Wiederbelebungsversuche machen den Kontrast zwischen damals und heute deutlich. Das Royal College of Art eröffnete seinen Fachbereich für Mode 1948, und schon Mitte bis Ende der fünfziger Jahre hatte er sich selbstbewußt etabliert. Carnaby Street und King's Road boten Jungtalenten die geeignete Bühne. England fegte den muffigen Konformismus der fünfziger Jahre hinweg und profilierte sich mit einem eigenen Stil als kreativster Brennpunkt des Kunstgeschehens. Was ist danach passiert?

Mit Ideen allein ist es in der Mode wie in jedem anderen Sektor nicht getan. Es muß auch die Infrastruktur zur Förderung innovativer Ideen gegeben sein. Jahrelange unzureichende Investitionen und hohe Lohnkosten haben die Zahl der britischen Unternehmen, die hochwertige Produkte zu wettbewerbsfähigen Preisen liefern können, stark dezimiert. Jungdesigner verschiedenster Sparten müssen ins Ausland gehen oder sich dort Sponsoren suchen. Die Verkaufszahlen von Designerkleidung sind die niedrigsten in Europa, und dennoch beteiligt sich das Wirtschaftsministerium an den Preisen, die der British Fashion Council vergibt, nur mit lächerlichen 70 000 Mark. Ein Bericht der Finanzanalysten Scrimenger Kemp Gee, der Anfang der achtziger Jahre unter dem Titel *The Design Factor* erschien, brachte hinreichende Beweise dafür, daß Unternehmen, die das Design intelligent nutzen, durchwegs besser dastehen, doch wird diese Erkenntnis von der Mehrheit konsequent ignoriert.

Der latente britische Argwohn gegenüber Design rührt von einem angeborenen Philistertum her, das der äußeren Erscheinung wenig Bedeutung beimißt. Dieselben Menschen, die nicht im Traum daran denken würden, Bier aus einem Weinglas zu trinken oder ihren Gaumen mit einem Fertigmenü aus der Mikrowelle zu beleidigen, gehen in langweiliger Kleidung durchs Leben und scheren sich nicht um ihre unmittelbare Umgebung zu Hause wie in der Arbeit. Die Optik ist zwar nicht der einzige entscheidende Faktor beim Design, aber sie spielt doch eine gewisse Rolle.

Ich achte auf meine Kleidung und reagiere auf die der anderen. In einem gut geschnittenen Anzug fühlt man sich wohl, weil er paßt und attraktiv aussieht. Es macht Spaß, ihn morgens anzuziehen. Kleidung mit einer guten Paßform, die alle Bewegungen des Körpers mitmacht, verdient Beachtung und Lob. Was ich persönlich mag, ist weder aufsehenerregend noch provokant. Seit langem weiß ich, welche Farben mir stehen, und folglich trage ich oft Blau. Auch bin ich durch meine strenge Erziehung dahingehend geprägt, daß ich solide Schuhe vorziehe, die sich wieder besohlen lassen, und lieber die ausgefranste Manschette an einem guten Hemd in Kauf nehme, als zu kurzlebigen Produkten zu greifen. Allerdings kann ich nicht verstehen, wie einem Farben und Muster, der Schnitt eines Kleidungsstückes oder seine Verarbeitung gleichgültig sein können.

Kleidung hat nun einmal mit Attraktivität zu tun. Mich persönlich ziehen Menschen stärker an, die mit ihrer Kleidung Selbstbewußtsein und Geschmack zu erkennen geben. Mode ist Spiegel und Ausdruck des kulturellen Lebens. Daraus folgt, daß eine Gesellschaft, die auf ihr Aussehen achtet, dem Design und damit auch einer höheren Lebensqualität eine wesentliche Rolle zuschreibt.

Kreidestreifenanzug mit feingestreifter Weste von Kenzo (Herbst/Winter 1993).

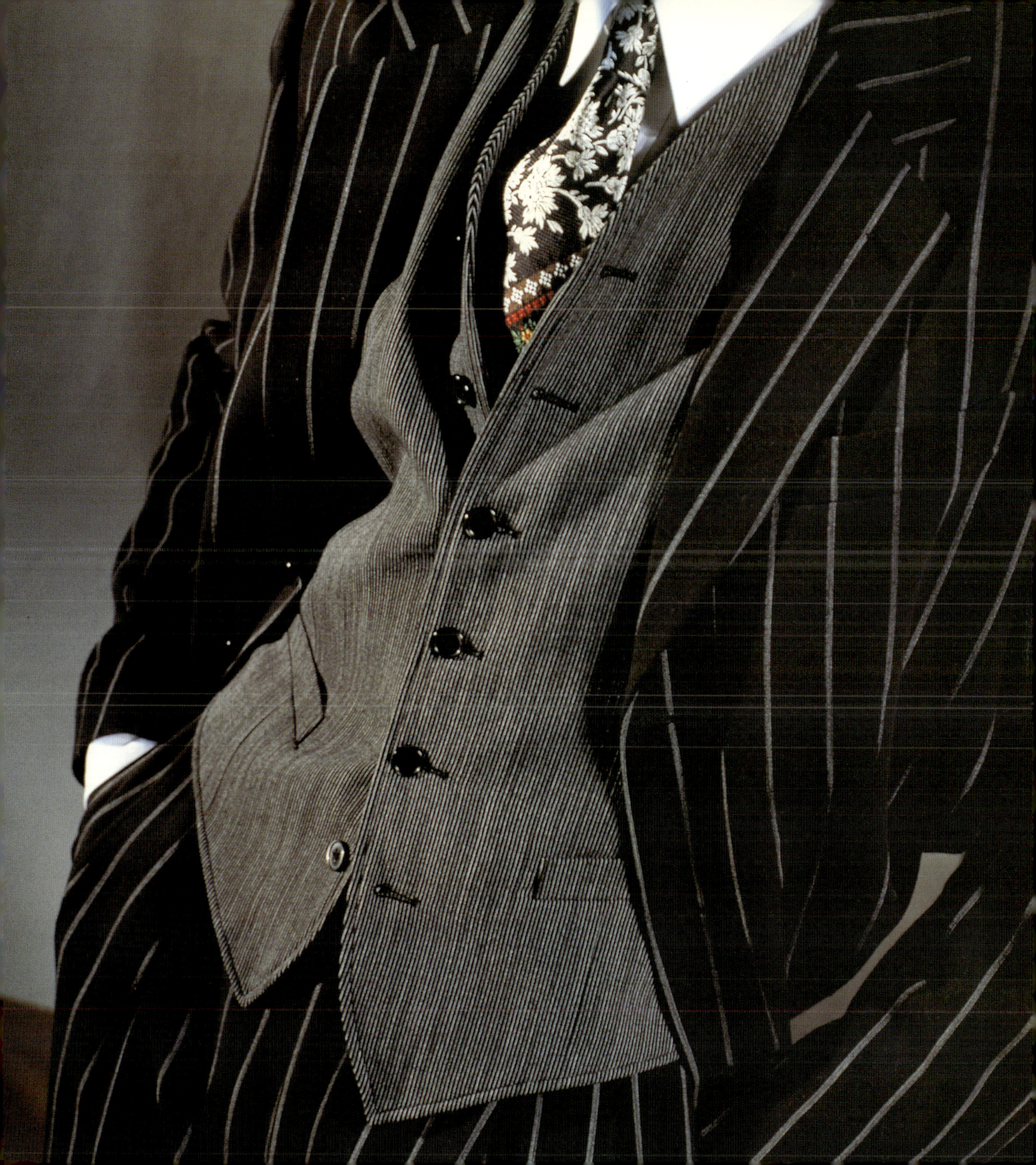

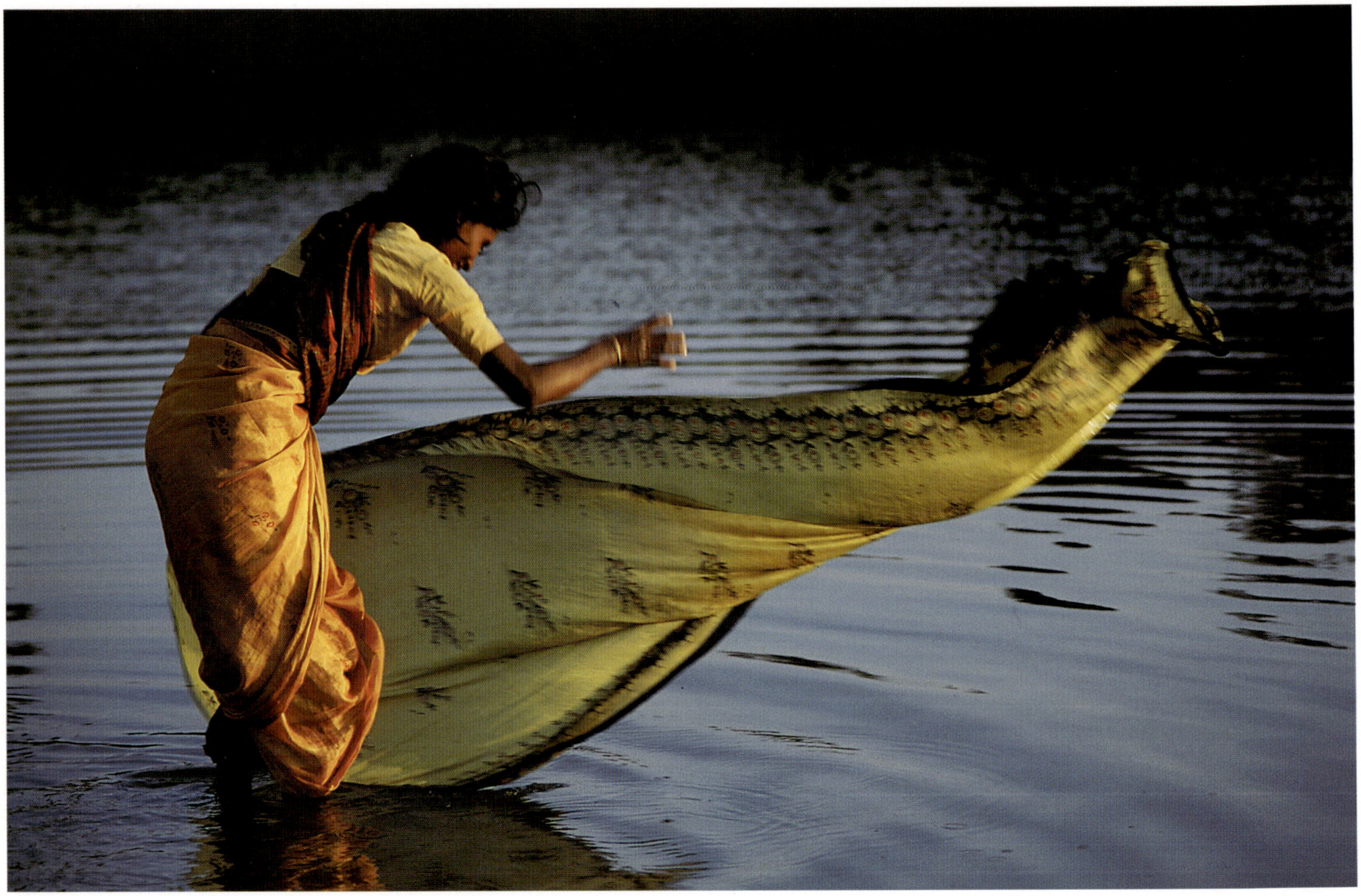

Indischer Sari.

Heute gewährleisten Materialien wie Lycra oder Rippenjersey eine perfekte Paßform. Einen weiteren Beitrag leisten der Reißverschluß, der die Haken und Ösen oder lange Knopfleisten ersetzt, und der Klettverschluß, der sich beim Strampler als äußerst praktisch erweist. Den Inbegriff guter Paßform aber verkörpert der Sari: fünfeinhalb Meter Stoff, einfach um den Körper drapiert.

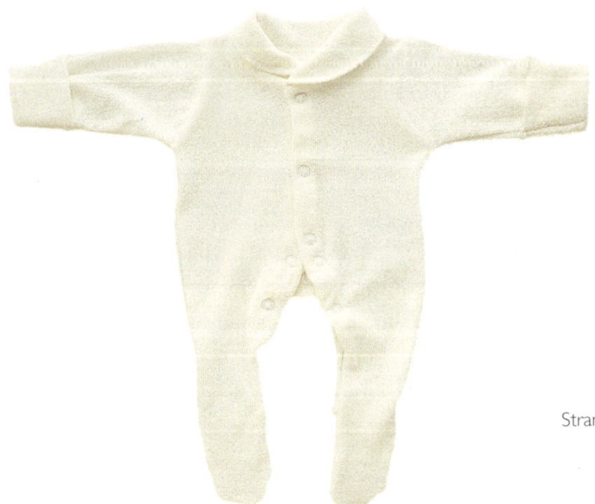

Strampler.

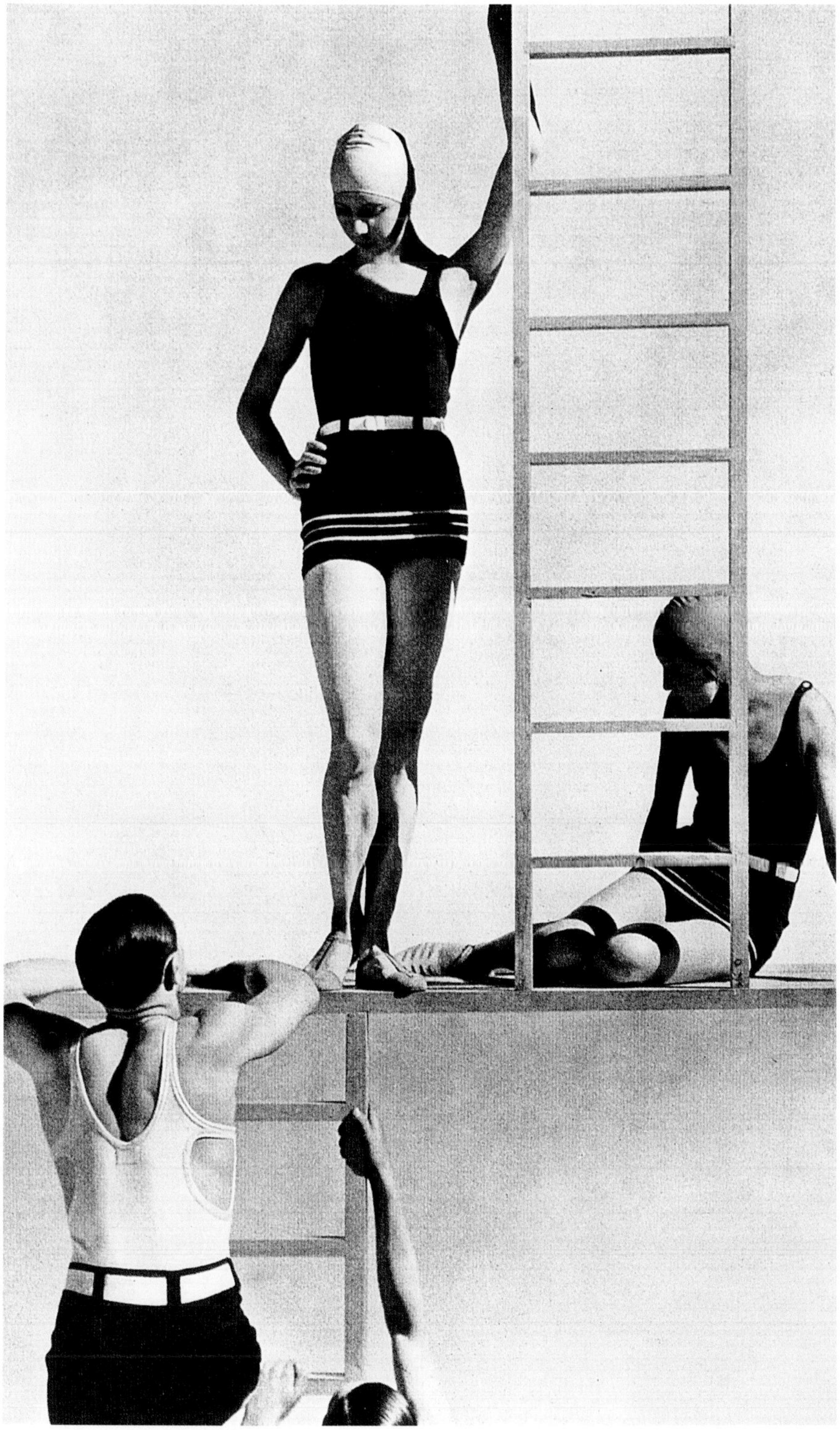

Bademode von Georgia Graves für Lelong, Paris, photographiert von George Hoynigen-Huene (1929).

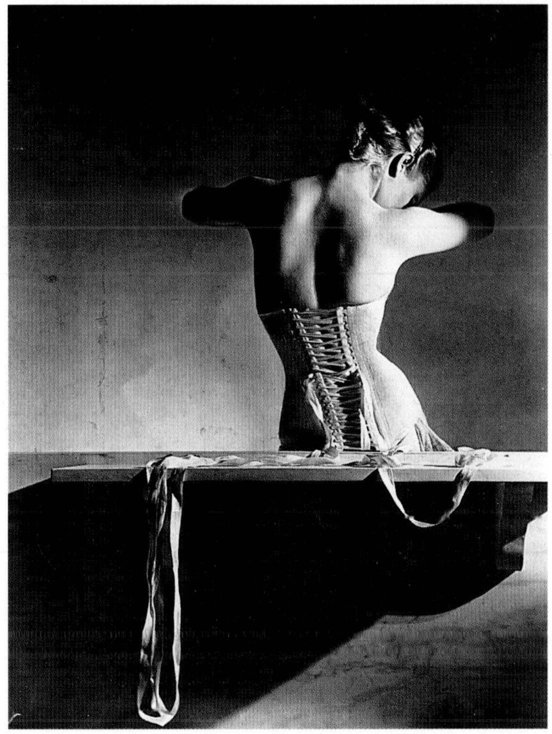

Korsett von Mainbocher, Paris, photographiert von Horst P. Horst (1939).

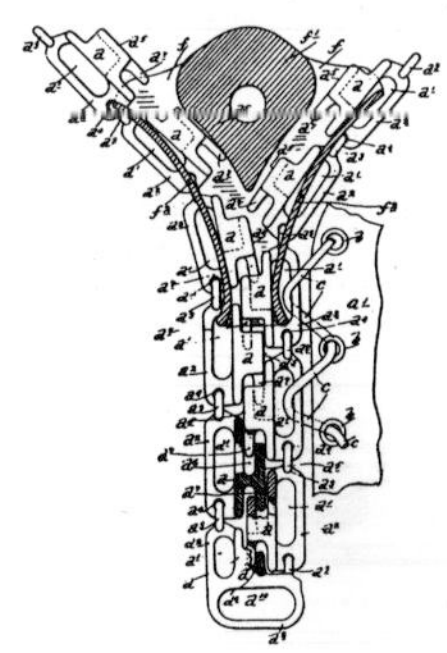

Reißverschluß, patentiert von Whitcomb Judson (1896).

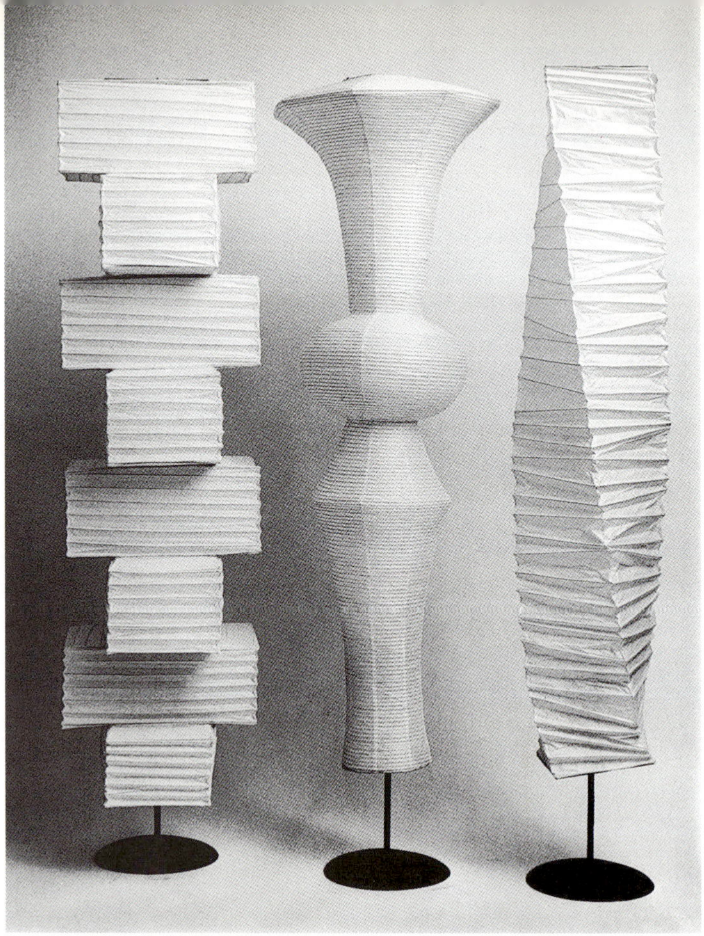

Isamu Noguchi, Papierlampenschirme *LIO*, *E* und *JI* (fünfziger Jahre).

„Ich für mein Teil propagiere den körpermechanischen, den mathematischen Tanz", bekannte der Maler Oskar Schlemmer, der von 1920 bis 1929 Lehrer am Bauhaus war. Er stellte die Proportionen und Maße des menschlichen Körpers in den Mittelpunkt des Designs und entwickelte geometrische Grundformen aus dem Schwung oder Winkel von Gliedmaßen. Diese Prinzipien setzte er in den Kostümen seines „komisch-grotesken" Triadischen Balletts um. Schlemmer zufolge sollten sich die Künstler von technischen Erzeugnissen wie künstlichen Gliedern oder Taucheranzügen inspirieren lassen, um eine kraftvolle, neue Bildersprache ohne Bezüge zu Stilen der Vergangenheit zu schaffen. Einen ähnlich spielerischen Ansatz verfolgt auch der Japaner Issey Miyake, der neue Star am Modehimmel, dessen Arbeiten mich an die wie Sprungfedern anmutenden Noguchi-Leuchten erinnern. Miyake verwendet den Stoff wie ein Bildhauer. Er legt ihn in Falten, wickelt und dreht ihn, so daß seltsame, bewegliche Formen entstehen.

Oskar Schlemmer, Kostüme für das *Triadische Ballett* (1926).

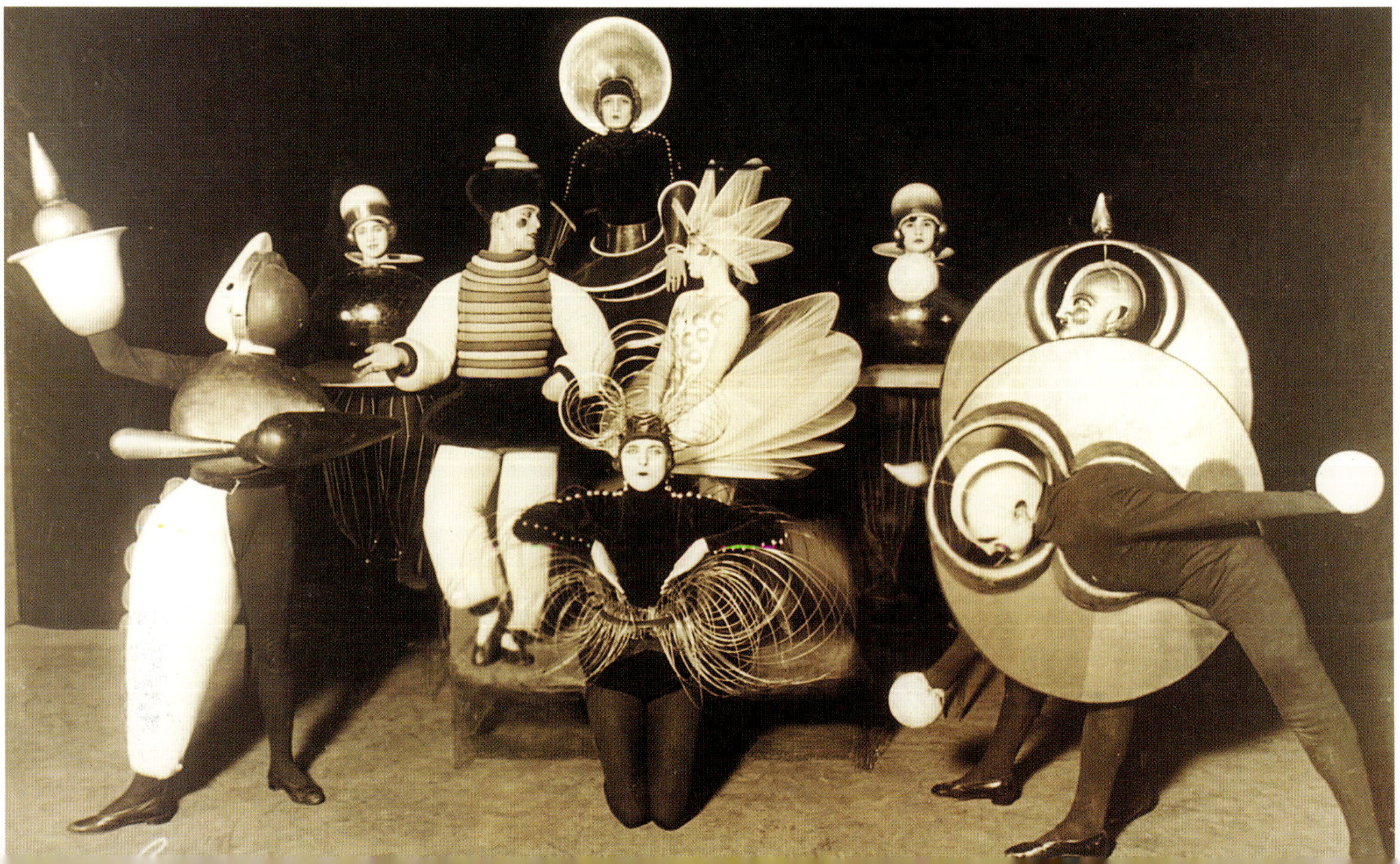

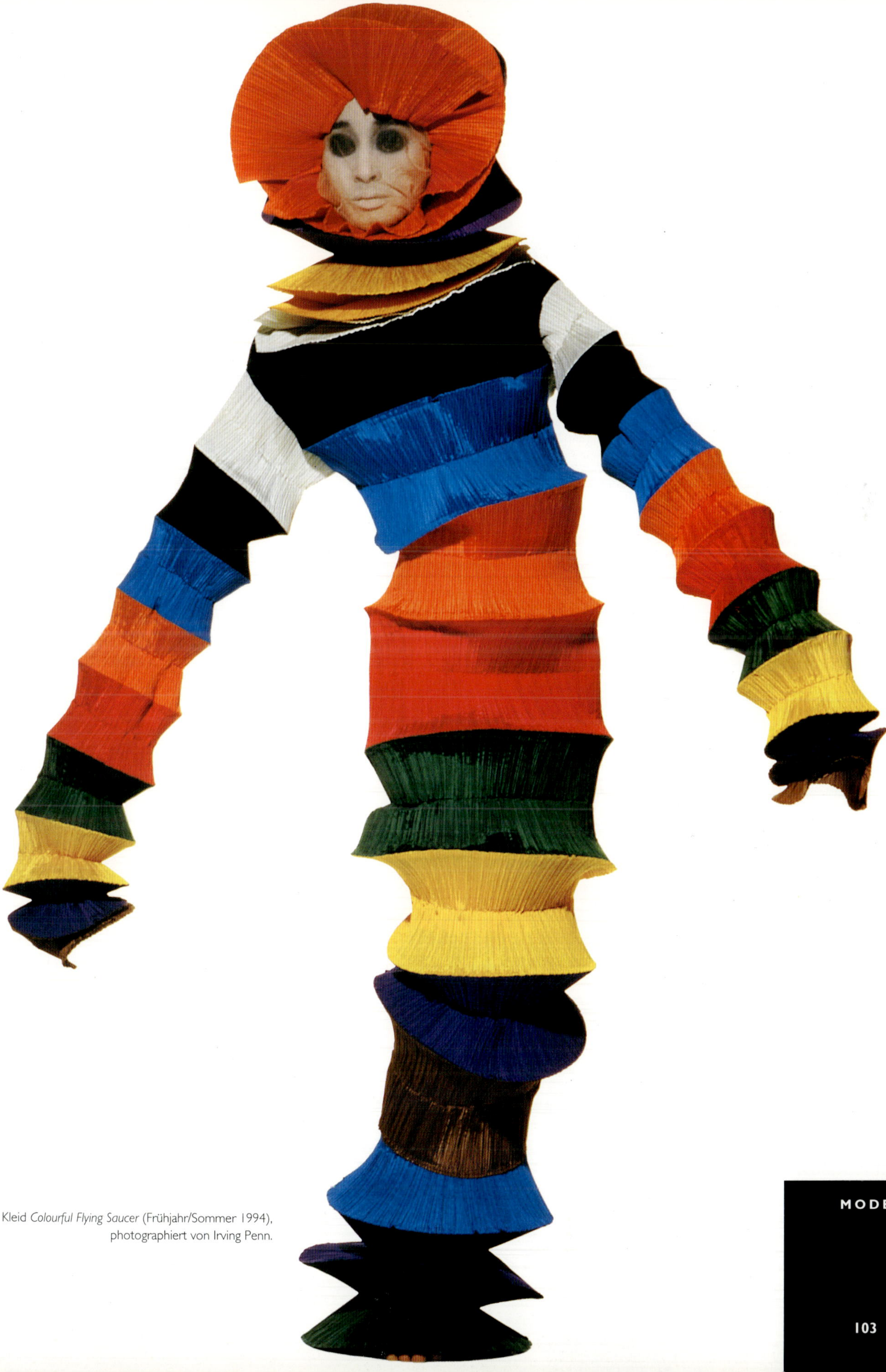

Issey Miyake, Kleid *Colourful Flying Saucer* (Frühjahr/Sommer 1994), photographiert von Irving Penn.

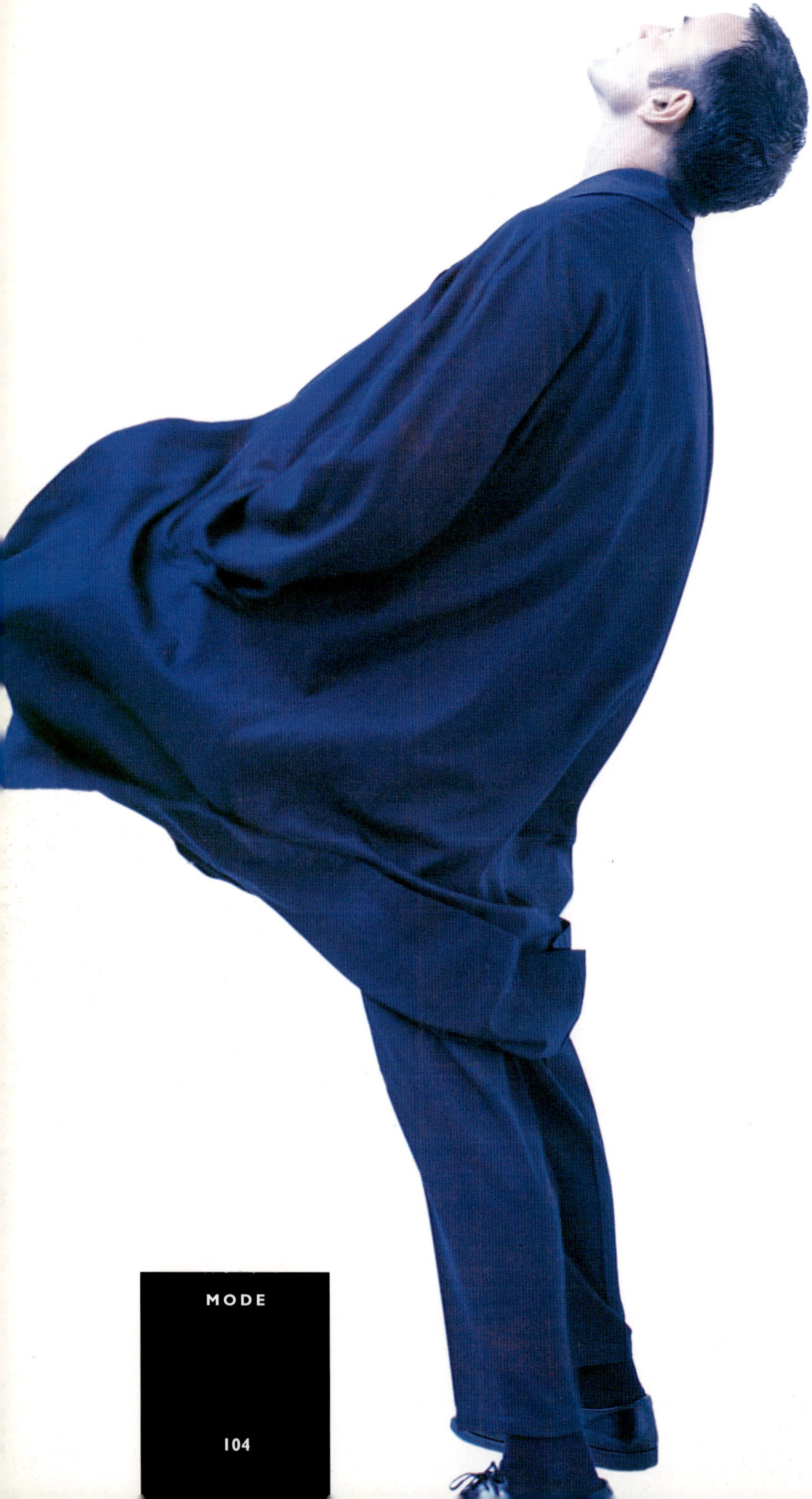

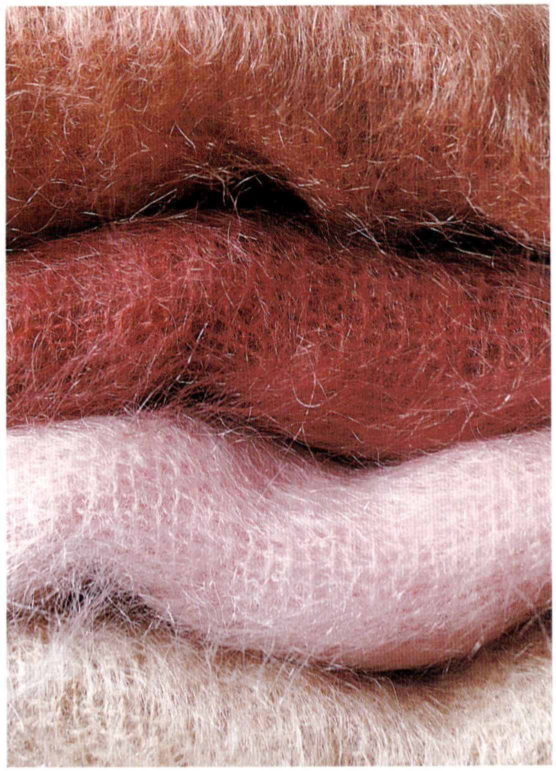

Mohairpullover.

In der Mode wird oft ein hohes Maß an Unbequemlichkeit toleriert, wenn es nur chic aussieht. Zum Lieblingsstück aber wird oft, was bequem ist, der Haut schmeichelt und den Bewegungen des Körpers folgt. Bequemlichkeit beginnt bei Kleidung mit der Qualität des Materials. Natürliche Gewebe werden durch ständiges Tragen und Waschen immer angenehmer. Die Jeans gewinnt ein modisches abgewetztes Aussehen und wird dabei immer weicher und anschmiegsamer.

Levi Strauss & Co., die klassische *501*.

Mantel aus Kaschmir und Wolle.

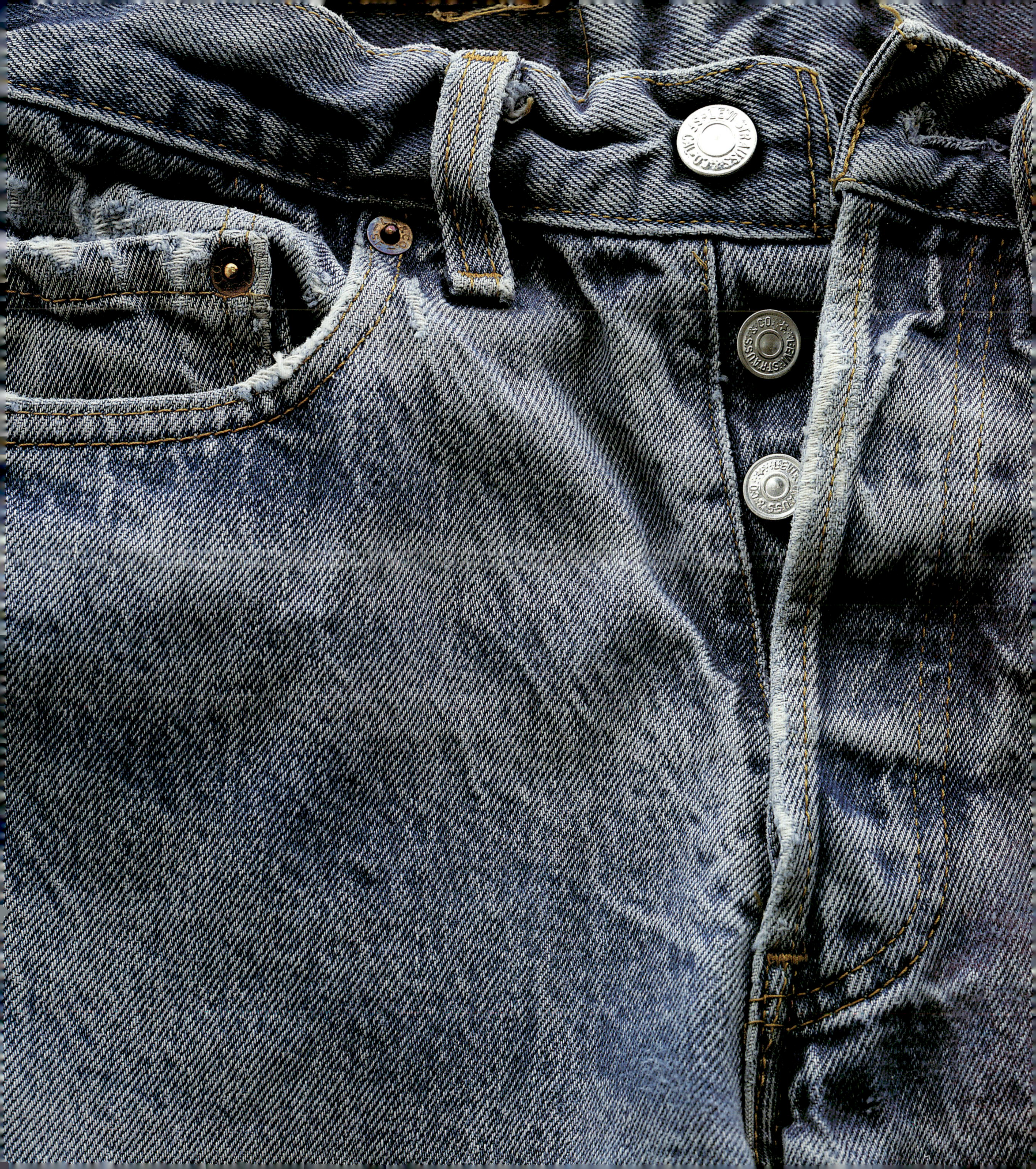

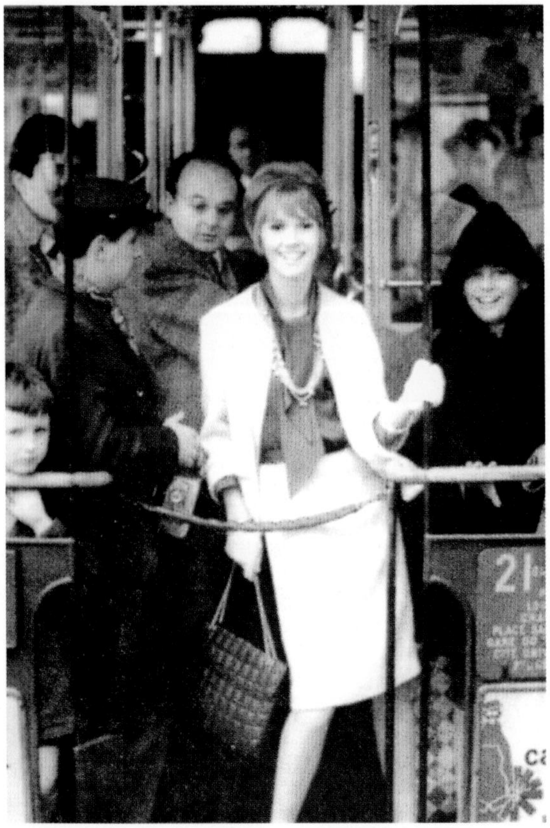

Chanel-Kostüm, photographiert für die englische *Vogue* (April 1961).

„Eine Frau, die anfangs versuchte, eine Revolution anzuzetteln, wurde später die klassischste Person der Welt."

Karl Lagerfeld über Coco Chanel

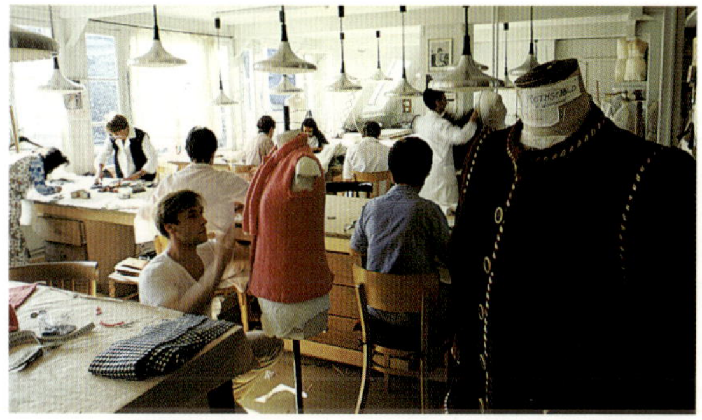

Das Chanel-Atelier, Paris (1983).

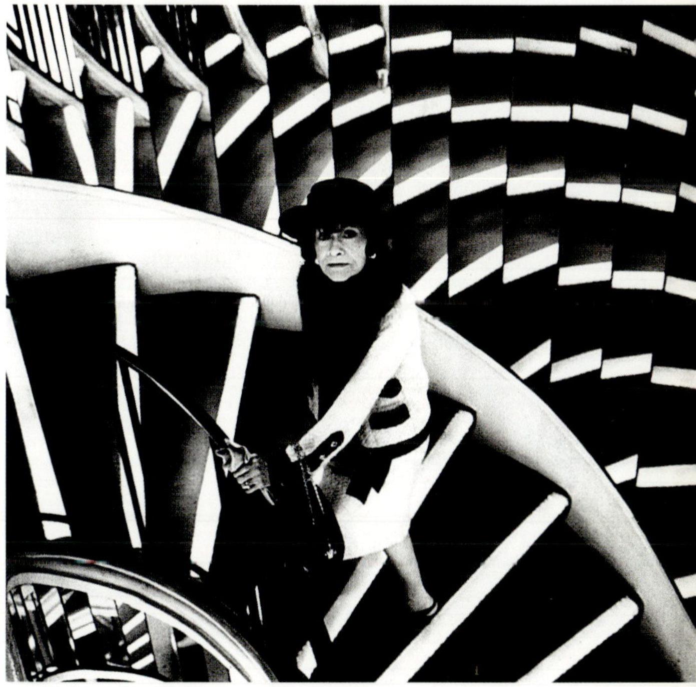

Coco Chanel, photographiert von Cecil Beaton (1956).

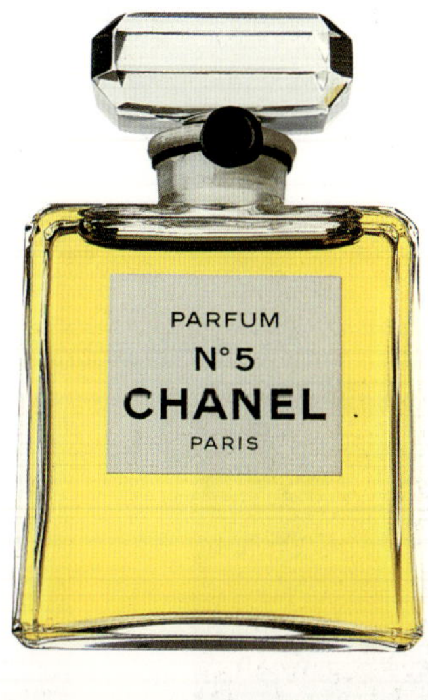

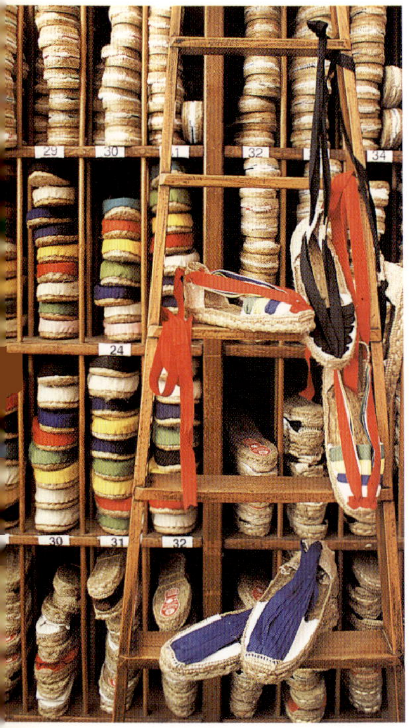

Espadrille-Geschäft.

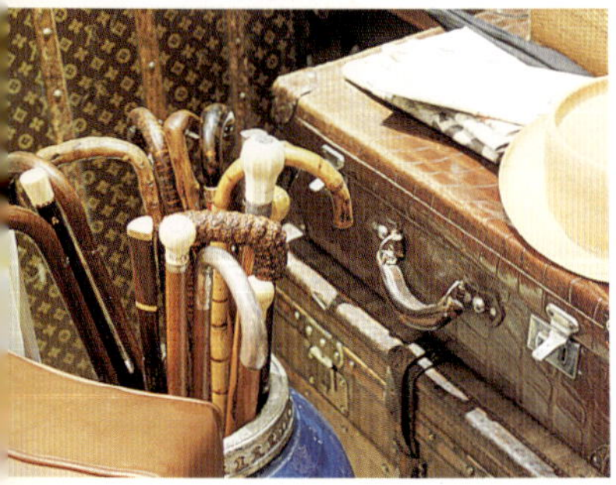

Ralph Lauren Shop, New York.

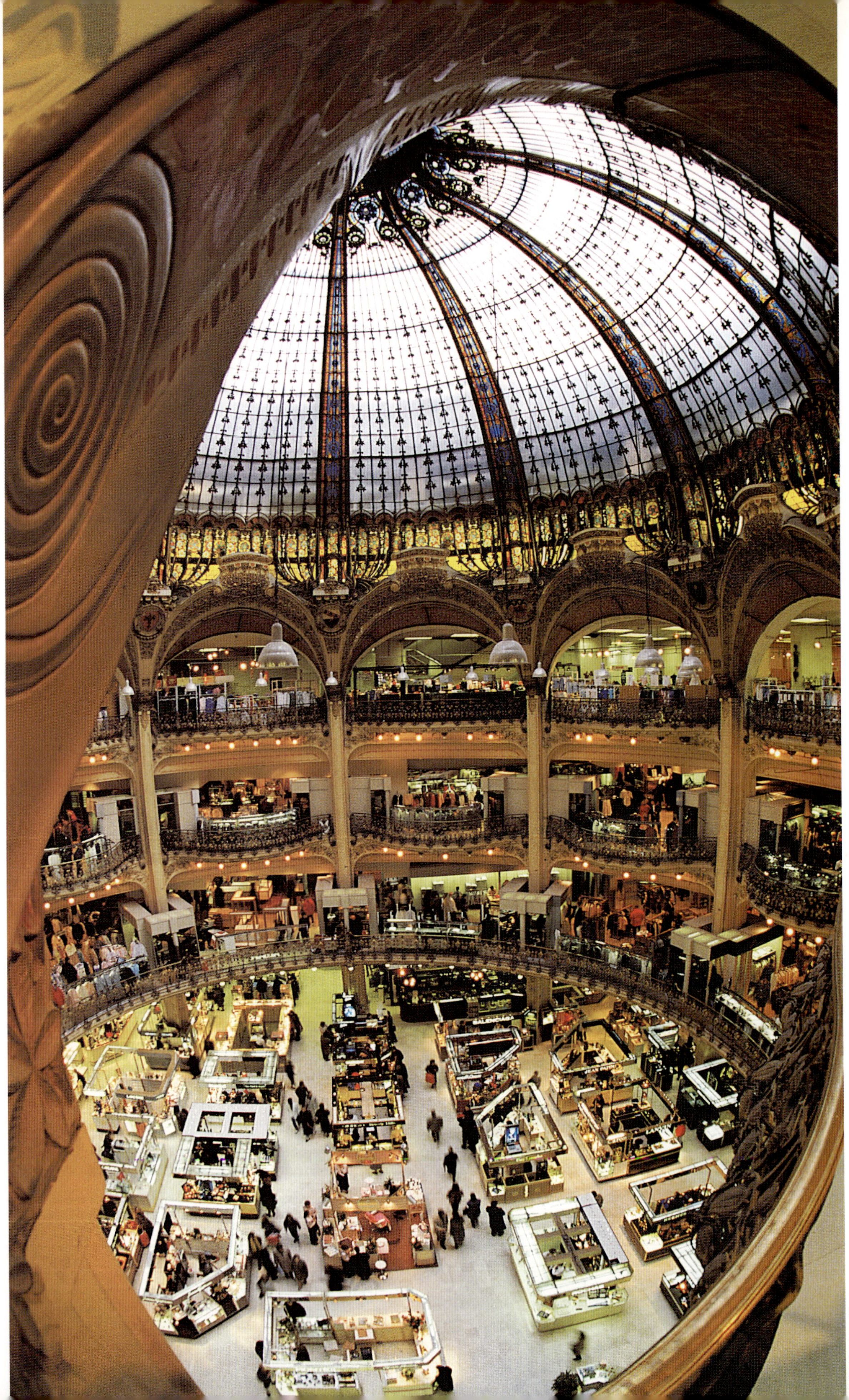

Galeries Lafayette, Paris (Architekten George Chedanne und Ferdinand Chanut, 1906-1912).

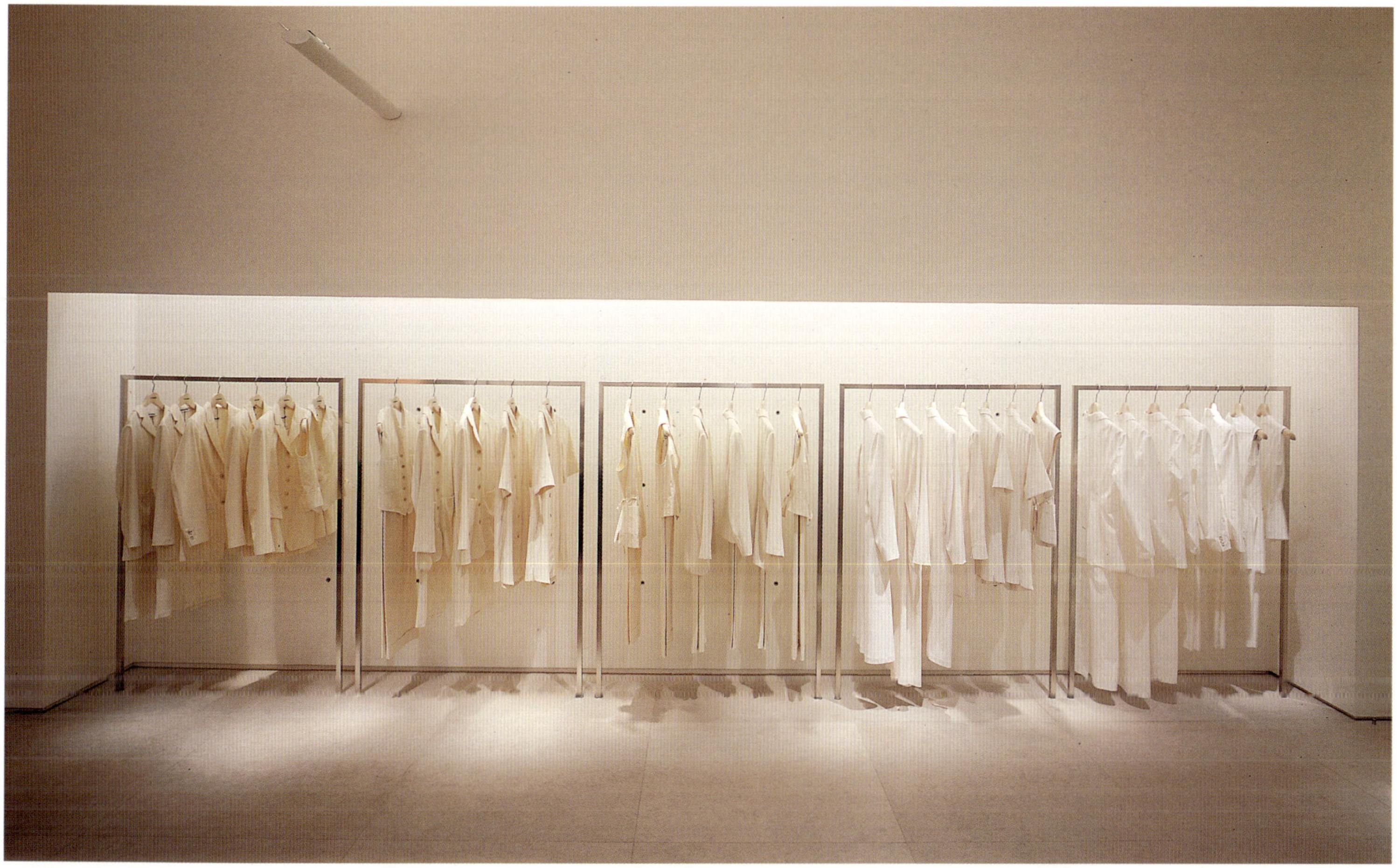

Jill Sander Shop (Architekten Michael Gabellini & Associates).

Seit Mitte des 19. Jahrhunderts die ersten Kaufhäuser aufkamen, wurden namhafte Architekten und Designer mit der Gestaltung von Konsumtempeln betraut. Das Ladendesign ist heute ein wichtiges Mittel, um einem Geschäft ein Profil zu geben und damit eine bestimmte Klientel anzusprechen. Während Nigel Coates die Schaufenster von Jigsaw wie eine Theaterkulisse gestaltete, setzt Ralph Lauren auf ein traditionelles Image. Unterkühlte Sachlichkeit signalisiert dagegen den reinsten Luxus.

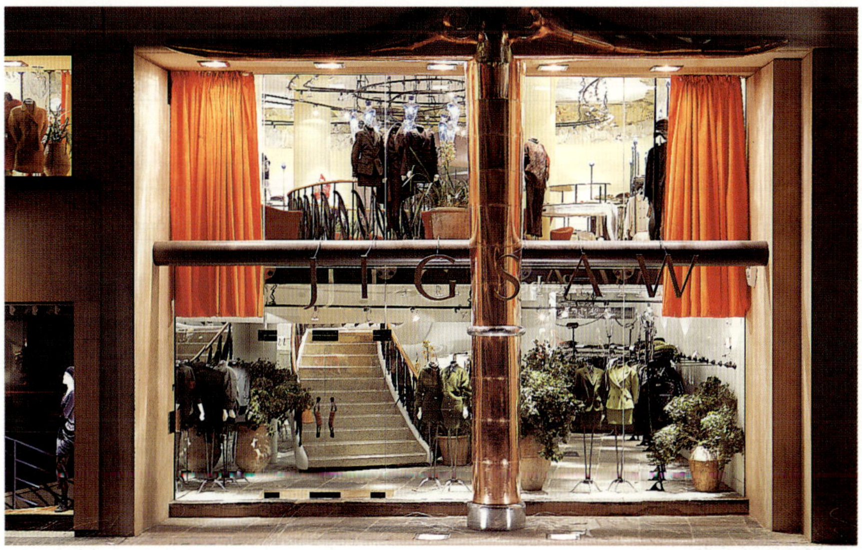

Jigsaw, Knightsbridge, London (Architekt Nigel Coates, 1991).

Tragbarkeit ist nicht das Anliegen von Vivienne Westwood. Ihre Kreationen wollen Staub aufwirbeln. Eine Schlüsselrolle kommt dabei den Modemagazinen zu. Fabien Barons Arbeit für *Harper's Bazaar* gehört mit ihrer eleganten, modernen und innovativen Graphik, die so unverwechselbar ist wie die Mode, die sie präsentiert, zum Originellsten in diesem Bereich. Einen völlig anderen Ansatz verfolgt die Benetton-Werbung: Sie bedient sich universeller, bewegender Themen und Bilder, um eine Weltmarke ins Bewußtsein zu rücken.

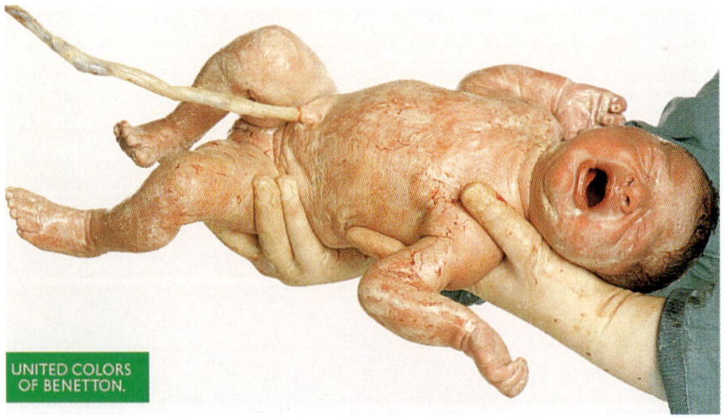

Benetton-Werbung (Art Director Oliviero Toscani, 1991).

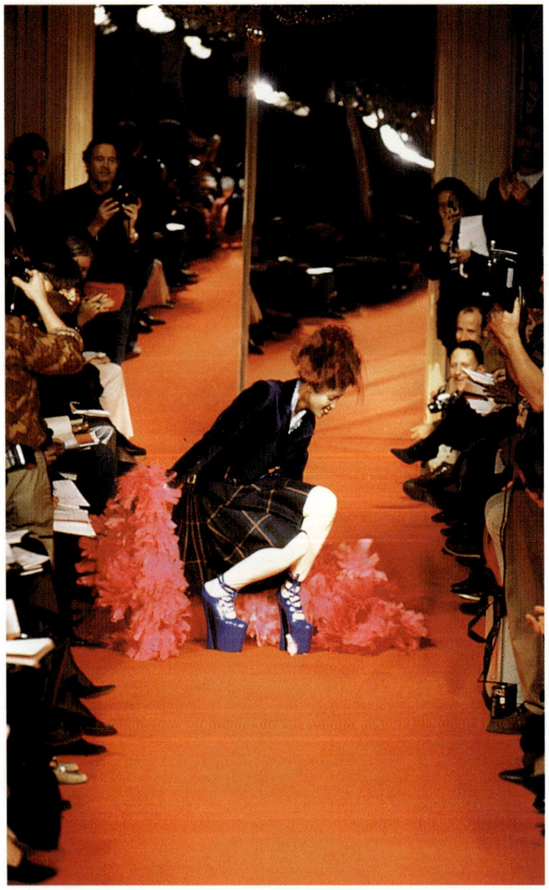

Vivienne Westwood, Plateauschuhe, vorgeführt von Naomi Campbell, Paris (1993).

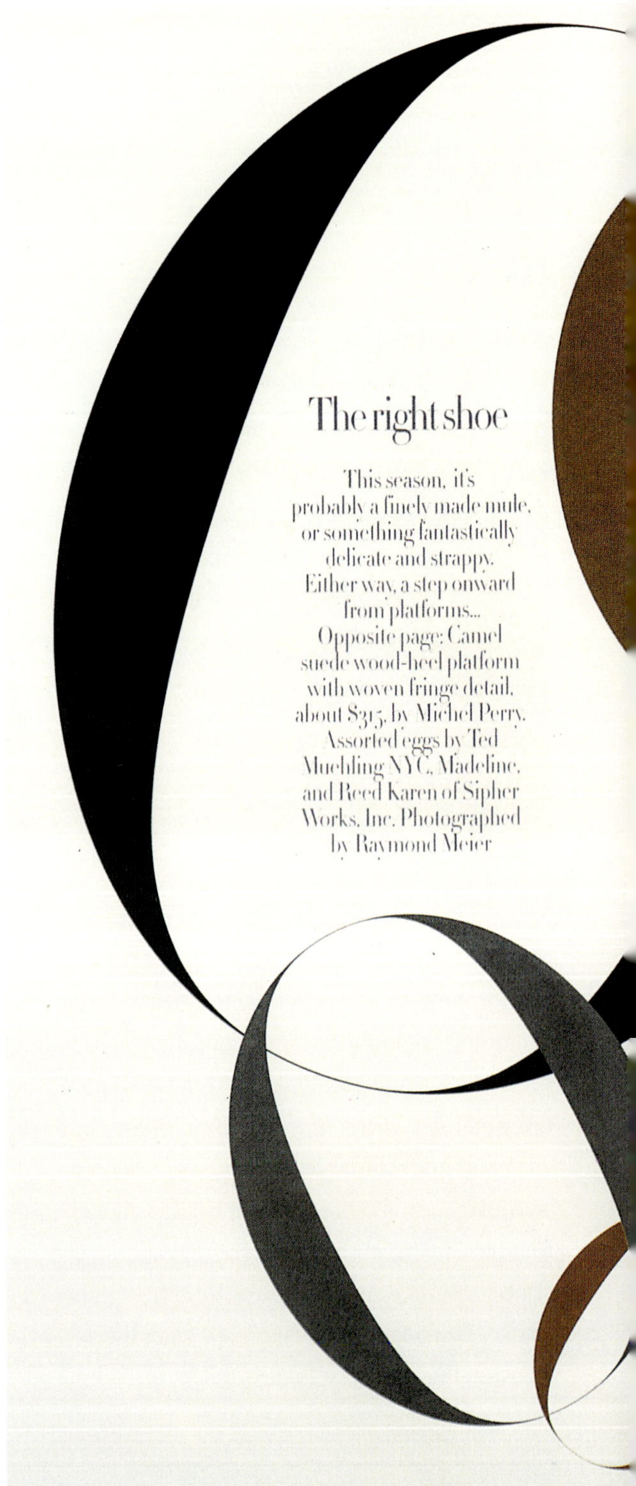
The right shoe
This season, it's probably a finely made mule, or something fantastically delicate and strappy. Either way, a step onward from platforms... Opposite page: Camel suede wood-heel platform with woven fringe detail, about $315, by Michel Perry. Assorted eggs by Ted Muehling NYC, Madeline, and Reed Karen of Sipher Works, Inc. Photographed by Raymond Meier

„Mode bringt Vergnügen, weil sie so willkürlich ist, und Vergnügen ist das einzige Produkt, das zu kaufen sich immer lohnt." Adam Gopnik, *The New Yorker*

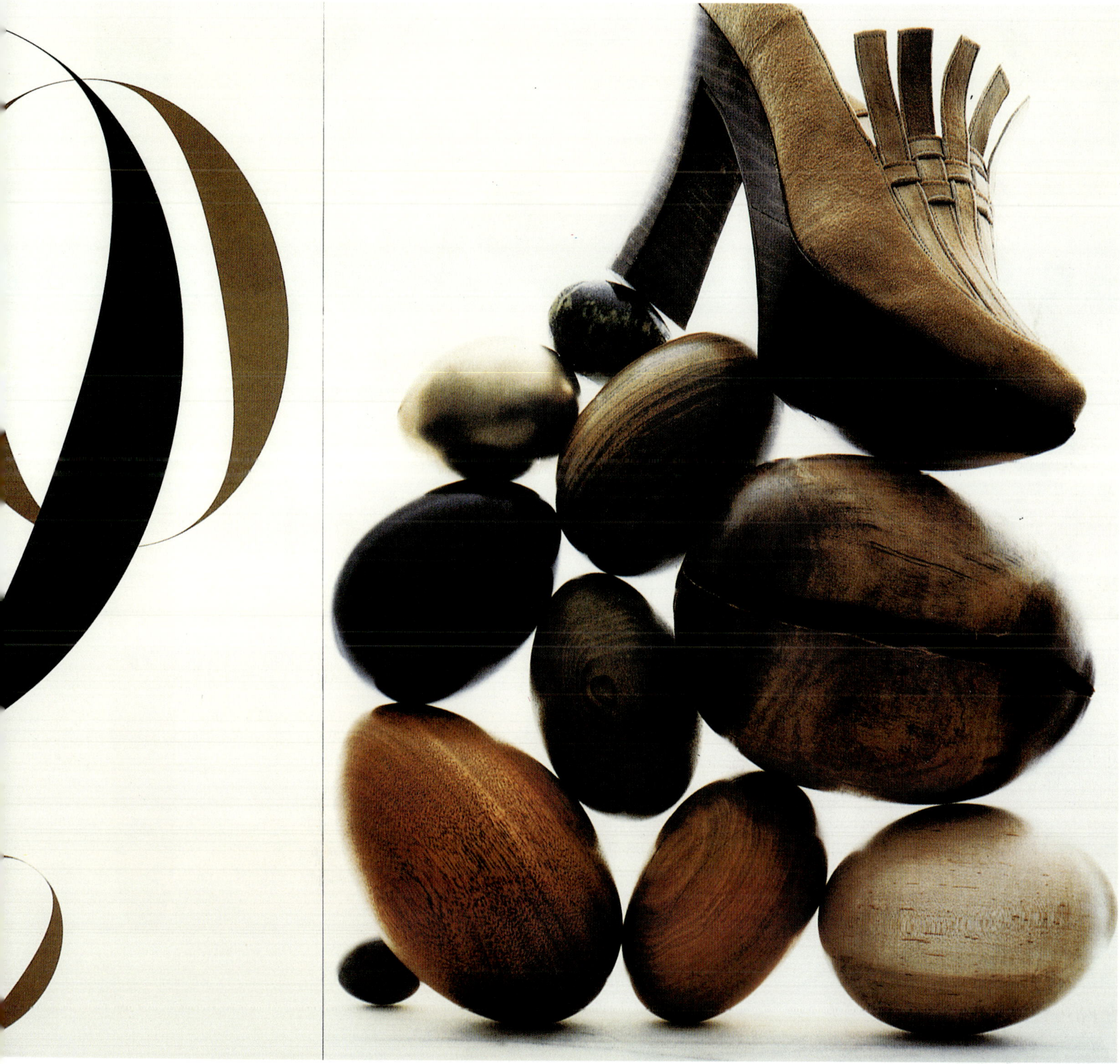

Harper's Bazaar, Mode-Feature *The right shoe* (Art Director Fabien Baron, photographiert von Raymond Meier, Februar 1995).

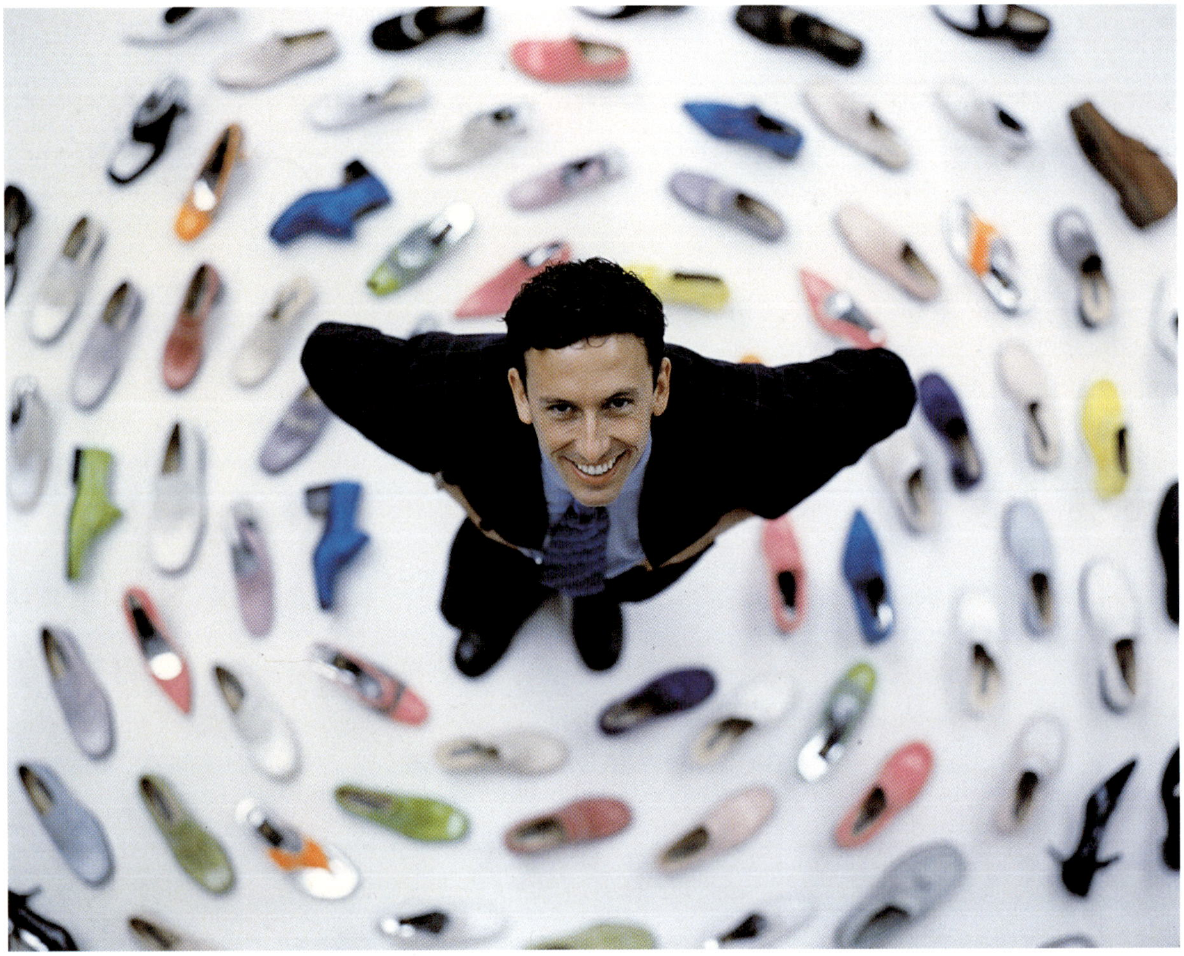

Patrick Cox mit Schuhen (1995).

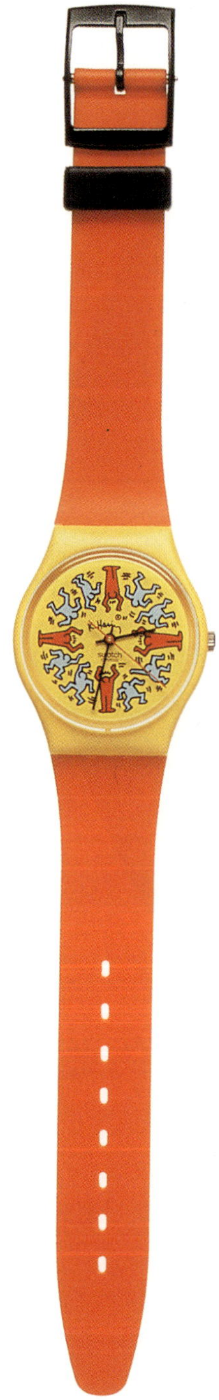

Keith Haring, Swatch *Modèle avec Personnages* (1986).

An Kultartikeln wie den Wannabe-Trotteurs von Patrick Cox erkennen sich Eingeweihte untereinander. Der bequeme Schuh mit seiner klassischen Form und dem Unisex-Appeal machte derart Furore, daß Cox vor seinem Geschäft in Chelsea einen Türsteher postieren mußte. Am Design konnte letztlich auch eine krankende Schweizer Industrie wieder genesen: Swatch machte die preiswerte Uhr zum hochgehandelten Sammelobjekt. Genau das sind heute auch von Künstlern gestaltete Textilien wie die Tücher, die Zika Ascher in Auftrag gab.

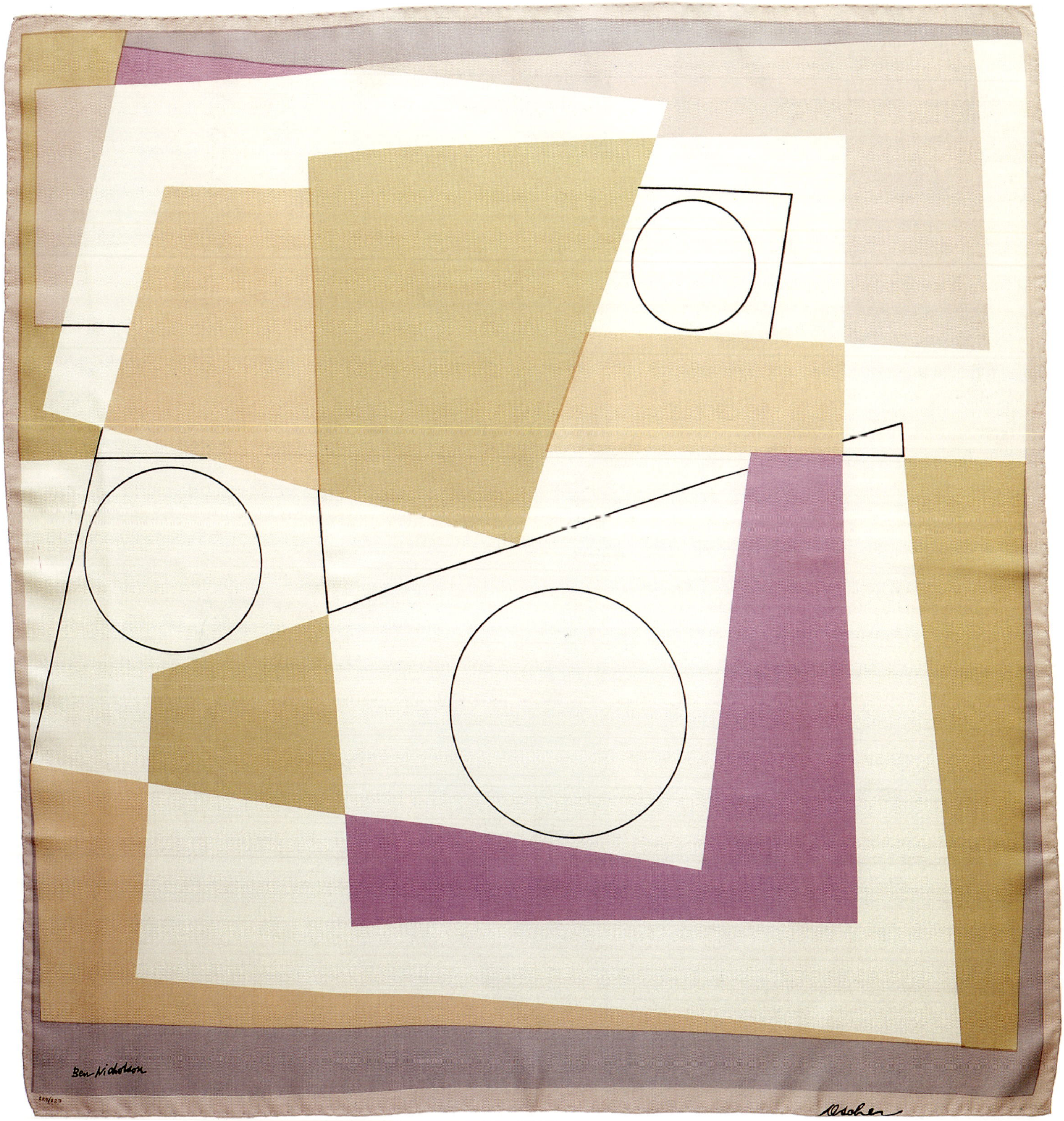

Ben Nicholson für Ascher (London) Limited, Seidentuch *Moonlight* (1947).

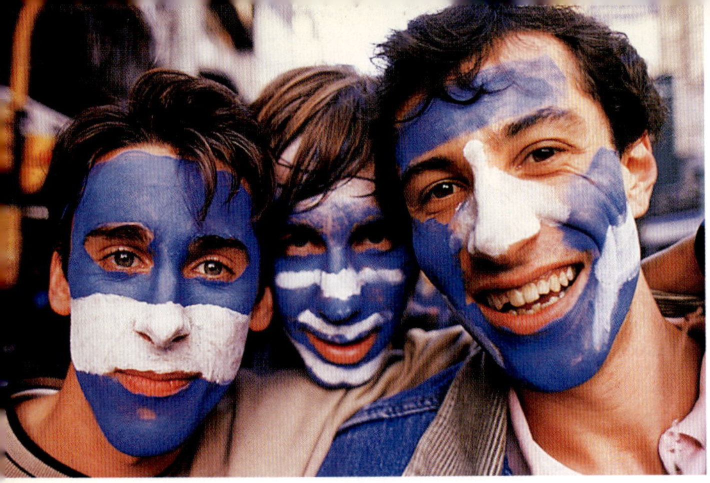

Argentinische Fußballfans, Buenos Aires (1990).

Mit dem Aufkommen nachahmenswerter Frauenbilder, verkörpert etwa durch frühe Filmstars wie Louise Brooks und Clara Bow, wurde das Make-up zum akzeptierten Accessoire der berufstätigen Frau. Wie bei der Kleidung ändern sich die Trends von Saison zu Saison. Die Farben werden durch intensive Marktforschung ermittelt, ebensoviel Sorgfalt verwendet man auf die Verpackung von Kosmetika. Das Phänomen, daß eine luxuriöse Verpackung ein paar Gramm gefärbtem Pulver oder Fett den Anschein besonderer Qualität gibt, hat Helena Rubinstein unter dem Begriff des *click factor* treffend zusammengefaßt.

Schminke wird benutzt, um eine Identität auszudrücken, zum Beispiel die Solidarität mit einem Fußballverein, aber ebenso, um das Geschlecht zu tarnen, wie es etwa ein Travestiekünstler macht oder auch der Kabuki-Schauspieler, der eine weibliche Rolle spielt. Von jeher werden Gesichts- und Körperfarben verwendet, um die Stammes- oder Kastenzugehörigkeit, Kampfbereitschaft oder mystische Inhalte auszudrücken. Heute dagegen ist das Make-up eher ein Indiz für Modebewußtsein und eines der effektvollsten Mittel, um sich ein bestimmtes Image zu geben.

Melvin Sokolsky, *Lip Streaks* (1967).

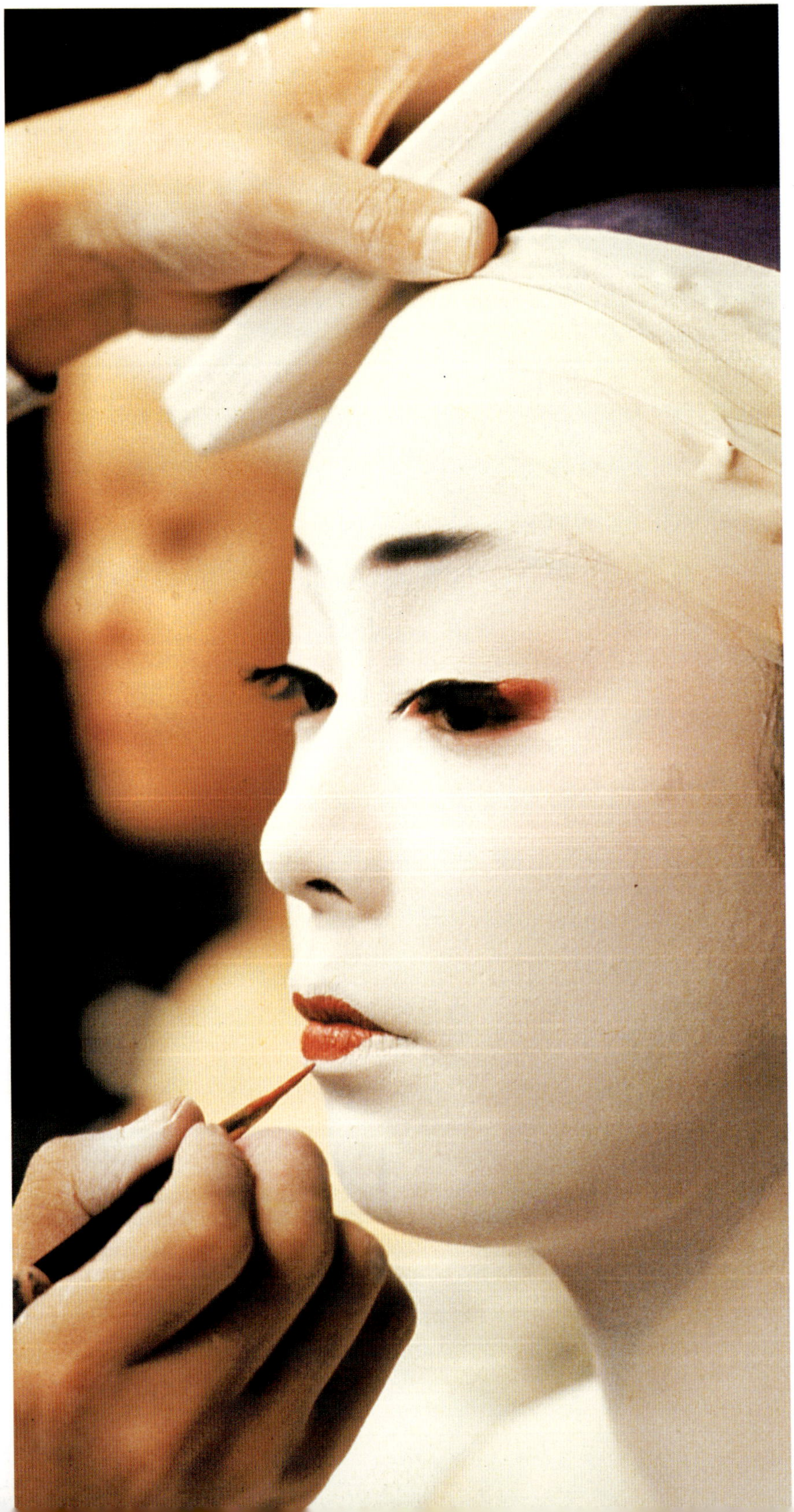

Kabuki-Schauspieler, Japan.

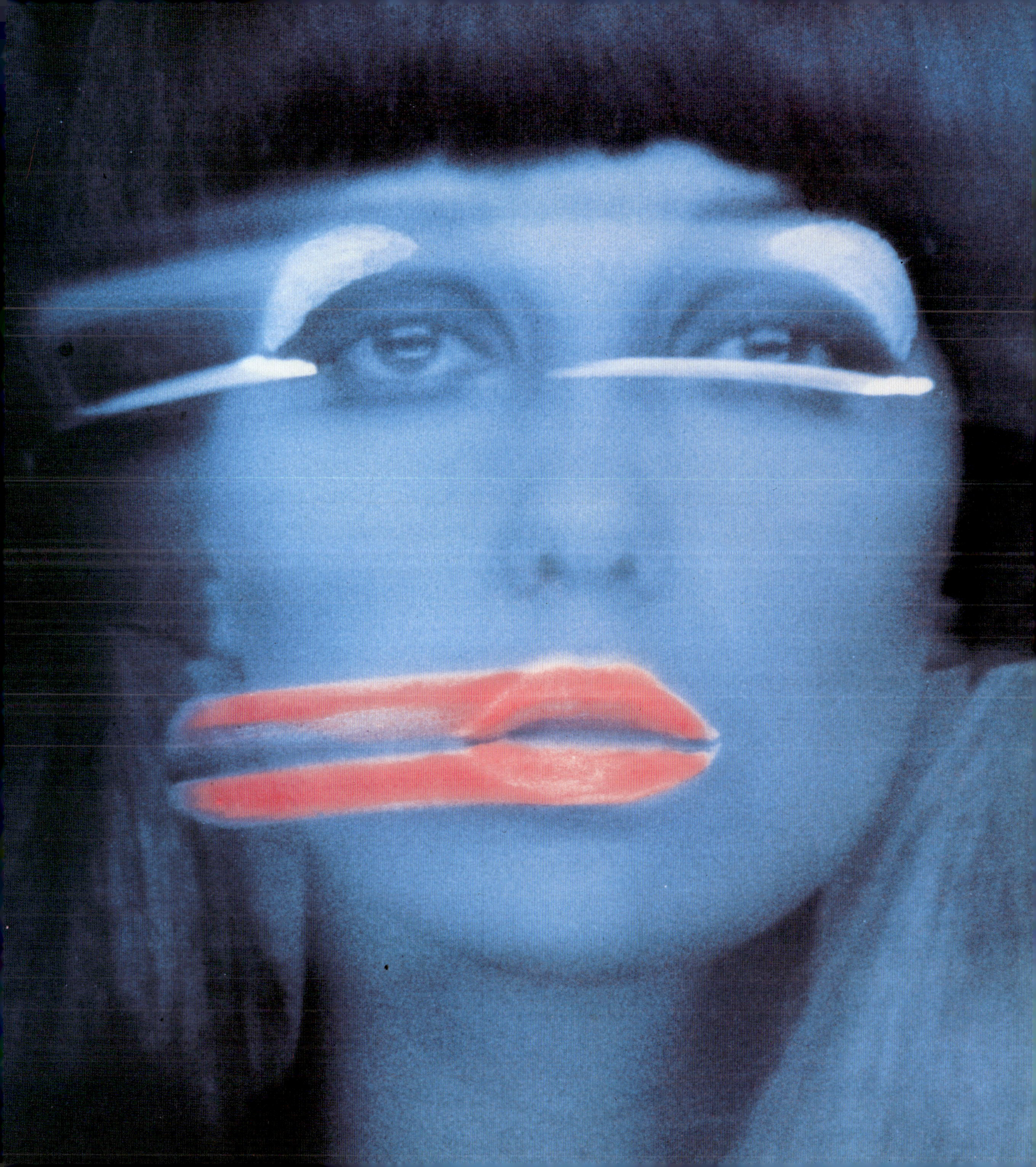

glamour. *Am. auch* **glamor** [ˈglæmer] I. *s* 1. Zauber *m*, bezaubernde Schönheit: ~ *girl* berückend schönes Mädchen, bes. Reklameschönheit. – 2. Zauber *m*, Bann *m*: *to cast a ~ over s.o.* j-n bezaubern, j-n in seinen Bann schlagen. – 3. Blendwerk *n*. – II. *v/t* 4. bezaubern (*by* durch).

Langenscheidts Enzyklopädisches Wörterbuch der Englischen und Deutschen Sprache

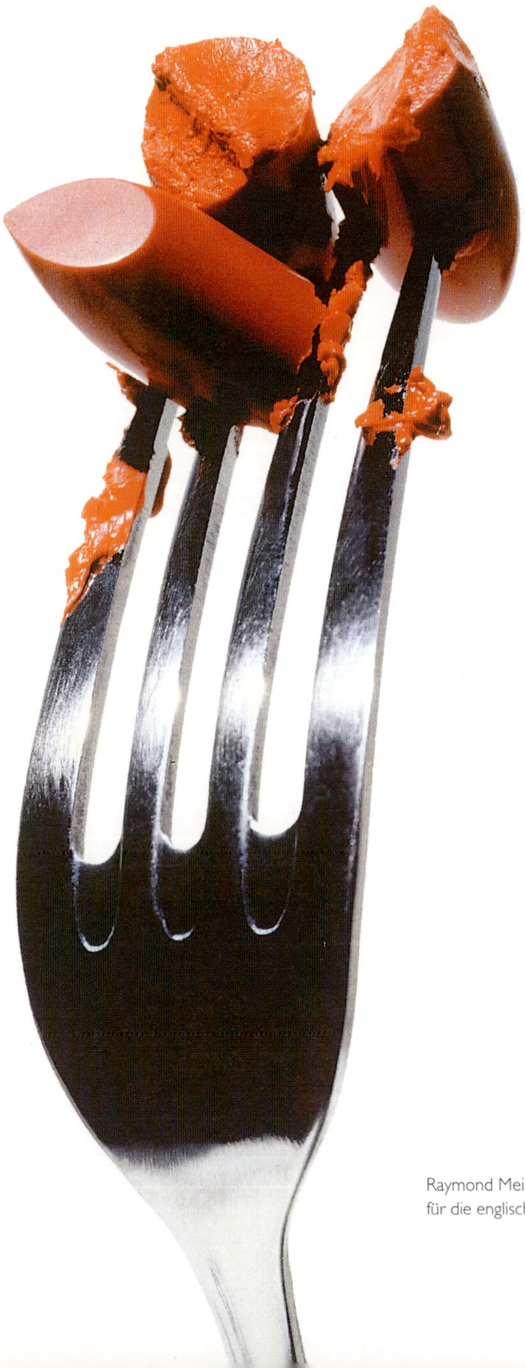

Raymond Meier, *Lipstick on fork*, photographiert für die englische *Vogue* (September 1995).

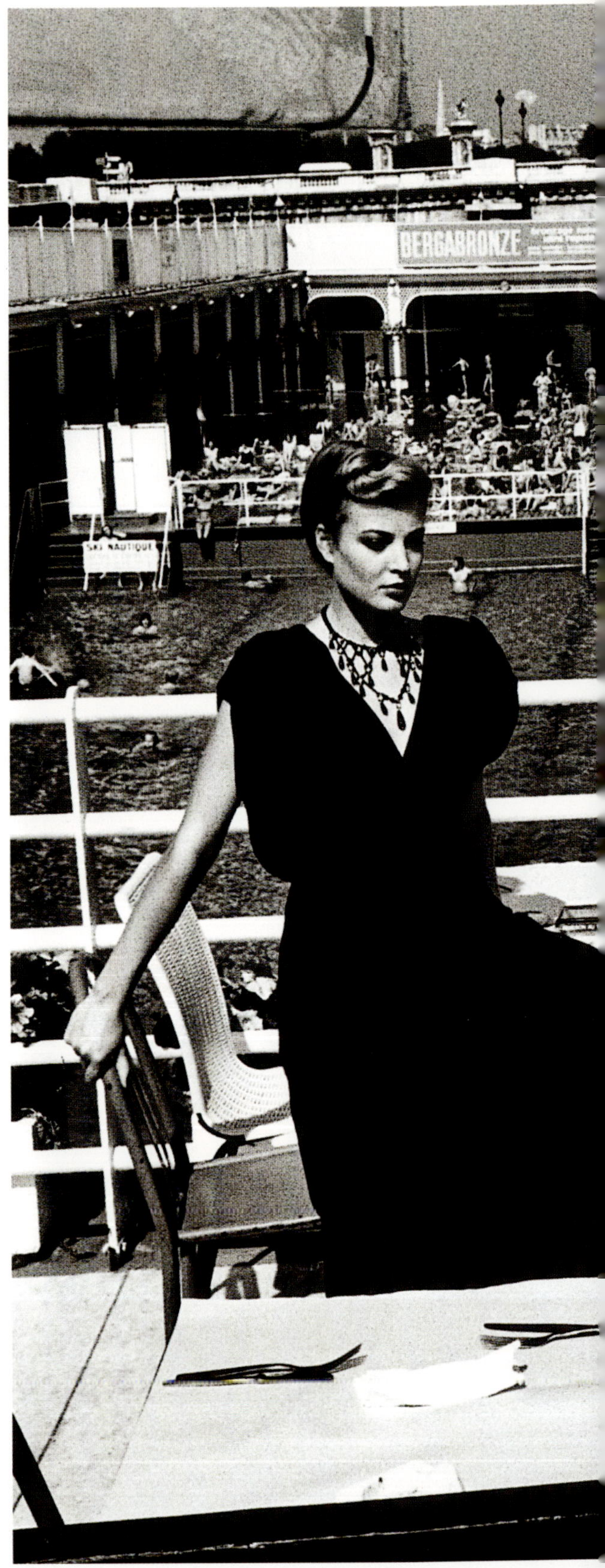

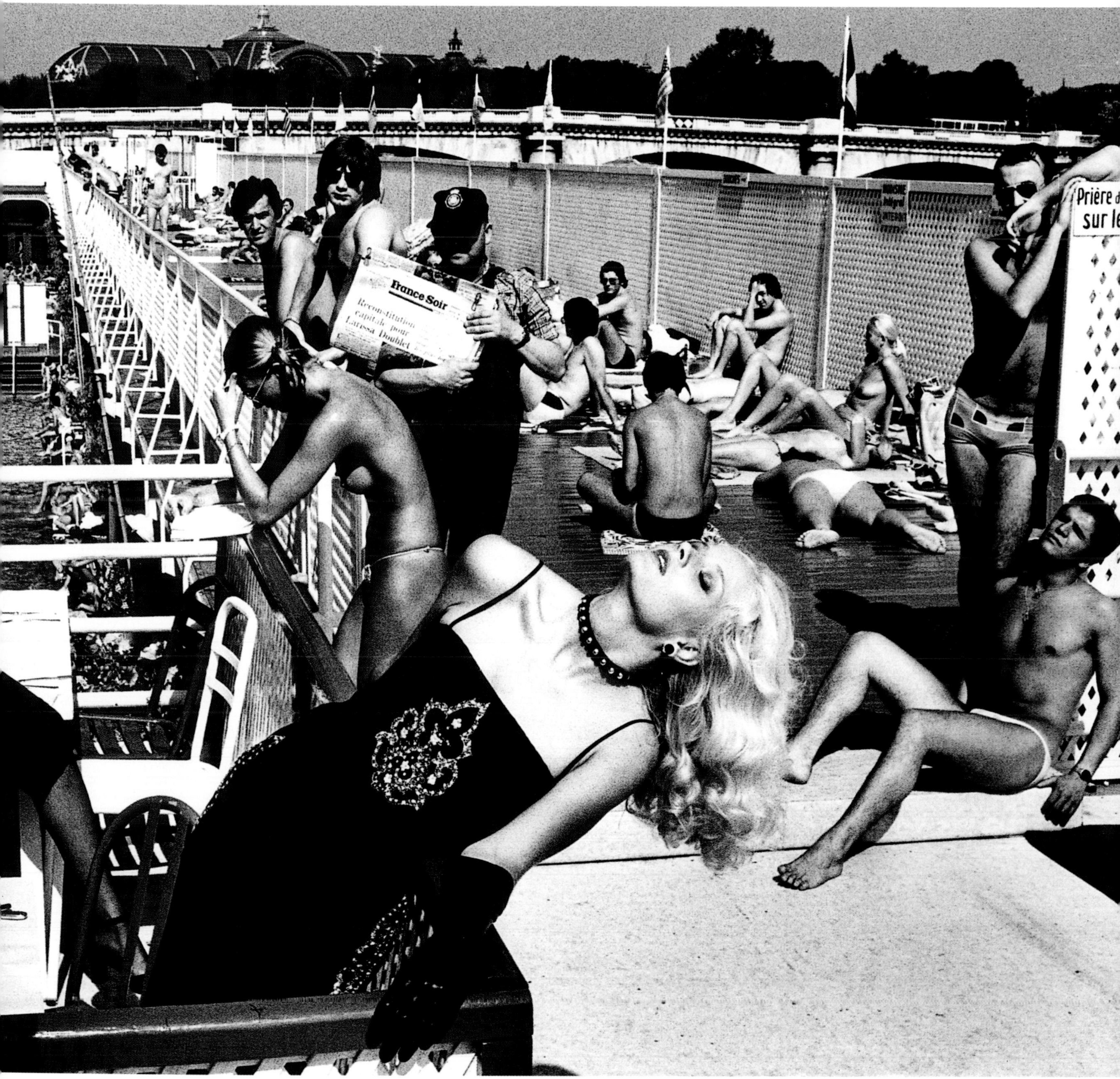

Helmut Newton, *Paris* (1978).

Michael Roberts, Vivienne Westwood (1987).

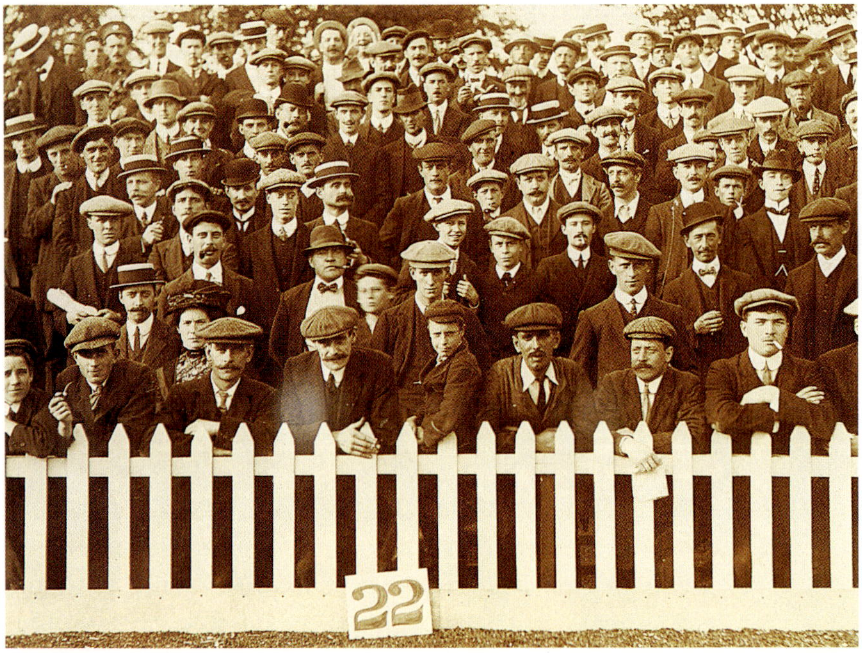

Fußballfans von Brighton, Hove, Sussex, England (1911).

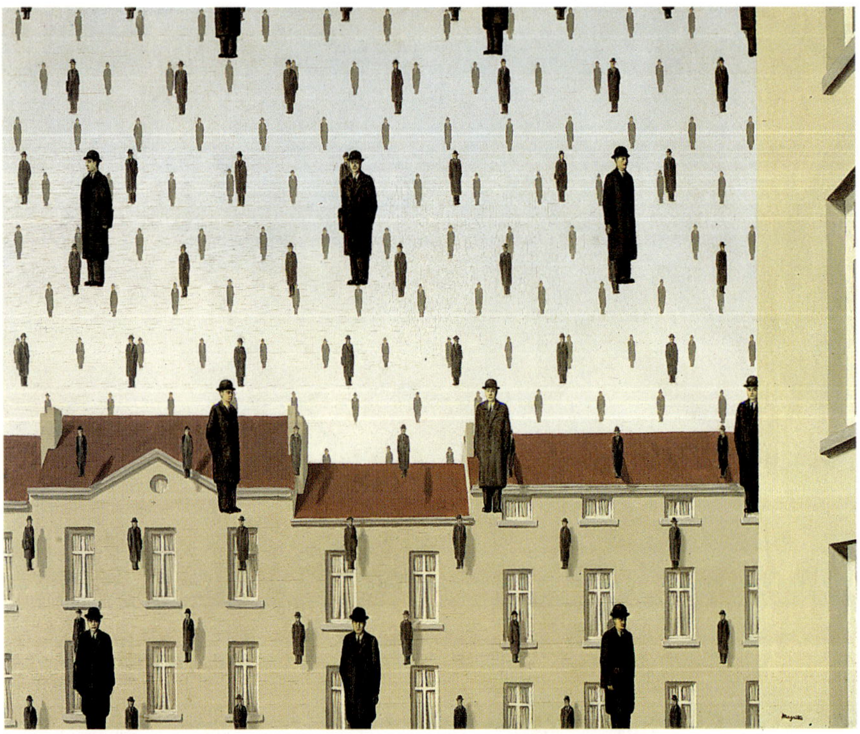

René Magritte, *Golconde* (1953).

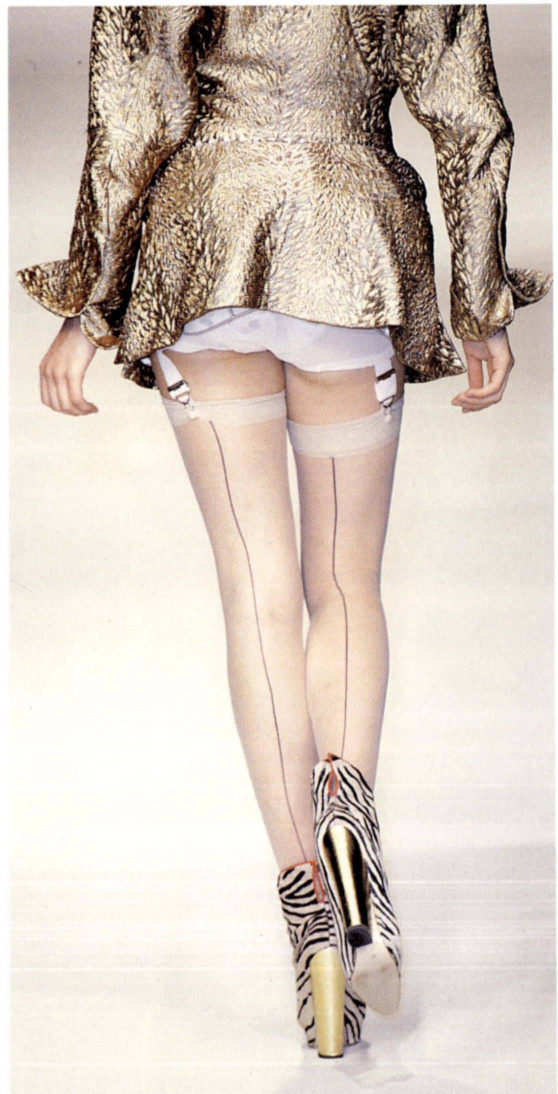

Laufsteg-Model von Vivienne Westwood (1995).

„Am meisten Spaß macht es mir, die Engländer zu parodieren."

Vivienne Westwood

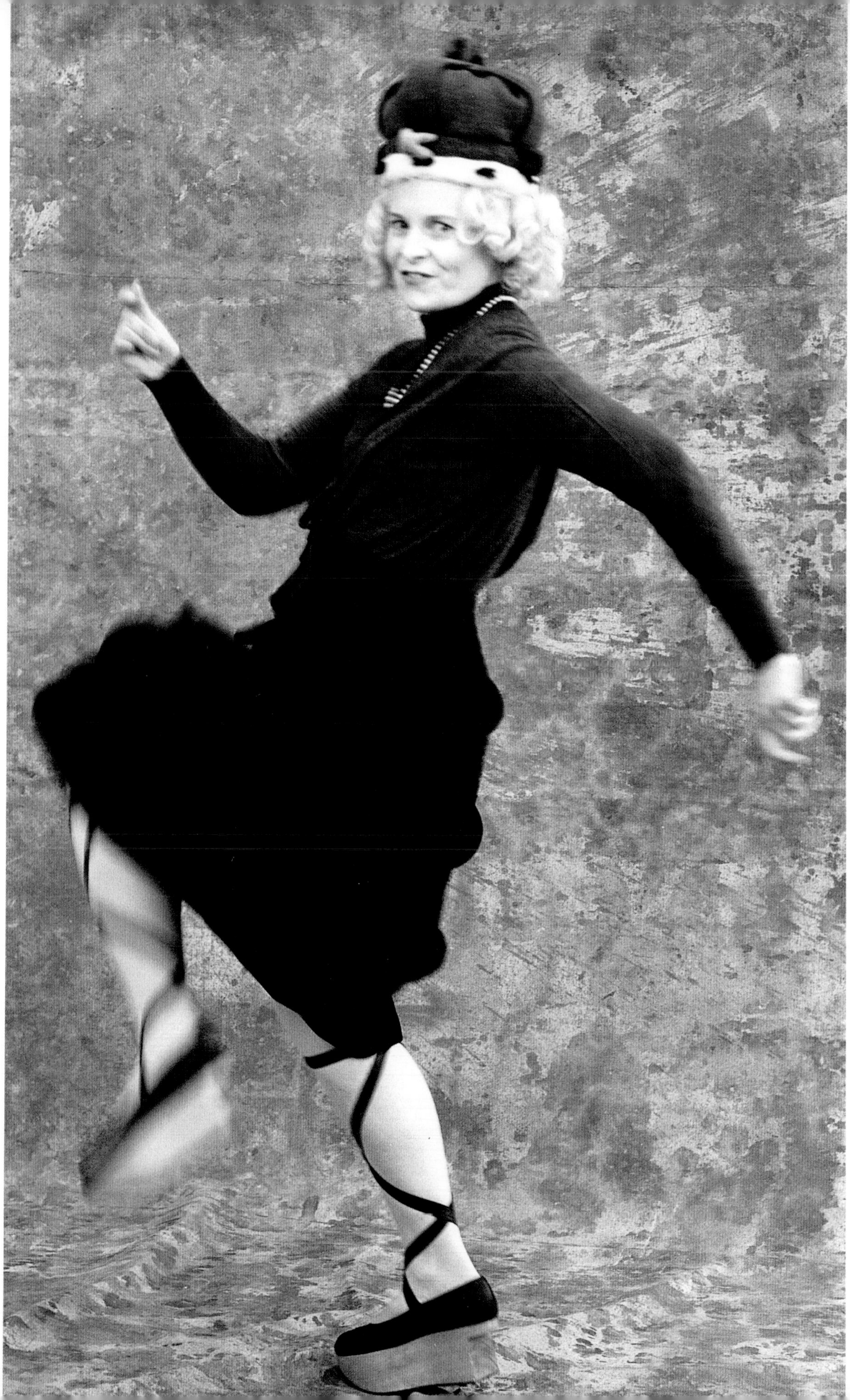

Seit den Tagen, in denen der britische Geschäftsmann ohne die Melone und den fest zusammengerollten Schirm undenkbar war, hat sich die Kleiderordnung sehr gelockert. Trotzdem tritt der Wunsch nach Ausdruck der Persönlichkeit bei der Garderobe nach wie vor oft hinter der Konvention zurück.

Für Designer wie Vivienne Westwood spielt die Individualität eine besondere Rolle. Von Schnüren über Turnüren bis zu Minikrinolinen und Kronen verwendet sie alles, um zu schockieren und zu provozieren. Ihre Entwürfe setzen Anleihen aus Kunst, Literatur und Kostümgeschichte kreativ um.

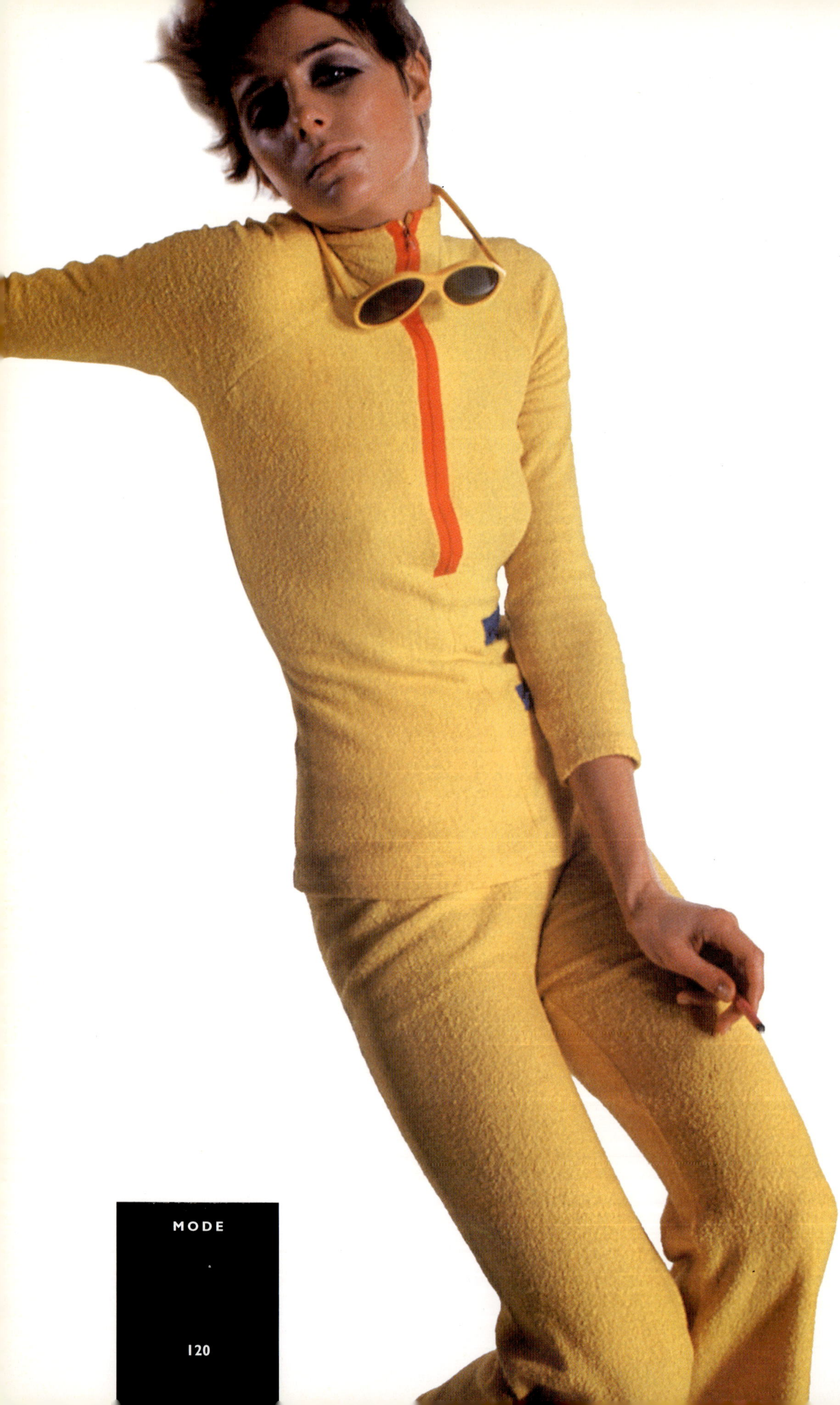

Photo von Lester Bookbinder für die englische *Vogue* (April 1967).

Nach neuen Bildern und Ideen dürstend, plündert die Mode immer wieder ihre eigene Vergangenheit. Was passé ist, kommt in zunehmend kürzeren Abständen wieder. Dabei ist der Tenor stets verblüffend ähnlich, wie die jüngste Renaissance der Mode und Popmusik der sechziger Jahre beweist.

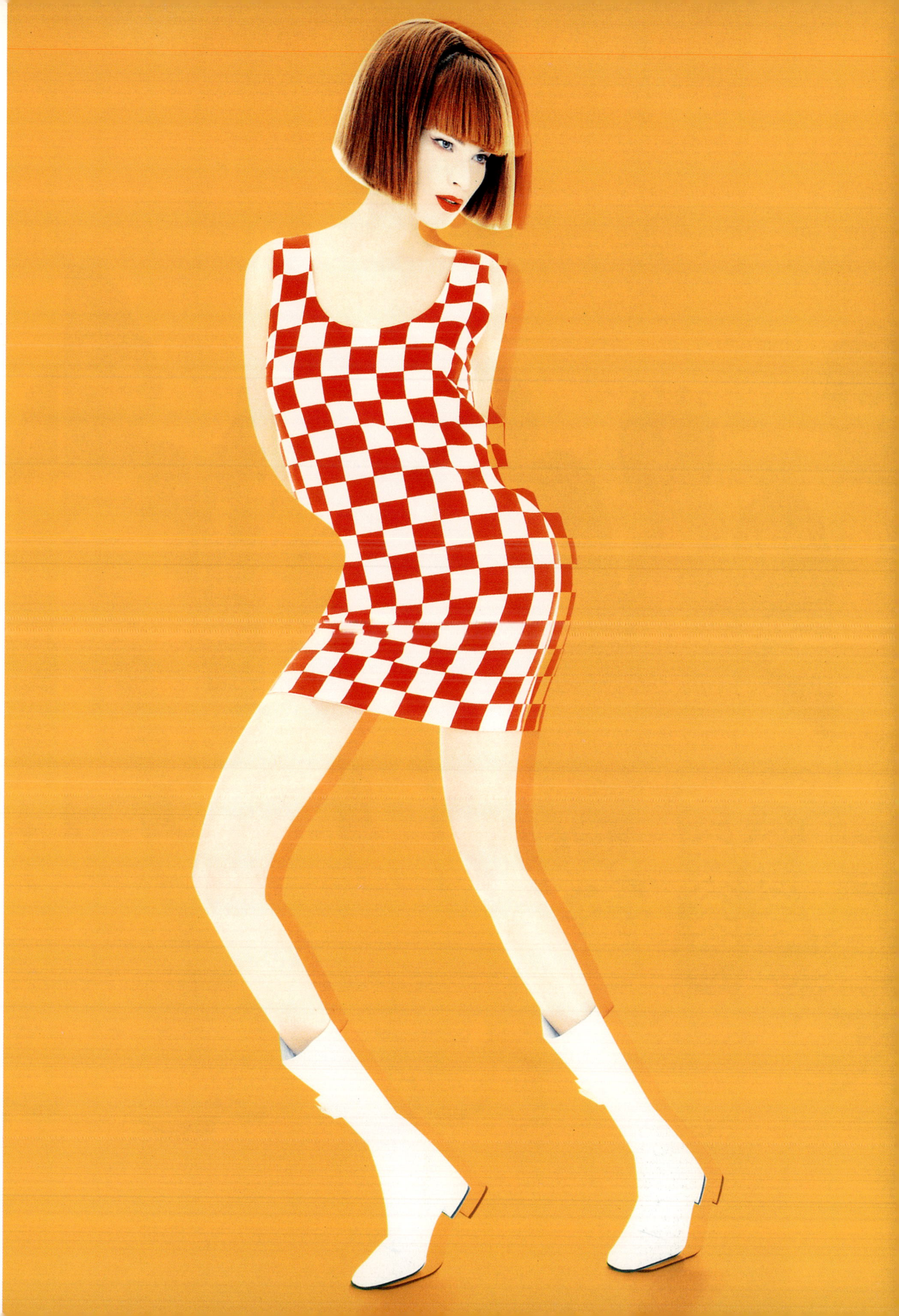

Photo von Raymond Meier für *W* (Juli 1995).

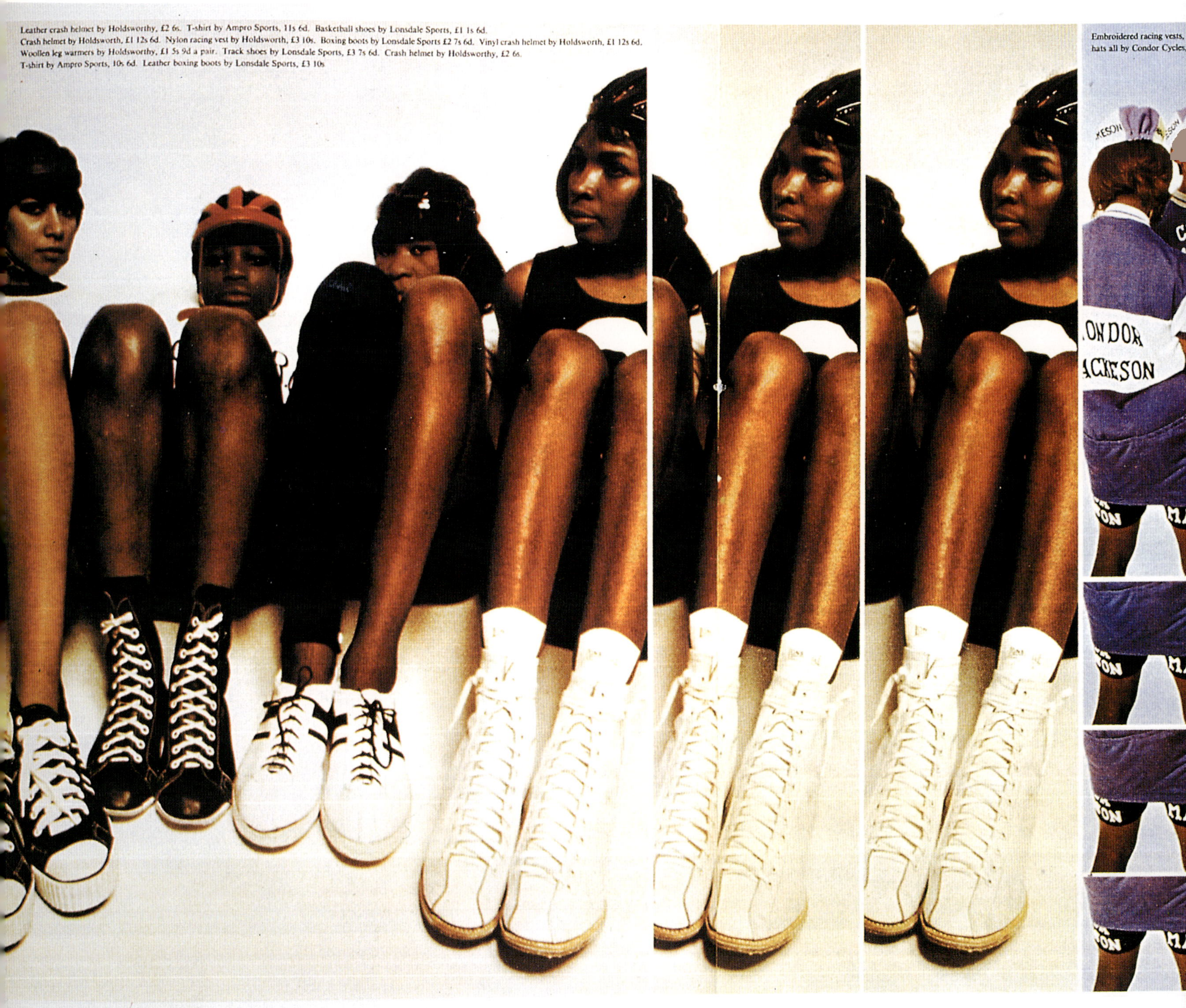
Leather crash helmet by Holdsworthy, £2 6s. T-shirt by Ampro Sports, 11s 6d. Basketball shoes by Lonsdale Sports, £1 1s 6d.
Crash helmet by Holdsworth, £1 12s 6d. Nylon racing vest by Holdsworth, £3 10s. Boxing boots by Lonsdale Sports £2 7s 6d. Vinyl crash helmet by Holdsworth, £1 12s 6d.
Woollen leg warmers by Holdsworthy, £1 5s 9d a pair. Track shoes by Lonsdale Sports, £3 7s 6d. Crash helmet by Holdsworthy, £2 6s.
T-shirt by Ampro Sports, 10s 6d. Leather boxing boots by Lonsdale Sports, £3 10s

Embroidered racing vests, hats all by Condor Cycles,

Harri Peccinotti, amerikanischer Sportswear, photographiert für *Nova* (August 1966).

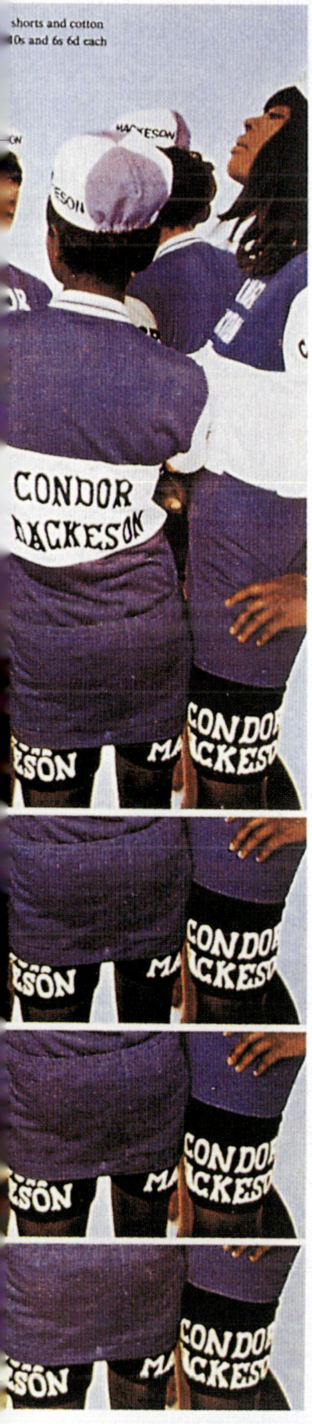

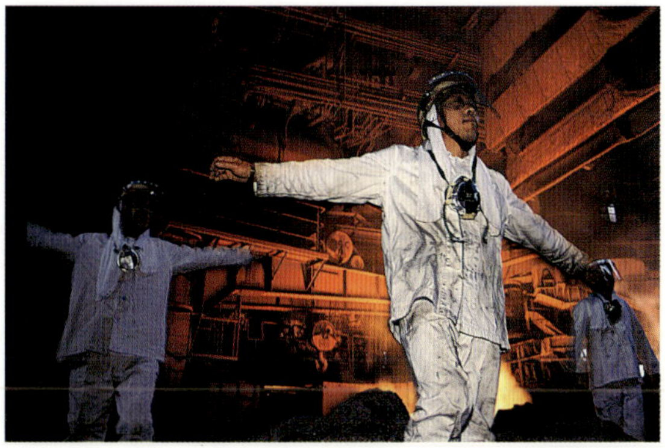

Stahlwerker bei Nissan Seiko, Japan (1987).

Lacoste-Logo.

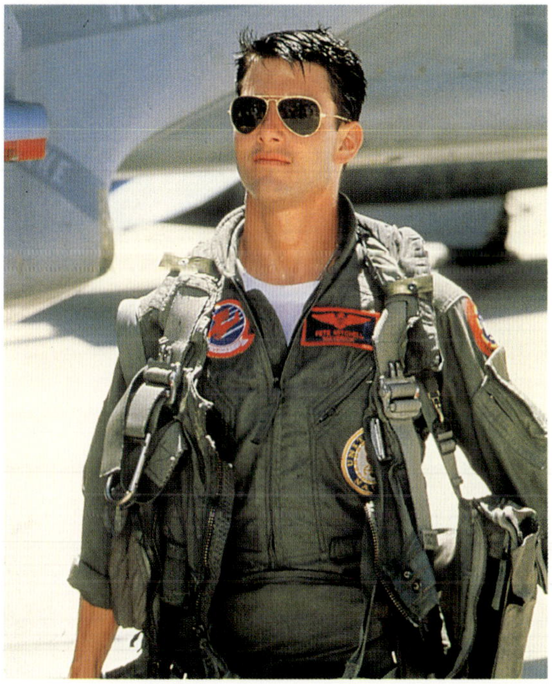

Tom Cruise mit Ray-Ban-Sonnenbrille *Aviator* in *Top Gun* (1986).

„Krieg macht Moden."

Gertrude Stein

Angefangen vom Lacoste-Poloshirt bis zum Turnschuh hat Sportbekleidung die Massenmode in diesem Jahrhundert so nachhaltig beeinflußt wie kaum etwas sonst. Ende der vierziger Jahre verwendete die amerikanische Designerin Claire McCardell erstmals traditionelle Stoffe aus dem Sportbereich in der Mode und leitete damit einen Trend ein, der heute immer mehr um sich greift. Radhosen aus Lycra, Polartec-Fleece, Skianoraks, Legwarmers, Rugbyshirts, Bergstiefel und Baseballkappen sind nur einige der zahlreichen Kleidungsstücke für höchste Profiansprüche, die zunehmend auch von Otto Normalverbraucher getragen werden. Gleiches läßt sich bei der Berufskleidung beobachten. Man denke nur an den Trenchcoat und die Fliegerjacke, die beide dem militärischen Bereich entstammen. Viele praktische Gründe sprechen für diese Erzeugnisse: Sie sind zweckmäßig, bequem und oft aus hervorragenden neuen Materialien. Daß sie normalerweise von Olympiasiegern, gestandenen Arbeitern oder heldenhaften Kampffliegern getragen werden, macht wohl ihre eigentliche Attraktivität aus.

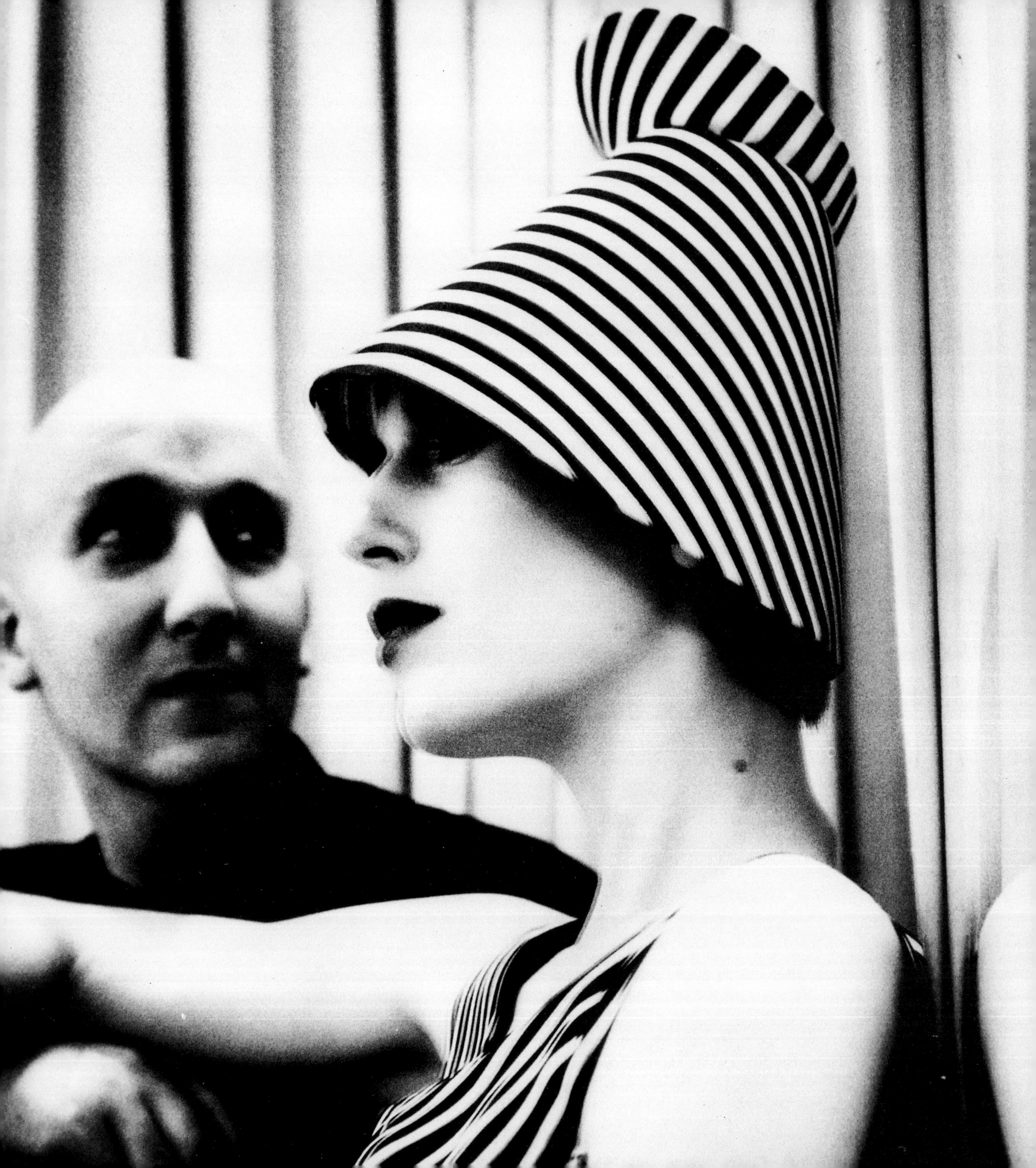

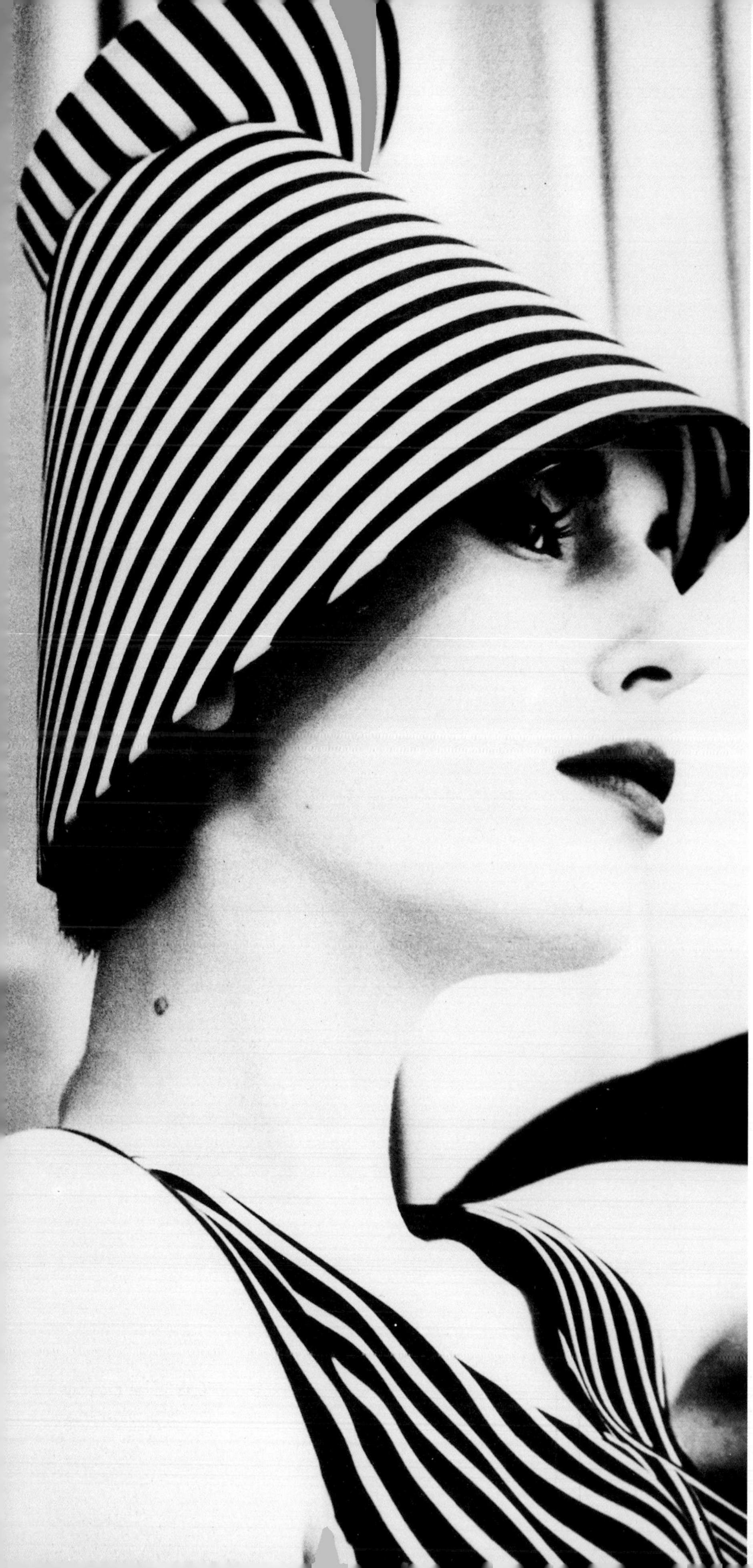

Die Gestaltung von Hüten und Schuhen läßt viel Raum für skulpturale Ambitionen, was Elsa Schiaparelli bei ihrem Schuhhut mit Witz unter Beweis stellte.

Theatralischer Kopfputz ist nichts Neues. Im 17. Jahrhundert balancierten die Hofdamen auf ihren Perücken aufwendige, hohe Gebilde wie etwa Miniaturschiffe mit voller Takelage. Anfang des 20. Jahrhunderts waren die Hüte als Kontrapunkt zur figurbetonten Kleidersilhouette ausladend und kunstvoll verziert.

Bis weit ins 20. Jahrhundert war der Hut ein wesentliches Element der Kleiderordnung. Wer auf sich hielt, trug Hut. Heute findet diese Etikette nur entfernt noch bei gesellschaftlichen Ereignissen Beachtung. Nach wie vor aber ist der Hut ein überzeugender Beweis für die These, daß Mode Spaß machen sollte.

Stephen Jones, Absolvent der Londoner St Martin's School of Art, ist für seine exotischen Kreationen berühmt. Seit er sich mit seinen ersten Entwürfen unter Neoromantikern einen Namen schuf, hat er mit zahlreichen großen Modemachern zusammengearbeitet. Sein Modell mit graphischen Streifen, das Anklänge an den Glamour der fünfziger Jahre zeigt, ist die praktische Umsetzung seiner Theorie, daß auch ein grandioser Hut „klar und optimistisch" wirken sollte.

Stephen Jones, Hut *Vertical Hold* (1995), photographiert von Gavin Bond.

Essen

Das Auge ißt mit, sagt schon der Volksmund. Die Präsentation von Nahrungsmitteln, ob im Ladenregal, am Marktstand oder auf einem Photo, trägt wesentlich zum sinnlichen Erleben des Essens bei. Essen und Design sind also eng miteinander verknüpft. Vom Dosenetikett bis zur Gestaltung eines Restaurants und der Art, wie das Essen serviert wird, spielt das Design in der scheinbar so zielgerichteten Tätigkeit der Nahrungsaufnahme eine Schlüsselrolle. Die anregende Atmosphäre in einem guten Restaurant, die Versuchung, die von all den Flaschen,

Dosen und anderen Produkten in einem Delikatessengeschäft oder auch von der bunten Obst- und Gemüsepalette auf dem Markt ausgeht, die Produkttreue von Supermarktkunden – all das sind keine Zufälligkeiten.

Richtig eingesetzt, ist Design ein wichtiges Mittel, um den kulinarischen Horizont zu erweitern und die Freude am Einkaufen, Kochen und Essen, sei es im Restaurant oder zu Hause, zu steigern. Mißbräuchlich verwendet, verhilft es der Technik zum Triumph über den Geschmack und die Bekömmlichkeit, das unsinnliche Standarderlebnis ersetzt die Mahlzeit in geselliger Runde, die Auswahl verkommt zu völliger Bedeutungslosigkeit.

Von jeher ist Design im weitesten Sinne Teil des Eßvergnügens. Ein Rezept etwa ist in gewisser Weise ein Entwurf. Selbst das Angebot auf Wochenmärkten zeugt von gestalterischem Denken. Ein guter Händler ist von Natur aus ein Designer: Er bietet seine Waren so dar, daß sie durch ihre Optik und ihren Duft Appetit machen, und er weiß instinktiv, wie er durch die richtige Komposition der Waren den Kaufanreiz verstärkt.

Für mich gibt es kaum ein größeres Einkaufsvergnügen als einen Bummel über einen Wochenmarkt. Besonders haben es mir die Märkte in der Umgebung meines Hauses in Frankreich angetan. Die Eier in den strohgefüllten Körben, die Bündel getrockneter Kräuter, die sauber mit der Hand geschriebenen Warenschilder und die intensiven Düfte fordern zu näherem Hinsehen auf und verheißen echten Genuß. In einer solch anregenden Atmosphäre könnte man tatsächlich glauben, daß wir leben, um zu essen, und nicht umgekehrt.

Ganz anders der Verbrauchermarkt vor den Toren der Stadt, wo immer mehr Menschen in der industrialisierten Welt ihre Einkäufe erledigen. Die Funktion des Marktplatzes im Herzen der Stadt wurde von einem monströsen Warenhaus in einer Asphaltwüste übernommen, das neckisch als aufgeblasener ländlicher Fachwerkbau oder überdimensionierte strohgedeckte Hütte daherkommt. Anstelle des gemächlichen, hier und da von einem Plausch begleiteten Bummels zwischen Ständen erwartet den

Ein schwimmender Markt in Thailand: Düfte, Farben und Formen verlocken zum Kauf.

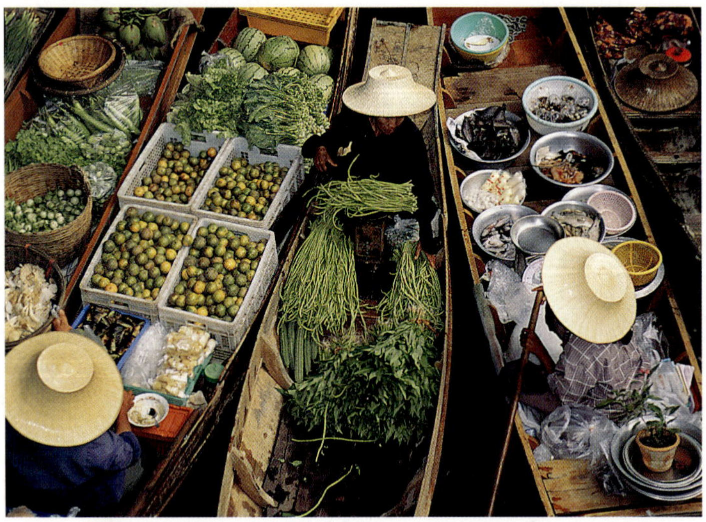

Käufer die optische Attacke Tausender von Marken, aggressiv gestalteter Verpackungen und überflüssiger Produkte, die alle um Sekundenbruchteile seiner Aufmerksamkeit buhlen. Wo ihm auf dem Markt vertraute Gesichter begegnen, hat er es hier mit der Anonymität endloser Gänge und Kassenreihen zu tun. Die Beleuchtung ist monoton und flach, die Temperatur geregelt, und Gerüche werden abgesaugt oder auch künstlich verstärkt, um die Kauflust zu stimulieren.

Obwohl Clarence Saunders schon 1916 das erste *Piggly Wiggly* in Memphis, Tennessee, eröffnete, begann der eigentliche Supermarktboom erst nach dem Zweiten Weltkrieg. Heute werden in Großbritannien 75 Prozent der Lebensmittel in Supermärkten gekauft, und schätzungsweise 50 Prozent der Einkäufe – Lebensmittel wie Haushaltswaren – erfolgen spontan. In einer relativ kurzen Zeitspanne haben Produktion und Verbrauch von Nahrungsmitteln einen radikalen Wandel erfahren. Das Design hat daran entscheidend mitgewirkt, manchmal positiv, manchmal aber auch in einer unrühmlichen Rolle.

Den Supermärkten wird vieles angelastet, von den Umweltschäden infolge der Agrarindustrie bis hin zum Niedergang der kleinen Läden. Doch darf man nicht übersehen, warum sich das Einkaufsverhalten überhaupt geändert hat. Die alte Hauptstraße mit dem Gemüsehändler, Metzger, Bäcker und Fischhändler, die so viele nostalgische Erinnerungen birgt, hatte durchaus ihre Nachteile. Gewiß, man war namentlich bekannt, wurde persönlich bedient, konnte anschreiben lassen und bekam vieles auch in beliebig kleinen Mengen. Andererseits aber war der Service mitunter äußerst zäh. Eventuell mußte man die Zutaten für eine einzige Mahlzeit in zwei oder drei verschiedenen Geschäften besorgen und jedesmal anstehen. Auch ließen Qualität und Sauberkeit mitunter zu wünschen übrig. Empfindliche Nahrungsmittel etwa waren nicht gekühlt oder abgedeckt, von Fliegen verunreinigtes

„Das Geschick der Nationen hängt von ihrer Nahrung ab." Brillat-Savarin

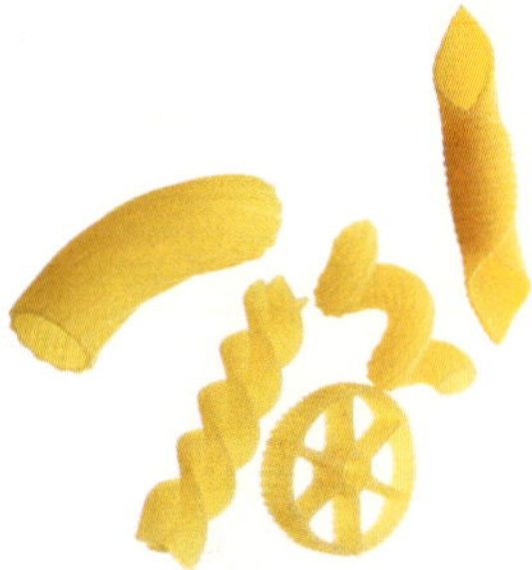

Verschiedene Pastaformen als Variationen eines kulinarischen Grundthemas.

Fleisch wurde gern noch zu Wurst verarbeitet, Waren wurden falsch ausgewogen. Oft war ein bestimmter Artikel ausverkauft, und die Auswahl war ohnehin sehr beschränkt.

Die Supermärkte eröffneten den Kunden eine schöne neue Welt, gut sortiert, preiswert und bequem. Andere Annehmlichkeiten taten das Ihre dazu – das Auto, mit dem man für eine mehrköpfige Familie gleich für eine ganze Woche einkaufen konnte, und der Kühlschrank oder die Gefriertruhe, in denen sich die Vorräte lagern ließen. Mit der Erweiterung des Sortiments, das bei einem modernen Supermarkt zwischen 15 000 und 30 000 Produktgruppen umfaßt, erhöhte sich die Zahl der Marken. Der Konkurrenzkampf zwischen den Großunternehmen führte zu scharf kalkulierten Preisen, von denen der Verbraucher profitierte.

Selbstbedienung ist ein Kernelement des Einkaufs im Supermarkt. Der Kunde hat ohne den Umweg über den Verkäufer direkten Zugriff auf das Produkt. Supermärkte sind im Grunde Warenlager, randvoll mit aufgemotzten Verpackungen, die Aufmerksamkeit erheischen. Bisweilen ist die Information, die von der Verpackung vermittelt wird, das einzige Auswahlkriterium. Das Supermarktregal ist, wie es gelegentlich heißt, die wertvollste Immobilie der Welt. Was keinen Gewinn bringt, muß anderem weichen. Sehr oft entscheidet die Verpackung oder die Präsentation und nicht das Produkt selbst über Erfolg und Mißerfolg, wobei sich in vielen Fällen jedoch immer schwerer sagen läßt, ob ein Produkt außer seiner Verpackung überhaupt etwas zu bieten hat.

Die Verpackung ist ein Thema für sich. Beinahe mehr als alles andere erzeugt sie bedingungslose Markentreue oder auch vehementeste Ablehnung und bestimmt mithin maßgeblich unseren Konsum. Ein Paradebeispiel hierfür ist die Milchflasche, die zu den beliebtesten unter allen gängigen Verpackungen gehört. Ihre gefällige Form, die an die gute alte Zeit erinnert, in der man die Milch noch vor die Tür gestellt bekam, wird nach wie vor als Sympathieträger in der Milchwerbung genutzt. Doch wurde ihr diese Position eine Zeitlang durch Plastikschlauch und Pappkarton streitig gemacht. In Großbritannien etwa wird die Milch bis heute hauptsächlich im sogenannten Tetrapak angeboten, jener Verpackungsform, die Mitte der siebziger Jahre von der schwedischen Firma Tetra-Laval lanciert wurde. Produktions- und vertriebstechnisch gesehen, bietet der Karton den Vorteil, daß er sich platzsparend stapeln und transportieren läßt und anschließend nicht eingesammelt und weiterverwertet werden muß. Für den Verbraucher ist er dagegen mit seiner fast immer tröpfelnden Gießöffnung ein stetiges Ärgernis.

Natürlich erfüllt die Verpackung viele rein praktische Funktionen. Sie bietet eine exakt abgemessene Produktmenge in gut transportabler Form, schützt ihren Inhalt vor dem Verderb und verspricht dem Verbraucher Reinheit, Frische und verläßliche Qualität. Und sie ebnete den Weg für die Produktion, den Vertrieb und die Lagerung von Nahrungsmitteln im großen Stil.

Gelegentlich bringen die praktischen Erfordernisse einer Verpackung eine Lösung mit sich, die auch ästhetisch besticht. Die Ty-Nânt-Flasche ist ein solches Beispiel. In der frühen Entwicklungsphase stellte man fest, daß sie, wenn sie hinfiel, aufgrund der im Mineralwasser enthaltenen Kohlensäure richtiggehend explodierte. Daher überzog man das Glas mit einer Plastikfolie. Man erkannte, daß dieser Überzug genausogut farbig sein könnte. So entstand die charakteristische blaue Flasche, die unweigerlich Gedanken an die durstlöschenden und reinen Eigenschaften des Produkts weckt. Inzwischen ist man aus wirtschaftlichen Gründen auf Flaschen aus blauem Glas ohne Schutzfilm umgestiegen.

Über die praktische Funktion hinaus dient die Verpackung als Träger für Informationen; teils sind sie gesetzlich vorgeschrieben, teils sollen sie nur das Markenimage festigen und Assoziationen wachrufen. Von der Zusammensetzung und dem Kaloriengehalt über Rezeptvorschläge bis hin zum Strichkode und Preis ist alles sorgfältig plaziert. Bei allem Aufklärungswert für den Verbraucher aber erfüllen diese Informationen letztendlich den Zweck, ein Markenprofil zu schaffen. Jeder Produktname, jedes Etikett und jedes Image beruhen auf intensiven Marktstudien, in denen die Farben, die graphische Gestaltung, die Wörter und Symbole ermittelt werden, die bei der Zielgruppe am besten ankommen. In vielen Fällen spielen diese Elemente mit unbewußten Assoziationen – die Farben Weiß und Blau etwa werden mit Hygiene und Sauberkeit in Verbindung gebracht, eine scharf konturierte, optisch nach vorn orientierte graphische Darstellung suggeriert Energie und Kraft, verschnörkelte Schriften stehen für Tradition und Beschaulichkeit. Die Botschaften einer Verpackung können, ob bewußt oder unbewußt wahrgenommen, weitreichende Folgen haben. Nach dem Benzolskandal 1990 wurde die Perrier-Flasche umgestaltet und dabei das Volumen von einem Liter auf 750 Milliliter reduziert. Damit sollte signalisiert werden, daß „etwas" materiell entfernt worden sei. Dennoch ging der Absatz stark zurück und konnte sich nur langsam wieder erholen, was meiner Meinung nach darauf zurückzuführen ist, daß man der Flasche ihre Großzügigkeit genommen hatte.

Für Designtheoretiker und -kritiker mag all das amüsant sein. Ich dagegen bin der festen Überzeugung, daß Grundnahrungsmittel eine möglichst ehrliche und einfache Verpackung haben sollten. Gelegentlich lasse auch ich mich von einem besonders schönen Etikett oder Glas verführen. In den meisten Fällen aber überfrachtet die Verpackung meiner Ansicht nach das Produkt mit Erwartungen, die zwangsläufig enttäuscht werden müssen. Einer der ersten Aufträge der Conran Design Group bestand darin, für eine Reihe gewöhnlicher Nahrungsmittel der Warenhauskette International Stores einen Verpackungsstil zu entwerfen. Damals waren hauseigene Marken noch nicht so üblich, und unser Design, das einfache, wie mit der Schablone geschriebene Buchstaben auf einfarbigem Grund vorsah, hob sich deutlich von der marktschreierischen Aufmachung der Konkurrenzprodukte ab. Geradlinig und sachlich, hätten diese Produkte in der Massierung ihre Wirkung verloren, neben ihren Rivalen aber sahen sie neu und erfrischend aufrichtig aus.

Heutzutage gehen die Supermärkte bei ihren Hausmarken in der Regel nach einer anderen Strategie vor: sie verpassen ihnen Verpackungen, die denen der Markenführer täuschend ähnlich sind. Mit diesen Beinahe-Kopien von Logo, Farbgebung und Graphik bewegen sie sich am Rande der Legalität, machen aber den Kunden glauben, daß er dasselbe Produkt zu einem etwas niedrigeren Preis bekommt. Der Eklat, den sie auslösen, wenn sie einem etablierten Hersteller ins Gehege geraten, beweist, daß man sehr wohl über die Bedeutung des Image für die Kreation eines erfolgreichen Produkts Bescheid weiß.

Viele meinen, die Tage der Hausmarke seien gezählt. Doch investieren die Supermärkte trotz ihrer breiten Angebotspalette nach wie vor viel Energie und Geld in die Identität ihrer Eigenmarken. Tatsächlich sind sie auf dem besten Weg, selbst zu Marken zu werden, die erfolgreicher sind als alle Produkte in ihrem Sortiment. Sie haben erkannt, daß sie sich zwei Stücke vom Kuchen abschneiden können, indem sie mit ihren kopierten Billigprodukten die Markenerzeugnisse, die sie bisher auch vertrieben, allmählich verdrängen und dabei selbst zu Marktführern avancieren. In jedem Wirtschaftsbereich kann eine Corporate Identity oder eine Markenidentität im Unternehmen selbst wie auch in der Öffentlichkeit eine nachhaltige Wirkung haben. Eine

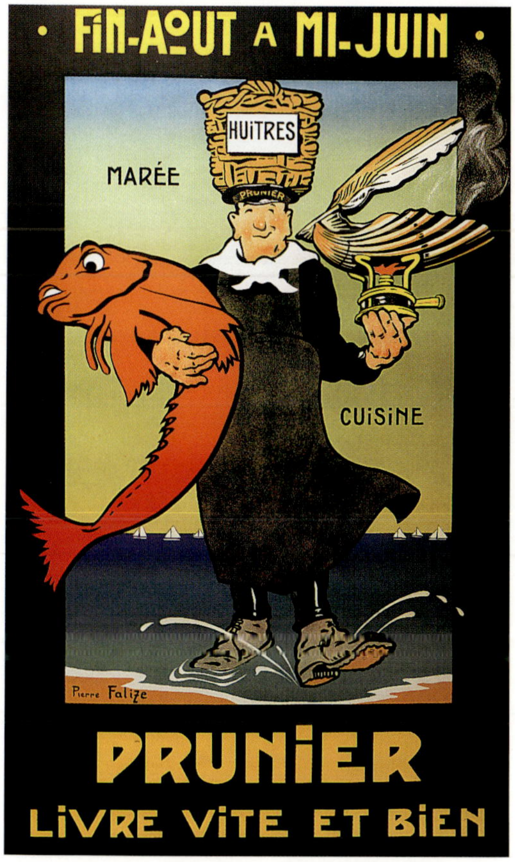

Das Prunier-Plakat verheißt Frische und lukullische Freuden.

Veränderung der Unternehmensidentität – des Logos, der Farben oder der Schrift – mag als rein kosmetische Maßnahme erscheinen, doch kann ein neues „Gesicht" einem Unternehmen wertvolle Impulse geben.

Anfang der achtziger Jahre wurde die Conran Design Group von der Weinhandelskette Peter Dominic beauftragt, das Firmenimage kritisch zu prüfen. Damals umfaßte das Unternehmen viele verschiedene Filialen. Die Geschäftsführer und Mitarbeiter waren angehalten, eigene Ideen zur Präsentation und Ausschilderung in ihren Läden zu entwickeln. So sollte die Aufmachung insgesamt verbessert werden und zugleich das persönliche Element erhalten bleiben, das durchaus ansprechend wirken kann. Es kamen sehr gute, aber auch völlig abwegige Einfälle dabei heraus. Wir legten nun einen Designratgeber vor, in dem Beispiele für gelungene Präsentationen verunglückten Displays gegenübergestellt waren. „Populistisch, spritzig, europäisch – für den Geschmack der Herzogin, aber auch für den ihres Chauffeurs", lautete die Maxime unseres Ratgebers mit dem Titel „Do It Right".

Wie der beschichtete Milchkarton muß eine Verpackung, die sich nicht problemlos öffnen läßt, den Verbraucher enttäuschen. Doch gibt es auch andere Arten der Frustration. Viele Produkte bestehen fast nur aus Verpackung oder wären zumindest ohne sie nicht zustande gekommen. Die Überschneidung zwischen Essen und Technik hat Scheinlebensmittel hervorgebracht, deren Nährstoffgehalt und Geschmack der Bequemlichkeit, dem Image und der Marke zum Opfer fielen. Bei Fertiggerichten liefert die Technik das Hauptverkaufsargument, die Speisen sind zweitrangig. Auftauen, erhitzen und servieren – mehr muß der Verbraucher oft nicht tun. Manche Produkte wahren zumindest den Schein von Kochaktivität. Die ersten Backmischungen etwa waren auf Anraten von Psychologen so entwickelt, daß man ihnen ein Ei hinzufügen mußte – eine eher symbolische Geste, die einem ansonsten völlig synthetischen Vorgang den Anstrich von Selbstgemachtem gab. Vor allem die Fertigmenüs sind ein großes Geschäft. Die Briten geben dafür jährlich umgerechnet etwa 700 Millionen Mark aus; allein mehr als neun Millionen Mark lassen sie bei Marks and Spencer für *Chicken Kiev*. Dies ist Designer-Essen. Dahinter stehen eine Produktidee, Geschmacksproben, optimierte Produktionsprozesse, die Kreation einer Marke und Marketingstrategien. Es hat keine wirklichen Vorbilder und ist ebensowenig echt französisch, italienisch oder russisch, wie *Chop Suey* chinesisch ist. Die Rolle, die dem Design bei der Kreation solcher Produkte zukommt, gibt keineswegs Anlaß zum Jubeln. Kein Fertigmenü kann jemals ein Gericht ersetzen, das mit Sorgfalt und Liebe aus frischen Zutaten gekocht ist.

Wie der Supermarkt ein Warenlager für Abgepacktes ist, hat sich auch das Einkaufen zunehmend zu einem Instant-Erlebnis entwickelt. Schon der Einkaufswagen ist eine Art von Verpackung. Er kam 1937 auf, entwickelt und hergestellt von dem amerikanischen Unternehmen Unarco. Man mußte Überzeugungsarbeit leisten, bevor die Käufer bereit waren, von den herkömmlichen Weiden- oder Drahtkörben abzurücken. Vor allem Männer scheuten sich, angeblich wegen der Ähnlichkeit mit einem Kinderwagen, diesen Karren zu benutzen.

Das Nachkriegsmodell hatte ein Fassungsvermögen von etwa 40 Litern. Natürlich fanden die Supermärkte bald heraus, daß sie um so mehr verkauften, je größer die Wagen waren, und so nehmen heutige Versionen sage und schreibe das Viereinhalbfache auf. Zudem wurde in die modernen Ausführungen tatsächlich das Kinderwagenelement integriert: durch Wegklappen eines Teils entsteht ein Kindersitz. Beim *Easisteer*, einer Neuentwicklung des ehemaligen Hubschrauberpiloten John Grantham, sorgt ein Lenkgestänge zwischen den Vorderrädern dafür, daß beide Räder immer in derselben Position ausgerichtet sind und der sattsam bekannte Kampf mit dem Karren nunmehr ein Ende hat.

Der Einkaufswagen ist nicht das einzige Mittel, um Bewegung in ein Geschäft zu bringen. Durch die Gestaltung und Aufteilung eines Supermarkts werden die Kunden vom Eingang zur Kasse gelotst. Es ist allgemein üblich, frisches Obst und Gemüse am Haupteingang zu plazieren. In zahlreichen hitzigen Diskussionen habe ich Leiter von Supermarktketten zu überzeugen versucht, daß diese Anordnung mit der Logik der Essenszubereitung wenig zu tun hat. Wer etwas Routine im Kochen hat, weiß, daß es sinn-

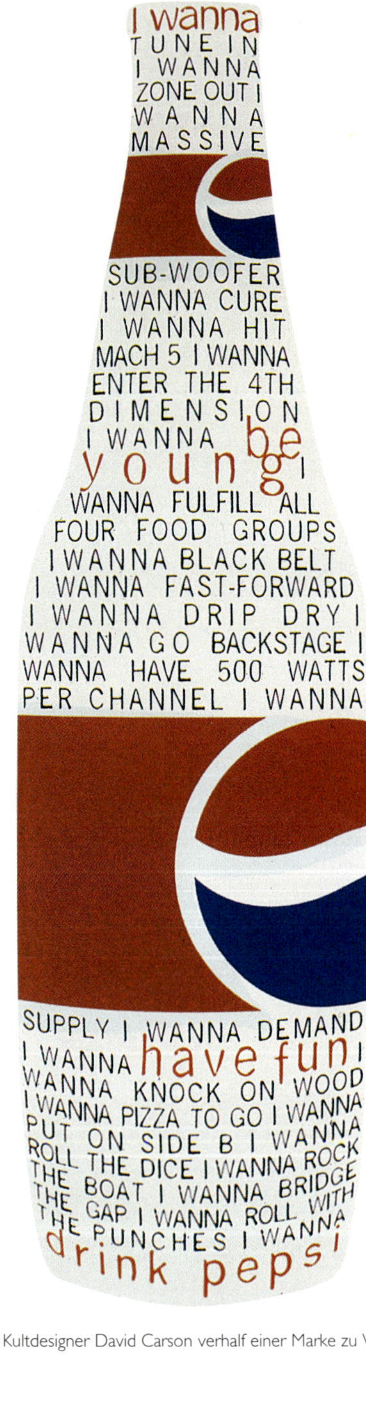

Der Kultdesigner David Carson verhalf einer Marke zu Weltruhm.

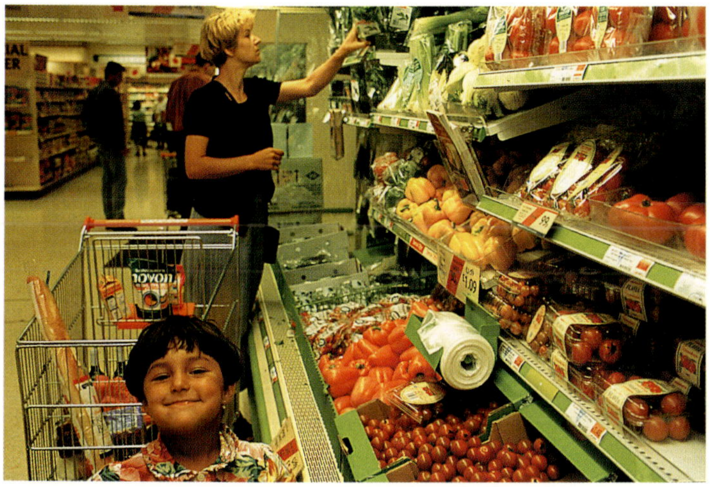

Supermärkte bieten eine erschöpfende Auswahl – im doppelten Sinn des Wortes.

voller wäre, zuerst die Grundnahrungsmittel und dann die Frischwaren zu kaufen. Natürlich hat man bei der Entscheidung, das Obst und Gemüse am Eingang zu präsentieren, keinesfalls an den Koch gedacht, sondern an den Schaufenstereffekt und die positive Einstimmung des Kunden, die ihn dann weiter in die Gänge hineinlockt. Schon die ersten Supermärkte verführten den Kunden durch Süßwaren im Kassenbereich, wo er warten muß und zu Impulskäufen verleitet werden kann. Die Psychologie der Supermarktaufteilung besagt, daß die gewinnträchtigsten Bereiche auf den linken Gangseiten zwischen Taillen- und Augenhöhe liegen. Im Gegensatz zur landläufigen Ansicht stellen Supermärkte ihre Waren nicht gern um. Ihr Ziel ist, alle Kunden auf vorhersehbaren Pfaden durch das Geschäft zu führen, wobei sie in möglichst kurzer Zeit möglichst viel kaufen sollen.

Man würde meinen, Frischprodukte seien von derartigen Strategien nicht betroffen. Alles andere als das! Viele Menschen sind noch nie mit frischem Gemüse direkt aus dem Garten in Berührung gekommen. Da Aussehen und Präsentation der Waren im Vordergrund stehen, erwartet mittlerweile jedermann, daß Tomaten eine vollkommene Form und gleichmäßige Farbe aufweisen, Gurken gerade und Kartoffeln völlig erdfrei sind. Natürlich geht diese genormte Perfektion oft auf Kosten des Geschmacks und echter Vielfalt.

Annehmlichkeit bedeutet im Zusammenhang mit frischem Obst und Gemüse ganzjährige Verfügbarkeit, den immerwährenden Supermarktsommer. In der Tat ließe sich am Lebensmittelangebot der Supermärkte allein die Jahreszeit schwerlich ablesen. Eher schon anhand des Rahmenangebots, etwa an der Holzkohle für den Gartengrill oder am Christbaumschmuck. Jetzt könnte der Computer den Lebensmitteleinkauf einmal mehr revolutionieren. In manchen Gegenden der USA ist es bereits gang und gäbe, den Wochenbedarf über den Heimcomputer zu bestellen und sich nach Hause liefern zu lassen. Wenn dieses System sich durchsetzt, ergäben sich für die Rolle des Designs im Nahrungsmittelbereich kolossale Folgen.

Aus dem Supermarkt würde ein virtuelles Magazin, dessen Erfolg in starkem Maße von der optischen Darbietung abhinge, die über den Bildschirm flimmert. Zugleich aber würde unser „Fingerspitzengefühl“ für die Qualität von Nahrungsmitteln noch weiter schwinden. Wie viele junge Leute können heute die Reife eines Pfirsichs beurteilen? Schon nutzen große Verbrauchermärkte die Kundenkarten, um riesige Datenbanken über das Kaufverhalten der Verbraucher anzulegen. Damit könnten unsere Ernährungsgewohnheiten, aufgeschlüsselt nach Altersgruppen, Familienprofil und Einkommensklasse, für sie noch besser zu kalkulieren und zu lenken sein, und das Leben, vor allem aber das Essen, würde erheblich an Reiz verlieren.

Angesichts solcher Perspektiven wäre die Renaissance des Ladens um die Ecke und des Delikatessengeschäfts durchaus denkbar, vielleicht nicht für den Einkauf von Gütern des täglichen

Bedarfs, aber gewiß als Quelle für frisches Obst und Gemüse der Saison. Der Lebensmitteleinkauf sollte Spaß machen, die Vorfreude auf das Kochen und Essen anregen. Der Verlust an Sinnlichkeit, den uns das virtuelle Shopping beschert, könnte uns in der Tat zurücktreiben in den Tante-Emma-Laden mit seinen zwischenmenschlichen Kontakten, den verlockenden Düften und all den leckeren Dingen.

Ein Großteil der Designstrategie ist bei der Gestaltung von Supermärkten darauf gerichtet, wie der Lebensmitteleinkauf günstiger und somit kosteneffizienter und profitabler gestaltet werden kann – aus Sicht der Hersteller, Groß- und Einzelhändler. Genaueste Analysen von Einkaufsphänomenen erbrachten in den USA, daß Dosensuppen sich besser verkaufen, wenn sie nicht in alphabetischer Reihenfolge im Regal stehen; Hausmarken finden den größten Absatz, wenn sie gleich links von der Spitzenmarke plaziert sind; der gewinnträchtigste Regalbereich befindet sich 15 Grad unter Augenhöhe; durch Verlangsamung der Hintergrundmusik von 108 auf 60 Takte pro Minute läßt sich der Verkauf um 38,2 Prozent steigern (und die Frequenz des Lidschlags des Kunden von 32 auf nur 14 pro Minute senken). Veranlaßt die Anordnung der Waren den Kunden, seinen Wagen in die eine Richtung zu schieben, blickt er zwangsläufig auf die andere, auf die sogenannte starke Seite. Nichts ist zufällig.

Supermärkte verheißen Auswahl. In manchen Fällen beschränkt sie sich auf ein halbes Dutzend verschieden etikettierter Dosen mit mehr oder weniger denselben Bohnen darin. Was sich jedoch fraglos in den letzten Jahren enorm verändert hat, ist unsere Bereitschaft, neue und andere Lebensmittel auszuprobieren. Gerichte, die vor ein, zwei Jahrzehnten als völlig exotisch gegolten hätten, sind heute in vielen Haushalten Normalität.

Diese Erweiterung des kulinarischen Horizonts steht in direktem Zusammenhang mit einem anderen Phänomen des ausgehenden 20. Jahrhunderts, dem Massentourismus. Seine Anfänge fallen in die Nachkriegszeit. Aus dem Urlaub im Ausland brachte man neben Souvenirs und Schnappschüssen auch Erinnerungen an neue Geschmackserlebnisse mit. Wegbereiter wie Elizabeth David machten eine Generation, die unlängst noch Rationierungen erlebt hatte, mit mediterranen Genüssen bekannt. Heute kaufen wir in Supermärkten, die vor 30 Jahren Mühe gehabt hätten, frischen Knoblauch anzubieten, mit der größten Selbstverständlichkeit Kichererbsen, Radicchio oder Basilikum, von Exotika aus fernen Ländern ganz zu schweigen. Hier nun eröffnet sich dem Design ein weiteres Aufgabengebiet. Vielleicht möchten wir jenes thailändische Curry oder die Bouillabaisse nachkochen, die uns so gut geschmeckt haben, doch brauchen wir das Rezept dazu. Kochbücher wurden zum Verkaufsschlager. Viele vermitteln uns heutzutage neben den Rezepten hautnahe Eindrücke des jeweiligen Landes. Durch die Präsentation der Speisen auf atmosphärischen Hochglanzphotos können wir vom Kuchen naschen, ohne ihn zu essen oder auch nur zu backen.

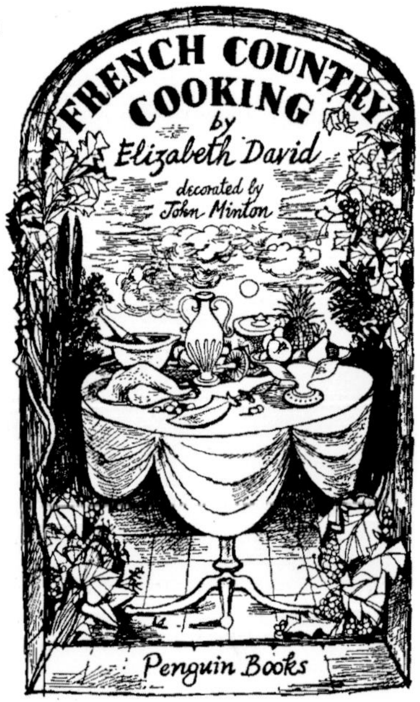

Die Gestaltung von Restaurants kann sich auf unsere Einstellung zum Essen, unseren Geschmack und unsere Kochgewohnheiten nachhaltig auswirken. Im besten Fall – und das muß nicht unbedingt immer der teuerste sein – ist ein Restaurant ein Tempel, in dem den sinnlichen Freuden des Essens gehuldigt wird. Schlimmstenfalls geschieht genau das Gegenteil, daß nämlich die Sinne mit Nullachtfünfzehn-Gerichten abgespeist werden.

Ich erinnere mich an ein besonders erfreuliches Lokal in Barcelona. Es bestand aus einem Lebensmittelladen zur Straße hin, einer rückwärtigen Küche und einem langen Gang dazwischen, in dem an beiden Seiten Tische standen. Ständig kam jemand aus der Küche, um vorn frische Zutaten zu holen, was einen gewissen Unterhaltungswert hatte und zudem das Gefühl vermittelte, daß hier mit Sorgfalt und Qualitätsbewußtsein gekocht wurde.

Gern denke ich auch an ein Essen im Restaurant Moti Mahal in Neu-Delhi zurück. Im Gegensatz zum teuren Tandoori in der Hauptstraße mit seiner roten Velourstapete war dieses Lokal unter freiem Himmel von faszinierender Schlichtheit: geschrubbte Tische, darauf große, eisgefüllte Metallkübel zum Kühlen der Getränke und darüber aufgespannte Leintuchbahnen als Schattenspender. Alles war sehr schlicht und zweckmäßig, doch das Essen war exzellent und reichlich.

Die Gestaltung eines Restaurants ist eine der interessantesten Aufgaben und gewiß eine außerordentliche Herausforderung. Sie schließt praktisch jeden Teilaspekt von Design mit ein: Produkt, Ergonomie, Wartung, Materialkunde, Image und Atmosphäre, Graphik und Computerisierung. Ein Restaurant ist eine einzigartige Kombination aus Produktion und Einzelhandel, und das hohe Risiko eines solchen Unternehmens steigert nur den Reiz.

Wie bei jeder anderen Raumgestaltung muß der Designer zunächst einmal die Grundausstattung richtig planen. Das allein ist schwierig genug und verlangt großen technischen Sachverstand. Wasser, Heizung, Kühlung, Lüftung, Stromleitungen, Abfallentsorgung, Notausgänge – all das muß so integriert werden, daß der vorhandene Raum möglichst ergonomisch und gewinnbringend genutzt werden kann. Der Designer muß die Arbeitsabfolge, Umweltschutzauflagen, Hygienevorschriften, Wartungserfordernisse, Sicherheitsfaktoren und eine Vielzahl weiterer Punkte beachten. Bei Herstellern in aller Welt werden Spezialanfertigungen bestellt, so daß Fehler teuer zu stehen kämen. Als der riesige Ofen des Restaurants Quaglino's erstmals befeuert wurde, dehnte er sich einige Zentimeter aus und brachte eine Wand zum Einsturz.

Seit ich in einem Pariser Restaurant als Tellerwäscher und Gemüseputzer gejobbt habe, bin ich vom Flair solcher Orte fasziniert. Während vorn das Stimmengewirr zufriedener Gäste den Raum erfüllt, wird hinter den Kulissen beinahe artistisches Teamwork geleistet. Es ist die Aufgabe des Designers, die optimalen Voraussetzungen für diese beiden Aspekte zu schaffen, für eine gastliche, heitere Atmosphäre, die gern auch ein theatralisches Moment besitzen darf, und dafür, daß eine immense Vielfalt an Gerichten für Dutzende von Gästen unter großem Druck, in kurzer Zeit und unter ziemlich extremen Bedingungen wunderbarerweise hervorragend gelingen.

Angefangen bei den *Soup kitchens* in den fünfziger Jahren, habe ich im Lauf der Zeit an vielen Restaurants mitgewirkt. Nach meiner Erfahrung sollte die Aufmachung eines Restaurants zu dem Essen passen, das dort serviert wird. Bevor die eigentliche Planung beginnt, muß man ein Gefühl für die Stimmung entwickeln, die man erzeugen möchte. Während man halb verschüttete Erinnerungen ausgräbt, Skizzen anfertigt, über das Licht und die räumlichen Gegebenheiten eines bestimmten Ortes nachsinnt, kristallisieren sich schließlich konkrete Vorstellungen von Farben, Formen und Materialien heraus. Ich mag eher das Schlichte. Schlichtheit allein aber genügt nicht. Ein gelungenes Restaurant hat etwas von einem Theater, wobei es keineswegs Opernreife erreichen muß.

Durch gutes Design Atmosphäre zu schaffen ist etwas ganz anderes, als ein Restaurant nach einem Leitmotiv zu stylen. Ein solches Thema oder Image, mit Versatzstücken, albernen Speise-

„Es gibt nichts Besseres als ein wirklich gutes Omelett.“ Französisches Sprichwort

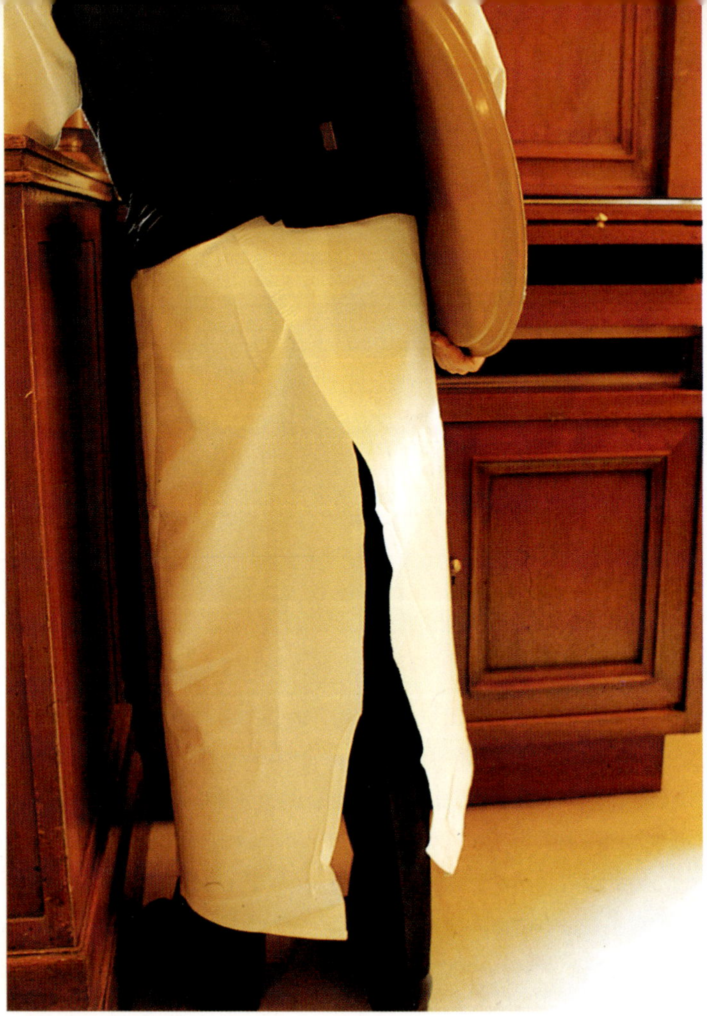

Auch das Ambiente eines Restaurants spielt eine wichtige Rolle.

karten, effekthascherischer Kleidung der Mitarbeiter und dem Essen selbst gnadenlos umgesetzt, ist so banal wie eine abgenutzte Pointe. Würde ich ein Restaurant eröffnen, wäre das Essen das Allerwichtigste, Design und Dekoration würden eine völlig untergeordnete Rolle spielen. Es ginge in erster Linie um das Kochen und Servieren der Speisen, genau wie in einer griechischen Taverne, einer italienischen Trattoria oder einer japanischen Nudelküche.

Dieser Ansatz verlangt zwangsläufig ein neues Küchenkonzept. Wenn man das Tohuwabohu hinter den Kulissen durch einen sinnvoll gestalteten Arbeitsbereich ersetzt, schafft man damit die Möglichkeit, die Küche stärker in den vorderen Bereich zu integrieren. Insbesondere werden dadurch die Kochaktivitäten transparent, eine Strategie, die wir beim Restaurant Mezzo mit der über zwei Geschosse reichenden Glaswand zwischen dem Küchenbereich und den beiden Gästeebenen auf die Spitze getrieben haben. Wenn die Besucher sehen können, wie ihre Speisen zubereitet werden, gewinnt das Essen außer Haus an Selbstverständlichkeit. Allein der Anblick einer Küche in vollem Betrieb weckt den Appetit und trägt zur Theateratmosphäre bei. Hierbei geht es nicht um Show, sondern darum zu zeigen, daß Kochkunst und gute Zutaten das ganze Geheimnis sind. Indem man die Köche in das „Leben“ des Restaurants einbezieht, gibt man ihnen Gelegenheit, mit den Gästen in Kontakt zu kommen, und umgekehrt, was den gegenseitigen Respekt fördert.

Ist das Design? Natürlich ist es das! Gutes Design will ausschließlich den Menschen zu mehr Freude an ihrer Arbeit, ihrer Freizeit und ihrem Leben generell verhelfen und ihnen den Weg zu dieser Freude ebnen.

Ein solches offenes Restaurantkonzept ließe sich noch erweitern, etwa durch eine Theke mit Frischprodukten im Eingangsbereich. Im Gastrodrome am Butler's Wharf in London habe ich die Idee weitergeführt und die Restaurants durch Bars, Grills, einen Weinhändler und Delikatessengeschäfte ergänzt.

Wirklich gelungene Restaurants mit entspannter und gastlicher Atmosphäre erinnern uns daran, daß das Essen eine der schönsten Sachen der Welt ist. In meinen Träumen male ich mir ein Restaurant auf dem Land mit Blick aufs Meer aus. Es gibt täglich frische Meeresfrüchte, außerdem Krebse und Forellen aus einem Fluß in der Nähe, aus den umliegenden Wäldern herrliche Wildpilze, Milch und Käse von den Kühen, die ringsum grasen, zartes Lamm von den grünen Hügeln und Gemüse aus dem hauseigenen Garten. Unter solchen Umständen würden wir wirklich leben, um zu essen.

Robert Doisneau, *Die Brote von Picasso* (1952).

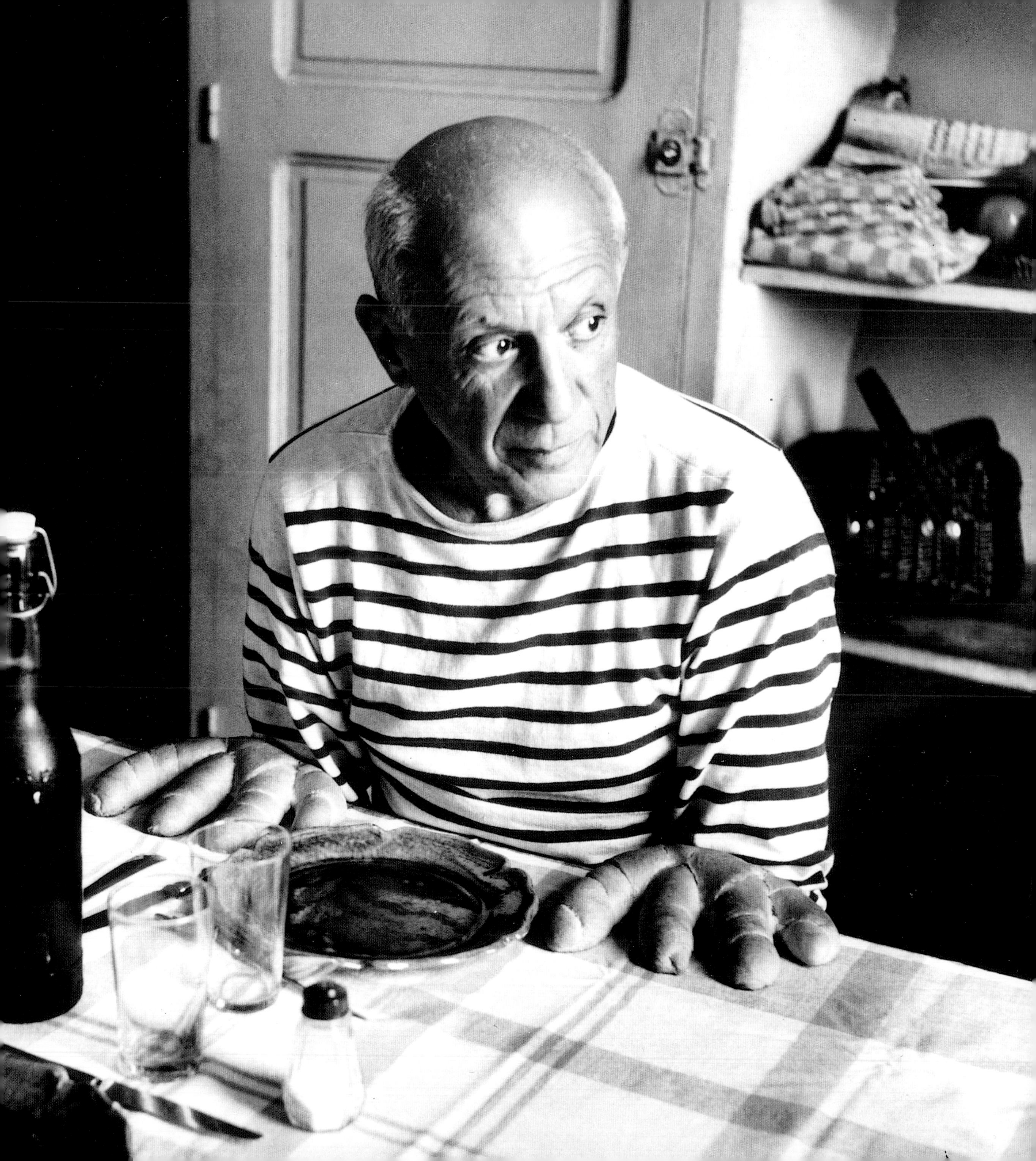

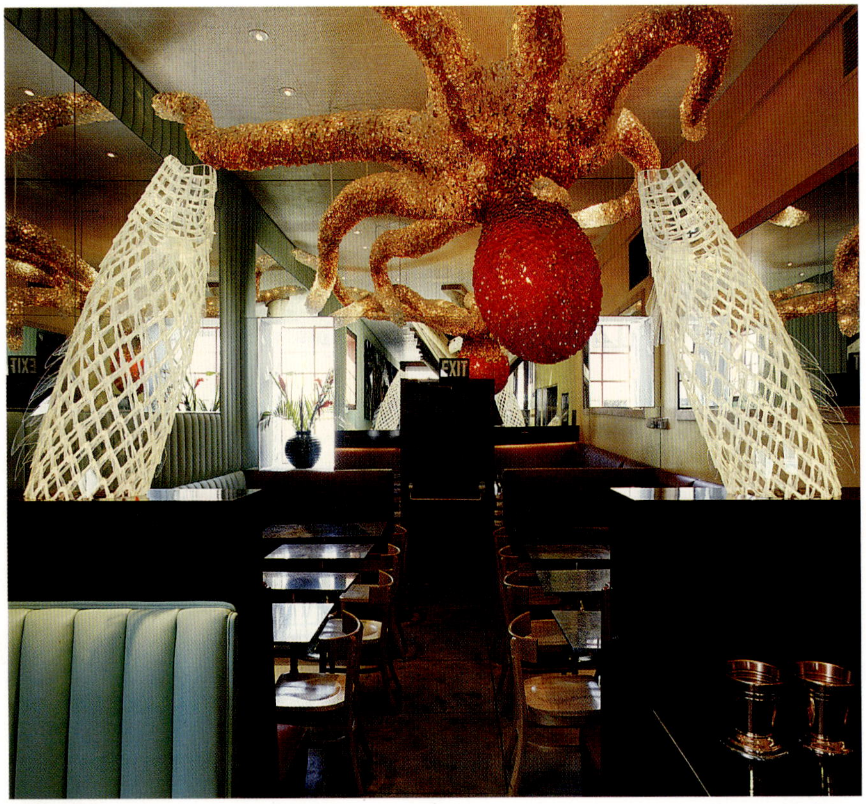

Frank Gehry, *Rebecca's Restaurant*, San Francisco.

Gute Restaurants haben Flair und sind erfüllt von einer Atmosphäre freudiger Erwartung. Die Oyster Bar in der Grand Central Station, New York, vermittelt den Eindruck von Glanz und Schlichtheit zugleich. Frank Gehrys extravaganter Entwurf für Rebecca's Restaurant in San Francisco zeigt, daß ein Restaurantbesuch keine todernste Angelegenheit sein sollte.

Chartier in Paris (Seite 140) serviert seit hundert Jahren Hausmannskost für die einfache Bevölkerung. Die Größe und Betriebsamkeit des Restaurants, seine traditionelle Einrichtung und Ausstattung machen Lust, hier einzukehren. Bei der Gestaltung des Restaurants Mezzo in London mit seinen 750 Plätzen hatte ich die Weiträumigkeit der alten Pariser Brasserien vor Augen.

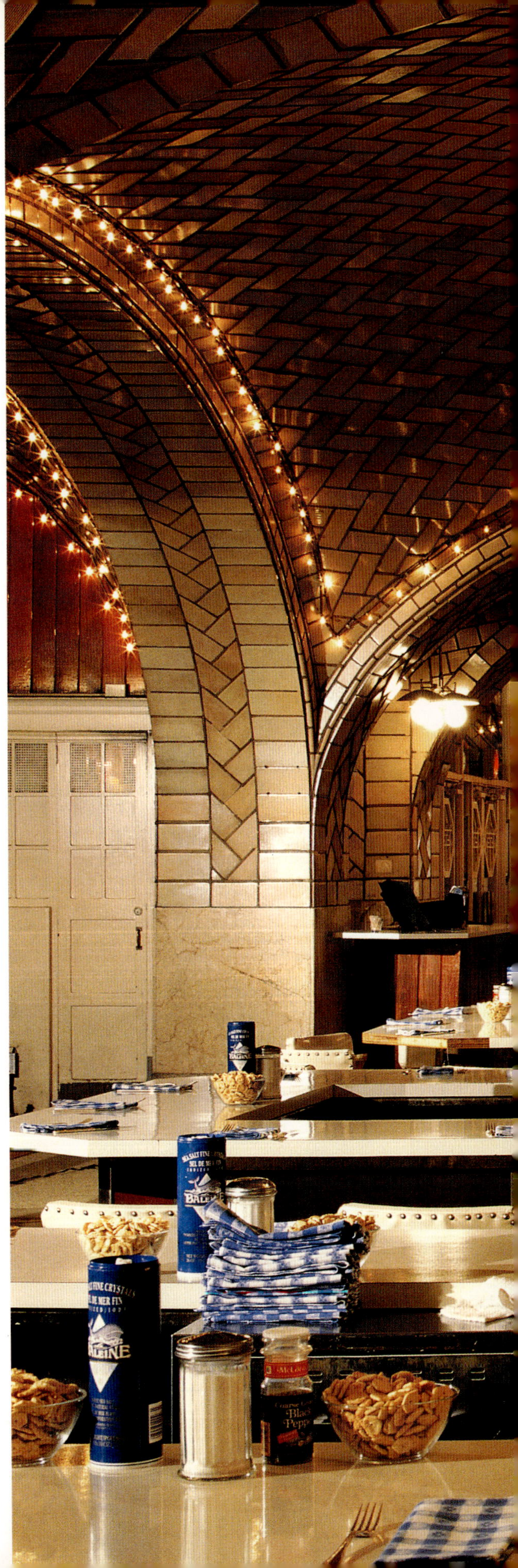

Warren & Wetmore Architects , Oyster Bar, Grand Central Station, New York (1903-1913).

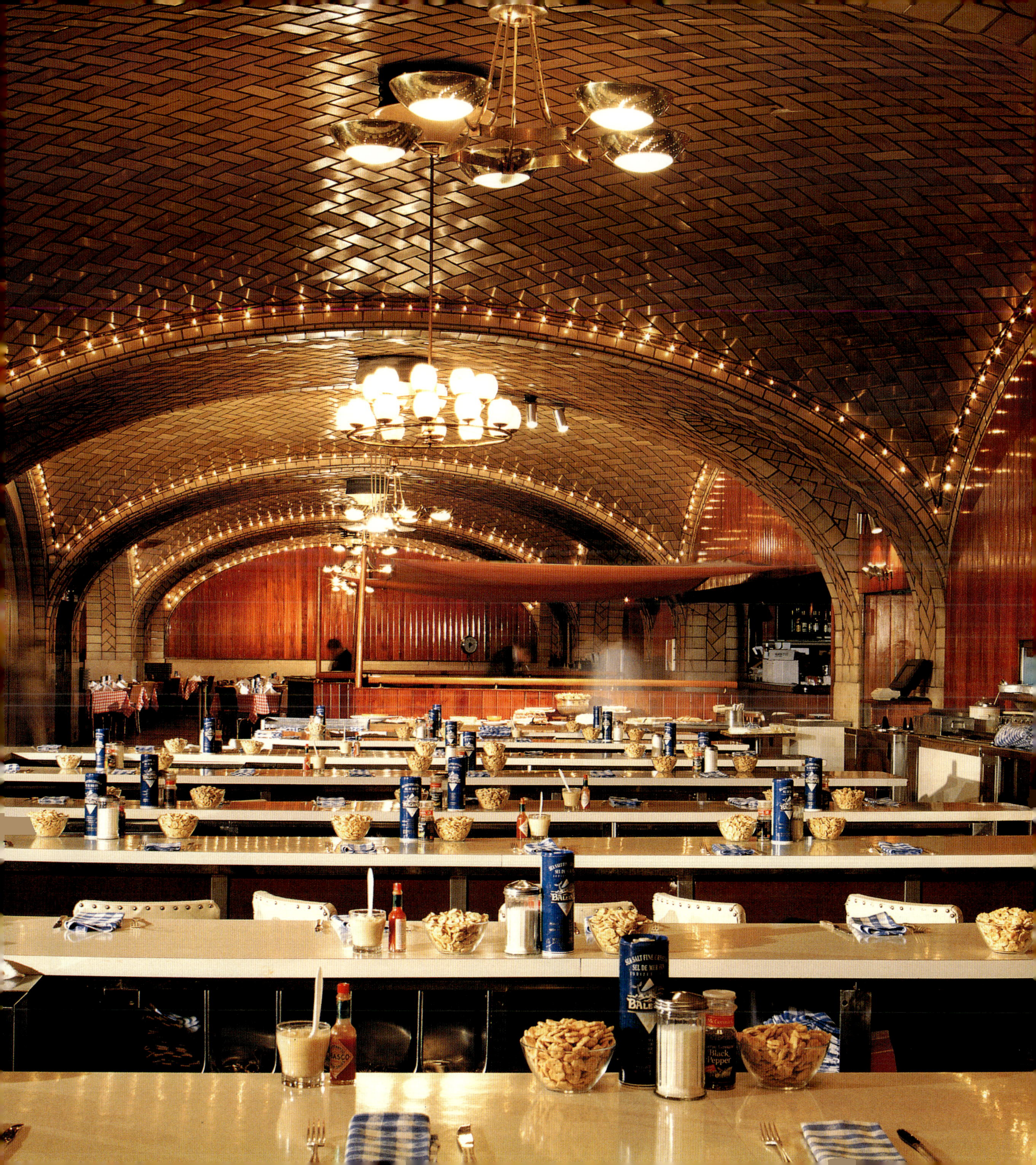
Black
Pepper

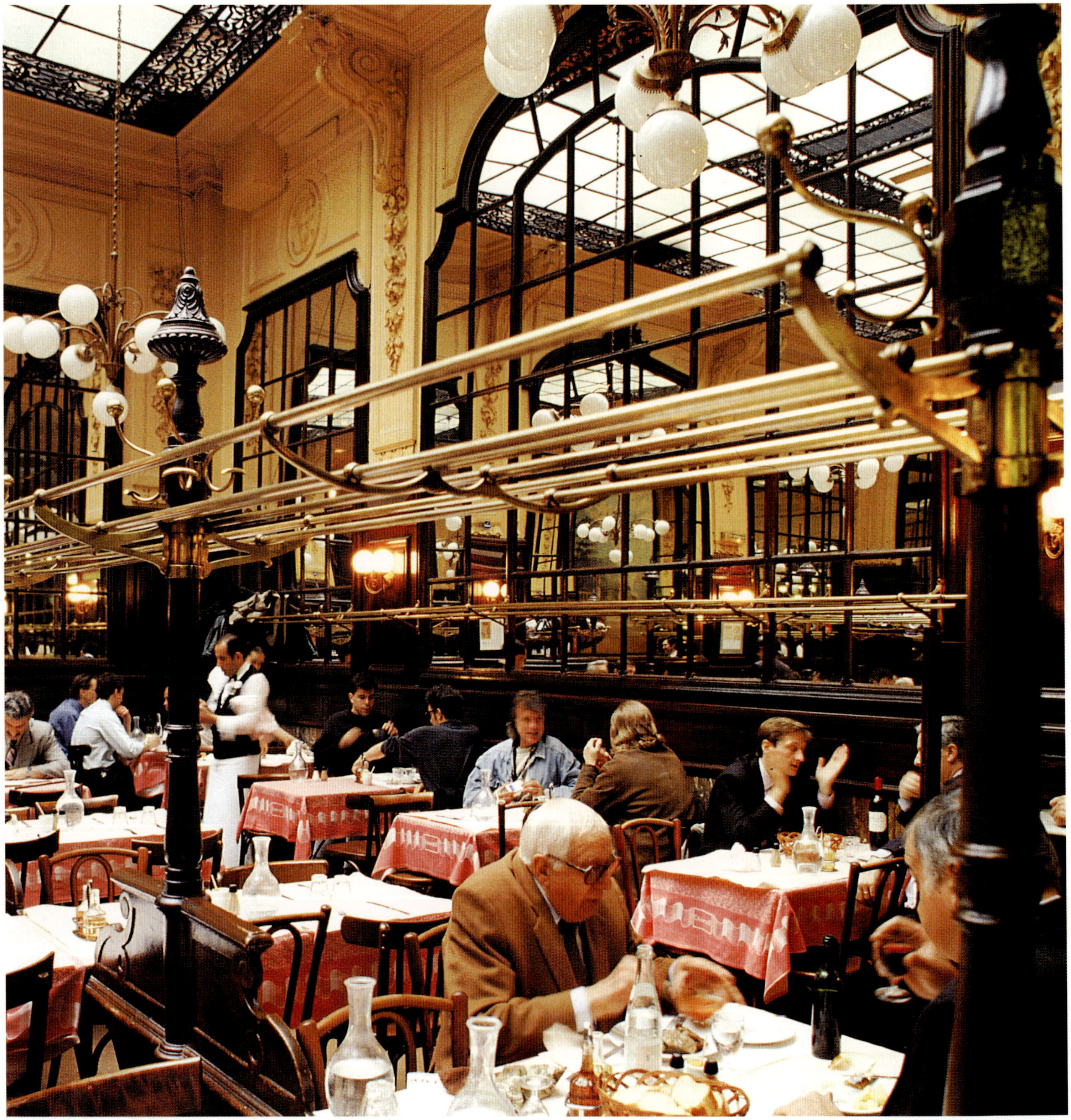

Chartier, Paris (1896).

C. D. Partnership, *Mezzo*, Soho, London (1995).

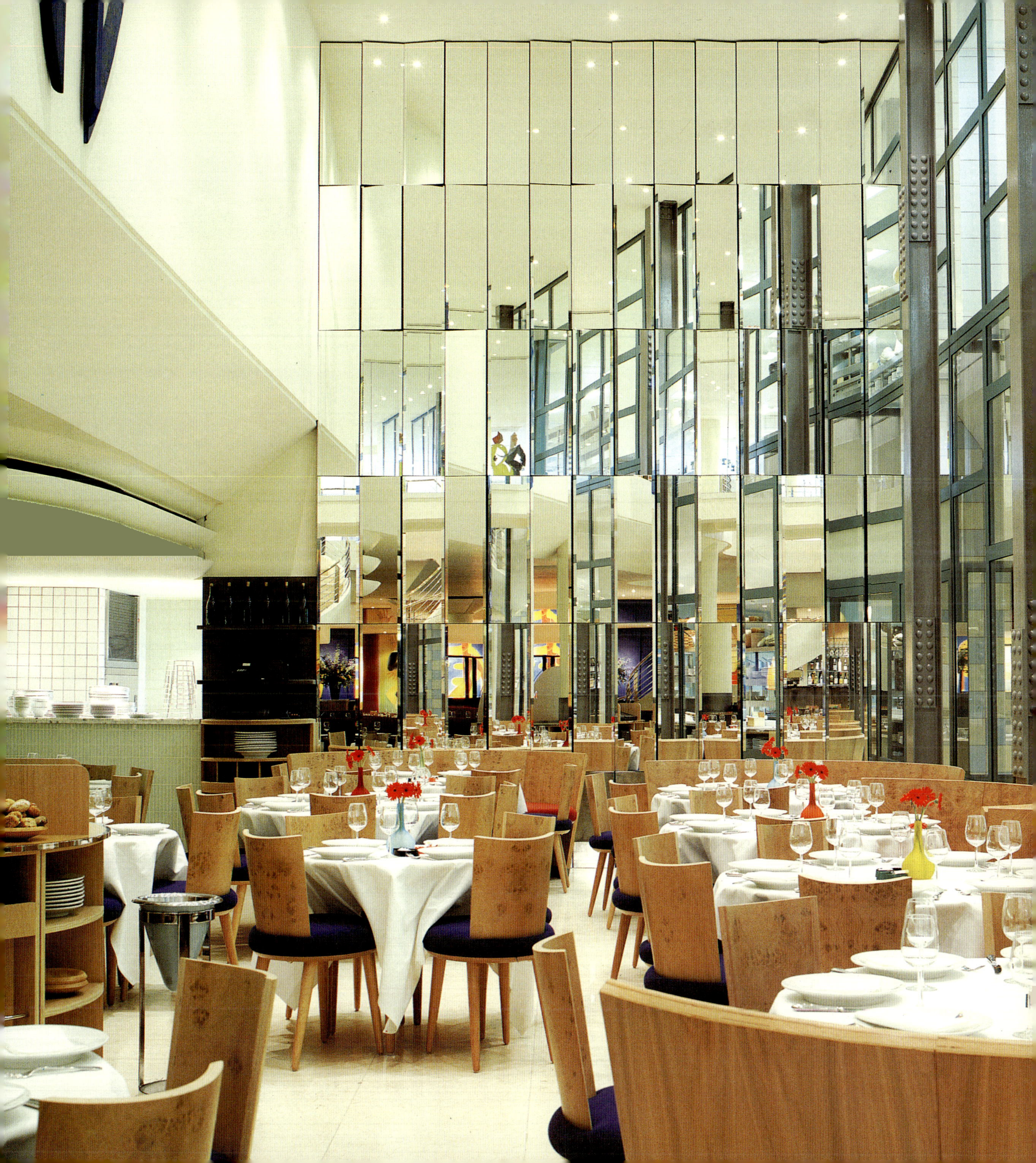

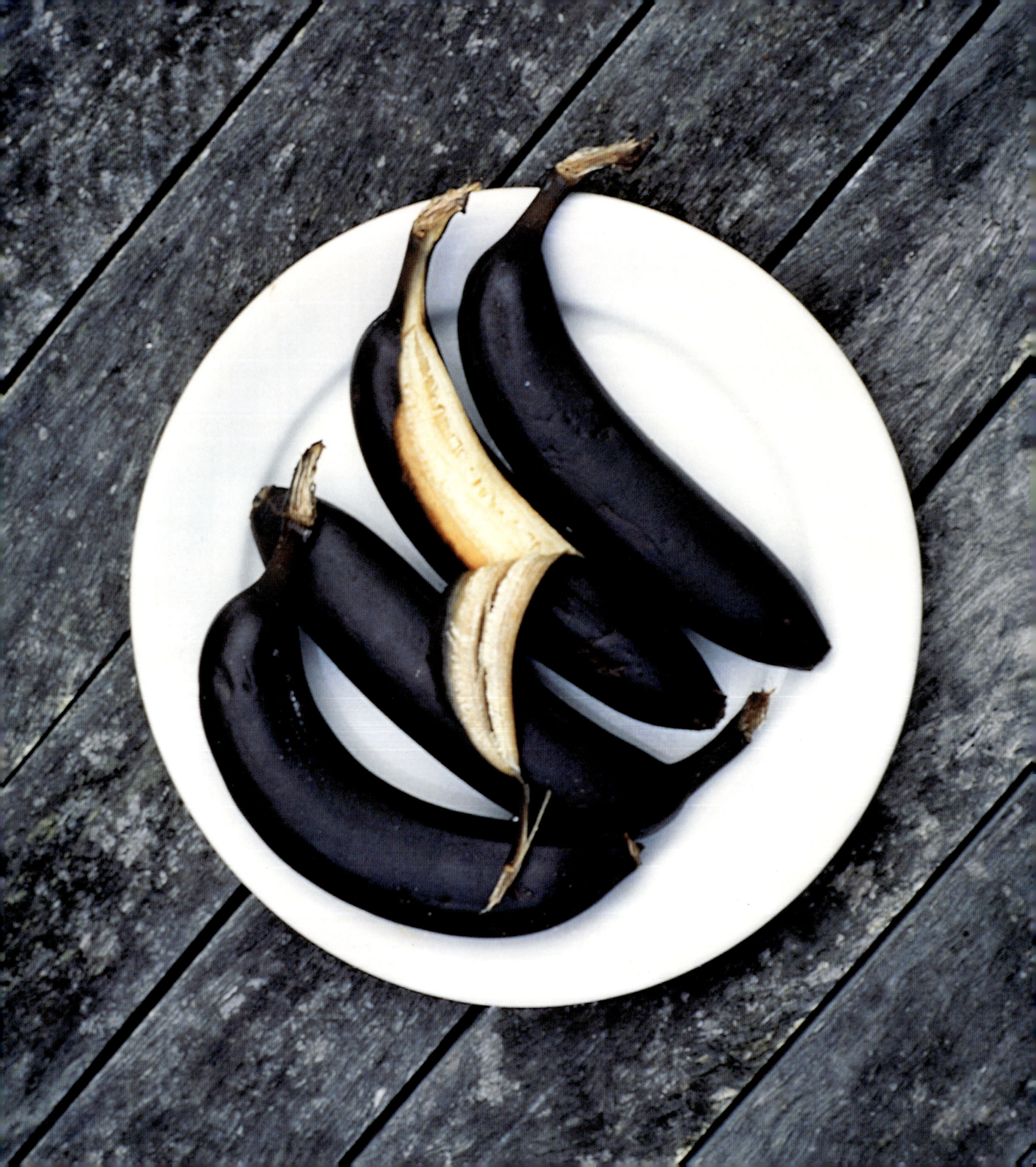

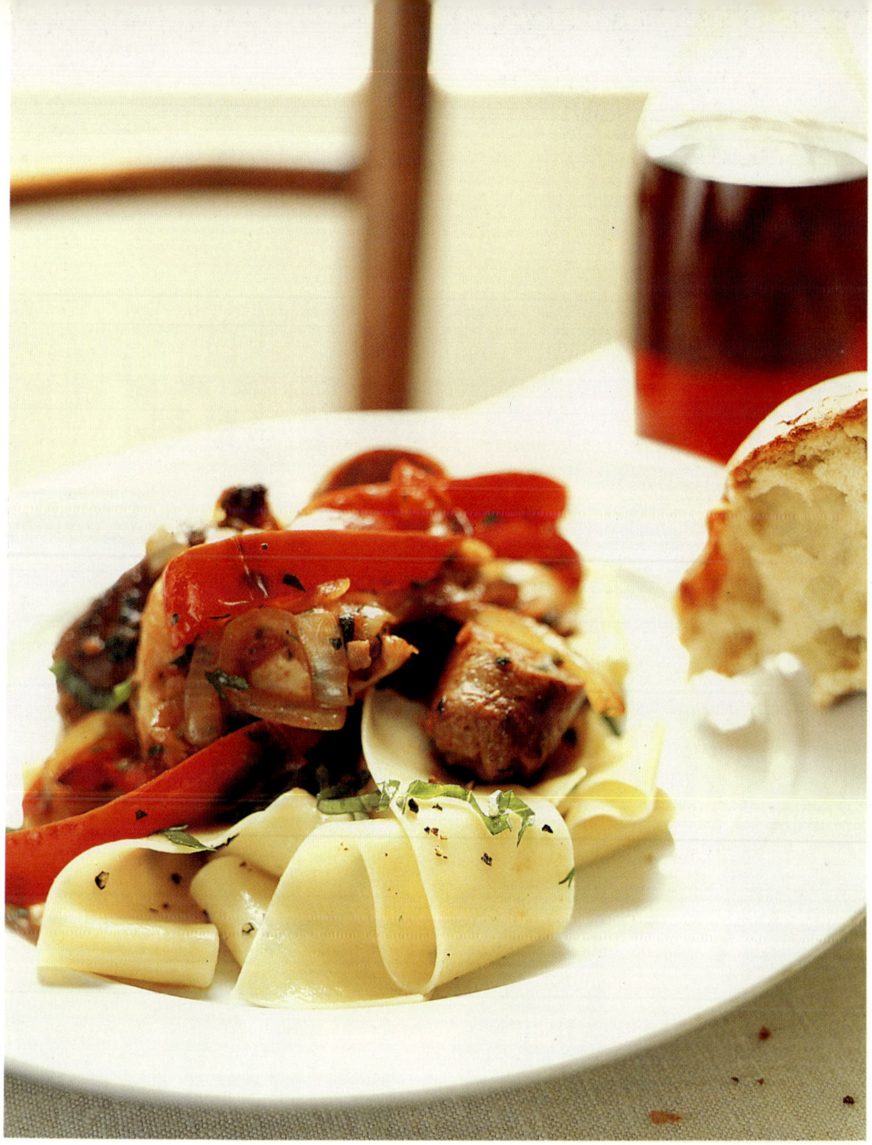

Geschmortes Huhn und Wurst an Tomaten, serviert mit Bandnudeln.

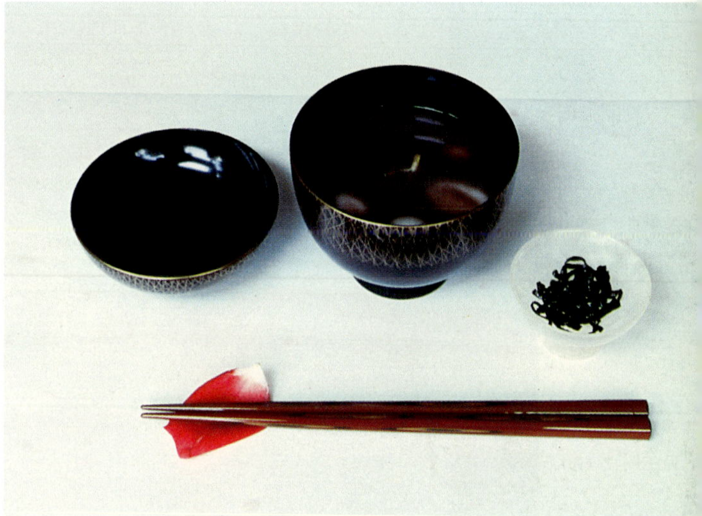

Gedeck, Japan.

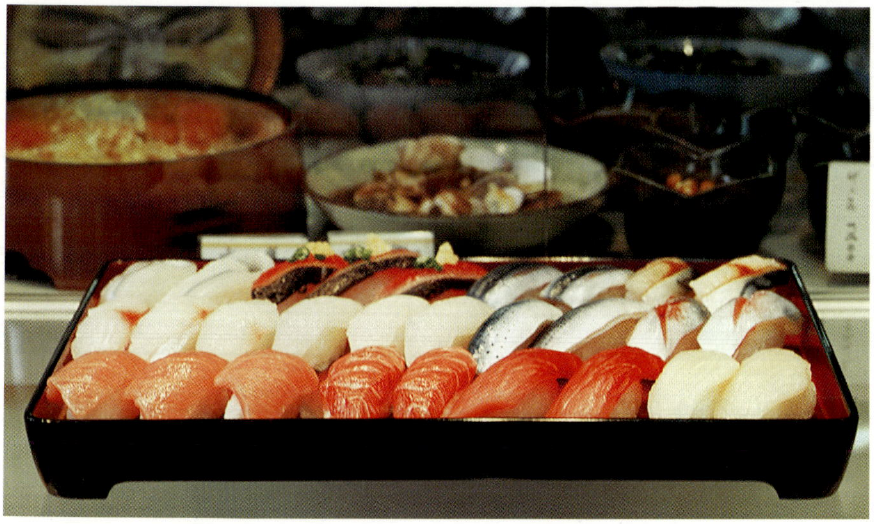

Sushi, ein Klassiker der japanischen Küche.

Gegrillte Bananen aus Australien.

„Die Entdeckung eines neuen Gerichts beglückt die Menschheit mehr als die Entdeckung eines neuen Gestirns", behauptete der französische Feinschmecker Brillat-Savarin im 19. Jahrhundert. Allerdings muß dieses neue Gericht appetitlich angerichtet sein, wenn es uns ansprechen soll. Den Japanern scheint die Kunst des stilisierten Arrangements der Speisen angeboren. In der westlichen Welt ist der kunstvolle Umgang mit Speisen oft eine Prestigesache. Man denke nur an die Turmbauten in Aspik aus der viktorianischen Zeit. In jüngerer Zeit bescherte uns die *cuisine minceur* mundgerechte Häppchen, kunstvoll ausgelegt in einer Pfütze aus Himbeer-Coulis. Auf mich wirken Speisen dann besonders appetitanregend, wenn sie ungekünstelt angerichtet werden und nicht vorgeben, etwas zu sein, was sie nicht sind.

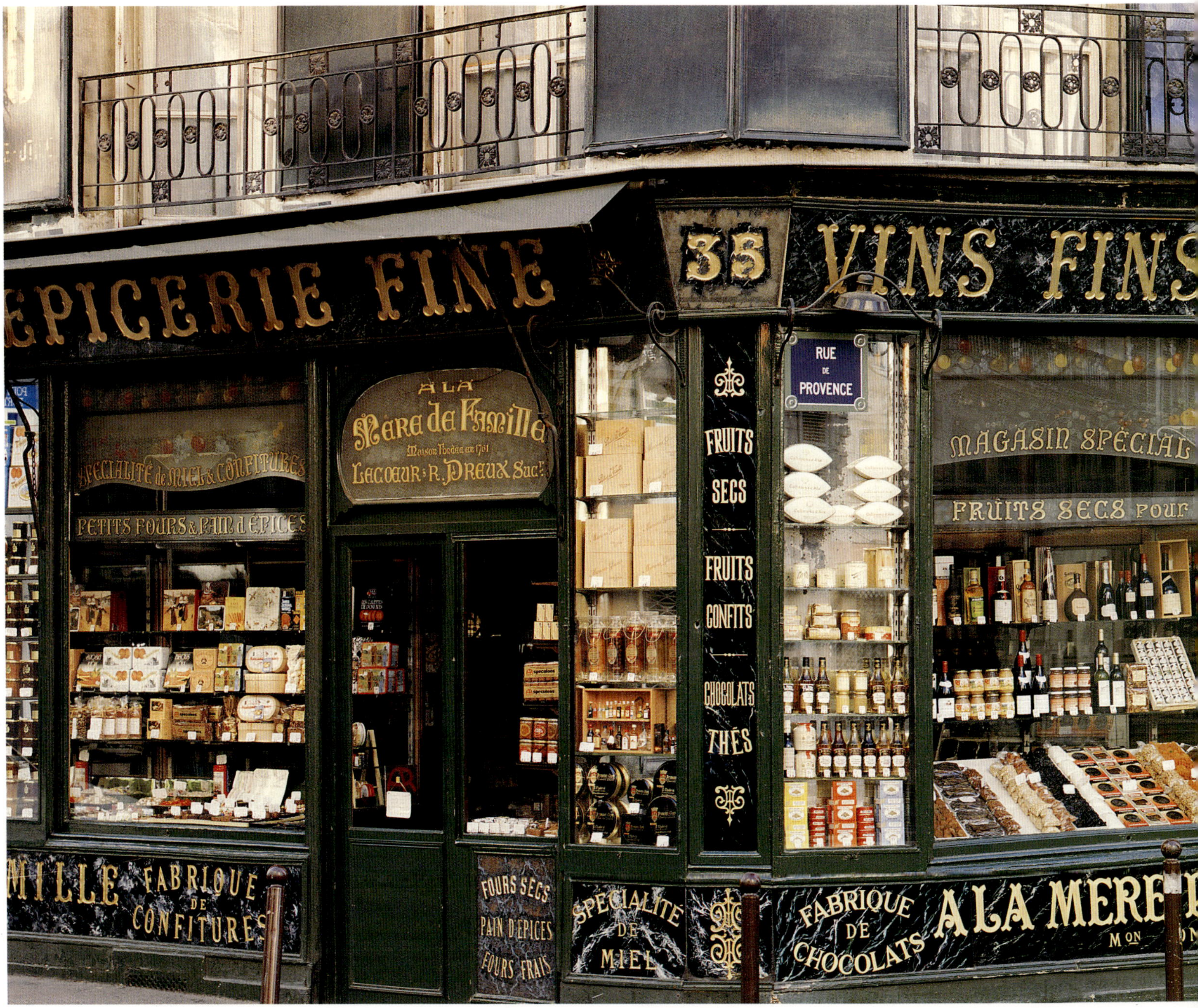

A La Mère De Famille, Paris (19. Jahrhundert).

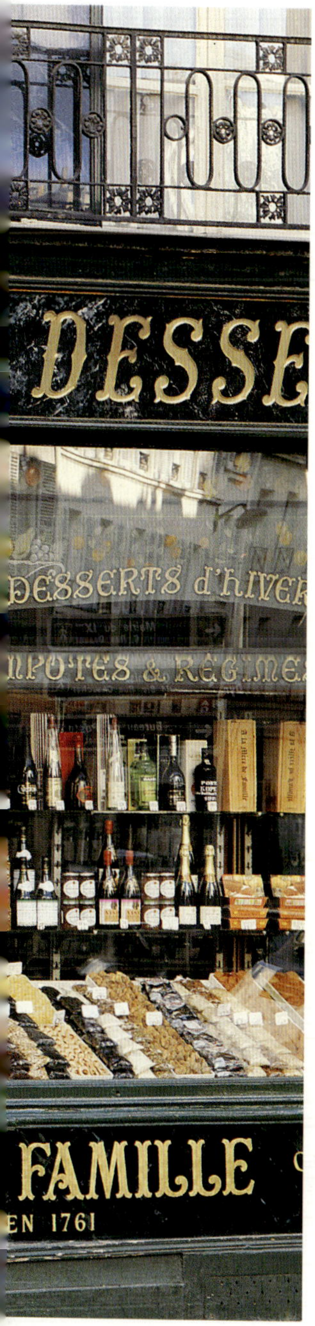

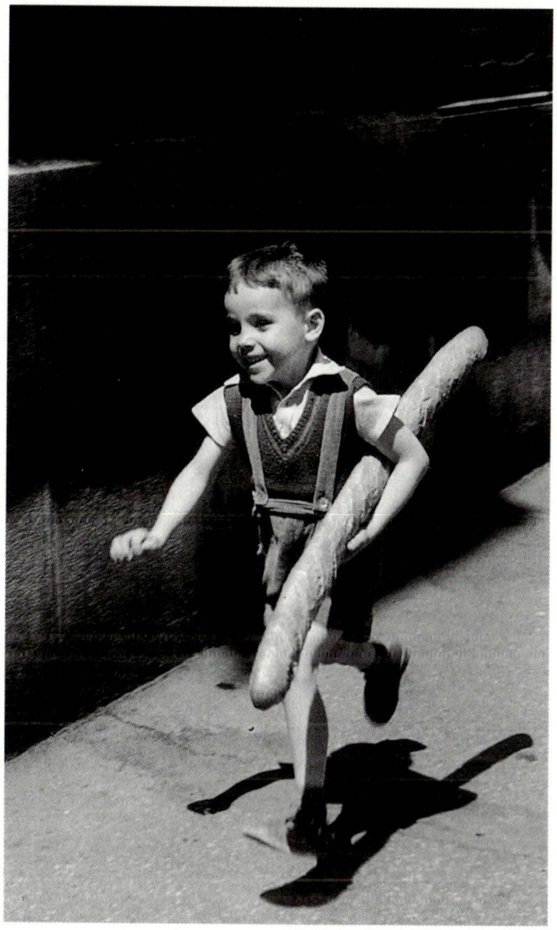

Willy Ronis, *Le Petit Parisien* (1952).

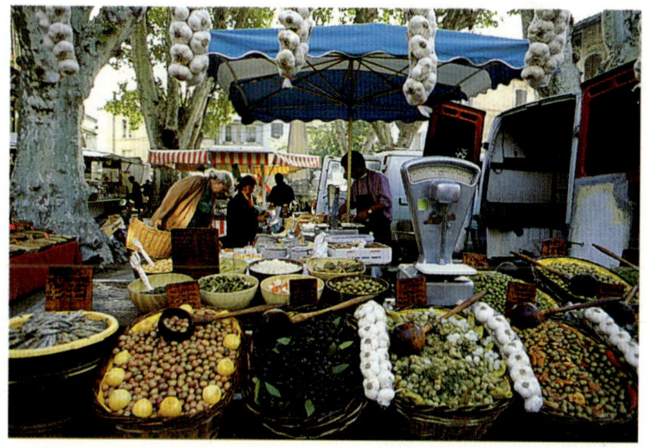

Französischer Wochenmarkt.

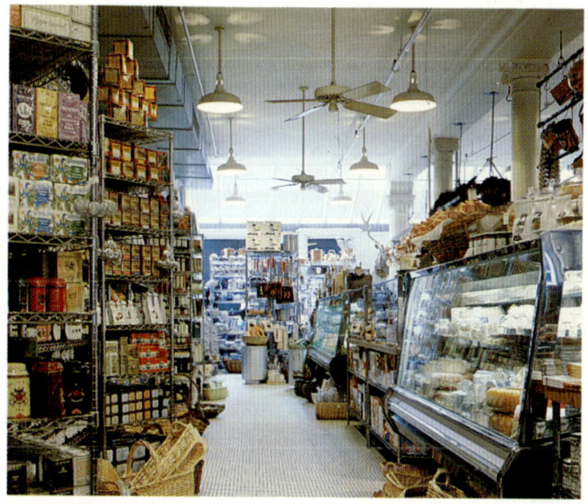

Dean & De Luca, New York.

Mit seinen verlockenden Auslagen ist A La Mère De Famille der Inbegriff eines Feinkostgeschäfts. Die goldfarbene Beschriftung, die die Schaufenster einrahmt, macht den Laden selbst schon zu einer wunderschönen Verpackung. Gewiß, früher hatte der tägliche Einkauf auch seine mühsamen Seiten. Allerdings bezahlt man die Bequemlichkeit des Supermarkts mit dem Verlust des Vergnügens, morgens ein knuspriges, noch warmes Brot auf dem Tisch zu haben oder auf dem Markt eigenhändig frische Produkte auszusuchen. Wirkliche Auswahl findet man noch in Geschäften wie Dean & De Luca oder Balducci's in New York. Sobald man durch die Tür tritt, wehen einem köstliche Düfte von frischem Brot, Käse und gutem Kaffee entgegen.

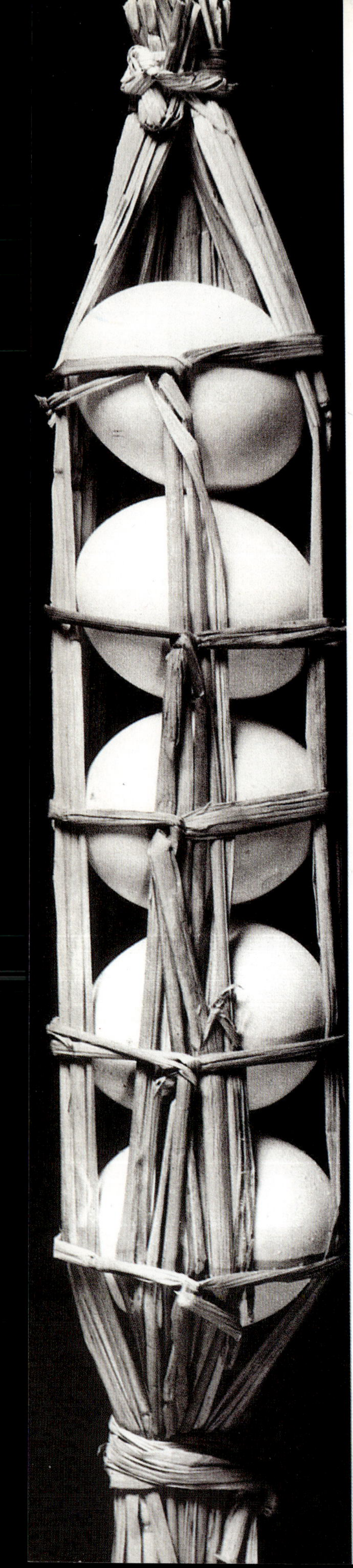

Mit ihrer graphischen und farblichen Gestaltung, dem Logo und der Form, samt und sonders sorgfältigst erwogen, sendet die Verpackung den ersten Kaufanreiz aus. Sie prägt unser Bild von vielen Produkten, insbesondere von Nahrungsmitteln. Die freundliche Milchflasche animiert so manchen zu nostalgischen Gedanken. Auch der Eierkarton ist eine liebgewordene Verpackung, was zumindest teilweise auf seine Funktionalität zurückzuführen ist. Er bietet Eiern wirksamen Schutz und läßt sich darüber hinaus vielseitig weiterverwenden, etwa im Kinderzimmer als Palette beim Malen. Der vielleicht größte Coup der Verpackungsdesigner des 20. Jahrhunderts ist aber der Einkaufswagen, die Verpackung auf Rädern, in die wir all die anderen Verpackungen legen, die wir aus den Regalen holen.

Von einer ganz anderen Tradition zeugt wiederum die japanische Verpackungsform. Selbst bei einfachsten Produkten verrät sie eine kulturelle, künstlerische Bedeutung, die in der westlichen Welt oft durch kommerzielle Aspekte in den Hintergrund gedrängt wird.

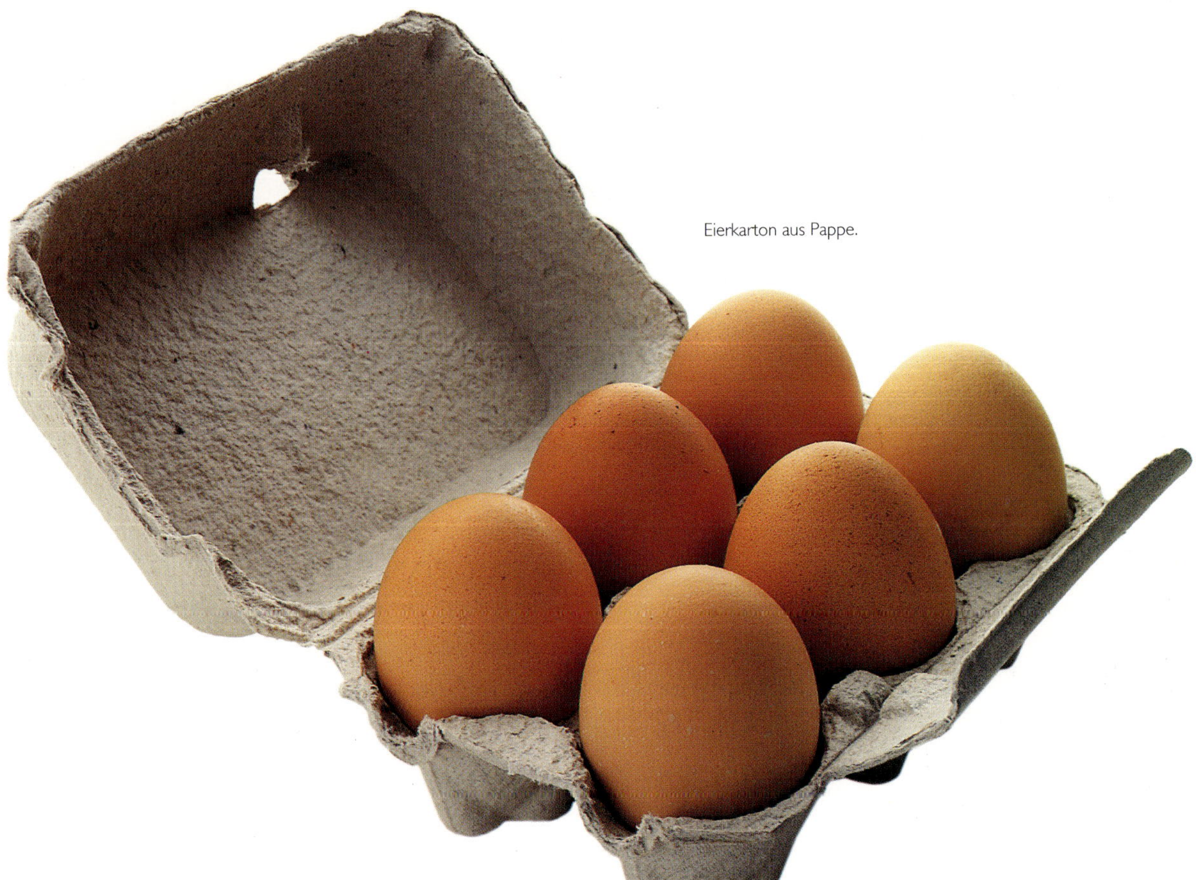

Eierkarton aus Pappe.

Traditionelle japanische Eierverpackung.

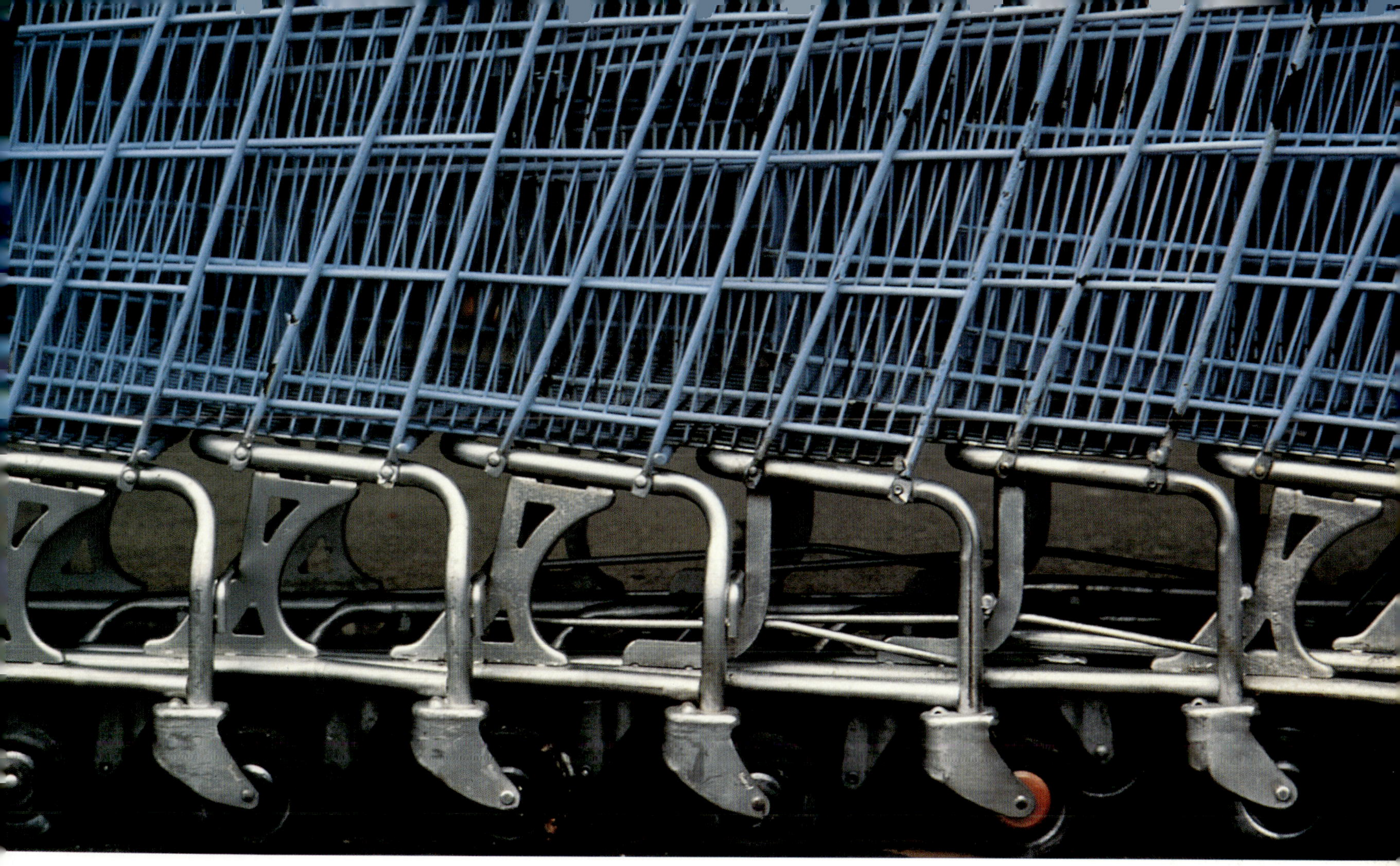

Einkaufswagen im Supermarkt.

Milchflaschen, England (dreißiger Jahre).

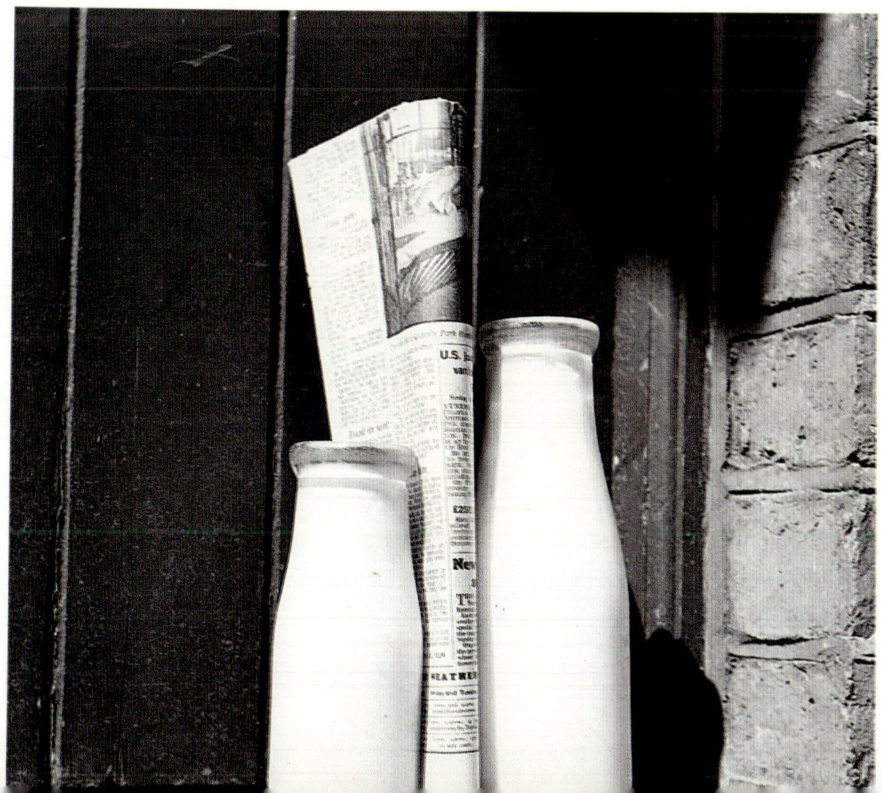

Folgende Seiten: Japanische Nudelpackungen.

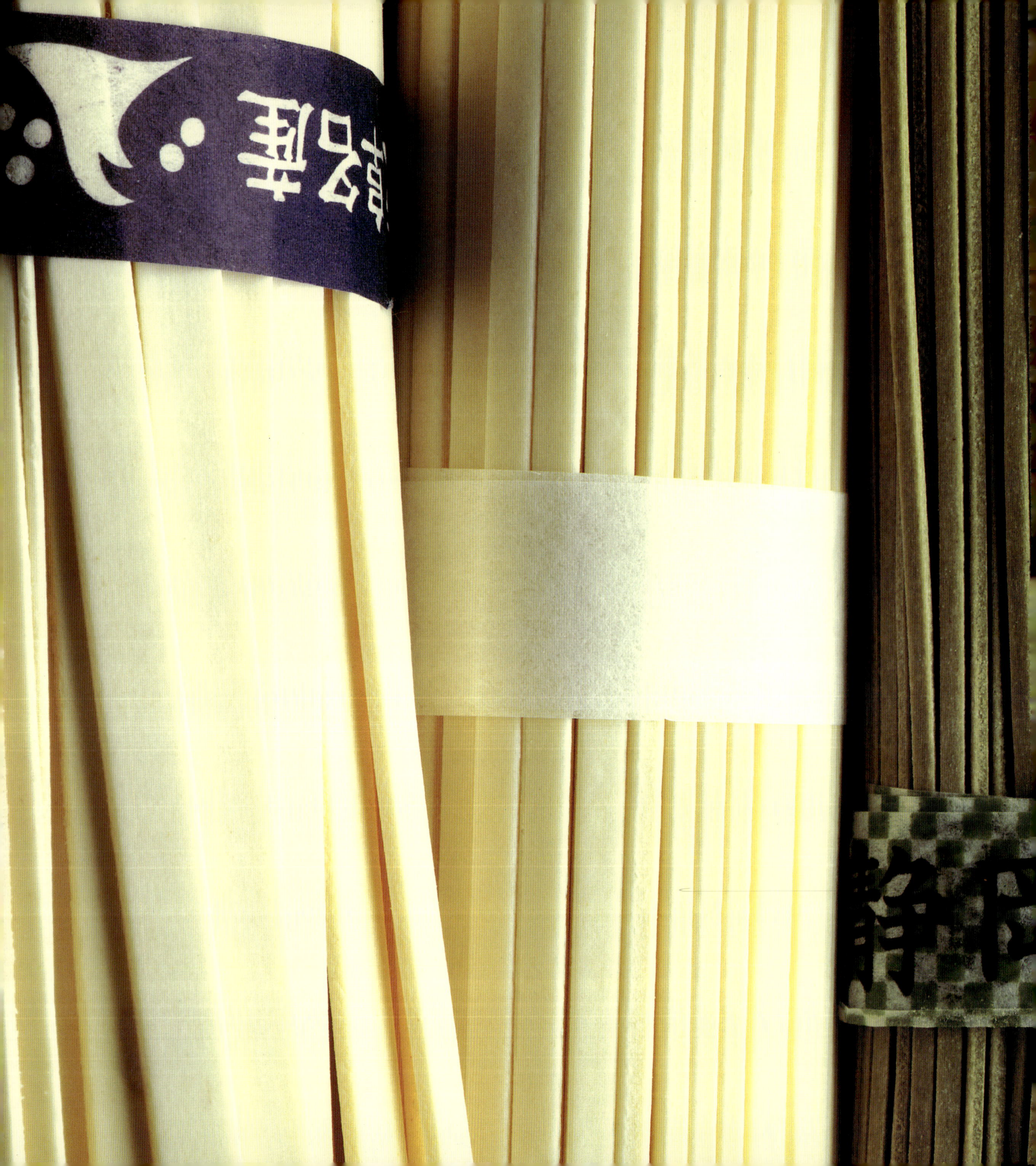

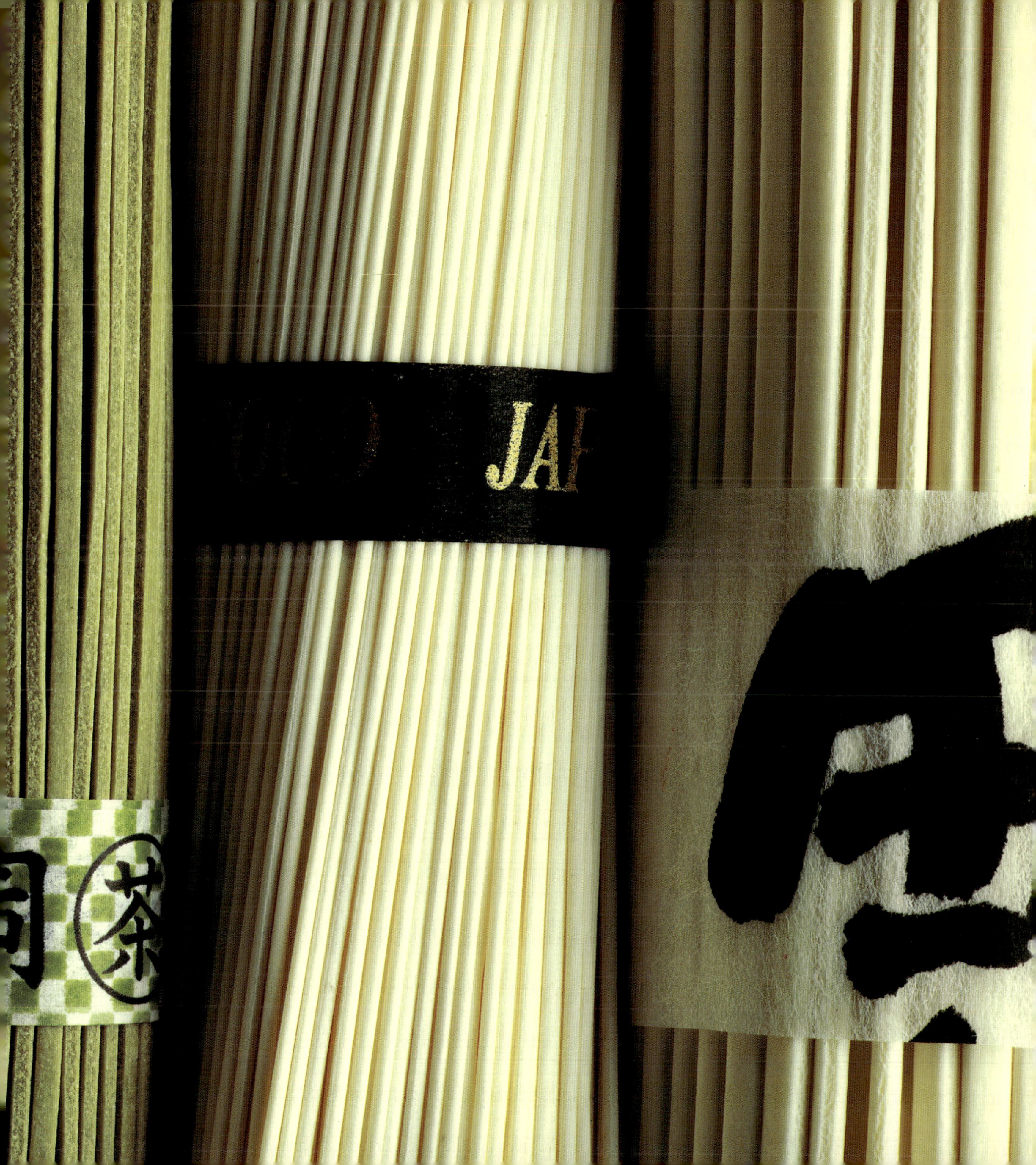
茶

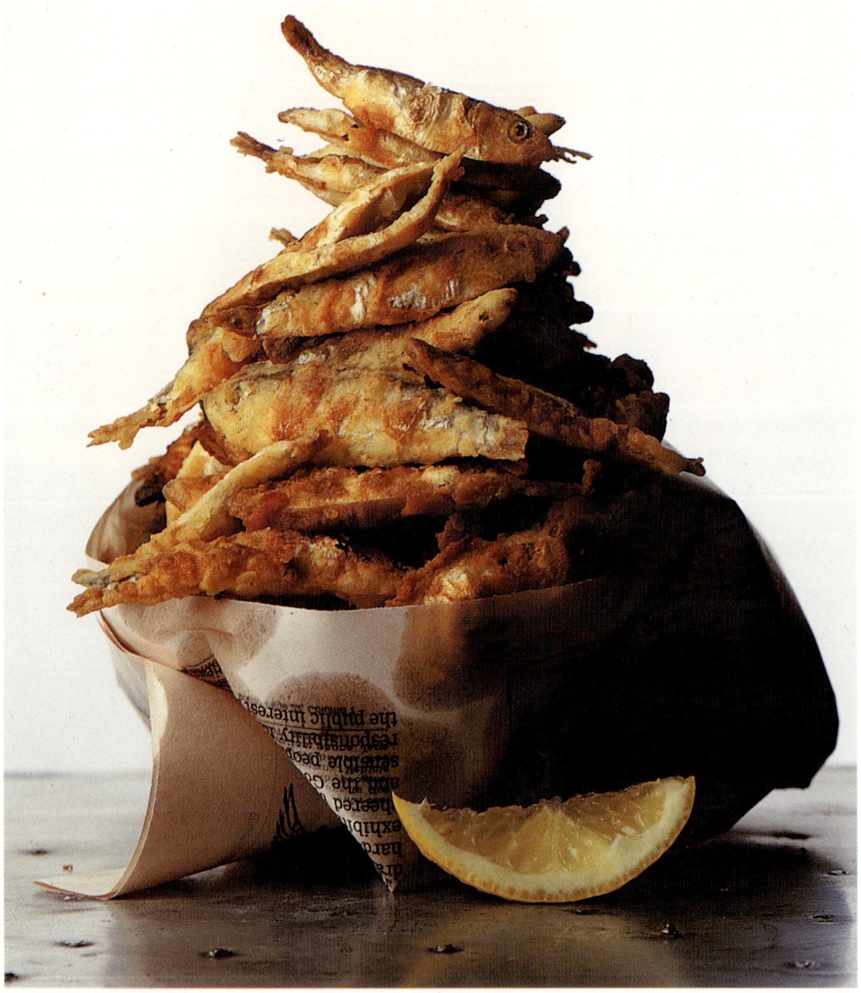

Kevin Summers, *Fish and chips* (1995).

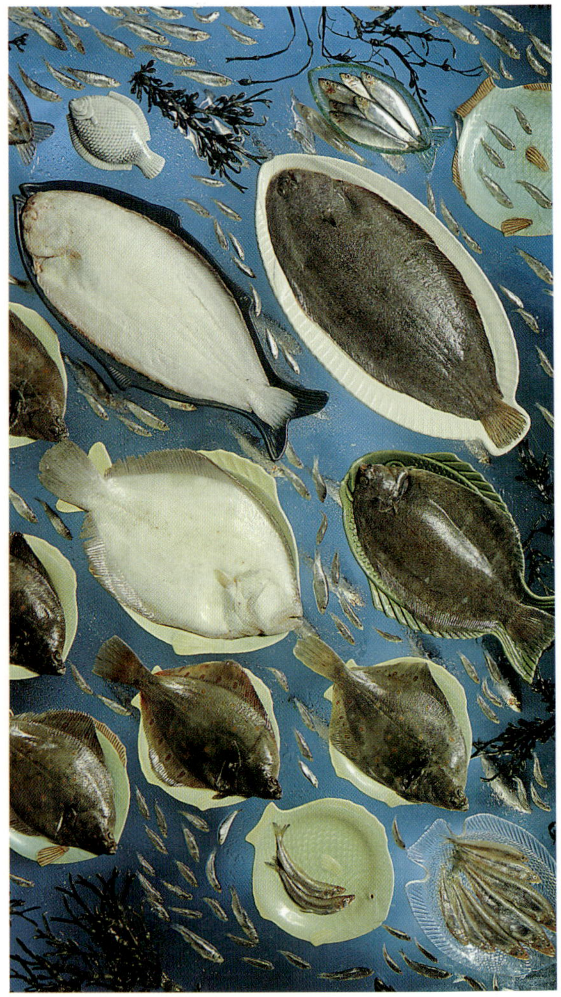

Tessa Traeger, *Fischteller* (1983).

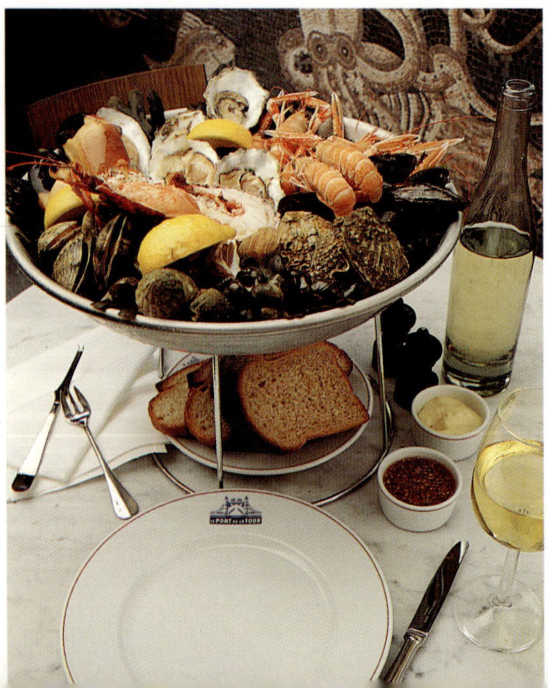

Food photography ist das kulinarische Äquivalent des Reisens mit dem Finger auf der Landkarte. Photos in Kochbüchern und Zeitschriften haben oft die Aufgabe, dem unsicheren Hobbykoch eine Vorstellung davon zu geben, wie das fertige Gericht auszusehen hat. Daß dabei mit Tricks gearbeitet, zum Beispiel Eiscreme durch Kartoffelpüree dargestellt wird, steht auf einem anderen Blatt.

Ken Kirkwood, *Plateau de fruits de mer* (1992).

Diese Photos wenden sich an ein Publikum, dessen kulinarische und ästhetische Ansprüche zunehmend steigen. Tessa Traegers berühmte Arbeit für *Vogue* erinnert an die Bilder von Arcimboldo, der für seine aus Naturalien zusammengesetzten Porträts bekannt wurde. Bei Kevin Summers' Photos dagegen spürt man förmlich den Geschmack und die Konsistenz der Speisen auf der Zunge. Mich persönlich sprechen besonders die Stilleben von Robert Freson an, die unweigerlich die Kochlust anregen. Die Eßlust weckt indes der Meeresfrüchteteller – *plateau de fruits de mer*.

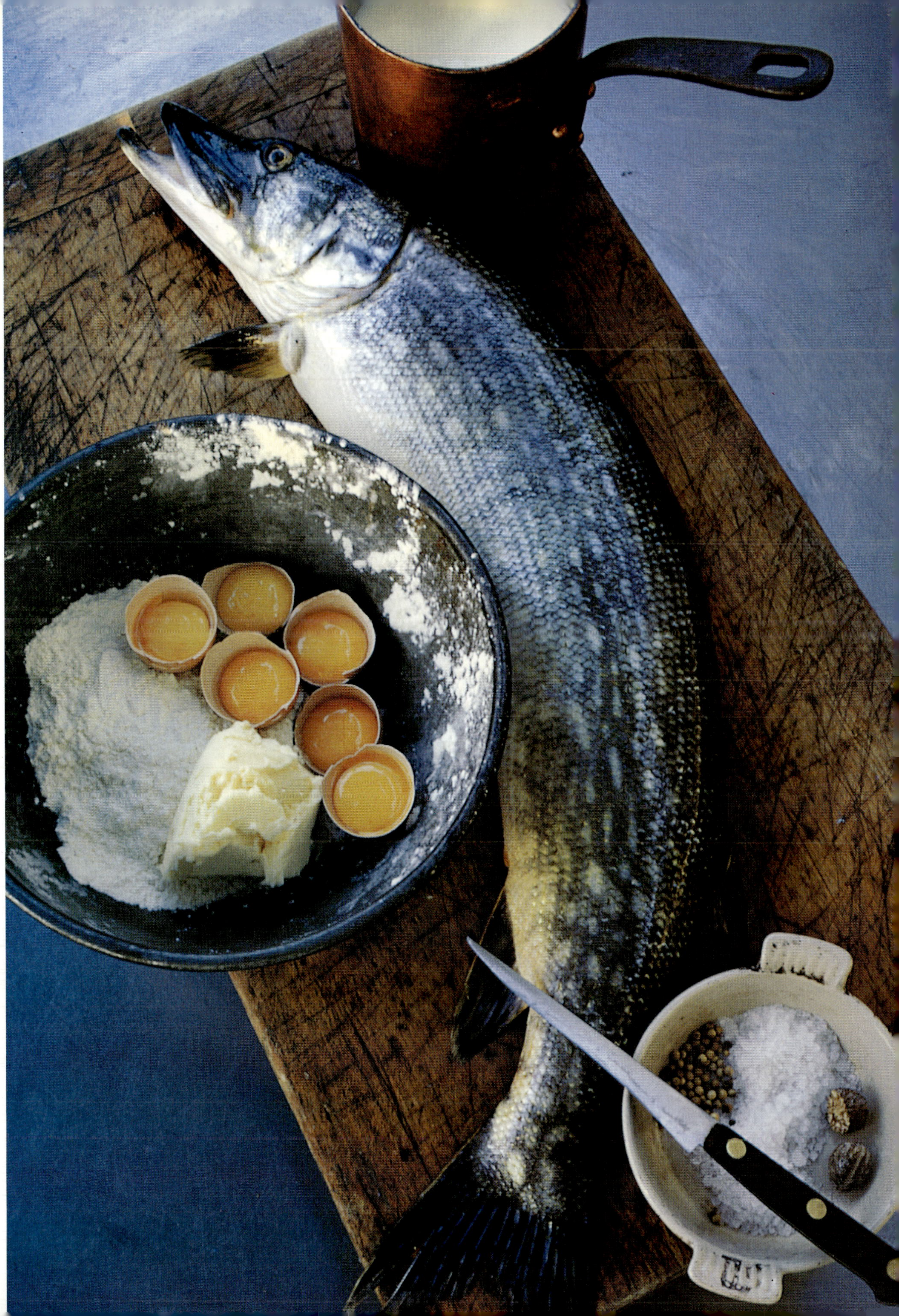

Robert Freson,
Zutaten für *Quenelles de brochet à la lyonnaise*
(1983).

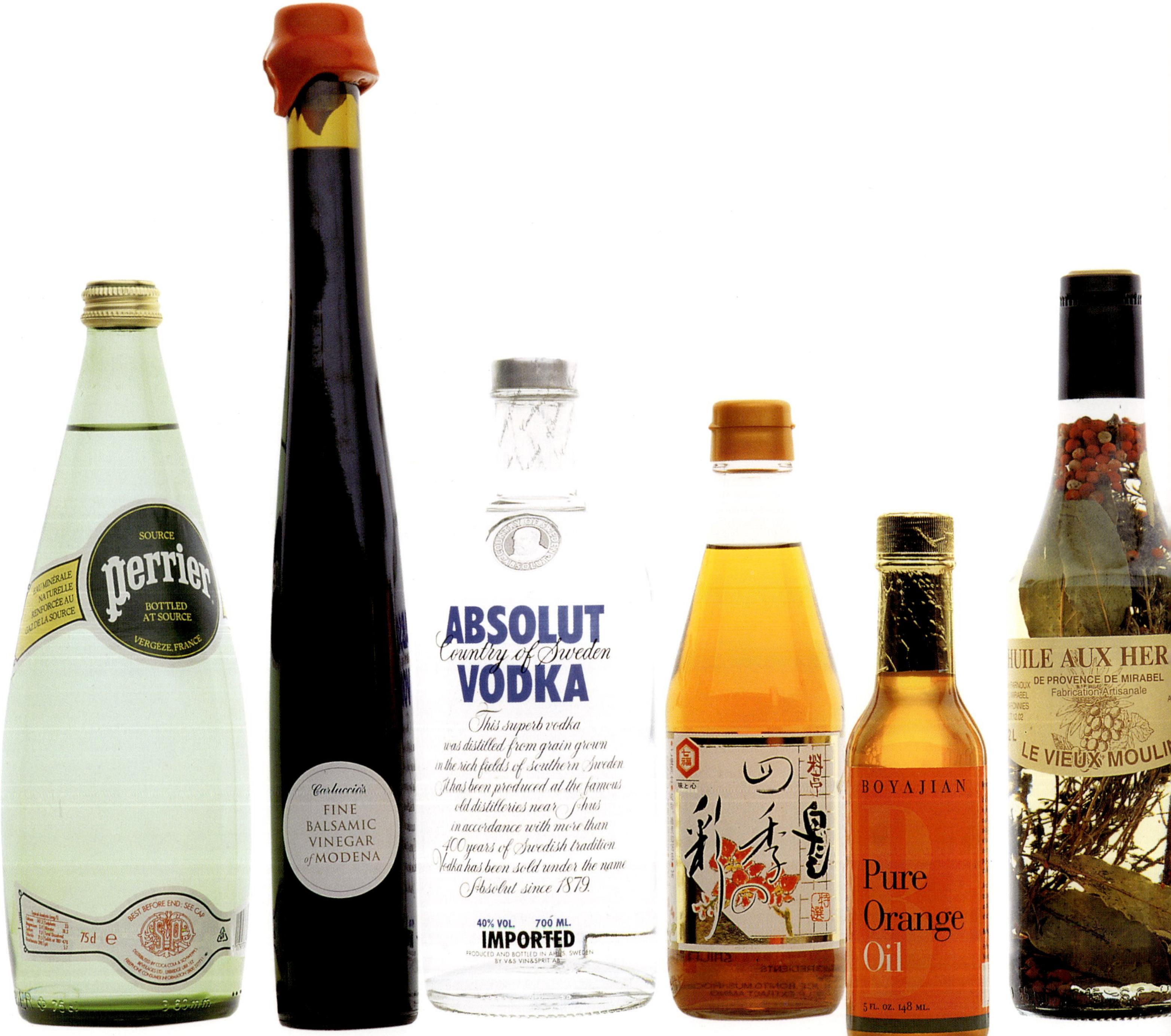

Verpackungen von Flüssigkeiten (von links nach rechts): Mineralwasser, Balsamessig, Wodka, japanische Suppenwürze, Orangenöl, Olivenöl mit Kräutern, chinesische Pflaumensauce, japanischer Reiswein, Kräuteressig, Gin, nochmals Balsamessig und aromatisiertes Olivenöl.

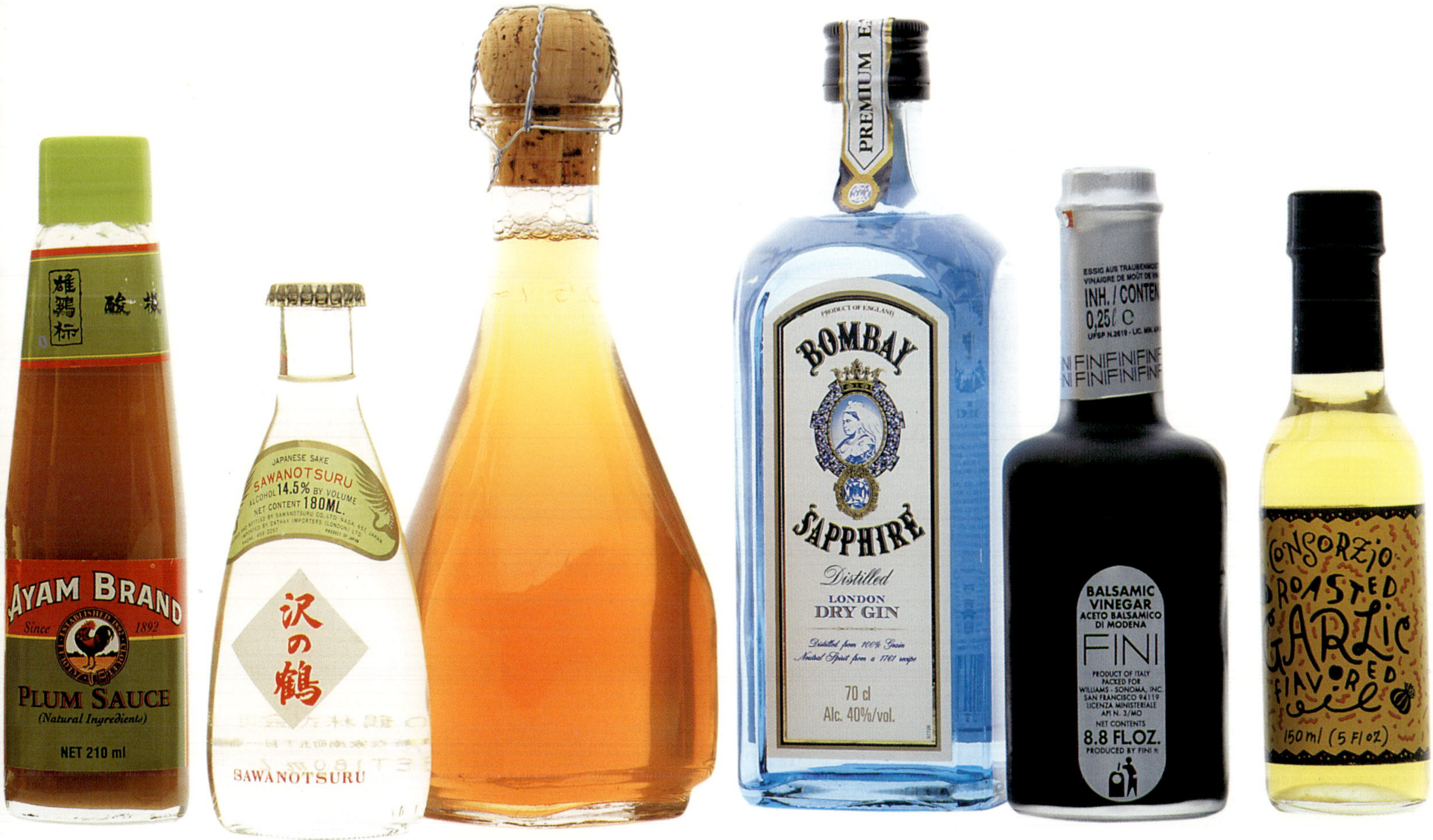
AYAM BRAND
Since 1892
PLUM SAUCE
(Natural Ingredients)
NET 210 ml
JAPANESE SAKE
SAWANOTSURU
ALCOHOL 14.5% BY VOLUME
NET CONTENT 180ML.
沢の鶴
SAWANOTSURU
PREMIUM
PRODUCT OF ENGLAND
BOMBAY
SAPPHIRE
Distilled
LONDON
DRY GIN
70 cl
Alc. 40%/vol.
INH. / CONTEN
0,25 l
BALSAMIC
VINEGAR
ACETO BALSAMICO
DI MODENA
FINI
PRODUCT OF ITALY
PACKED FOR
WILLIAMS - SONOMA, INC.
SAN FRANCISCO 94119
LICENZA MINISTERIALE
API N. 3/MO
NET CONTENTS
8.8 FL.OZ.
PRODUCED BY FINI
CONSORZIO
ROASTED
GARLIC
FLAVORED
OIL
150 ml (5 Fl oz)

Coke ist unbestritten die bekannteste Marke und nach „okay“ auch das bekannteste Wort der Welt. Die Erfolgsstory der braunen Brause sprengt jeden Rahmen. Ihr Jahresumsatz beträgt weltweit knapp 29 Milliarden Mark und übersteigt damit das Bruttoinlandsprodukt vieler Entwicklungsländer. Nach der geglückten Mondlandung begrüßte ein Schild auf dem Times Square die Apollo-Besatzung mit den Worten: „Willkommen zurück auf der Erde, der Heimat von Coca-Cola.“

Das alkoholfreie Sprudelgetränk, 1886 in Atlanta von einem Apotheker erfunden, enthält eine legendäre geheime Zutat, die angeblich nur drei Personen bekannt ist. Dieses Trio darf niemals im gleichen Flugzeug reisen.

Echtheit, *the real thing*, ist eine der Waffen im Kommerzkrieg gegen die Nachahmer, das Markenimage eine andere. Das berühmte Logo, die geschwungene weiße Schreibschrift auf rotem Grund, wird mit allen Mitteln geschützt.

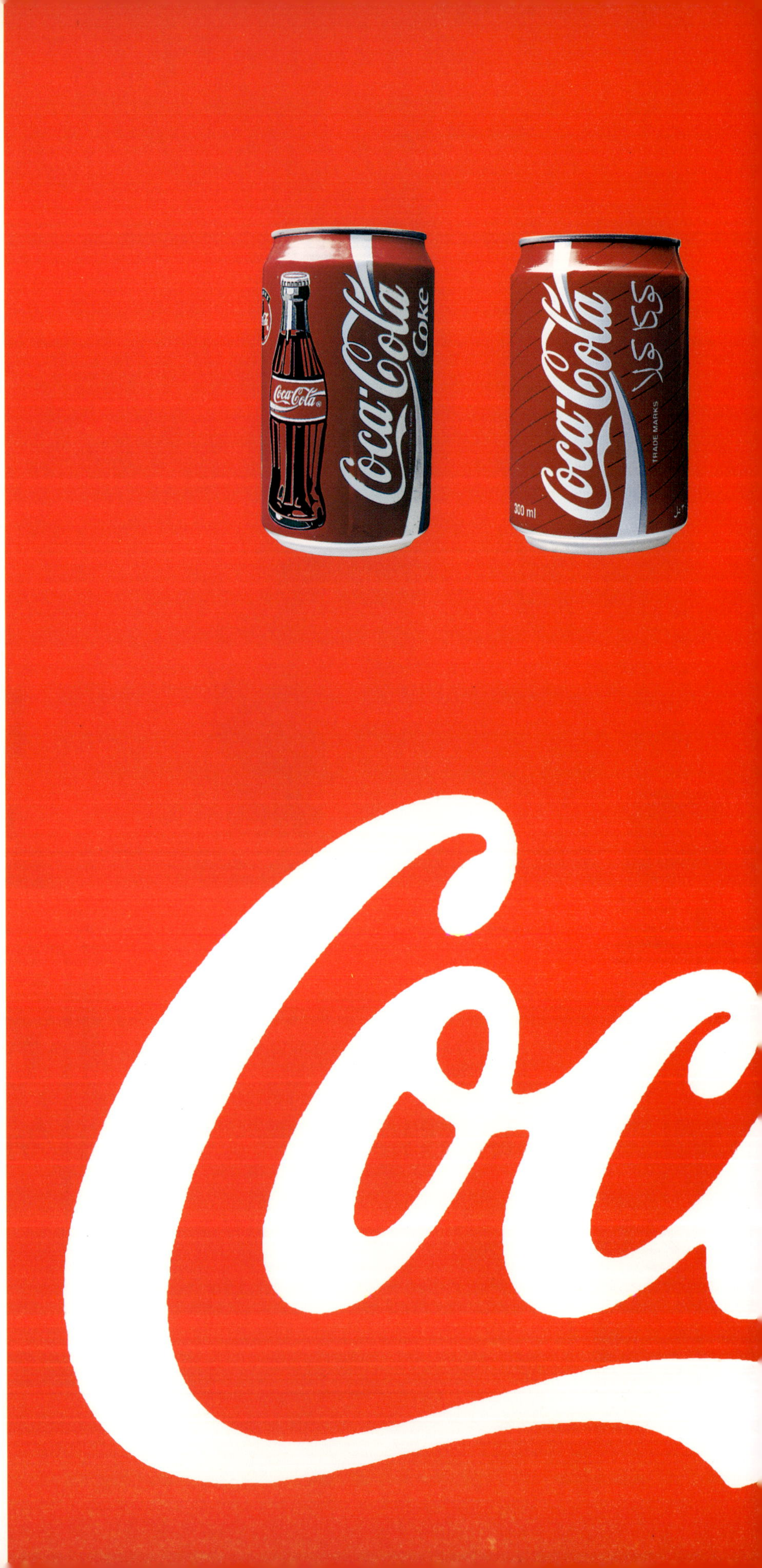

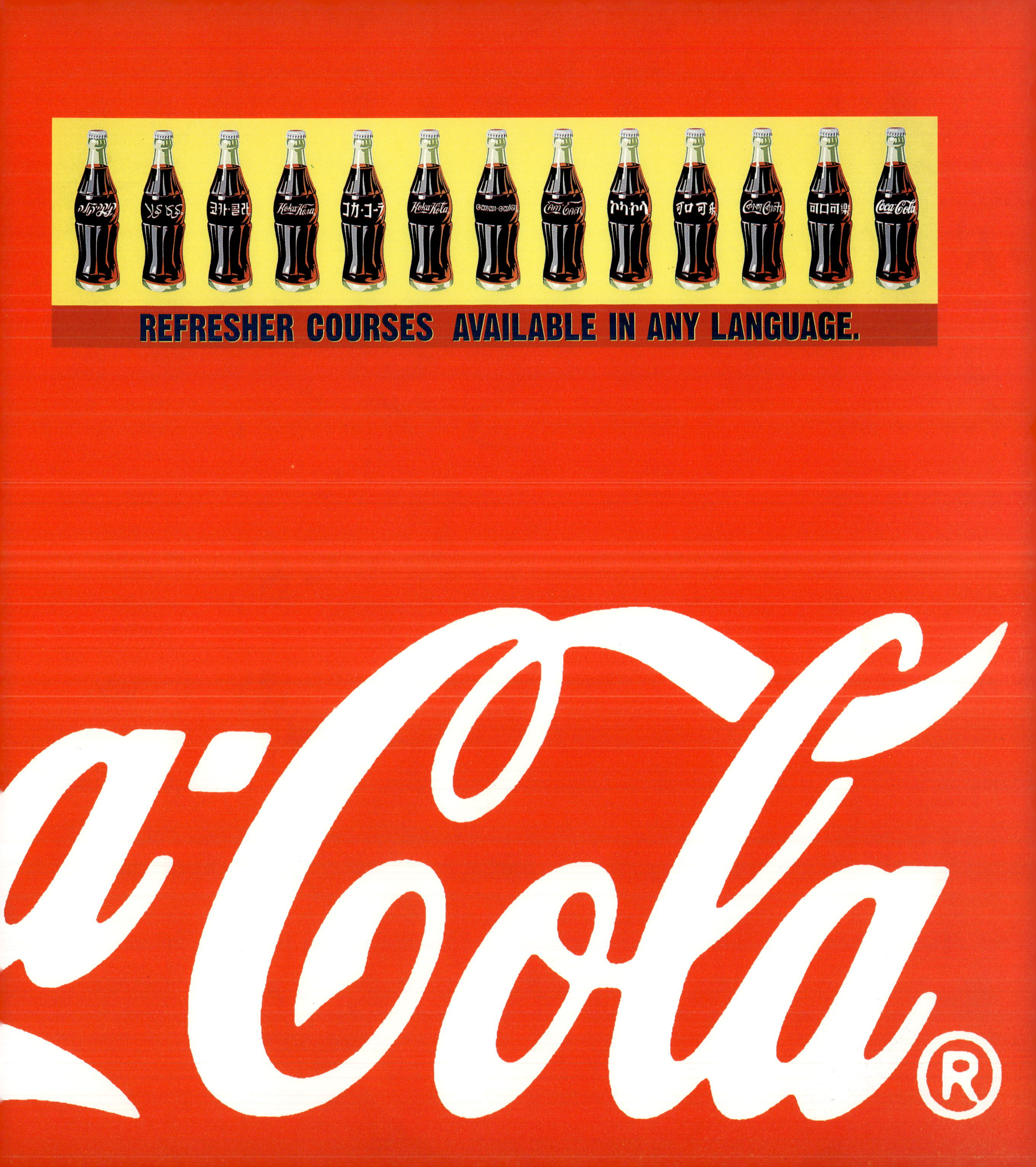
REFRESHER COURSES AVAILABLE IN ANY LANGUAGE.
Coca-Cola®

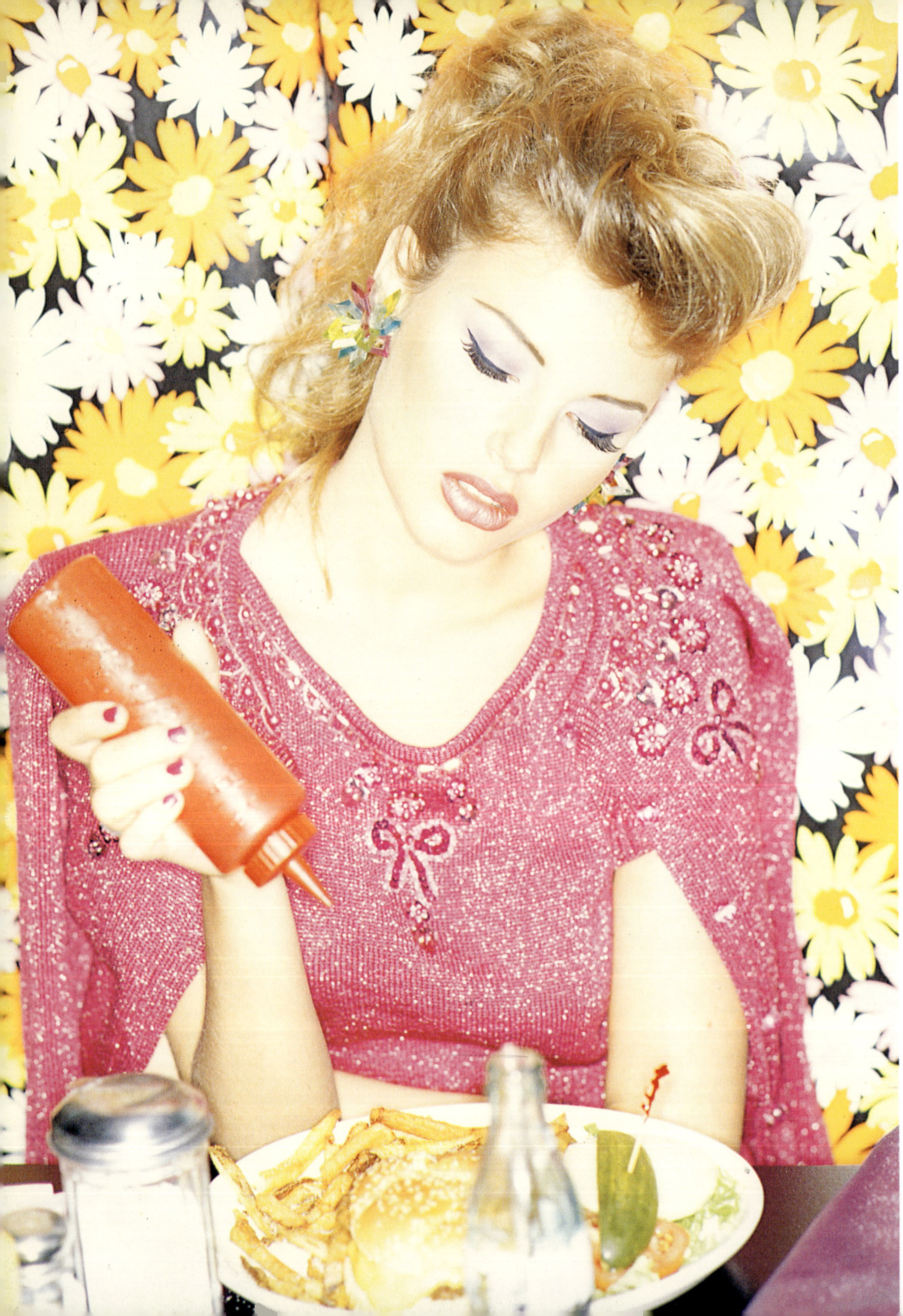

Selbst gesundheitlich fragwürdige Speisen beschwören durch ihren kulturellen Kontext oft sehnsüchtige Erinnerungen oder gewisse Stimmungen herauf.

Zum Anbeißen sieht die eßbare Handtasche von Moschino aus. Sie erinnert uns augenzwinkernd daran, daß wir auch ernste Vergnügen nicht ganz so ernst nehmen sollten.

„Jeder braucht ein Quentchen schlechten Geschmack."

Diana Vreeland

Ellen von Unwerth, *Model and fry-up* (1995).

Schokoladenhandtasche von Moschino (1996).

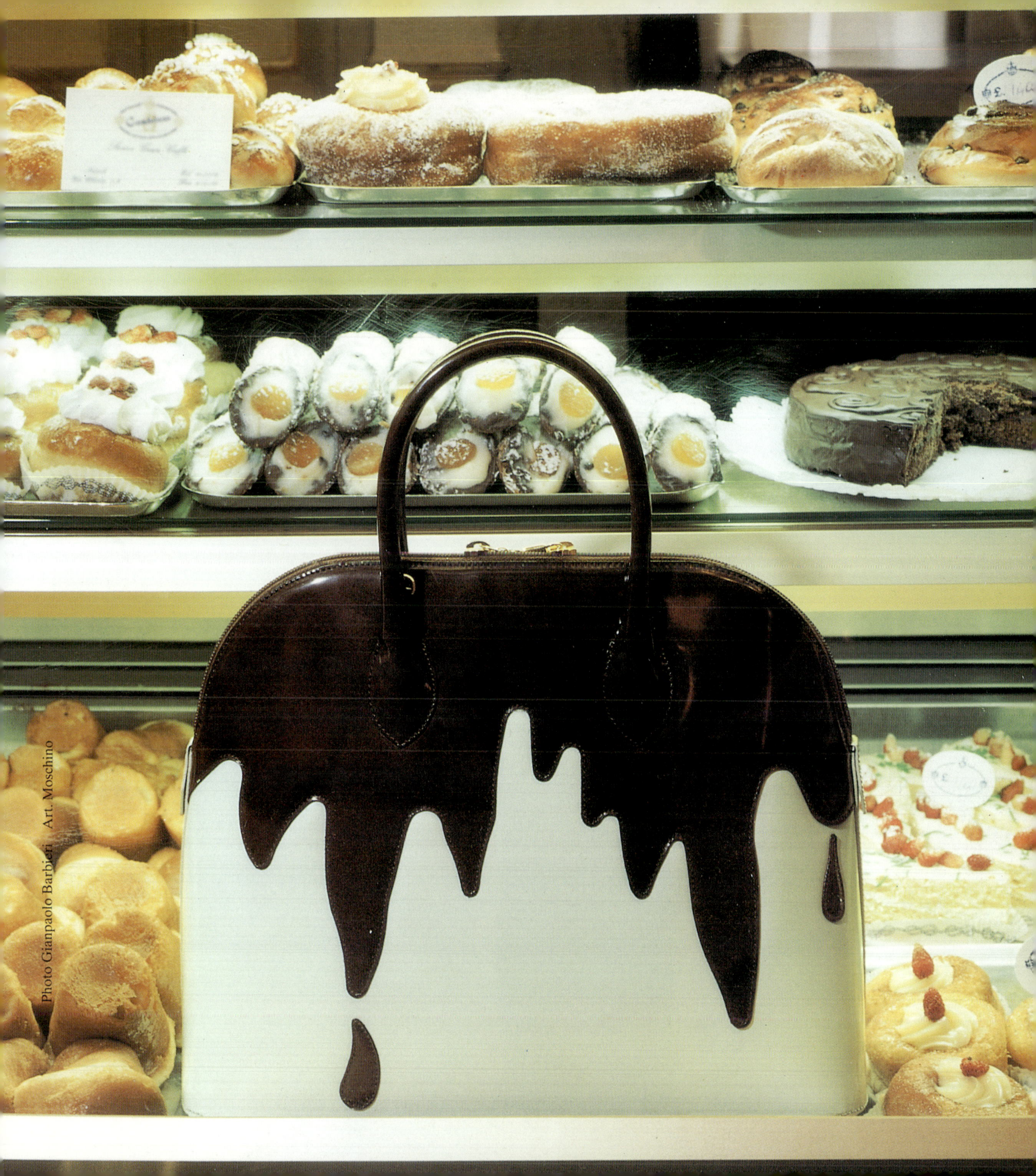

Photo Gianpaolo Barbieri Art. Moschino

Reisen ist im 20. Jahrhundert zum Inbegriff von Modernität geworden. Wohl niemand erwartet im Flugzeug eine Umgebung wie in einem englischen Club des 19. Jahrhunderts. In einem exklusiven Bekleidungsgeschäft bekundet ein solches Ambiente vielleicht Traditionsbewußtsein, in 3000 Metern Höhe aber dürfte es eher skeptisch stimmen. Während höchste Modernität in anderen Bereichen bedrohlich erscheinen mag, wird sie bei Verkehrsmitteln als Beweis für technischen Fortschritt, Effizienz und letztlich für Sicherheit durchaus begrüßt.

Im Transportwesen tobt ein erbitterter Konkurrenzkampf. Es geht ums Image und dementsprechend große Summen. Das wiederum ruft die besten Designer auf den Plan, die etwas vom Glanz abbekommen möchten. Im Vergleich zur Architektur etwa wird beim Automobildesign erheblich stärker in Forschung und Tests investiert. Außerdem würdigt die breite Masse die Verdienste eines Alec Issigonis oder einer Firma Innocenti weitaus mehr als die Errungenschaften von Designern auf anderen Gebieten. Wer träumt nicht davon, einmal einen Ferrari zu fahren?

Verkehr

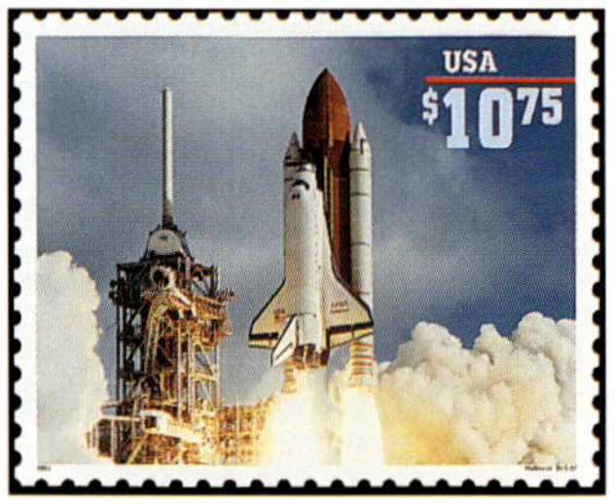

Space-Shuttle-Gedenkmarke (1995).

Viele Entwürfe entstanden durch die kreative Übertragung von Ideen in andere Bereiche. Um das Dreirad seines Sohnes bequemer zu machen, griff John Dunlop 1888 den Luftreifen auf, der schon vier Jahrzehnte zuvor von Robert Thomson in einfacherer Form entwickelt worden war – der Vorläufer hatte aus einem mit Segeltuch und Lederschnüren umspannten Gummischlauch bestanden. Sieben Jahre später stattete Edouard Michelin einen Peugeot für das Rennen von Paris nach Bordeaux mit Luftreifen aus. Damit war ein entscheidender Schritt getan, um dem Autoverkehr in seiner heutigen Form den Weg zu ebnen.

Ein weiteres bemerkenswertes Beispiel für eine disziplinübergreifende Entwicklung ist der zusammenklappbare Kinderwagen, der Buggy. Als Owen Maclaren bei Spaziergängen sein kleines Enkelkind im sogenannten Sportwagen vor sich herschob, bemerkte er, wie mühsam sich das Vehikel lenken ließ. Maclaren war Testpilot und Entwickler in der Luftfahrttechnik gewesen und hatte an der Konstruktion des Fahrgestells für den *Spitfire* mitgearbeitet. Er kannte sich also mit leichten und zugleich extrem belastbaren Klappmechanismen aus und entwickelte mit Hilfe dieser Kenntnisse den ersten Buggy, der 1965 patentiert wurde. Das hohle Alugestänge kann das Gewicht eines Kleinkinds mühelos tragen, ist trotzdem leicht und läßt sich etwa auf die Größe eines geschlossenen Schirms zusammenlegen.

Geschwindigkeit als Inbegriff des modernen Lebens ist nur eine der Metaphern, die das Transportwesen dem Design des 20. Jahrhunderts aufprägte. Dabei sahen die ersten Automobile keineswegs rasant aus, sondern behielten noch eine ganze Weile das Erscheinungsbild der Pferdekutsche – schließlich wurden sie anfangs noch durch Kutschenbauer von Hand gefertigt. Selbst Henry Fords erster Entwurf eines preiswerten Autos für die breite Masse, das T-Modell, mutete weder rasant noch leistungsfähig an. Das Automobil war nach wie vor eine funktionale Maschine und keineswegs ein Objekt der Begierde.

Das Rover-Sicherheitsfahrrad (1885); die Stahlrohrrahmen regten Architekten wie Le Corbusier und Breuer zu Möbelentwürfen an.

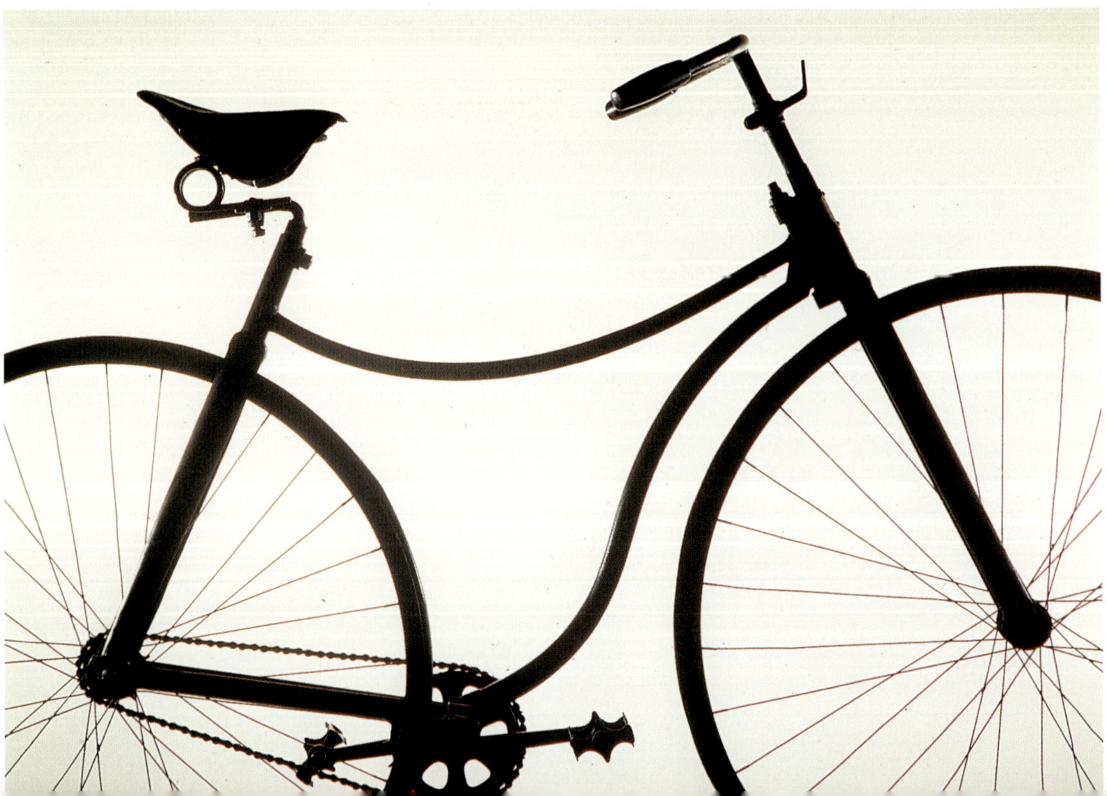

Bei Anbruch des motorisierten Zeitalters, als ein herannahendes Automobil durch einen vorausgehenden Mann mit einer roten Flagge angekündigt wurde, war eine Geschwindigkeit von 50 Stundenkilometern schon der pure Leichtsinn und sprengte das Vorstellungsvermögen von Otto Normalverbraucher. Die erste richtige Autofahrt auf englischem Boden fand im Juli 1895 in einem französischen Motorwagen von Panhard & Levassor statt, der für eine Strecke von 90 Kilometern acht Stunden brauchte. Als Anfang der zwanziger Jahre in Italien die ersten mehrspurigen Schnellstraßen gebaut wurden, regte sich die Lust am Geschwindigkeitsrausch, und die Designer suchten nach einem zeitgemäßen Ausdruck für dieses neue Freiheitsgefühl.

Aerodynamik lautete die neue Zauberformel. Man hatte bereits eine Weile Studien im Windkanal betrieben, als die Entwicklung des Flugzeugs diesen Untersuchungen noch mehr Auftrieb gab. Der elegant durchs Wasser gleitende Fisch, das Profil des Vogelflügels und die Tropfenform lieferten natürliche Vorbilder für die aerodynamische Silhouette. Sie regten die Autodesigner zu Entwürfen an, in denen sich ein ruhiger Lauf mit dynamischem, kraftvollem Vorwärtsstreben verband. Die Verwendung ähnlicher formaler Elemente bei Luft- und Straßenfahrzeugen trug mit dazu bei, daß sich allmählich ein Gesamtbild des modernen Transportwesens herauskristallisierte.

Erstmals betrachteten Designer das Auto als Ganzes: Durch fließende Linien, die nicht durch Spiegel auf den Kotflügeln, hervorstehende Türgriffe und ähnliches unterbrochen waren, vermittelten ihre Autoentwürfe selbst im Stand den Eindruck von Kraft und Geschwindigkeit. Die stromlinienförmige Gestaltung gab einer leblosen blechernen Maschine eine gewisse Sinnlichkeit und Charakter. Das Auto hatte nicht mehr bloß eine Karosserie, sondern erhielt durch ovale, tiefliegende Scheinwerfer und eine flach vorgewölbte Stoßstange ein Gesicht.

Diese Periode brachte einige der schönsten Autos hervor, die bis heute ihre eingeschworene Fangemeinde haben. Der VW *Käfer* hatte viel vom Tatra 77, einem bahnbrechenden tschechoslowakischen Entwurf von 1933, und auch vom ersten wirklichen Vollstromlinienwagen des Zeppelin-Mitgestalters Paul Jaray geerbt.

Frank Costin, der in den fünfziger Jahren das Erscheinungsbild des Formel-1-Wagens maßgeblich prägte, hatte eine Ausbildung bei der De Havilland Aircraft Company absolviert und interessierte sich brennend für Aerodynamik. Seine spektakulären, kurvenreichen und sich nach hinten verjüngenden Karosserien, zum Beispiel die des Lotus *Elite*, sind bis heute Sinnbild der damaligen Glanzzeit des Motorrennsports. Costin liebte das praktische Experiment. Unlängst erzählte Stephen Bayley in seinem Nachruf auf Costin, wie dieser sich einmal seitlich an einen Lotus binden ließ, um bei vollem Tempo auf der Teststrecke die Auswirkungen der Luftströmung auf die Wollfäden, die er um die Radkasten geklebt hatte, aus nächster Nähe zu beobachten.

Die heutige Gestalt der Formel-1-Wagen beruht auf der Notwendigkeit, die Fahrzeuge bei den extrem hohen Geschwindigkeiten am Abheben zu hindern. Sie sehen längst nicht mehr so schön aus. Die frühen Modelle der Nachkriegszeit leben jedoch in der klassischen Sportwagensilhouette fort, zu sehen etwa beim Jaguar *E-Type* oder dem Porsche *911*. Solche Autos sind wie Skulpturen von Brancusi – nur etwas billiger.

Noch ein Klassiker verdankt sein Entstehen den Erfahrungen aus der Luftfahrttechnik. Die *Vespa*, der meistverkaufte Motorroller von Piaggio, wurde 1946 von italienischen Ingenieuren und Designern entwickelt, die zuvor im Flugzeugbau tätig gewesen waren. Ihre flotte Form, gepaart mit einfacher Bedienung und Wendigkeit, machte sie ungemein populär.

Die Stromlinienform faszinierte in den vierziger Jahren auch amerikanische Industriedesigner wie Raymond Loewy und Walter

Dorwin Teague. Sie übertrugen das Konzept auf Bereiche weit außerhalb des Transportwesens. Natürlich scheint es bei erster Betrachtung keinen Grund zu geben, warum so profane und vor allem statische Gegenstände wie Kühlschränke, Registrierkassen oder gar Bleistiftspitzer windschlüpfrig sein sollten. Doch stand Geschwindigkeit nicht mehr einfach nur für Effizienz bei der Fortbewegung, sondern für technischen Fortschritt schlechthin.

Das erwachende Interesse für Aerodynamik traf zeitlich mit der Erkenntnis zusammen, daß Styling ein wirksames Instrument zur Absatzsteigerung ist. In den Kindertagen der Automobilindustrie genügte es, ein zuverlässiges Fahrzeug so preiswert anzubieten, daß jeder sich den Traum vom eigenen Auto erfüllen konnte. Nachdem der eigene Wagen fast Normalität geworden war, mußten sich die Hersteller etwas Neues einfallen lassen. Die „Schwarz-tut's-doch"-Mentalität, für die Henry Ford eingetreten war, konnte sich nicht länger halten.

Um mehr Autos an mehr Kunden oder auch dem gleichen Kundenstamm immer wieder neue Autos zu verkaufen, mußte durch unterschiedliche Farben, Formen und Ausstattungsmerkmale stilistische Vielfalt geschaffen werden. Aus dem einfachen T-Modell, dem Auto für jedermann, ging eine Vielzahl von Marken, Modellen und Typen hervor: Sportwagen, Familienkarossen, Kombis, Stadtflitzer, Geländewagen, reine Gebrauchsfahrzeuge – jedes mit einem bestimmten Image versehen und für eine eigene Zielgruppe gedacht. Die Definition der Zielgruppe ist ein wesentliches Element bei der Entwicklung eines neuen Modells und keineswegs verwerflich. Sie ist genauso unerläßlich wie die Berücksichtigung anderer Faktoren, um wirklich zweckmäßige Produkte, gleich welcher Art, zu entwickeln.

Marktstudien aber, die herausfinden sollen, was die Allgemeinheit möchte, können genauso in die Irre leiten wie Wählerbefragungen. Für den 1959 eingeführten *Edsel* hatte Ford zunächst detaillierte Informationen über die Wünsche der Kunden gesammelt. Das Unternehmen erwartete sich mit dem Modell einen vollen Erfolg, tatsächlich aber wurde es ein Riesenflop.

Das Auto ist zweifellos zu einem signifikanten kulturellen Element geworden. Es ist heute ein Designobjekt par excellence, mit dem der Besitzer seine gesellschaftliche Stellung oder Ambition nuanciert dartun kann. Aufstrebende Jungmanager wissen haargenau, welches Modell ihrem Rang angemessen ist.

Als besonderer Renner erwies sich in jüngster Zeit der *Golf GTI*. Mit seiner phänomenalen Beschleunigung erwarb sich der „Heißsporn" schnell große Anerkennung als erster erschwinglicher Hochleistungswagen. „Fast so klasse wie Michelle Pfeiffer", urteilte ein Kritiker. Daß man Autos mit Sex, Potenz und Karrierestreben assoziiert, ist nicht neu; wohl aber, daß ein relativ preiswerter Kleinwagen diesen Symbolwert erlangt.

Natürlich läßt sich Status auch durch andere Attribute als nur durch die PS-Zahl symbolisieren. Ich hatte einmal eine ziemlich betrübliche Unterhaltung mit einem hochrangigen Manager von BMW. Die Qualität dieser Autos gefällt mir außerordentlich gut. Bei einem Modell der Spitzenklasse war mir allerdings am Armaturenbrett eine häßliche kunststoffüberzogene Holzverkleidung aufgefallen. Warum nur hatte man eine perfekte Konstruktion mit diesem trivialen, ja geradezu scheußlichen Detail verschandelt? Die Käufer wollten und erwarteten es, bekam ich zur Antwort. Anscheinend ist der klägliche Versuch, die einstige Aura der Walnußholz- oder Mahagoni-Armaturenbretter der Vorkriegsautomobile wieder heraufzubeschwören, unverzichtbar, um Prestige und Status zu demonstrieren.

Qualität spielt im Autodesign eine wichtige Rolle, doch muß sie echt und nicht bloß vorgetäuscht sein. Bei der Gestaltung des Interieurs für den Landrover *Discovery* gelang der Conran Design Group nicht zuletzt deshalb eine so elegante Lösung, weil man ein

„Häßlichkeit verkauft sich nicht." Raymond Loewy

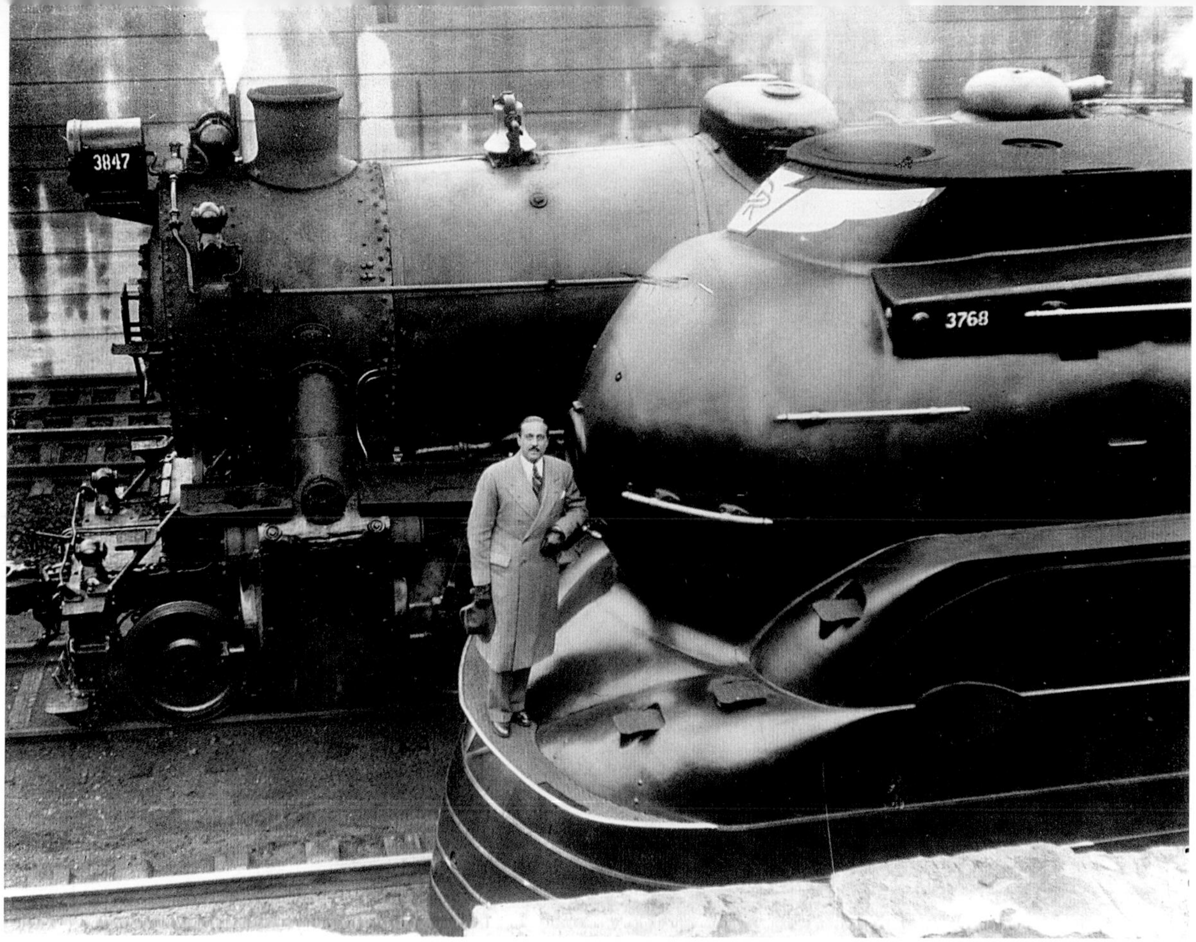

Für die Pennsylvania Railroad entwarf Raymond Loewy 1936 stromlinienförmige Lokomotiven von kompromißloser Schlichtheit.

Gefühl für die verwendeten Materialien und ihre Verarbeitungsmöglichkeiten entwickelte und dadurch ein stimmiges Gesamtbild gestalten konnte, das Qualität vermittelt. Ich finde eine solche Lösung weitaus gelungener als etwa ein Armaturenbrett mit allen möglichen Anzeigen, die man eigentlich nicht braucht und die sogar gefährliche Verwirrung stiften können.

Ein Citroën *2CV* ist in meinen Augen ein charmantes und individuelles Gefährt, das man gern besitzt. Ursprünglich für französische Bauern entwickelt, kann die *Ente* Blessuren gut verkraften und ist damit gewissermaßen ein sympathischer Antiheld der Straße. Leider erweisen sich genau die Merkmale, die ihren Charakter ausmachen, als zu riskant für den heutigen Verkehr. Der moderne Autofahrer erwartet von seinem Fahrzeug einen viel höheren Sicherheitsstandard.

All den zusätzlichen Firlefanz halte ich für eine scheinheilige Aufwertung von Produkten. Doch wird schnell ersichtlich, warum sich die Autohersteller und -designer auf solche Details konzentrieren, von eingängigen Namen, knalligen Farben, hektischer Graphik und „schnellen" Rallyestreifen einmal ganz abgesehen: Der Spielraum für wirkliche Verbesserungen und echte Vielfalt schrumpft zusehends. Oft wird heute darüber geklagt, daß sich die Autos, zumindest in der Mittelklasse, alle ähneln. Zum Teil sind dafür ganz konkrete Forschungsergebnisse verantwortlich, die eine hinsichtlich Sicherheit, Aerodynamik, Benzinverbrauch und Kosten optimale Form vorgeben.

Ford zum Beispiel produzierte zunächst Autos für bestimmte Länder, wie etwa im englischen Dagenham den *Anglia* für Großbritannien, und später dann Autos für einen bestimmten Kontinent.

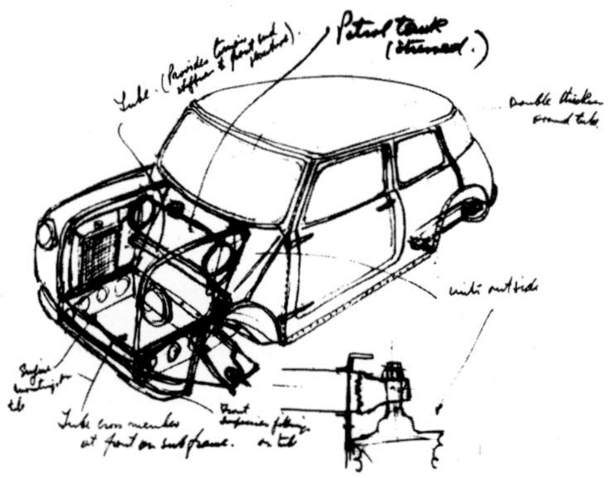

Der Morris *Mini* (1959) von Alec Issigonis revolutionierte das Autodesign.

Heute, da die diversen Teile an verschiedenen Orten rund um den Globus gefertigt und wiederum woanders montiert werden, ist die Idee der „nationalen“ Identität verblaßt. Trotz der Globalisierung von Marketing und Produktion aber schimmern in den Fahrzeugentwürfen noch immer gewisse nationale Eigenheiten durch, die oft durch die Bilder aus der Werbung verstärkt werden. Seit Beginn des 20. Jahrhunderts dient das Auto als Vehikel für den Nationalstolz. In der Nachkriegszeit wurde es in den besiegten Ländern – Deutschland, Italien und später Japan – sogar unverhohlen genutzt, um eine neue nationale Identität zu prägen und so die Wirtschaft wieder anzukurbeln.

Das Paradebeispiel des Autos als Nationalsymbol ist natürlich der *Käfer*. Eine größere Diskrepanz als die zwischen seinem heutigen liebenswerten Image und seinen Ursprüngen als „KdF-Wagen“ ist kaum vorstellbar. Mitte der dreißiger Jahre wurde er von Ferdinand Porsche als preiswerter „Volks“-Wagen, gewissermaßen ein Motorrad auf vier Rädern, entworfen. Das Auto gefiel den Machthabern des Dritten Reichs, die der breiten Masse einen fahrbaren Untersatz bieten wollten, vergleichbar dem T-Modell von Ford in den USA.

Mit ungefähr 22 Millionen verkauften Exemplaren ist der *Käfer* das erfolgreichste Auto aller Zeiten und genießt Kultstatus. Seine Ursprünge sind inzwischen weitgehend in Vergessenheit geraten. Hingegen hat er viel dazu beigetragen, den Ruf des deutschen Autos als leistungsfähiges, zuverlässiges und funktionales Fahrzeug zu untermauern. Gleich nach Kriegsende wurde Volkswagen dem britischen Unternehmen Rootes angeboten. Nachdem Lord Rootes dankend abgelehnt hatte, erteilte Großbritannien die Genehmigung zur Wiedereröffnung des Wolfsburger Werkes. Damit stieg nicht nur Volkswagen wie ein Phoenix aus der Asche, sondern mit ihm die gesamte deutsche Automobilindustrie. Bedauerlicherweise markierte der Verkauf von Rover an BMW 1994 das Ende der Serienfertigung in einer britischen Automobilfabrik. Heute werden in Großbritannien nur noch Autos für Japan, Amerika und halb Europa zusammengebaut. Immerhin ist das Land nach wie vor Weltmeister in der Herstellung von Pylonen zur Absperrung von Straßen.

Witz und Charakter besitzen, genau wie der *Käfer*, auch der *Twingo* von Renault oder der Nissan *Micra*, mit dem Japan 1983 einen neuen Weg beschritt. Denn bis dahin galten die japanischen Autos als eher konturloses Computerprodukt ohne innovatives Element. Obwohl sich die Kritiker bei den japanischen Autos oft mit Lob zurückgehalten haben, ist der phänomenale Erfolg Nippons auf diesem Sektor nicht von der Hand zu weisen. Das japanische Wirtschaftswunder ist mit darauf zurückzuführen, daß man hier die Zulieferer von Kleinteilen gezielt förderte. Man hatte erkannt, daß sie als Bindeglied in der Produktionskette die Hondas und Toyotas zu dem machten, was sie heute sind. Ein anderer Grund für den Erfolg ist die intensiv betriebene Marktforschung. So offenbarte eine japanische Studie über den US-Markt die Bedeutung scheinbarer Belanglosigkeiten wie des satten, dumpfen Geräusches, das beim Zuschlagen der Tür entsteht, oder des edlen Geruchs von Lederbezügen.

Hundert Jahre, nachdem das erste Auto auf der Straße auftauchte, besinnen sich die Designer wieder auf seine glorreiche

„Design läßt uns über Probleme nachdenken und sie durch unsere Ideen lösen." Michael, 10 Jahre

Geschichte. In anderen Bereichen, von der Innenarchitektur bis zur Mode, hat sich die Vergangenheit vielfach als ergiebige Ideenquelle erwiesen, nicht aber im Verkehrswesen. Denn Modernität ist ein wesentlicher Aspekt in der Fahrzeugentwicklung und im Transportbereich insgesamt. Hier herrscht unangefochten der Grundsatz von der Form, die logischerweise der Funktion folgt. Trotz noch so schöner, ja geradezu erhabener Entwürfe war doch die Technik stets das ausschlaggebende Verkaufsargument bei jedem neuen Modell. Heute ist ein gewisses Maß an Leistungs-

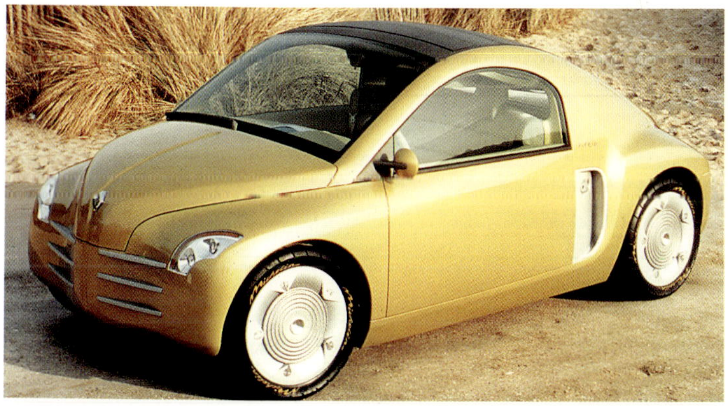

Renaults Fahrzeugstudie *Fiftie* bekundet das wiedererwachte Interesse an traditionellem Styling.

fähigkeit, Verkehrstüchtigkeit, Sicherheit und Zuverlässigkeit für uns selbstverständlich, so daß sich die Autos im Grunde nur noch stilistisch unterscheiden. Da überrascht es nicht, daß man sich jetzt anschickt, das reiche kulturelle und ästhetische Erbe zu plündern – mal mehr und mal weniger glücklich.

Der Rückgriff von Rover auf die einstige, klassische Form des Kühlergrills sollte die Markenidentität festigen – ein Beispiel für einen erfolgreichen Wiederbelebungsversuch der Tradition. Dagegen fehlt dem Mazda *MX-5*, obwohl er beim Publikum gut ankommt, in meinen Augen die schnörkellose Souveränität etwa eines Porsche. Mit dem neuen *Beetle*, angekündigt für 1997/98, will Volkswagen bewußt an den Erfolg des *Käfers* anknüpfen, der durch Sicherheits- und Abgasvorschriften aus der europäischen und nordamerikanischen Autoproduktion verdrängt wurde. Solche Entwürfe zielen auf unsere schönen Erinnerungen als Fahrer oder auch Beifahrer in diesen Autos und sprechen die wachsende Zahl von Liebhabern klassischer Modelle an. In diesem speziellen Fall bleibt abzuwarten, ob sie sich damit abfinden werden, daß der Motor nicht mehr luftgekühlt ist und nun vorne sitzt.

In der Luftfahrt können sich Modernität und selbst der Futurismus noch ungehindert entfalten. Nicht von ungefähr gehören Flughäfen zu den extravagantesten Gebäuden unserer Tage. Es ist erstaunlich, welche Akzeptanz der innovativen, ausdrucksstarken Architektur in diesem Umfeld entgegenschlägt, während sie anderswo vehement abgelehnt wird. Ein phantastisches Beispiel ist Eero Saarinens *TWA Terminal* auf dem New Yorker Kennedy Airport. Er sieht aus, als wolle er selbst jeden Augenblick abheben.

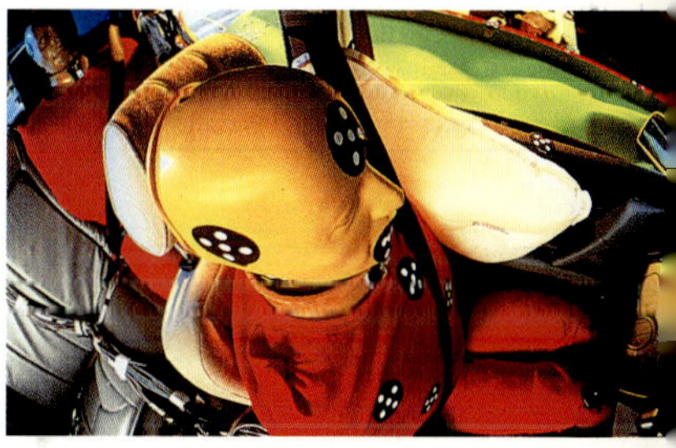

Crash-Tests mit Dummies beeinflussen entscheidend das Design.

Ein ebenfalls sehr anregender Bau ist der Stansted Airport nordöstlich von London. Anders als sonst an Orten, wo viele Menschen zusammenkommen, wird das Tageslicht als positives Element eingesetzt, das dem Gebäude Leben einhaucht oder auch an den Himmel erinnert, in den alle bald hinaufjetten werden. In Stansted liegt Reisefieber in der Luft, ein Gefühl, das andernorts beim Schlangestehen und Warten auf verspätete Maschinen oft verlorengeht. Zugleich strahlt der Flughafen eine Ruhe aus, die noch die größte Flugangst beschwichtigt.

Durch eine ähnliche Kombination von gespannter Erwartung und geregelter Ordnung besticht die von Nicholas Grimshaw gestaltete Endstation des *Eurostar* in Waterloo. Sie ist Anfangs- und Endpunkt einer ganz neuen Reiseerfahrung unter dem Ärmelkanal. Die Halle mit ihrem elegant geschwungenen Glasdach und den silbrigen Fischen, die über der Menge schweben, liefert eine dramatische und zugleich witzige Kulisse.

Bedauerlicherweise sind die Drehscheiben für den Massentourismus selten Meisterwerke des Designs. Der Flughafen entwikkelt sich zunehmend zum Konsumtempel, der Flug zur Reise mit vorherigem Einkaufsbummel. Duty-free-Shops haben Vorrang vor bedarfsgerechten Wartehallen. Infolge dieser Kommerzialisierung ähnelt das Interieur noch des modernsten Flughafengebäudes heute einem überlaufenen Einkaufszentrum, in dem man vor lauter Ladenschildern und Logos die Wegweiser zur Abflughalle kaum noch findet. Der Stansted Airport verdankt seine Übersichtlichkeit zum Teil der Tatsache, daß er nicht sehr stark frequentiert ist, sonst würde sich auch hier Geschäft an Geschäft reihen.

Aus praktischer Erfahrung mit der Inneneinrichtung von Flughäfen weiß ich, wie schwierig es sein kann, festverankerte Designprinzipien mit praktischen Erfordernissen und dem Budget des Auftraggebers unter einen Hut zu bringen. So alltäglich das Fliegen auch heute für die meisten Menschen ist, bedeutet es doch immer auch Streß. Der Designer muß dafür sorgen, daß die Flugreisenden ein Gefühl von Sicherheit, eindeutige Informationen und klare Orientierung vermittelt bekommen, daß Unfälle verhütet werden und der Publikumsverkehr reibungslos abläuft. Außerdem muß er Materialien wählen, die bei der extremen Beanspruchung entweder keine Verschleißerscheinungen zeigen oder durch die Patina des Alters noch schöner werden.

Von der British Airports Authority erhielt unsere Designgruppe 1967 den Auftrag zur Ausgestaltung des Heathrow Terminal 1.

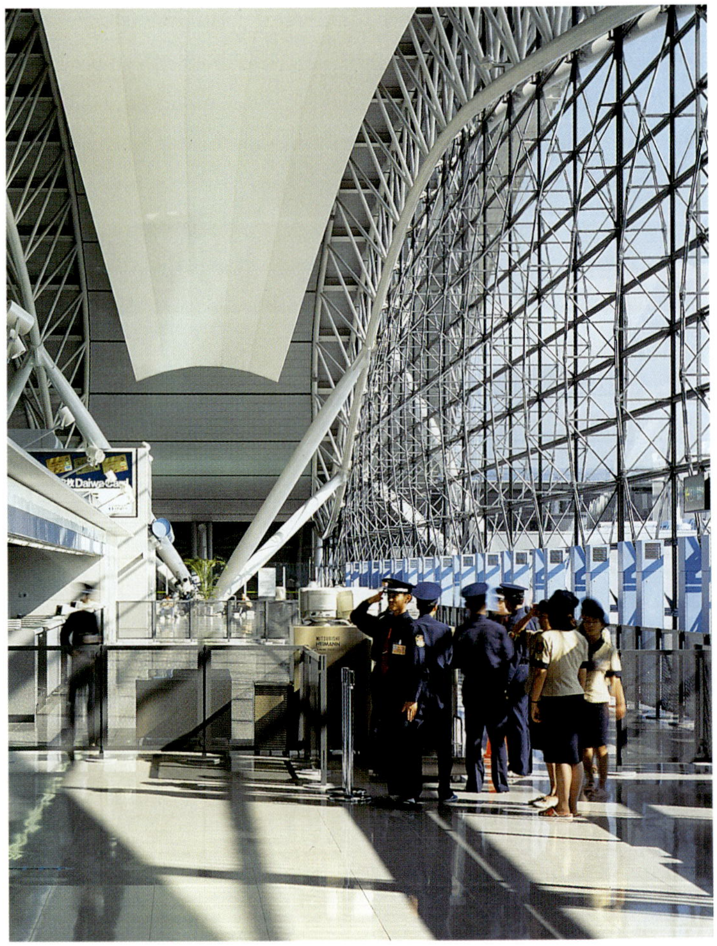

Renzo Piano, *Kansai Airport* (1994), eine brillante Synthese von Natur und Technik.

Meinungsverschiedenheiten zwischen unserem Kunden und den Architekten hatten dazu geführt, daß deren Entwürfe schließlich abgelehnt worden waren. Nun sollten wir in einem vorgegebenen Rahmen mit einigen unschönen Details wie schweren Teakhandläufen, die wir beibehalten mußten, einen modernen Raum gestalten. Durch einen gewagten Entwurf, der von Kurven, Chrom und skulpturhaft verarbeitetem Kunststoff beherrscht war, drängten wir die rustikalen Elemente erfolgreich in den Hintergrund. Alles hatte abgerundete Kanten, was wir durch die Verwendung von Glasfiber, Laminat und Gummi erreichten. Der Gesamteindruck war recht modern und, wie wir fanden, durchaus passend für das Zeitalter der Raumfahrt.

Diese Arbeit gehört zu jenen, auf die ich persönlich besonders stolz bin. Wir milderten die deutlich industrielle Note der Materialien und des Designs durch weiche Konturen und Kanten. Dazu entschieden wir uns aus ästhetischen und auch praktischen Gründen: Scharfe Kanten wirken von vornherein unfreundlich und auch sehr schnell heruntergekommen, da sie sich leicht abstoßen. Gewiß, unsere Vision der Moderne würde heute ziemlich unmodern erscheinen, wenn sie denn überlebt hätte, aber immerhin nicht so überholt wie das, wodurch sie dann ersetzt wurde.

Ganz anders waren die Voraussetzungen bei der Innengestaltung des Nordterminals von Gatwick, die uns einige Jahre später übertragen wurde und die insgesamt sieben Jahre in Anspruch nahm. Bei diesem Projekt orientierten wir uns stark an der Gesamtarchitektur des Gebäudes und arbeiteten von Anfang an sehr eng mit den Architekten von YRM zusammen. Daher erscheint nun alles wie aus einem Guß.

Wir entwarfen eine logische Raumaufteilung, die ohne aufwendige Beschilderung auskommt. Bei weitläufigen Anlagen gerät man leicht in Versuchung, unzählige Schilder anzubringen, die die Menschen hierhin und dorthin lenken. Meiner Ansicht nach können Wegweiser jedoch niemals eine sinnvolle Planung ersetzen, oder vielmehr macht ein funktionales Design sie weitgehend überflüssig. Unglücklicherweise wurde unser Wunsch nach Schlichtheit und überschaubarer Ordnung aber durch kommerzielle Erwägungen über den Haufen geworfen. Als sich schließlich alle möglichen Läden in dem Terminal drängten, die jeweils mit anderer Graphik Aufmerksamkeit erregen wollten, mußten einfach mehr Schilder angebracht werden, um den Passagieren den Weg an den Geschäften vorbei und zu ihrem Flugzeug zu weisen.

Die Schwierigkeit oder, besser gesagt, die Herausforderung liegt bei der Zusammenarbeit mit Kunden darin, daß man mitunter in eine Richtung gedrängt wird, in die man gar nicht möchte. Bei ihrem North Terminal bestand die BAA auf einem kräftig gemusterten Teppichboden. Ich persönlich hätte gern völlig auf Teppich verzichtet, was zum Beispiel im Stansted Airport ausgesprochen schön aussieht.

Doch mußten wir uns den Argumenten unseres Auftraggebers beugen, daß ein Teppichboden leichter und somit kostengünstiger zu reinigen sei und daß die Kunden einer Umfrage zufolge eine behagliche Umgebung wünschen. Die Erklärung, ein kräftiges Muster sei einem einfarbigen Grund vorzuziehen, weil man den Schmutz darauf nicht sieht, ist meines Erachtens indiskutabel, denn Fußböden sollten immer sauber sein. Jedenfalls mußten wir einen kräftig gemusterten Teppichboden liefern und konnten auch tatsächlich ein lebendiges, farbenfrohes Dessin entwerfen, das weder schmuddelig noch trostlos wirkte. Trotzdem war ich nicht unbedingt glücklich damit.

Besonders gelungen finde ich die beiden Skulpturen, die wir für Gatwick schufen. Die BAA hatte den Wunsch nach etwas „Besonderem" geäußert, das dem Terminal eine eigene Identität verleihen sollte. Unser Vorschlag, für den wir lange und hart kämpfen mußten, sah zwei Skulpturen vor, bestehend jeweils aus einem einfachen polierten Stahlkegel, an dem Wasser herunterrieseln sollte. Die Dynamik der Stahlform mit ihren unverkennbaren Verweisen auf die Luftfahrt in Kombination mit dem beruhigenden Plätschern des Wassers ist für mich ein perfektes Sinnbild der Atmosphäre, die wir erzeugen wollten. Gleichzeitig verkörpert sie die Spannung zwischen freudiger Erwartung und gelassener Effizienz, die einen Flughafen auszeichnen sollte.

Unlängst sollten wir die Japan Air Lines aus europäischer Sicht in Stilfragen beraten. Einer der ersten Aspekte, mit denen wir uns dabei befaßten, war das Wohlbehagen der Passagiere. Vor einer Weile flog ich einmal mit Aeroflot. In der ersten Klasse gab es Clubsessel mit Gobelinbezug, Wandsäulen und Samtvorhänge, die mit Seidenbändern zusammengerafft waren. Kaum hatten wir abgehoben, bekamen wir, noch angeschnallt, auch schon von einer äußerst stattlichen Stewardeß eine Flasche Wodka und eine großzügige Portion Kaviar serviert. Das Ganze hatte etwas Rührendes. Um den westlichen Reisenden das Gefühl von Luxus zu vermitteln, hatte man das völlig unpassende und antiquierte Bild eines Salons der Jahrhundertwende gewählt und nachgestellt.

Fliegen ist für die meisten Menschen heute kein besonderes Erlebnis mehr, dem man ungeduldig entgegenfiebert, sondern eher eine Unannehmlichkeit, der man gern aus dem Weg geht. Daher schlugen wir den Japan Air Lines vor, den Bordservice und die Qualität zu verbessern. Eine Maßnahme bestand darin, zum Servieren des Essens Porzellangeschirr, Stahlbesteck und weitere Utensilien aus Glas, Bambus und Holz zu verwenden. Außerdem regten wir an, die Flugzeugkabine neutral zu gestalten und so einen ruhigen Hintergrund für die farbigen Elemente, zum Beispiel die Bezüge der Kopfstützen und Sitze, die Servietten und Decken sowie die Uniformen und Schürzen der Flugbegleiter, zu schaffen. Um der deprimierenden Gleichförmigkeit von Flugreisen entgegenzuwirken, empfahlen wir, die Farben dieser Gegenstände von Saison zu Saison zu verändern. Klassische japanische Blumengestecke, eine klare Graphik und dazu schön gestaltete und gut gefertigte Accessoires wie Schlafmaske und Pantoffeln für die Passagiere sollten elegant dazu genutzt werden, die anmutige Schlichtheit des traditionellen japanischen Stils zu vermitteln.

Auf dieser Ebene muß sich das Design noch mit den kleinsten Details befassen, die alles in allem schließlich mehr ergeben als nur die Summe ihrer Teile. Nichts ist dabei zu banal. Bei der Gestaltung der neuen Boeing 777 gaben sich die Designer viel Mühe, um zu gewährleisten, daß der Toilettendeckel beim Schließen nicht aufknallt, sondern mit einem dezenten Laut aufsetzt. Die kleine Vorrichtung, die den Deckel abbremst, war ein winziger, aber wichtiger Aspekt des umfassenden Programms, um gediegenen Reisekomfort zu schaffen.

Außerdem wünschten die Japan Air Lines eine unverkennbare, national geprägte Identität für das Unternehmen. Mit Hilfe von Design „Flagge zu zeigen" ist heute im Verkehrswesen gang und gäbe. Man denke nur an das charakteristische Emblem, das die Heckflosse der Flugzeuge der British Airways ziert; es wurde übrigens von einem Amerikaner, Walter Landor, entworfen. Paradoxerweise äußert sich das Bestreben nach einer nationalen Identität zu einer Zeit, in der die Welt immer kleiner wird und man auf die andere Seite des Globus fliegt, nur um festzustellen, daß es dort in mancher Hinsicht genauso aussieht wie zu Hause.

Während man auf den Aufruf des verspäteten Anschlußfluges wartet oder in einer endlosen Schlange steht, kann man sich kaum vorstellen, warum überhaupt je für das Reisen geworben wurde. Noch schwerer läßt sich nachvollziehen, wie man im Auto anfänglich eine Möglichkeit sehen konnte, die Romantik des Reisens zurückzugewinnen. Die ersten Autobegeisterten nahmen erhebliche Beschwerden in Kauf, um zu den abgelegensten Orten zu fahren, die mit der Bahn nicht erreichbar waren. Inzwischen setzt sich das Bewußtsein immer stärker durch, daß wir für unsere individuelle Bewegungsfreiheit einen hohen Preis zahlen. Umweltverschmutzung, die Zerstörung der Natur durch den Straßenbau, die zur Neige gehenden Ressourcen und die Verkehrsopfer sind die Schattenseiten des Autokults. Die Londoner Luft ist heute infolge der Autoabgase dicker als 1952 vor der Verabschiedung der Gesetze gegen die Luftverschmutzung.

Die wenigsten betrachten das Auto als reinen Segen, aber kaum jemand ist bereit, darauf zu verzichten. Schnelligkeit und Unabhängigkeit sind längst nicht mehr die Hauptgründe. Die meisten Autos ermöglichen heute Geschwindigkeiten, mit denen das menschliche Reaktionsvermögen nicht mithalten kann, doch sind die Gelegenheiten, sie wirklich auszufahren, stark beschränkt – sei es durch Gesetze oder allein durch den Verkehr, der inzwischen in der Stadt oft langsamer fließt als vor hundert Jahren. Was die meisten wirklich schätzen und nur ungern aufgeben würden, ist die Bequemlichkeit des Autos.

Liegt die Zukunft der Massenmobilität in den Händen der Designer? Vielleicht. In der Nachkriegszeit ging es beim Design vornehmlich um Konsumsteigerung und nicht so sehr um wirklichen Fortschritt. In allen Bereichen begriff man Design als Möglichkeit der Teilhabe am kulturellen Geschehen und auch als Mittel, es zu beeinflussen. Als während der Ölkrise 1974 der klassische amerikanische „Schlitten" mit seinem immensen Benzinverbrauch beinahe schon als unpatriotisch galt, fanden die Designer eine neue Aufgabe: Sie entwarfen Autos, die kleiner und sparsamer, aber dennoch attraktiv waren.

Die schwelenden Konflikte des ausgehenden 20. Jahrhunderts zwischen dem Trend zum einfachen Leben und dem Hang zu raffinierter Technik, zwischen dem Streben nach Wachstum und Neuerung einerseits und der Notwendigkeit, die Natur zu schützen und zu sanieren andererseits, eröffnen den kreativen und analytischen Fähigkeiten der Designer ungeahnte Entfaltungsmöglichkeiten. Gleichzeitig müssen wir alle die Wahl unserer Fortbewegungsmittel kritisch hinterfragen. Ein angemessen subventioniertes Eisenbahnnetz sollte bewirken, daß mehr Menschen und Frachtgüter auf der Schiene transportiert werden. Dadurch würde sich der Straßenverkehr etwas reduzieren, und die Luft würde wieder sauberer. Durch Ideen für alternative Verkehrsmittel, wie zum Beispiel das Elektroauto, könnten Designer Auswege aus der verfahrenen Situation anbieten.

Schnelligkeit, die nirgends hinführt: John Salts *'58 Ford without a Hood* (1973). Die Zukunft des Massenverkehrs stellt die Designer vor eine Herausforderung.

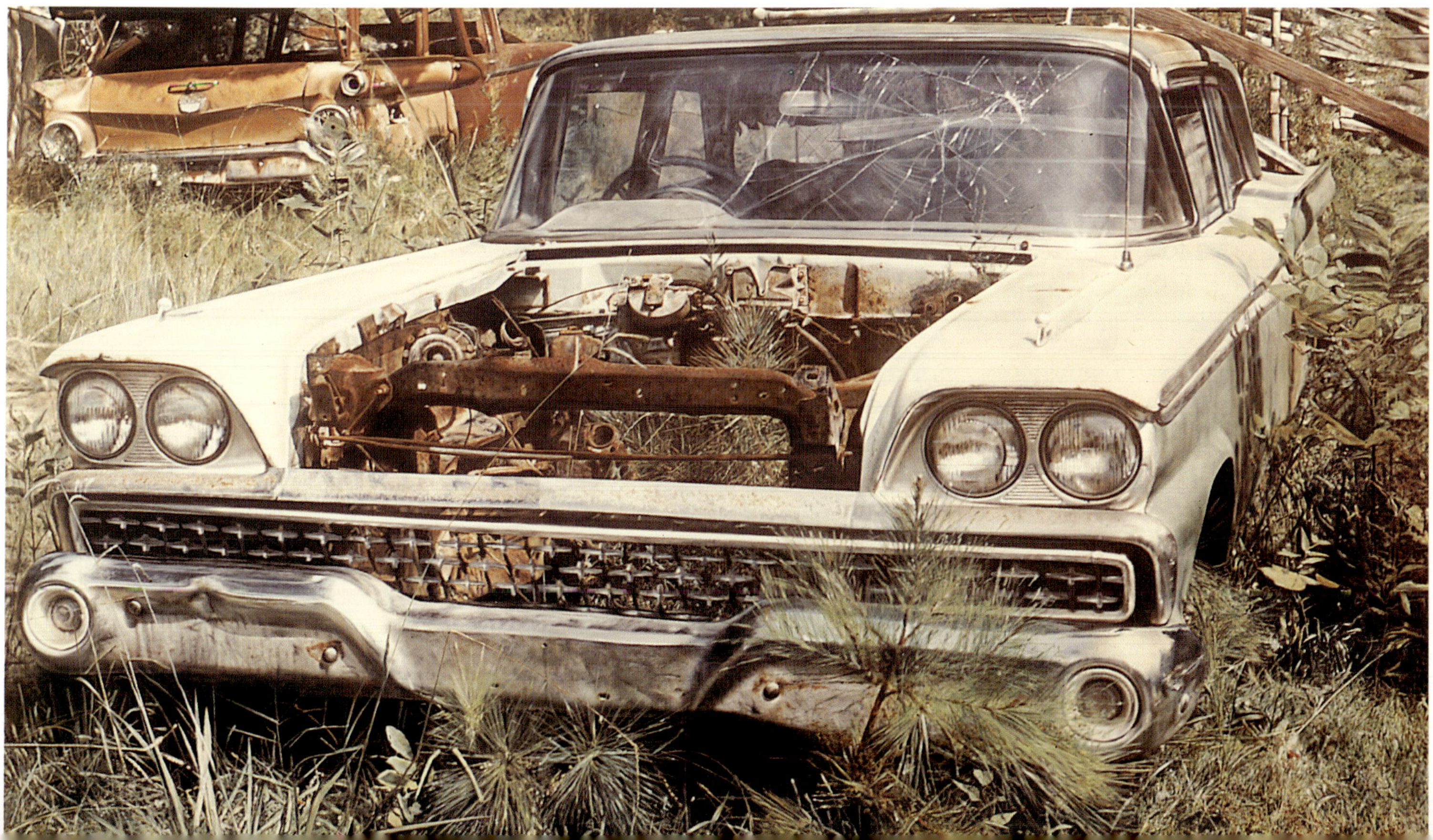

Nicht die Autohersteller propagierten in der goldenen Ära des Automobilverkehrs die Idee der Ausflugsfahrt, sondern Unternehmen wie Michelin und Shell. Denn sie waren darauf angewiesen, daß die Fahrzeuge auch benutzt und dabei Reifen und Benzin verbraucht wurden. „Die Kunst des Autofahrens wurde gerade erst geboren. Von Jahr zu Jahr wird sie sich weiterentwickeln und mit ihr der Reifen als das wesentliche Organ, ohne das der Wagen sich nicht fortbewegen kann", behauptete 1900 der erste Guide Michelin für Frankreich. Mit dem freundlichen Maskottchen „Bibendum", stets bereit, Nägel, Scherben und dergleichen zu schlucken, wie das Motto „Nunc est Bibendum" zu verstehen gab, und den Michelin-Führern mit ihren Verzeichnissen von Restaurants, Hotels und Sehenswürdigkeiten wurde geschickt ein umfassendes Image aufgebaut, das die Assoziation des Unternehmens mit vergnüglichen Unternehmungen herstellen sollte.

Graham Sutherland, McKnight Kauffer, Abram Games und andere Künstler entwarfen für die berühmte Werbekampagne, die Shell Mitte der dreißiger Jahre in Großbritannien durchführte, einige der schönsten Plakate des 20. Jahrhunderts. Für die Shell-Reiseführer schrieben namhafte Persönlichkeiten wie etwa John Betjeman. Die Bücher vermittelten den Eindruck von Zuverlässigkeit, während die Autoren für hervorragende Qualität standen.

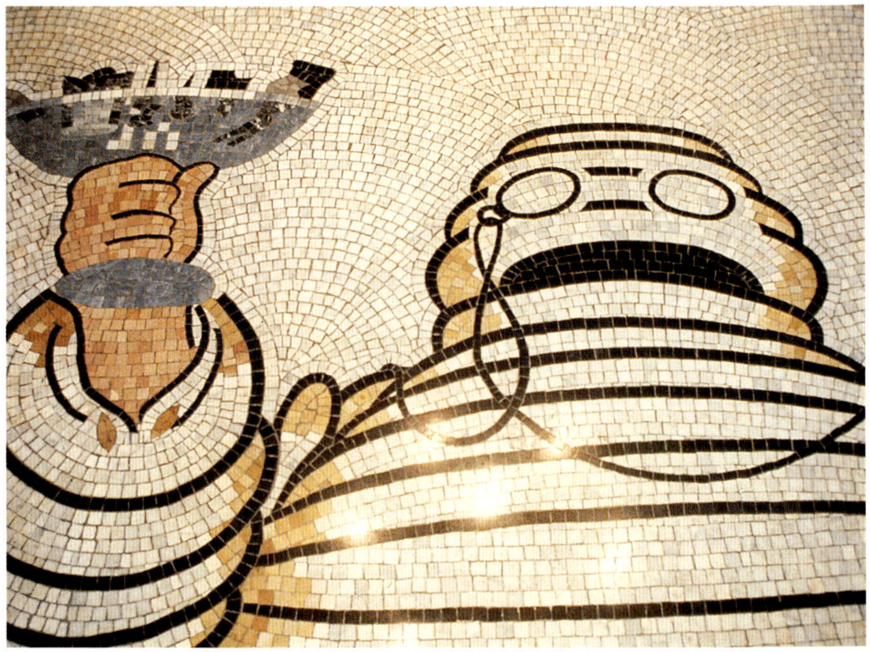

Mosaik mit dem „Michelin-Mann" Bibendum.

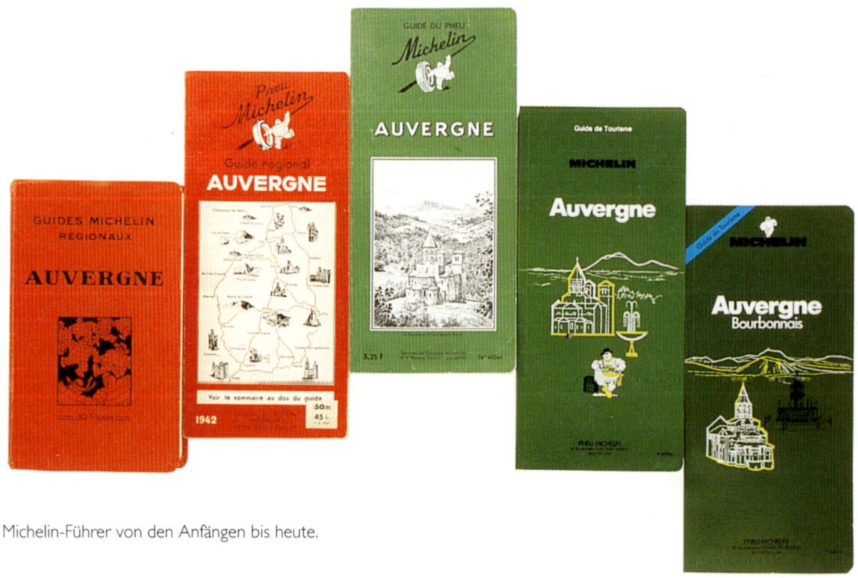

Michelin-Führer von den Anfängen bis heute.

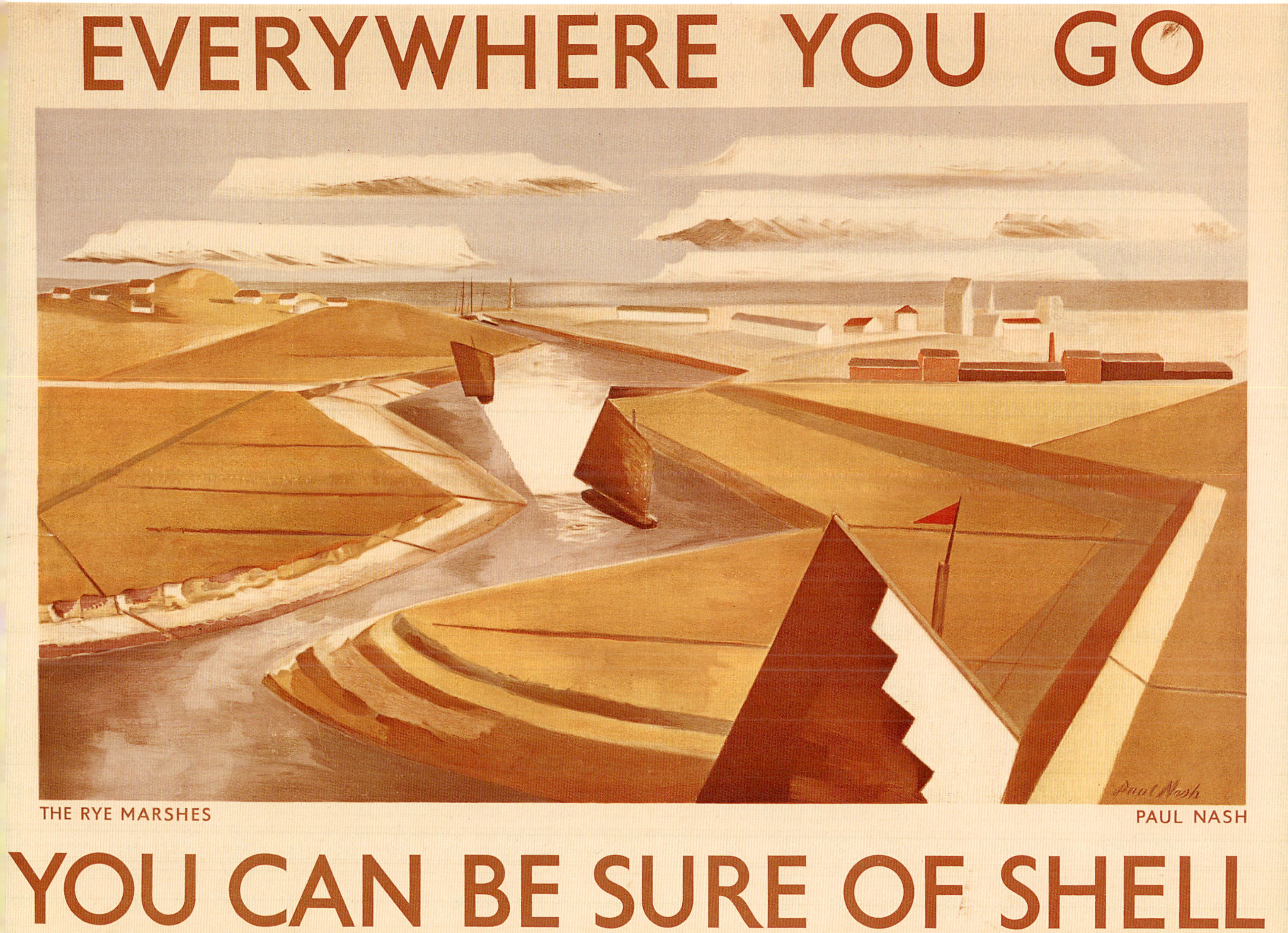
EVERYWHERE YOU GO
THE RYE MARSHES
Paul Nash
PAUL NASH
YOU CAN BE SURE OF SHELL

Paul Nash, Shell-Plakat *The Rye Marshes* (1932).

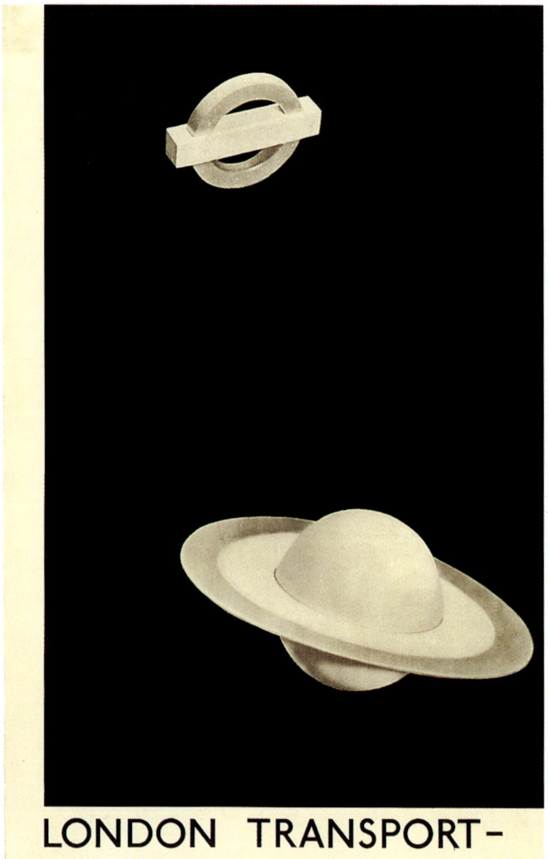

Man Ray, Poster für die Londoner Verkehrsbetriebe (1939).

H. C. Beck, Originalzeichnung für das *Diagram* (um 1931).

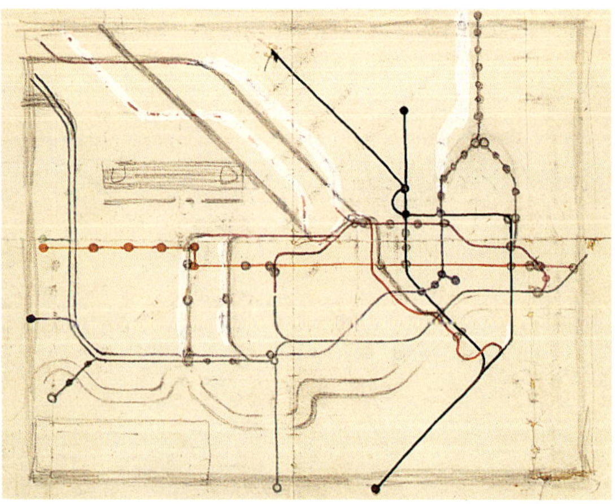

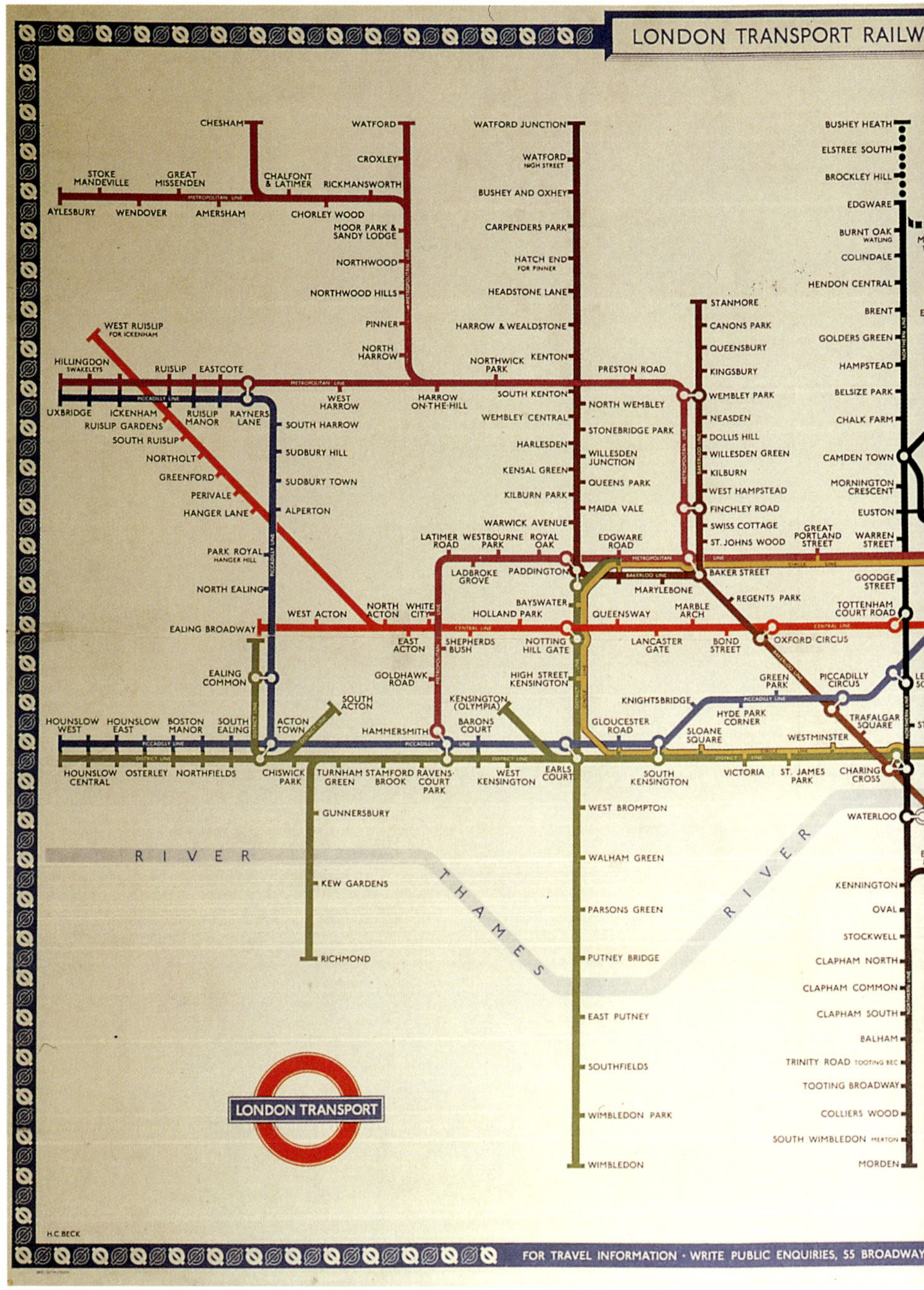

H. C. Beck, das *Diagram*, der Streckenplan der U-Bahn in London (1949).

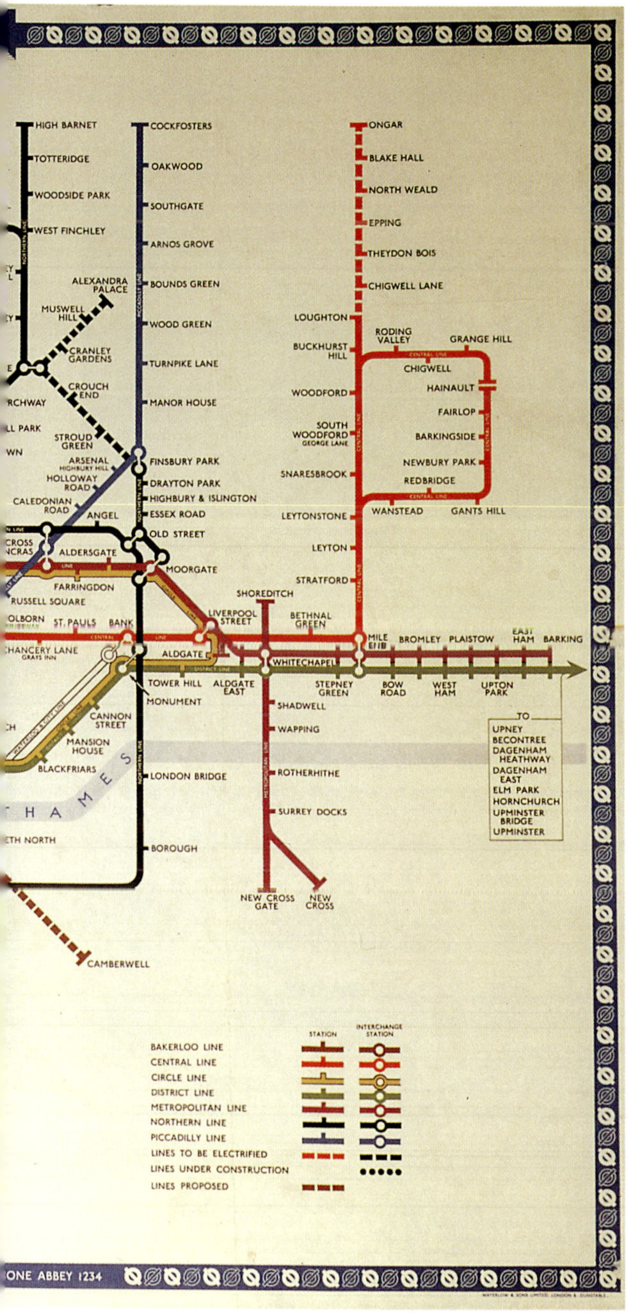

Als sich Anfang der dreißiger Jahre London Transport als gemeinsamer Verkehrsbetrieb formierte, startete sein Vorstand, Frank Pick, ein erfolgreiches Programm für eine Corporate Identity. Zuvor schon hatte er als Geschäftsführer der Londoner U-Bahn den Typographen Edward Johnston beauftragt, eine serifenlose Schrift zu entwickeln, die bis heute in Gebrauch ist. Zudem ließ er in den dreißiger Jahren mehrfach U-Bahn-Stationen durch den Architekten Charles Holden neu gestalten. Ihre streng geometrischen Formen, großen Fenster, reflektierenden Materialien und spektakuläre Beleuchtung setzten im Stadtbild neue Akzente. Künstler schufen bemerkenswerte Plakate. Eine der Neuerungen von dauerhaftestem Bestand war das *Diagram*. Im neuen U-Bahn-Streckenplan waren die Linien mit einem Farbkode als Schema dargestellt, das weniger geographisch korrekt als vielmehr übersichtlich und benutzerfreundlich ist.

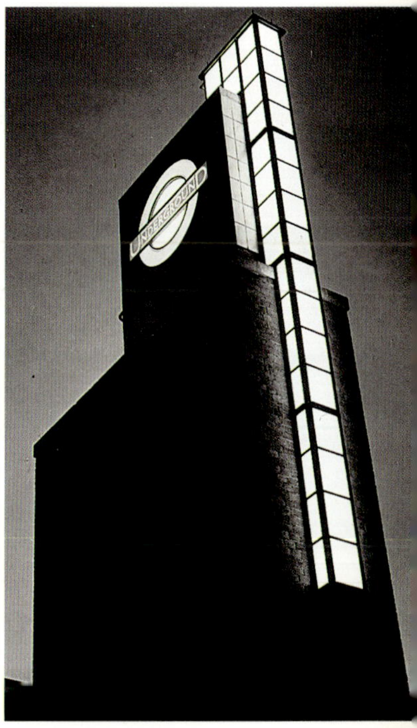

Charles Holden, U-Bahn-Station Boston Manor in London (1935).

A B C D E F G H I

J K L M N O P Q R

S T U V W X Y Z

1 2 3 4 5 6 7 8 9 0

Edward Johnston, *Johnston's Railway Type*, entworfen für die Londoner U-Bahn (1916).

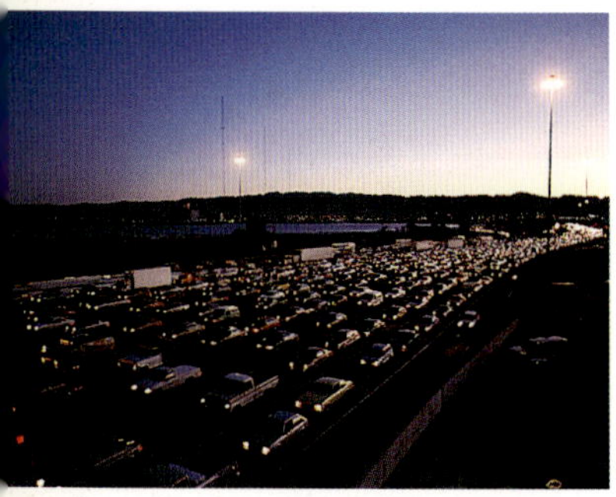

Hauptverkehrszeit in Kalifornien.

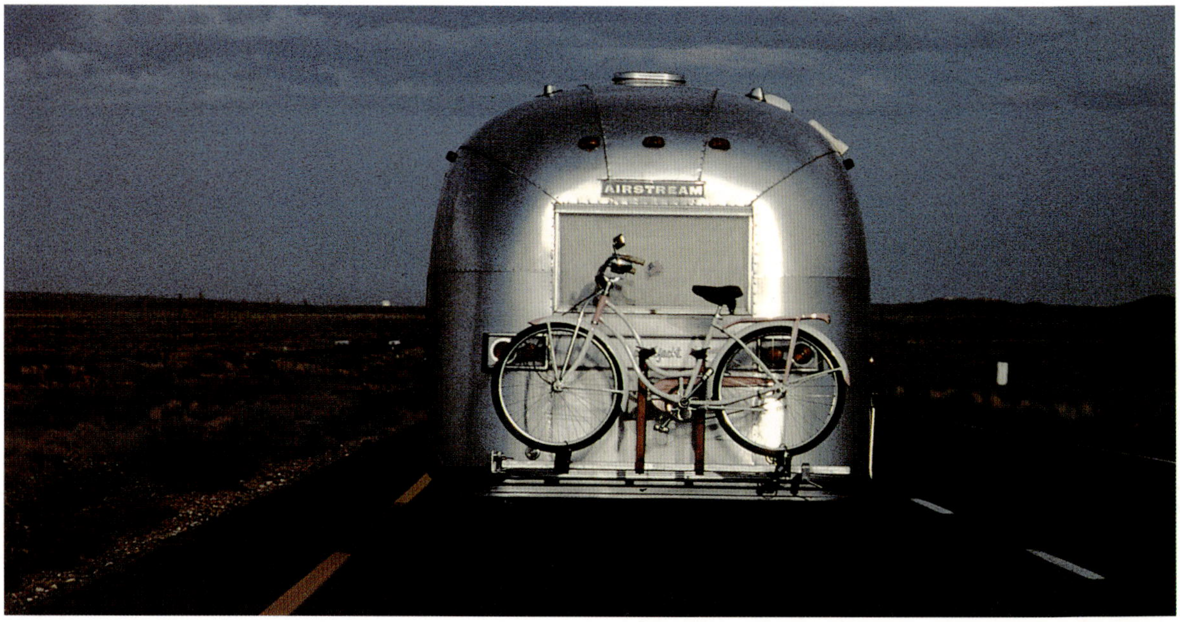

Wohnwagen *Airstream* (1936).

Die Verlockung, nach Belieben jederzeit überallhin fahren zu können, hat die Reiselust im 20. Jahrhundert erheblich geschürt, selbst wenn wir bei einer Landpartie die Hälfte der Zeit im Stau stehen. Mit dem Citroën *Dyane* kam eine komfortablere Version des *2CV* auf den Markt. Die *Vespa* war in den fünfziger und frühen sechziger Jahren der Inbegriff flotter Mobilität. Als junger Designer lieferte ich damit sogar Möbel aus, die ich hinten festzurrte. Ihre nur bedingte Tauglichkeit als Langstreckenfahrzeug erwies sich allerdings in einer Januarnacht, als ich meine Eltern besuchen fuhr und auf halber Strecke umkehren mußte, weil ich vor Kälte nicht mehr richtig lenken konnte. Komfort, Stil und Freiheit verbinden sich in einem der schönsten Entwürfe des 20. Jahrhunderts überhaupt, des Wohnwagens *Airstream*.

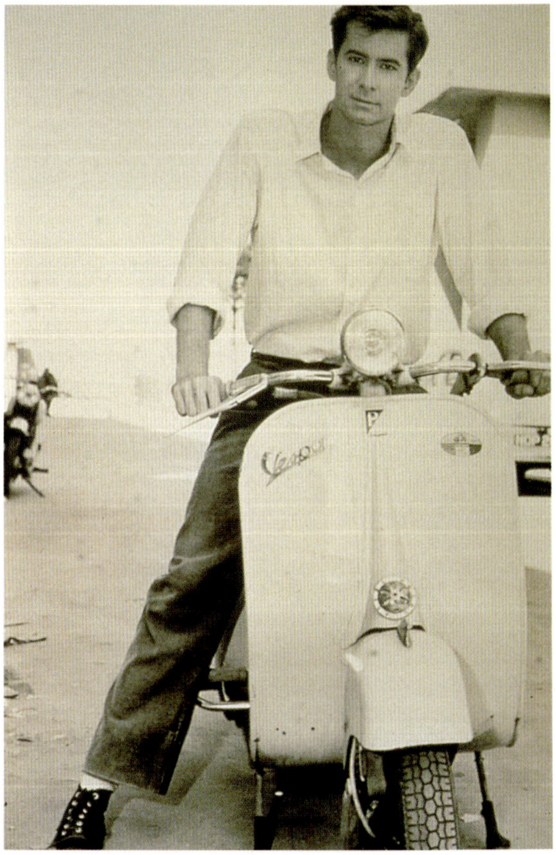

Corradino d'Ascanio, Anthony Perkins auf einer Piaggio *Vespa* (1946).

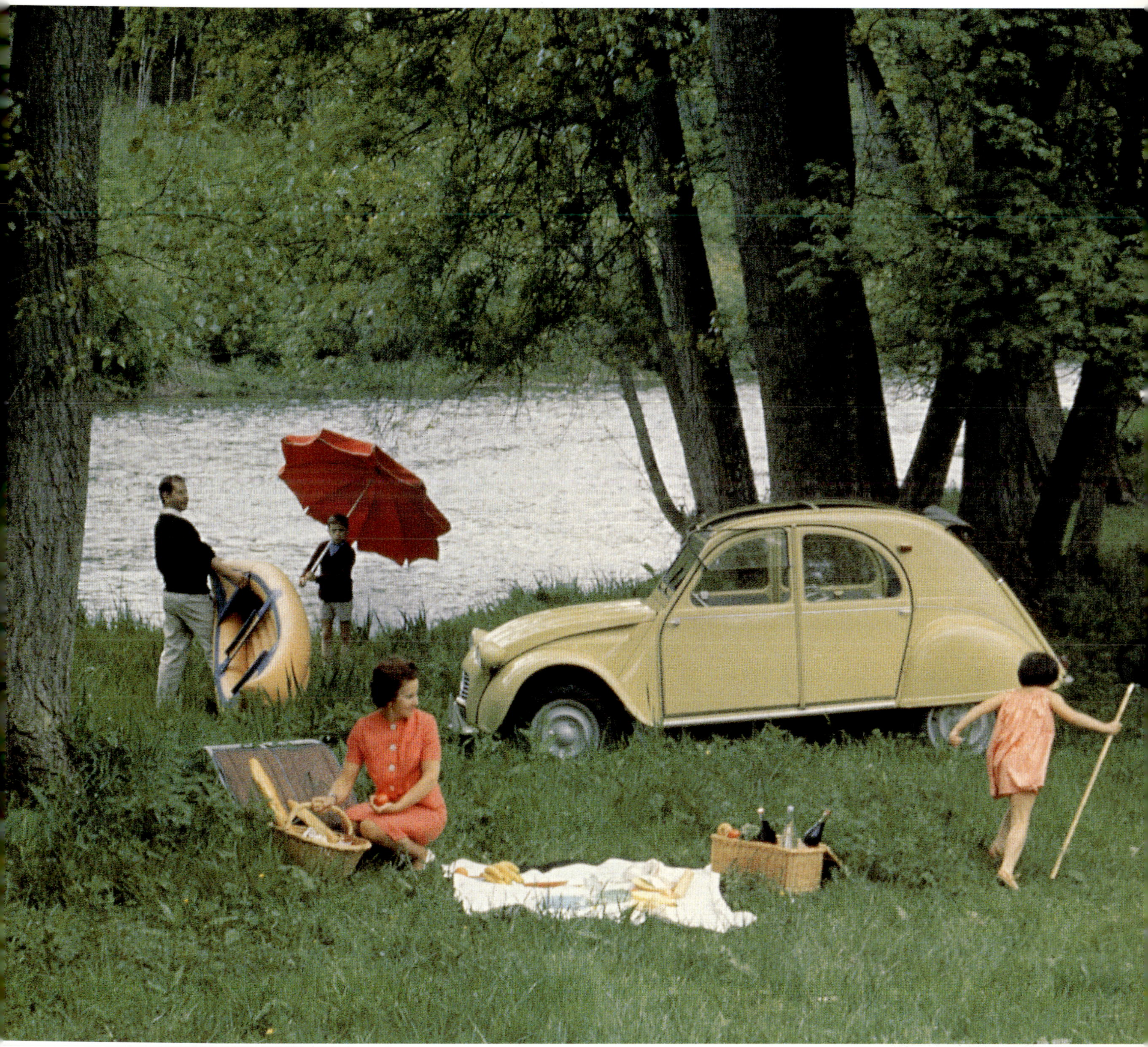

Pierre Boulanger, Citroën *Dyane* (Photo von 1967).

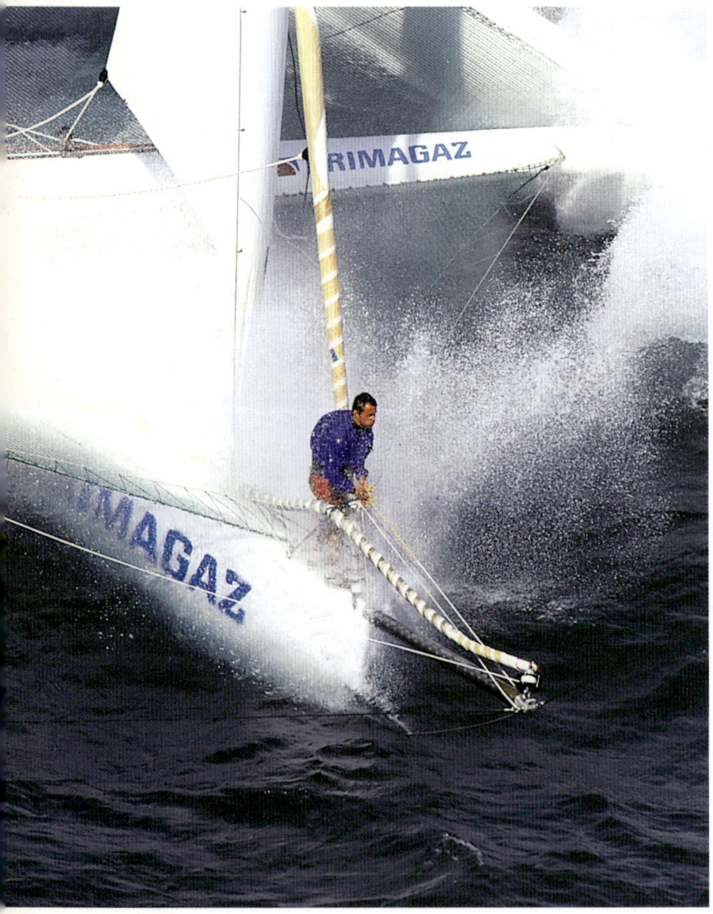

Van Peterghen und Laurent Drevost, Katamaran *Primagaz* (1989).

„Das Auto fraß die Kilometer, tobte über die Landstraße, und bald hatte der Kröterich alle Ansiedlungen hinter sich gelassen. Jetzt war er ganz der alte Kröterich, wie wir ihn kennen und lieben: Kröterich, der Schrecken der Landstraße, Kröterich, der Verkehrsbezwinger, Kröterich, der Herr der Autobahn …"

Kenneth Grahame, *Der Wind in den Weiden*

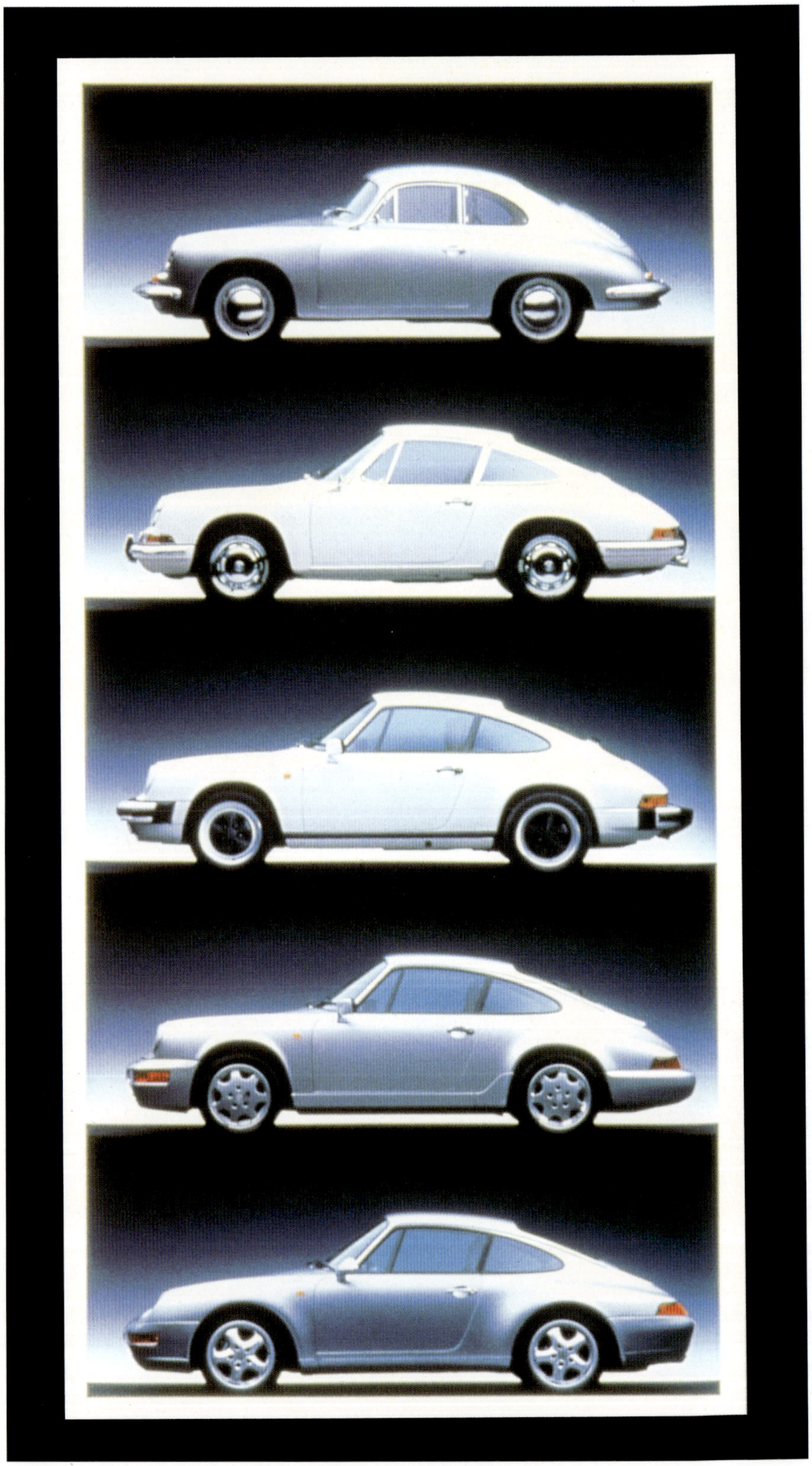

Ferdinand Alexander Porsche, Porsche *911*, Modelle 1-5 (1964-1994).

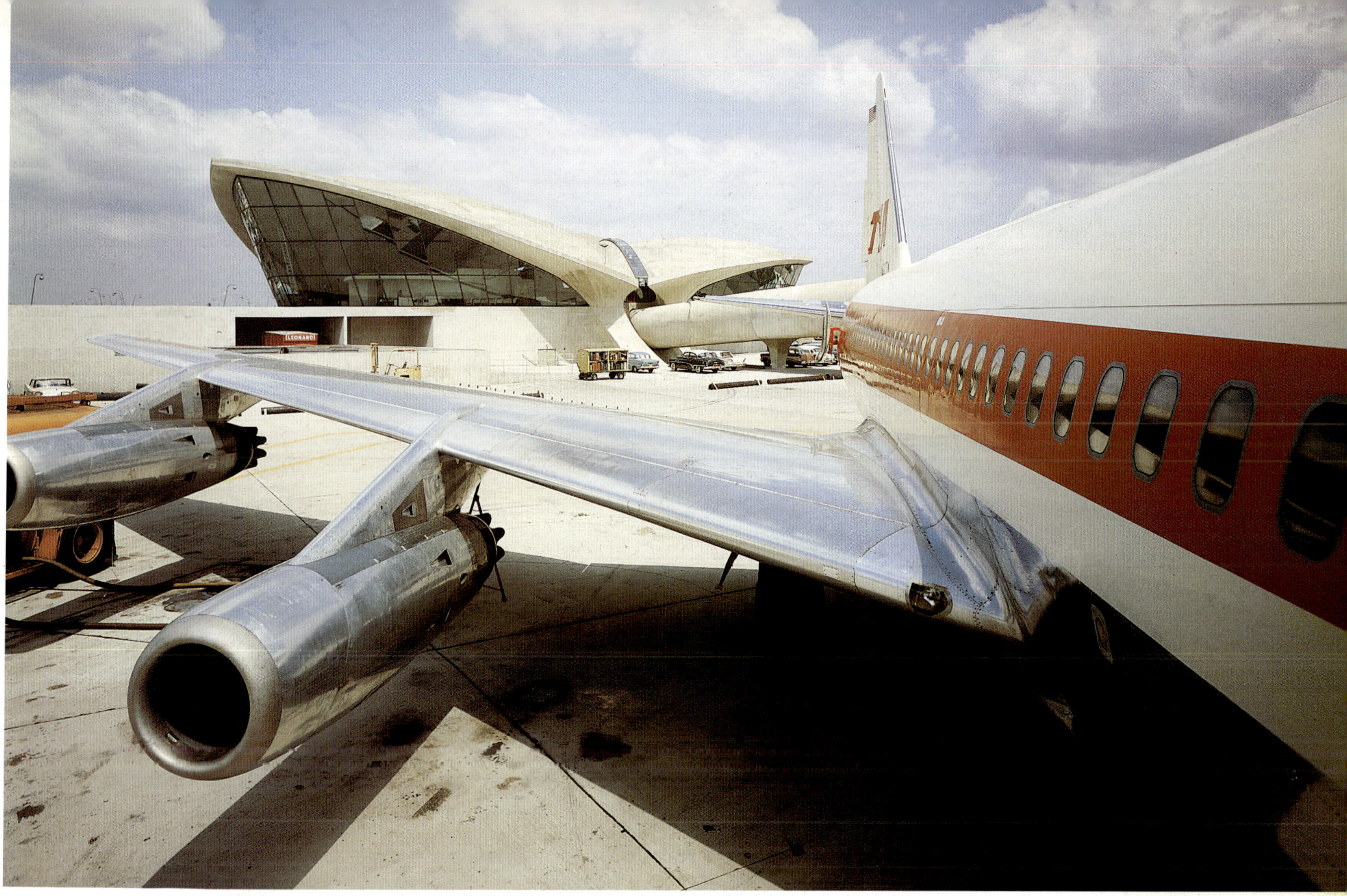

Eero Saarinen, *TWA Terminal*, Kennedy Airport, New York (1962).

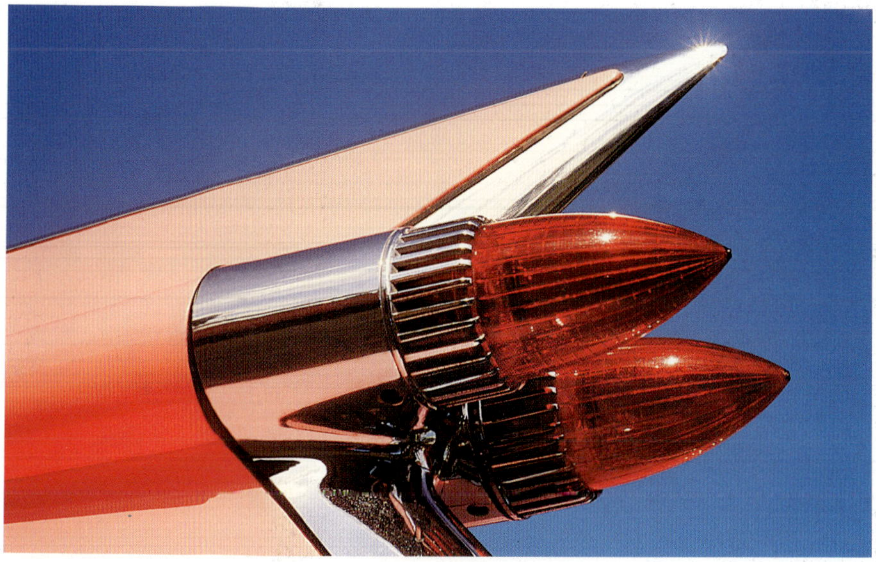

Harley Earl, Cadillac *Coupé de Ville* (1959, abgebildetes Modell von 1962).

Fahrzeuge sollen windschnittig sein, Boote aerodynamisch durchs Wasser jagen. Beim Katamaran mit seinem geringen Tiefgang wurde dieses Ziel ebenso erreicht wie bei den langgestreckten, flachen Karosserien schneller Autos, deren Konturen die Luftströmungslinien im Windkanal aufgreifen. Design kann Objekten aber auch die Anmutung von Geschwindigkeit geben, so geschehen beim Cadillac mit seinen den Raketen abgeschauten Heckflossen oder bei Saarinens *TWA Terminal*.

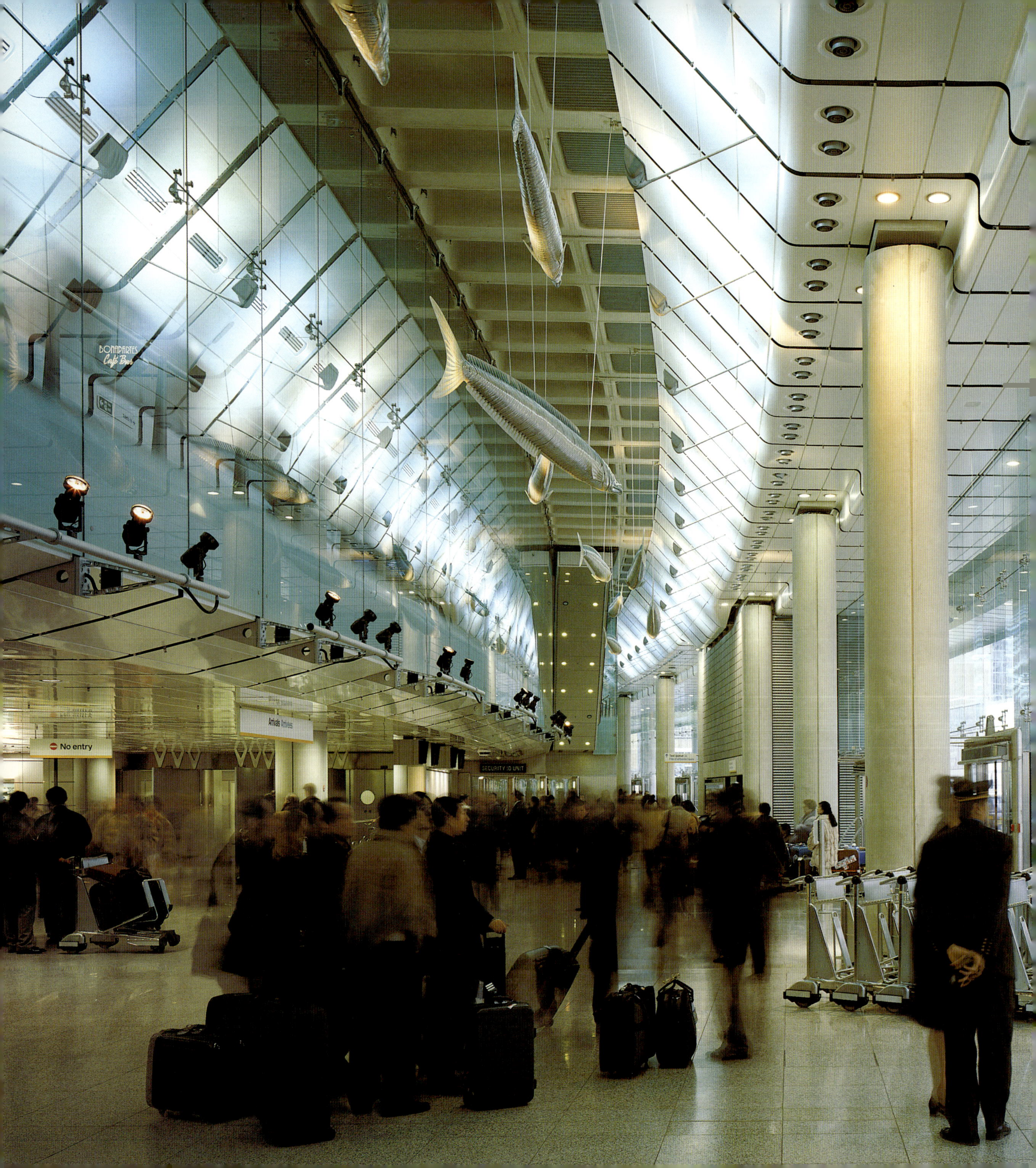
BONAPARTES
Café Bar
No entry
Arrivals Arrivées
SECURITY ID UNIT

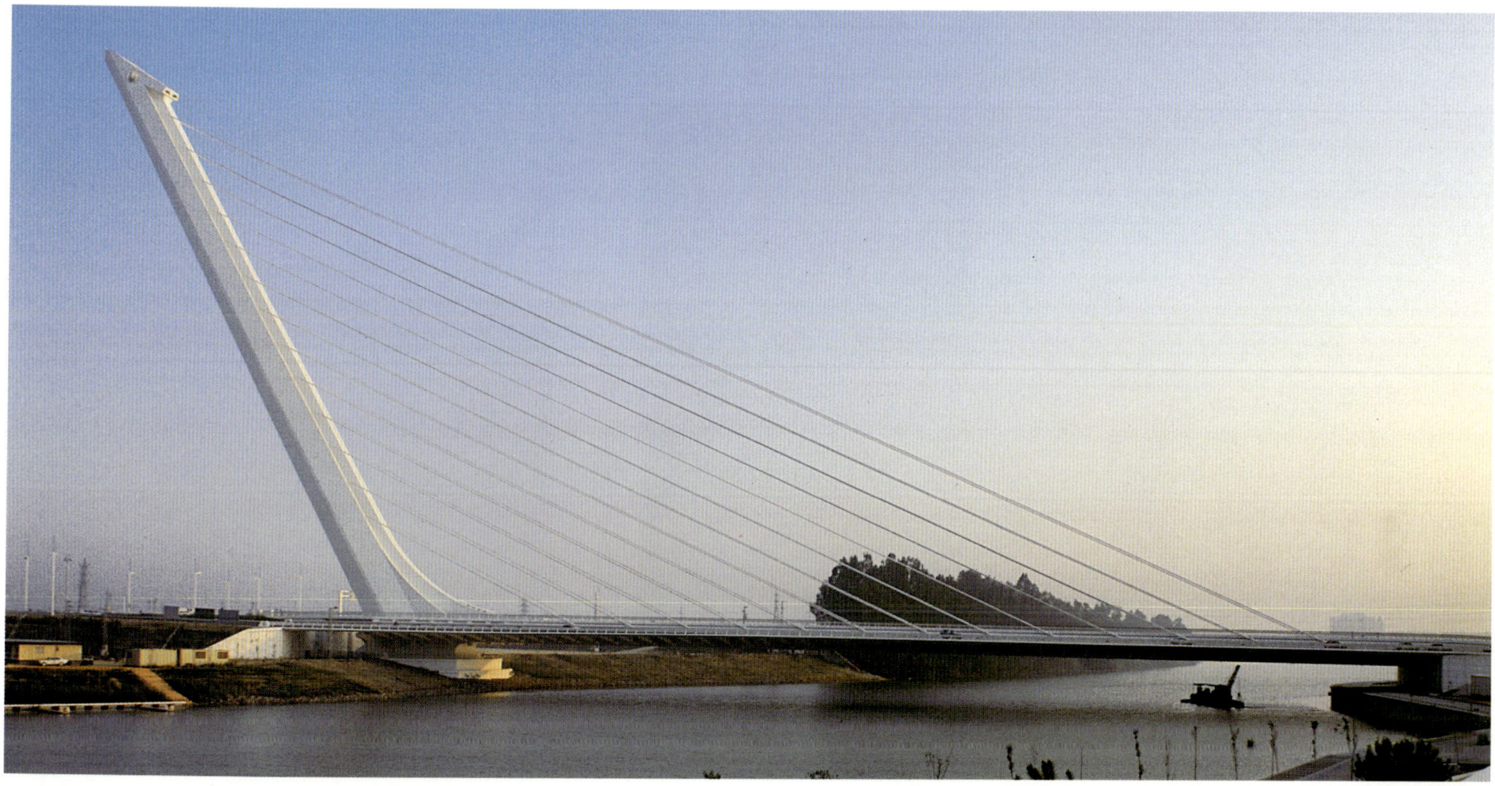

Santiago Calatrava, *Brücke Alamillo*, Sevilla, Spanien (1992).

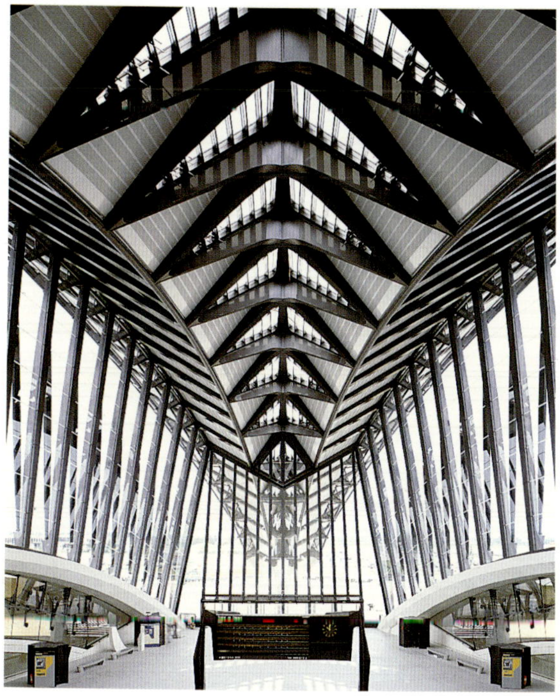

Links: Nicholas Grimshaw and Partners (Ausführung von YRM/Antony Hunt Associates), *Eurostar-Terminal*, Waterloo Station, London (1994).

Schon die Zugdepots und die Hängebrücken der viktorianischen Ära zeugen von großer Ingenieurskunst im Transportwesen. Im Waterloo-Terminal für den *Eurostar*, dessen Glasdach sich über 400 Meter durch Südlondon schlängelt, setzt sich diese Tradition auf beeindruckende Weise fort. Die Konstruktion wurde am Computer entworfen. So konnten bestimmte Teile standardisiert werden. Flexible Neoprendichtungen geben überlappenden Scheiben Spielraum, auf Temperatur- und Druckunterschiede zu reagieren.

Der spanische Architekt und Ingenieur Santiago Calatrava machte mit Brükken wie der *Puente del Alamillo*, entworfen für die Weltausstellung in Sevilla 1992, Furore. Ein riesiger, stahlummantelter Betonpfeiler trägt die Brücke an 13 doppelten Stahlseilen. Der organische Charakter des Stahlrippengewölbes, das Calatrava für den Bahnhof in Lyon entwarf, spiegelt sein starkes Interesse für natürliche Formen. Angeblich steht in seinem Büro ein Hundeskelett.

Santiago Calatrava, *Bahnhof Satolas* in Lyon, Frankreich (1994).

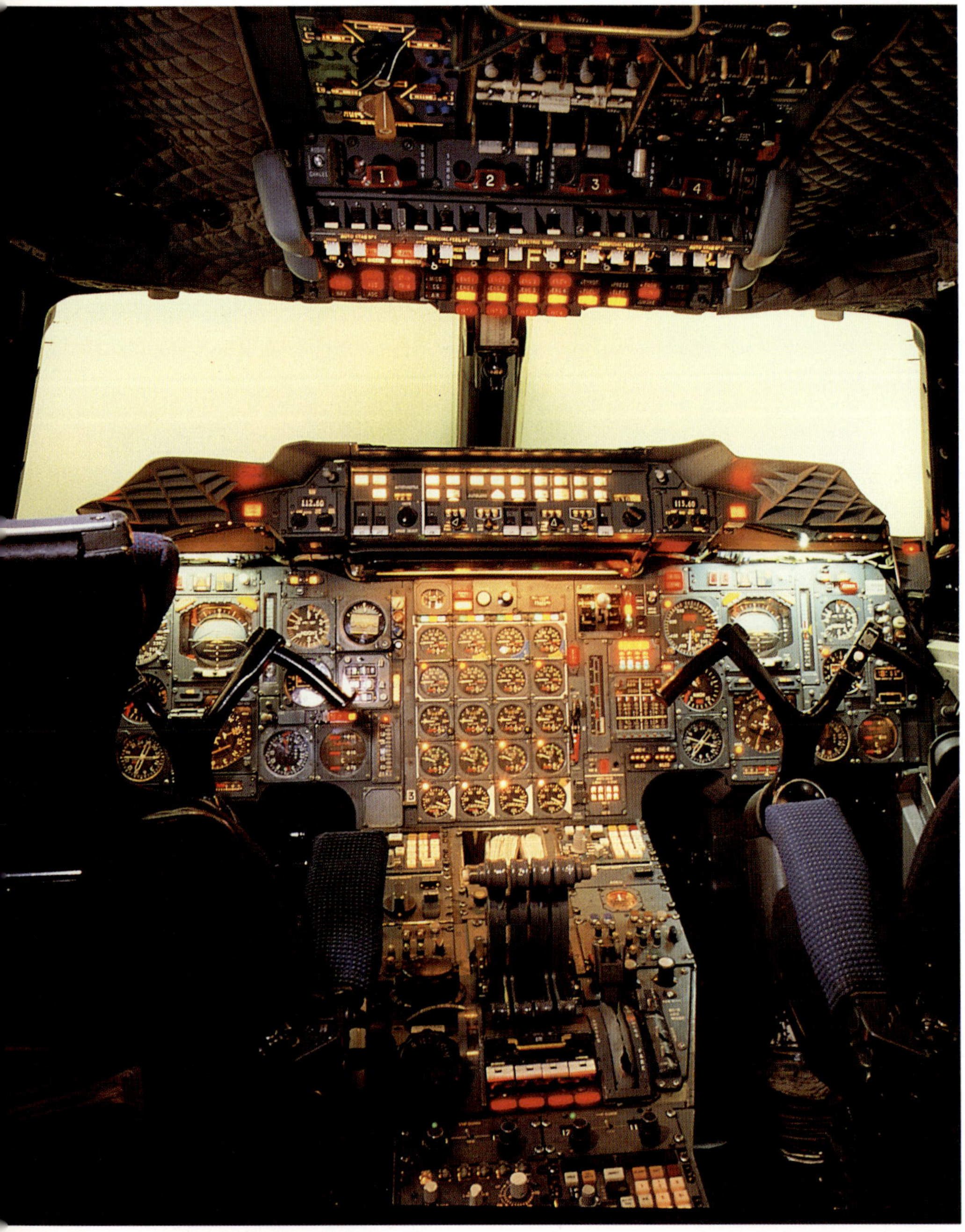

Concorde-Cockpit (1976).

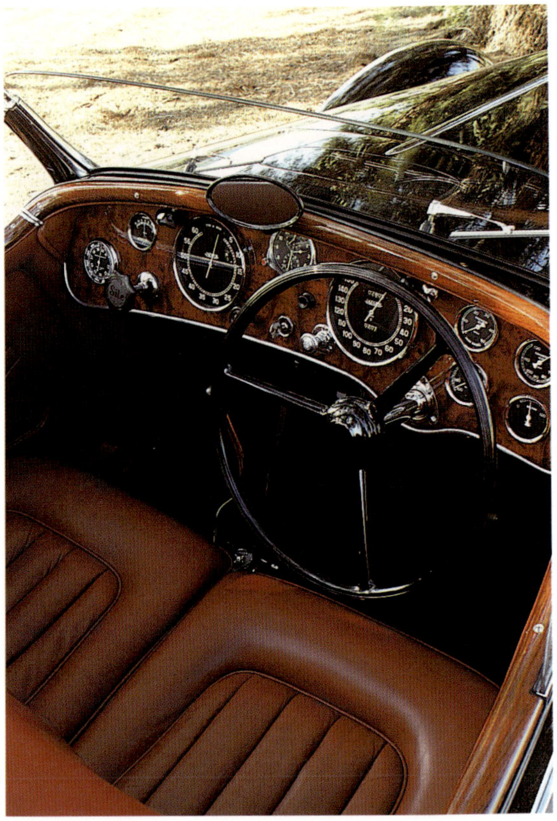

Alfa-Romeo-Armaturenbrett.

Um ein Verkehrsmittel zu steuern, benötigt man gewisse Informationen. Der Pilot einer Linienmaschine oder der Steuermann einer Hochseeyacht braucht sicher detailliertere Daten als ein normaler Autofahrer. Dennoch sind die modernen Konsolen der Autos geradezu übersät von Zifferblättern und Meßskalen. Ich mag aber einfach nicht glauben, daß die Außentemperatur eine entscheidende Information ist. Das klassische Armaturenbrett genügte vollauf.

Luca Brenta, Yacht *Wally Gator* (1994).

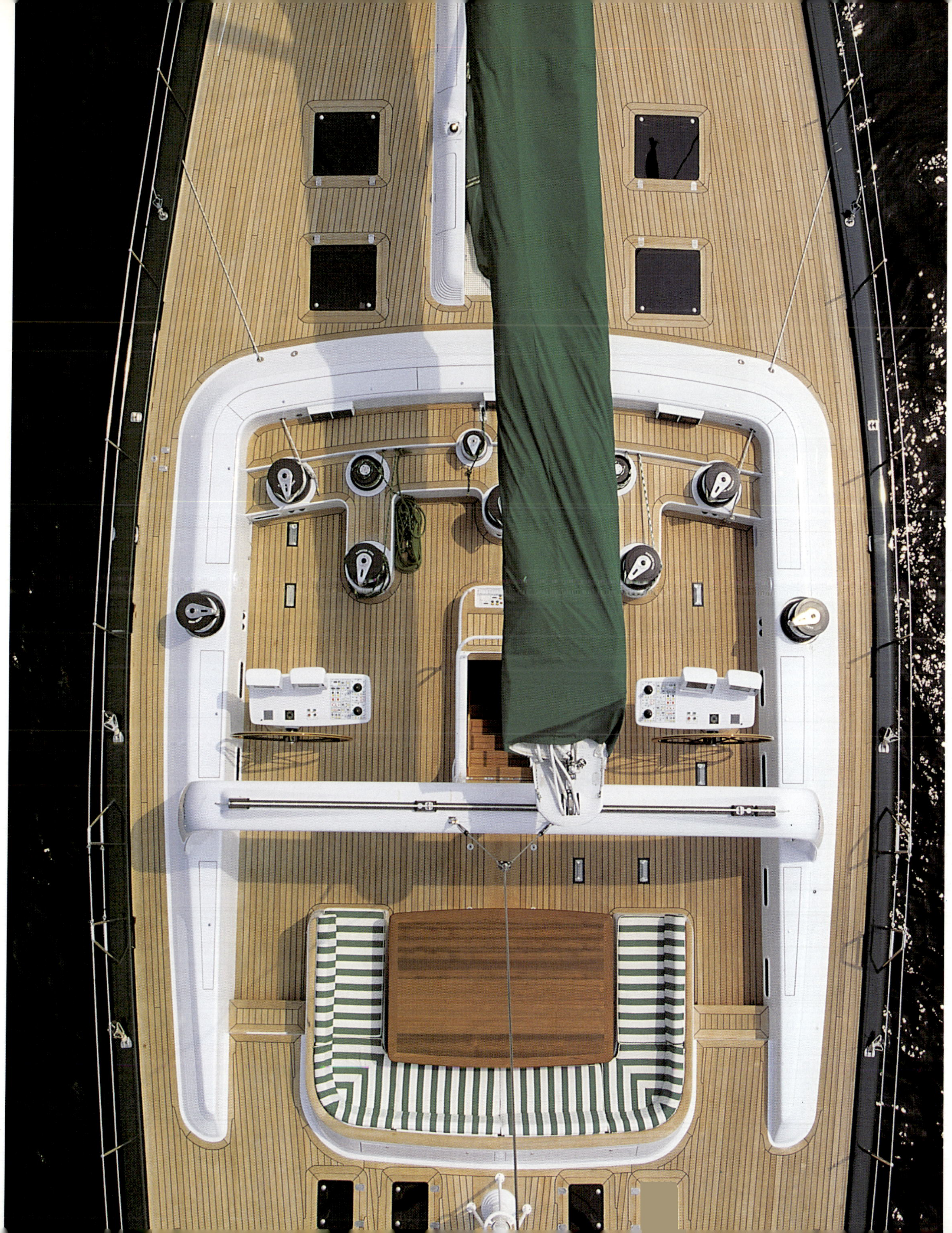

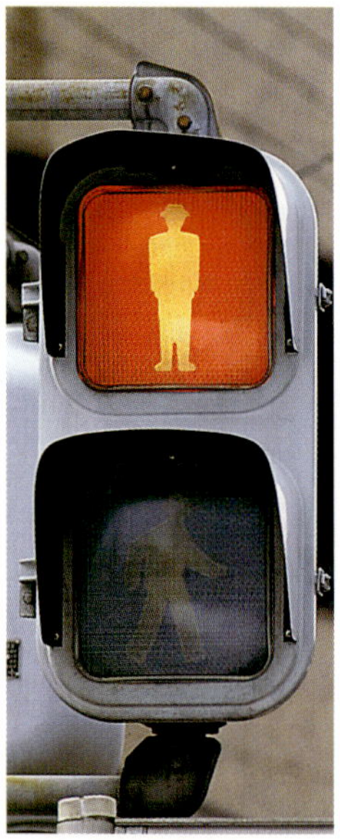

Fußgängerampel auf Rot, Japan.

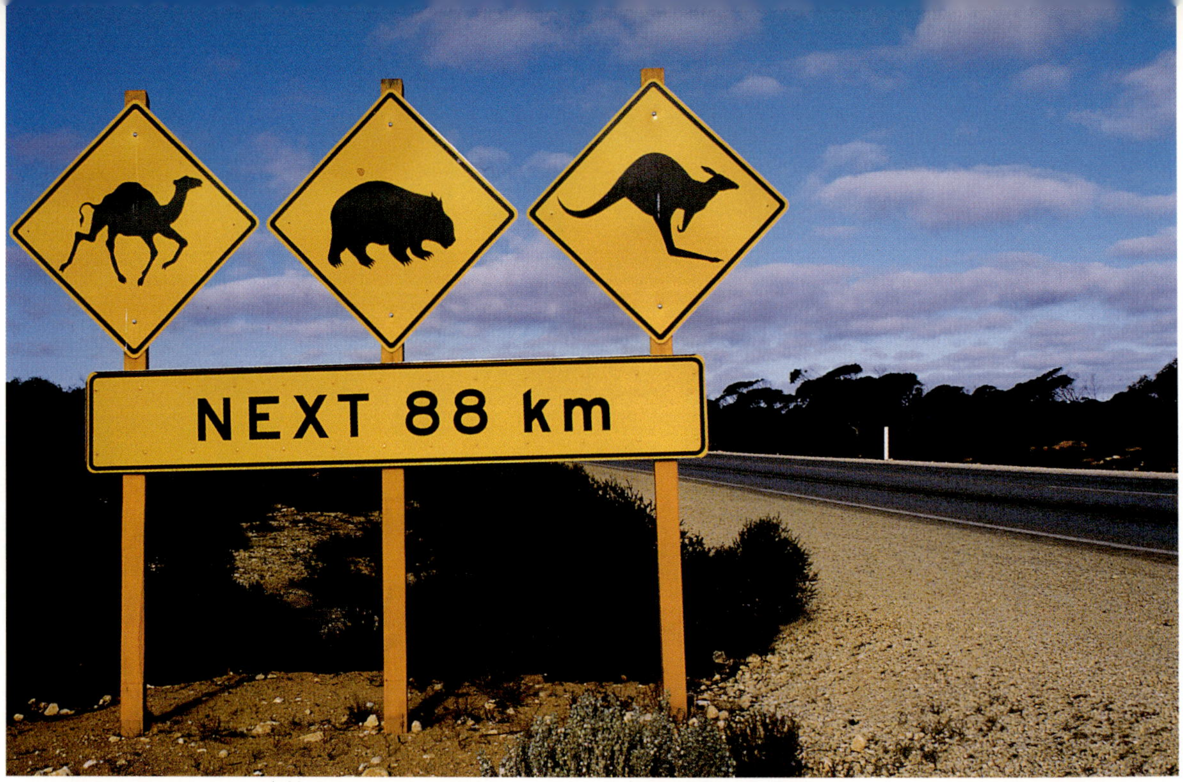

Warnung vor Wildwechsel, Australien.

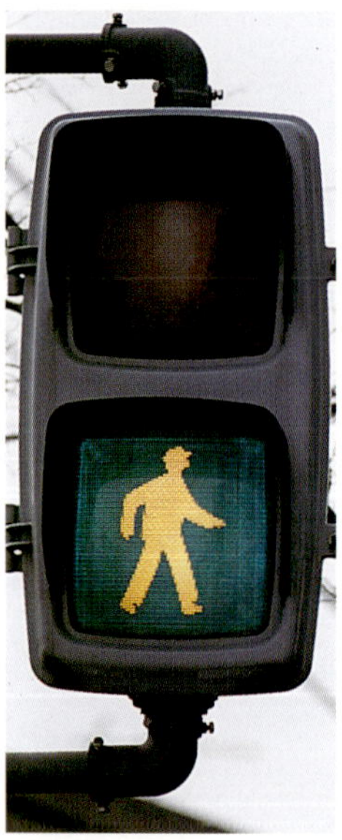

Fußgängerampel auf Grün, Japan.

„Rechts abbiegen", Europa.

„Durchfahrt verboten", Europa.

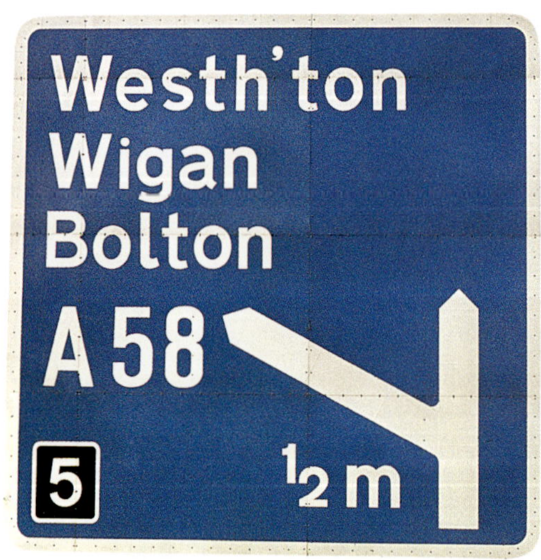

Autobahnschild, Großbritannien.

Londoner *Routemaster* Bus.

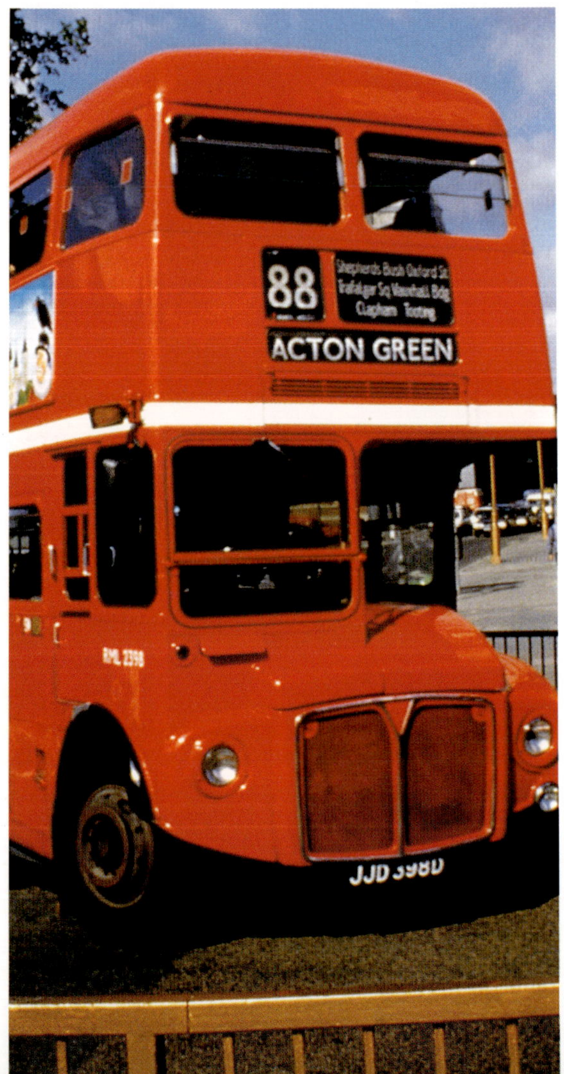

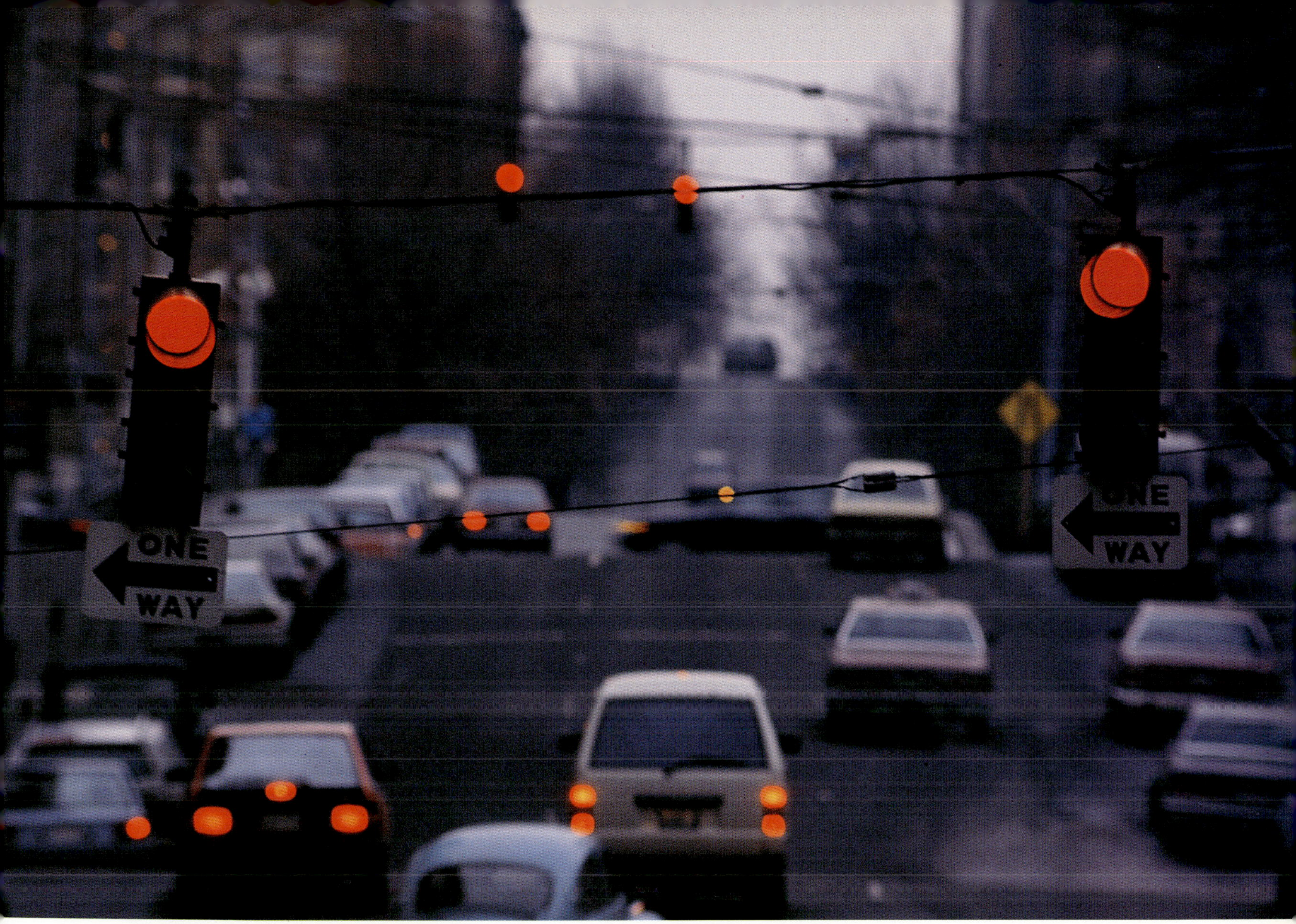

Verkehrsampeln auf Rot, San Francisco.

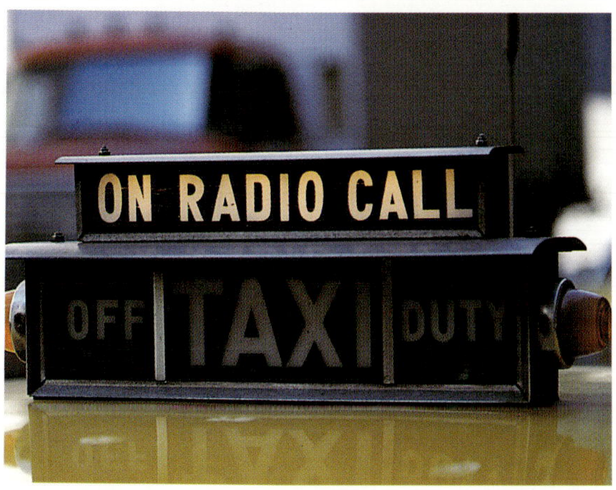

Funktaxi, New York.

Die Gestaltung von Schildern will wohlüberlegt sein. Vor allem im Straßenverkehr muß man sie auf einen Blick erkennen und interpretieren können. Bestimmte Elemente werden auf der ganzen Welt verstanden, zum Beispiel Rot für Stopp. Die britischen Autobahnschilder wurden 1963 von Jock Kinnier und Margaret Calvert gestaltet. Das Format der Schilder variiert je nach ihrem Inhalt und die Größe der Buchstaben je nach Bedeutung der Straße. Jedes unwichtige Detail wurde zugunsten der Klarheit weggelassen.

Ferdinand Porsche, VW *Käfer* (1934).

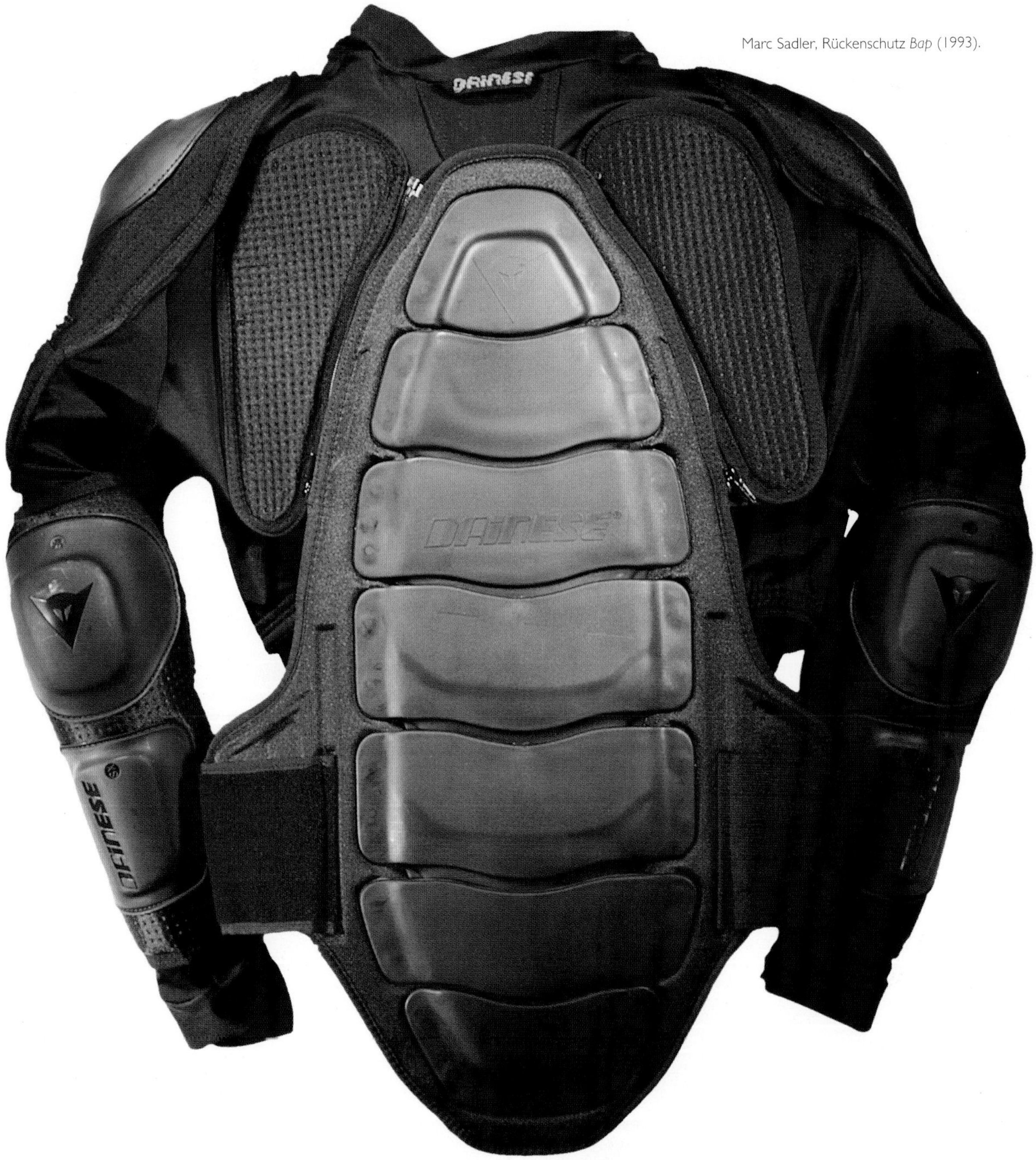

Marc Sadler, Rückenschutz *Bap* (1993).

Lord Rootes' Urteil über das Auto, das öfter verkauft wurde als jedes andere, war kurzsichtig. Seine Form brachte dem Volkswagen bald nach seinem Erscheinen den liebevollen Spitznamen und eine große Beliebtheit ein, die gewisse technische Mängel vergessen ließ. Käferbesitzer gaben ihren Autos eine persönliche Note und oft auch einen Namen. Designer vergessen bisweilen, wie wichtig ein gewisser Charme oder Witz für den Erfolg eines Produkts sein kann. Mark Sadlers Entwurf einer Motorradjacke erinnert verblüffend an einen Insektenpanzer.

„Beim normalen Autokäufer wird er nicht ankommen. Er ist zu häßlich und zu laut."

Lord Rootes von Rootes Cars über den Käfer

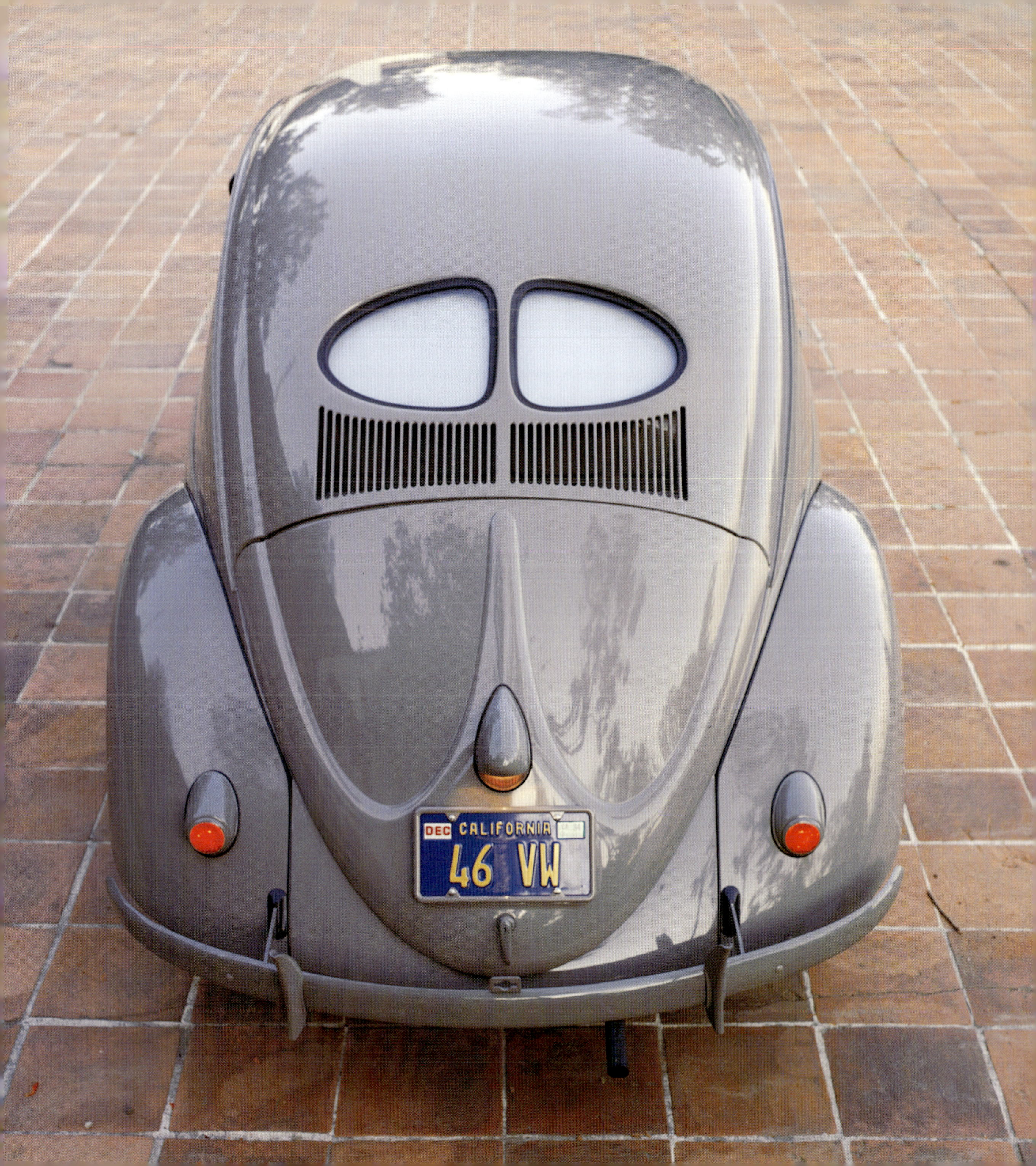
DEC CALIFORNIA
46 VW

Die Grand Central Station übt sich nicht in Zurückhaltung. Der zwischen 1903 und 1913 errichtete Bahnhof überspannt die Park Avenue; die Fassade ziert eine imposante Skulpturengruppe mit Uhr. Nicht minder beeindruckend ist die 38 Meter hohe Haupthalle mit ihrer Gewölbedecke und den großen Bogenfenstern, durch die sich gleißendes Licht ergießt. Mit seinen stattlichen Ausmaßen liefert der Bahnhof eine dramatische Kulisse für Abschieds- und Begrüßungsszenen – ein Monument aus einer Zeit, in der das Reisen noch eine aufregende und oft vergnügliche Angelegenheit war.

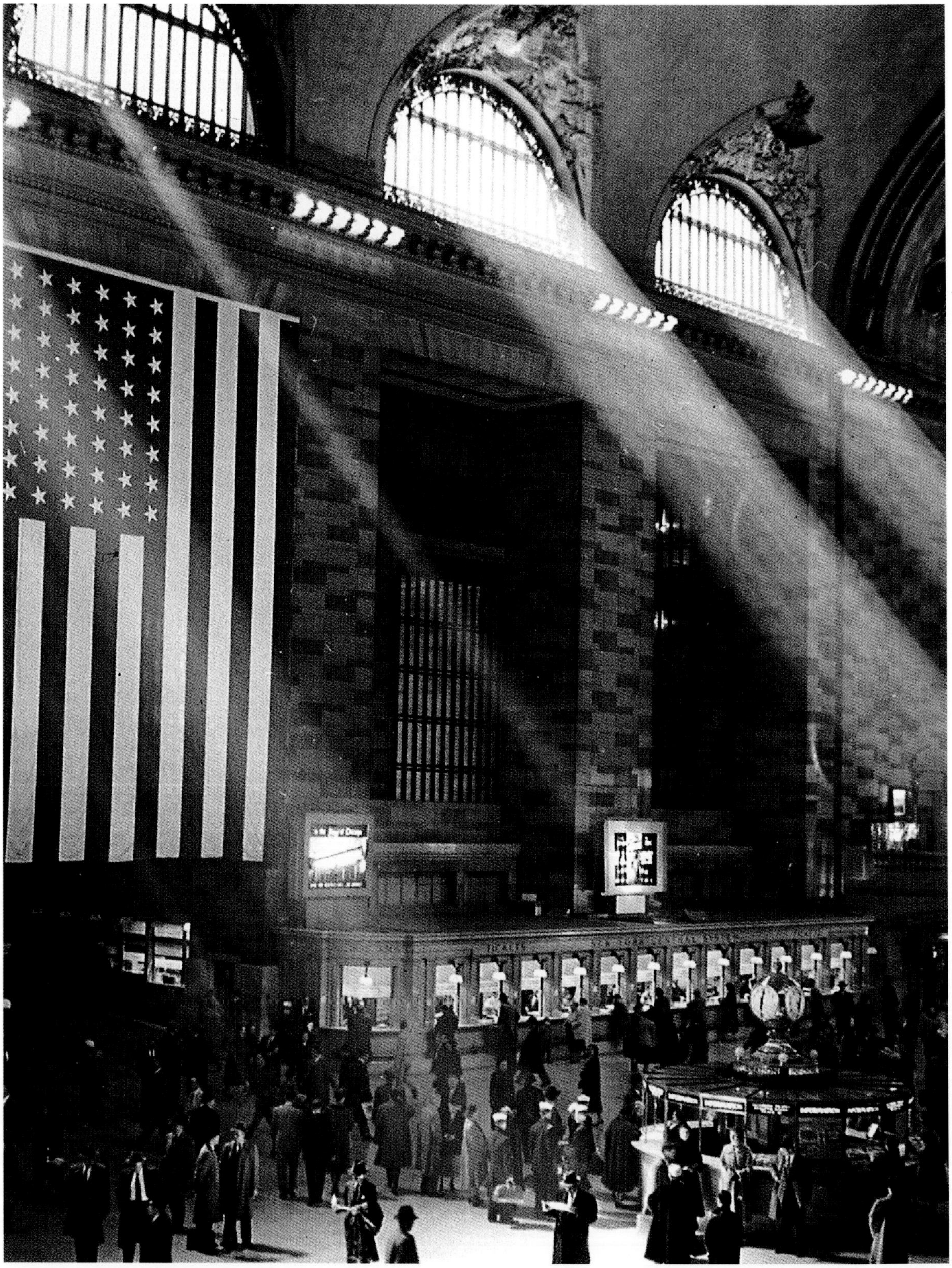

Warren & Wetmore Architects, Halle der *Grand Central Station*, New York (1903-1913).

Kaum jemand kann der täglichen Fahrt zur Arbeit etwas Schönes abgewinnen, doch läßt sie sich durch gezielte Maßnahmen erfreulicher gestalten. Eduardo Paolozzis Wandmosaiken in der U-Bahn-Station an der Londoner Tottenham Court Road sind Teil eines Programms, lange vernachlässigten U-Bahnhöfen ein neues, zu ihrer unmittelbaren Umgebung passendes Gesicht zu verleihen. Das Mosaik erinnert an die Optik elektronischer Schaltkreise, denn in der Tottenham Court Road konzentrieren sich Elektronikfachgeschäfte.

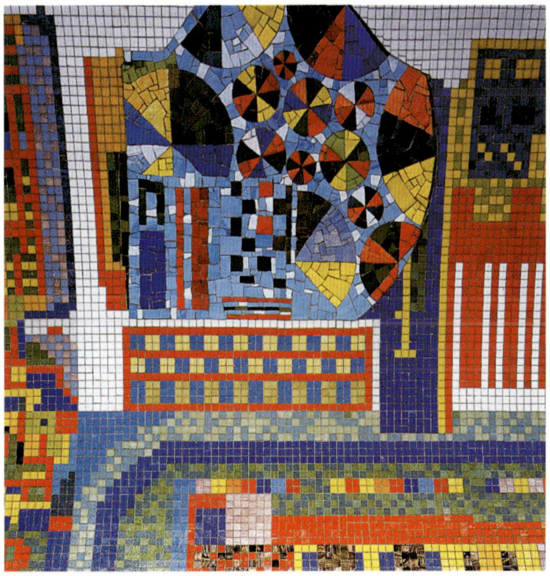

Eduardo Paolozzi, Mosaik, Haltestelle Tottenham Court Road, London (1983).

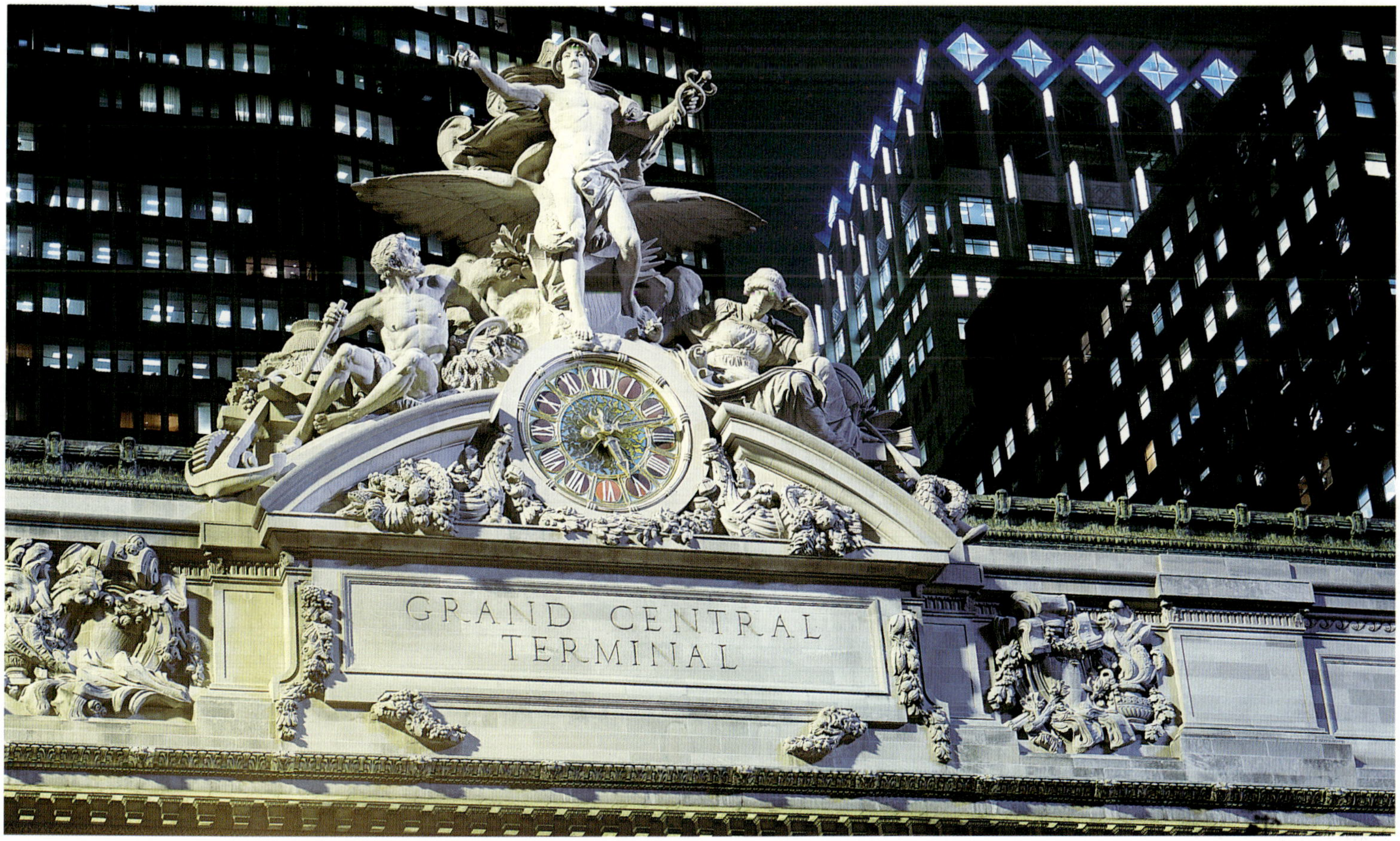

Warren & Wetmore Architects, Fassadendetail der *Grand Central Station*, New York (1903-1913).

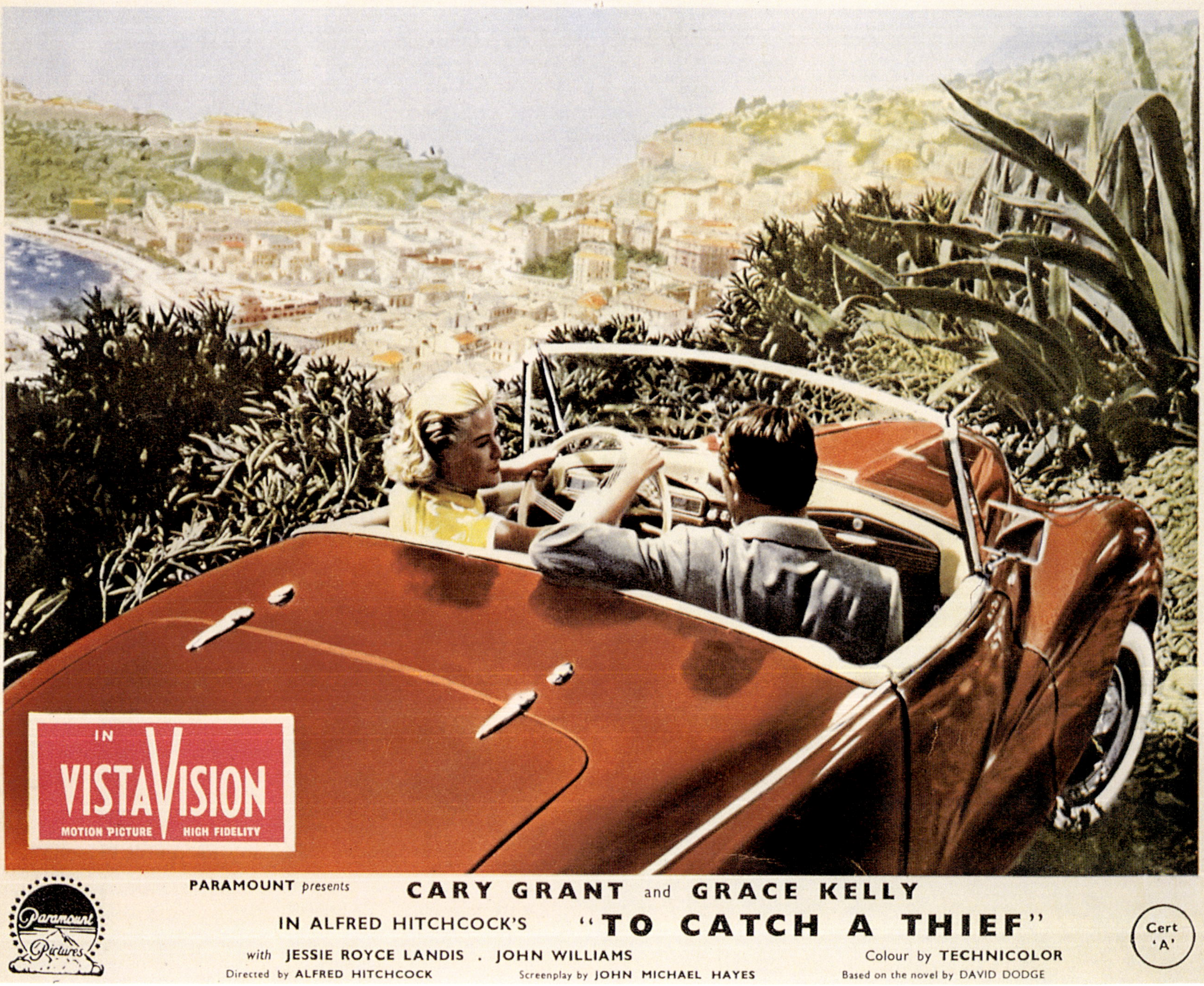

Der *Sunbeam* als Gefährt für ein Traumpaar in dem Film *Über den Dächern von Nizza* (1954).

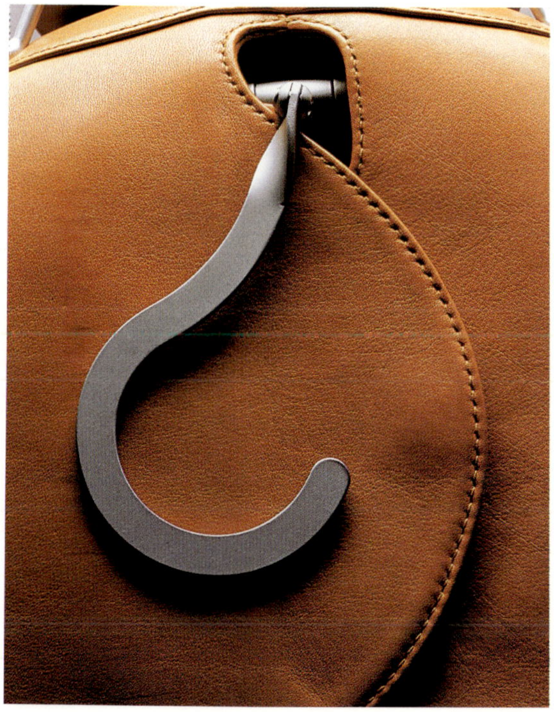

Ross Lovegrove für Connolly Limited, Lederrucksack (1994).

Urlaubsreisen sind, wie das eigene Auto, kein Luxus mehr. Folglich ist auch der Begriff des „Jet-set“ inzwischen verblaßt. Noch vor einem halben Jahrhundert war eine Reise ins Ausland ein teures, zeitaufwendiges und manchmal riskantes Unternehmen, das sich längst nicht jeder leisten konnte. Inzwischen besteigen wir genauso beiläufig ein Flugzeug wie den Linienbus vor unserem Haus. Das Luxuriöse am Reisen ist heute weniger die Qualität des Erlebnisses als die der Accessoires. Ross Lovegroves Entwürfe für Connolly, den berühmten Hersteller von Ledersitzen ind -interieurs im Auto, besitzen eine klassische Eleganz – und sie fühlen sich wundervoll an.

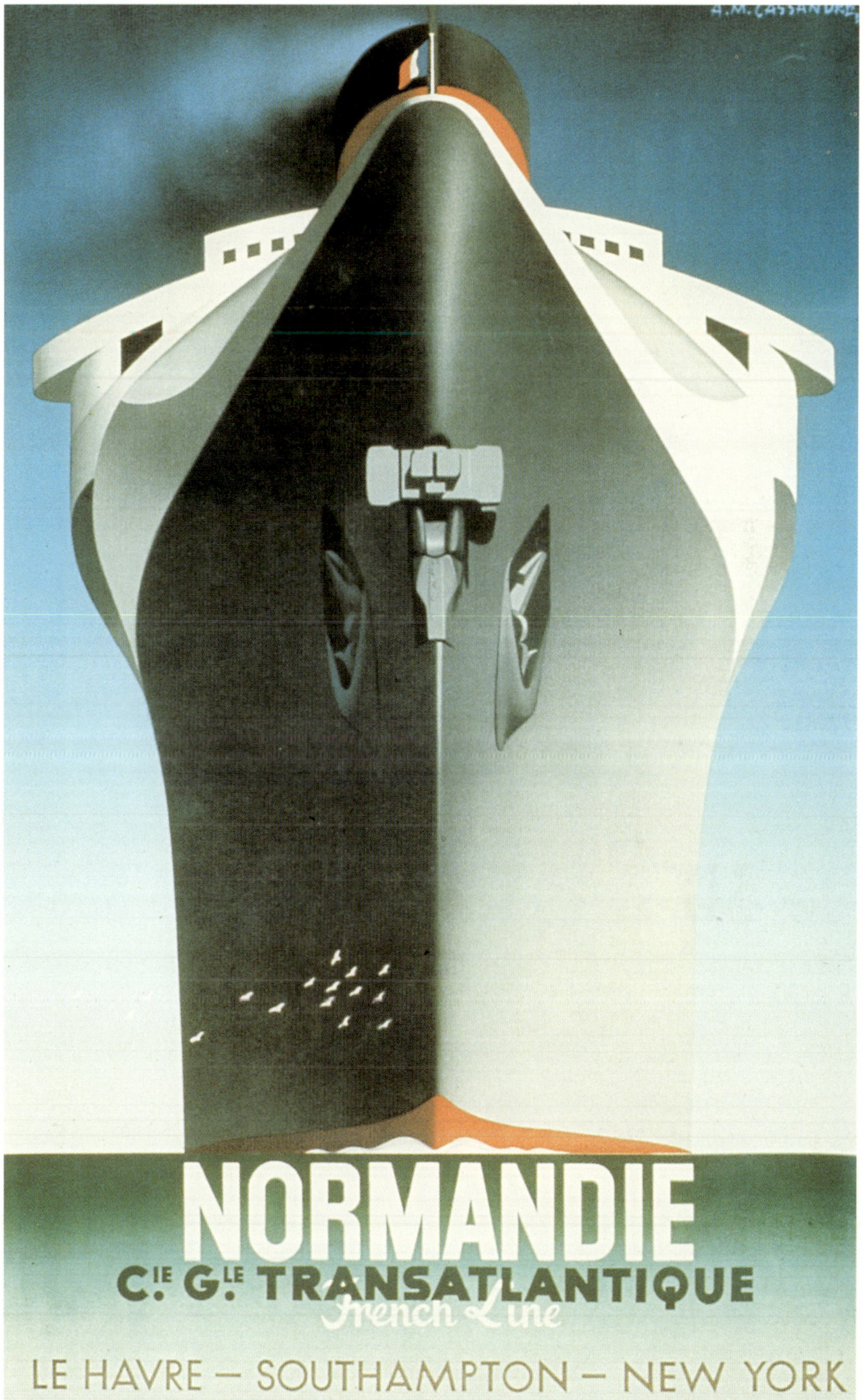

A. M. Cassandre, Plakat für den Dampfer *Normandie* (1935).

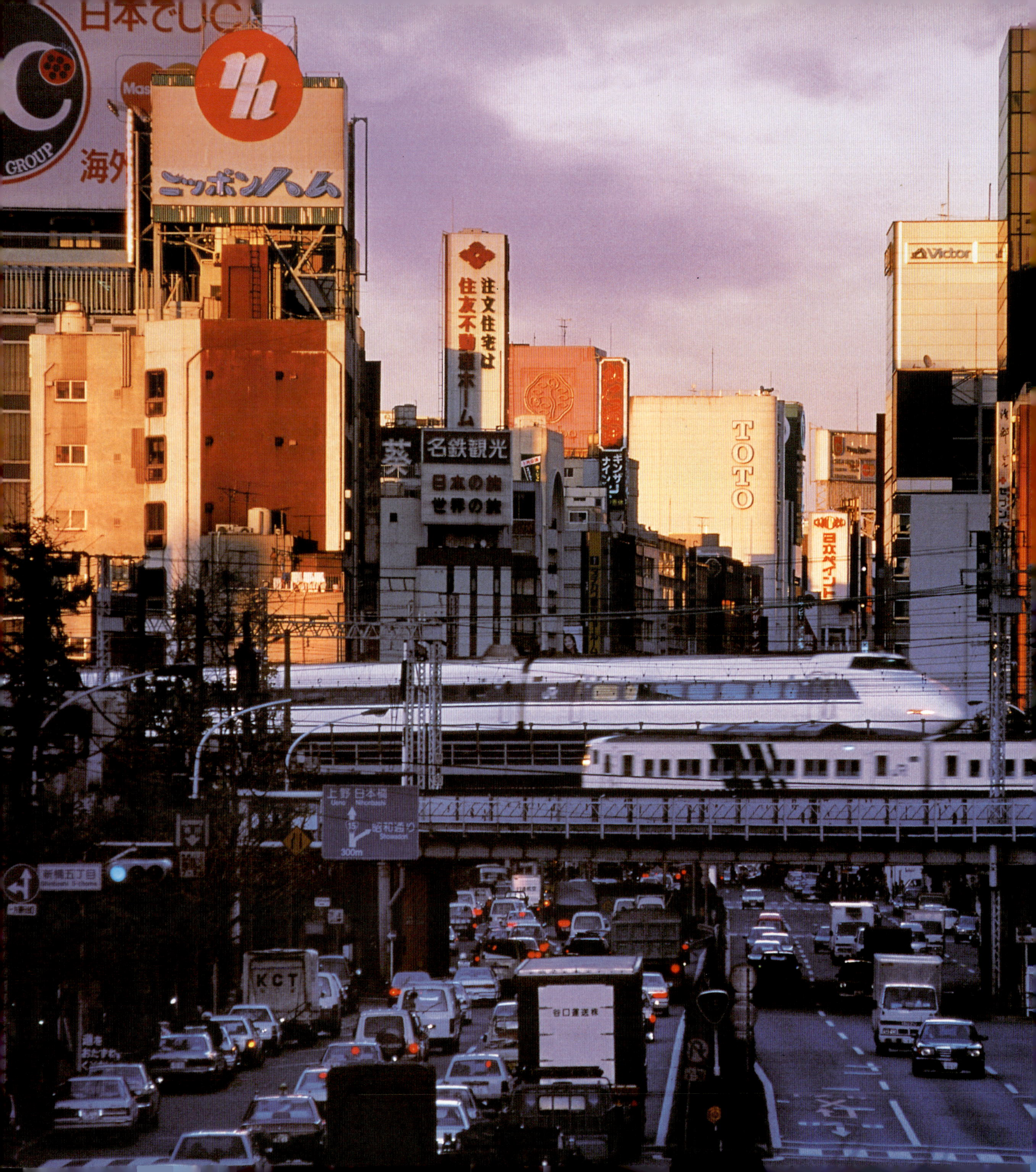

GROUP
ニッポンハム
注文住宅は
住友不動産ホーム
名鉄観光
日本の旅
世界の旅
TOTO
Victor
日本ペイント
上野 日本橋
昭和通り
300m
新橋五丁目
KCT

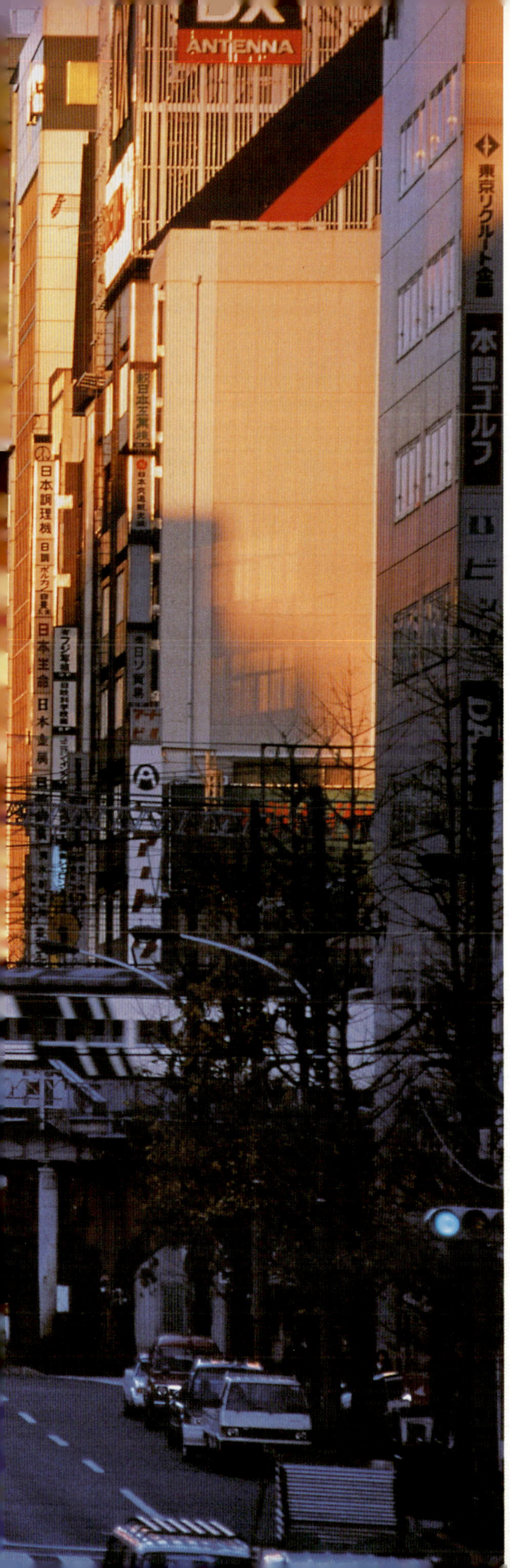

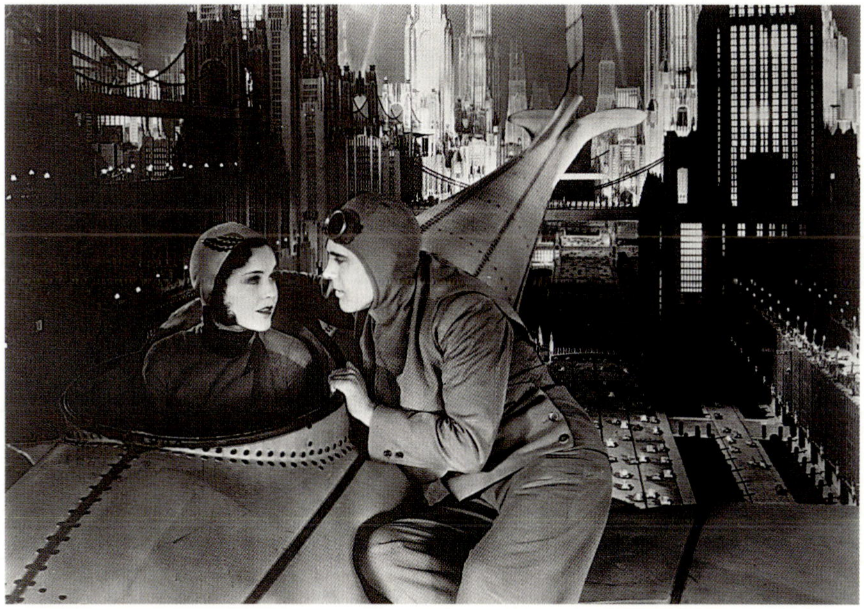

Just Imagine (1930).

Wie erträumen wir uns die Zukunft? In unseren Phantasien und auch in der Realität äußert sich Modernität in den Transportmitteln. Seit Jules Verne und H. G. Wells verbinden wir Zukunftsbilder mit Vorstellungen davon, wie wir uns dermaleinst fortbewegen werden.

Die Verliebten in dem Science-fiction-Musical-Film *Just Imagine* hätten ebenso in einem Packard turteln können wie in der Hollywood-Vision der Fortbewegungsmittel unserer Zukunft; einer Zukunft in den achtziger Jahren, wie man sie sich ein halbes Jahrhundert früher vorgestellt hatte. Die Pose der beiden wirkt genauso überholt wie der optimistische Fortschrittsglaube, den die glitzernden Wolkenkratzer verkörpern. Dagegen zeichnete der Regisseur Ridley Scott 1982 in dem Film *Blade Runner* ein düsteres Szenario der Zukunft. Allerdings gehören die Überführungen, Tunnel und Hochgeschwindigkeitszüge seiner futuristischen Welt heute schon zum normalen Bild vieler Großstädte. Der Tokioter Superexpreß bringt Pendler bis ins Zentrum eines der dichtesten Ballungsräume der Welt.

Japanischer Superexpreß.

Als das Londoner Design Museum noch im Untergeschoß des Victoria and Albert Museum, dem *Boilerhouse*, untergebracht war, organisierten wir eine Ausstellung über Handwerkszeug. Einer der verblüffendsten Aspekte der Ausstellung war die Erkenntnis, daß man in diesem Bereich kaum Häßliches findet. Gewöhnliche Werkzeuge wie Hammer, Hobel oder Schraubenschlüssel, die einfach gut in der Hand liegen und ihren Zweck erfüllen sollen, kommen meist ohne jedes Styling aus und besitzen eine natürliche Schönheit.

Sie sind, wie verschiedene andere Arbeitsutensilien auch, das perfekte Beispiel puren Designs nach dem Grundsatz *form follows function*. Durch den Gebrauch bekommen sie Charakter und passen sich der Hand des Benutzers an. Sie erscheinen als Inbegriff von klarer, zweckgerichteter Gestaltung. Dennoch könnte man die vermeintliche Perfektion etwa des Tischlerhammers auch hinterfragen. Was würde geschehen, wenn wir die Tätigkeit des Hämmerns noch einmal analysieren und dabei herausfinden, daß der Hammer doch verbesserungswürdig ist?

Arbeit

Wohl kaum ein Designer will den Hammer neu erfinden. Schließlich sind die meisten Menschen zufrieden mit ihm. Im Lauf von Jahrhunderten entwickelt, erfüllt er seinen Zweck gut genug, um von Überarbeitungsversuchen verschont zu bleiben. Der Ruf nach Veränderung und Verbesserung wird erst dann laut, wenn sich beim Gebrauch eines Gegenstandes ein Funktionsmangel zeigt oder neue Materialien und Herstellungstechniken Anlaß geben, das bisher verwendete Material oder Konstruktionsprinzip in Frage zu stellen.

Die Frage nach der Funktion stellt sich bei Arbeitsgeräten offenbar besonders dringlich. Viele Entwürfe und Erfindungen auf diesem Gebiet aber, die das 20. Jahrhundert entscheidend beeinflußt haben, sind nicht unbedingt aus einem konkreten Bedarf heraus entstanden, sondern aus der unablässigen Suche nach Verbesserung und nach neuen Nutzungsmöglichkeiten von Materialien und Techniken.Oft müssen wir erst lernen, mit neuen Dingen umzugehen, oder wir entdecken bis dahin unbekannte Bedürfnisse, die wir damit befriedigen können.

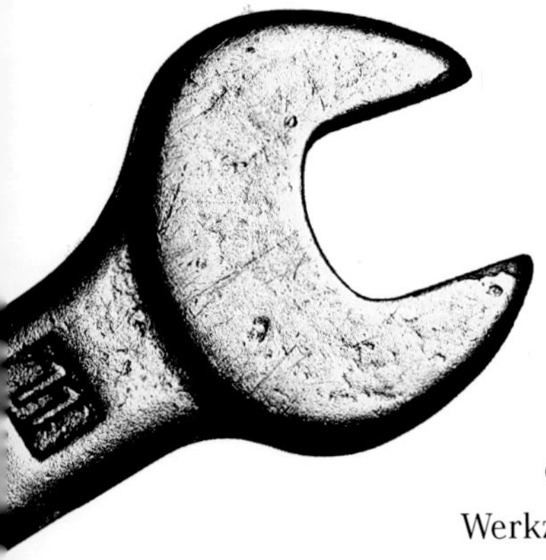

Werkzeuge bilden die Schnittstelle zwischen einem Menschen, der Arbeit, die er verrichtet, und dem Material, das er dabei verwendet. Diese unmittelbare Verbindung macht einen Teil der Faszination dieser Gegenstände aus und ist vielleicht auch mit ein Grund, warum wir sie nur ungern verändern. Vor der Industrialisierung wurden Werkzeuge oft von den Handwerkern selbst für den jeweiligen Verwendungszweck gefertigt und waren ein gutgehütetes Berufsgeheimnis.

Kaum hatte die Industrialisierung begonnen, keimte auch schon die nostalgische Sehnsucht nach Erzeugnissen, die nach alter Handwerkstradition gefertigt waren. Massenproduktion und Massenkonsum verlangten die Standardisierung der Bauteile, die Arbeitsteilung und die Gleichförmigkeit der Produkte. Für die Handwerkskunst und den individuellen Umgang mit Materialien war kein Raum mehr.

Das Arts and Crafts Movement und auch Nachfolgebewegungen, wie die Wiener Werkstätte, wollten den Alltagsgegenständen ihr „künstlerisches“ Element zurückgeben, indem sie die handwerklichen Fertigkeiten wieder in den Mittelpunkt des Produktionsprozesses rückten. Zwar haben Morris, Moser und Hoffmann den Geschmack ihrer Zeit maßgeblich beeinflußt, aus unternehmerischer Sicht aber waren diese Gestalter und Gruppen nicht besonders erfolgreich. Kunsthandwerk läßt sich nun einmal nicht in solchen Stückzahlen herstellen, daß es für die Durchschnittsbürger bezahlbar wäre. Diese bittere Erkenntnis veranlaßte Morris zu der Klage, er bringe sein Leben damit zu, „das niedere Streben der Reichen nach Luxus zu befriedigen“.

Auch viele Erzeugnisse des Bauhauses wurzelten im Kunsthandwerk, doch lehnten die Wegbereiter der Moderne im Gegensatz zu den Vertretern des Arts and Crafts Movement die Maschine als Produktionsmittel nicht ab. Den Blick nicht rückwärts, sondern in die Zukunft gerichtet, hielten die Designer der Moderne nach neuen Materialien Ausschau, mit denen sich sachlich gestaltete Objekte industriell und somit preisgünstig fertigen ließen. Die Hersteller aber waren nicht bereit mitzumachen. Peugeot etwa lehnte Le Corbusiers Vorschlag, aus dem für Fahrräder verwendeten Stahlrohr Möbel herzustellen, rundheraus ab. Später fertigte die (damals) progressivere Firma Thonet die Entwürfe in limitierter Auflage.

Morris war überzeugt, daß bei einer strikten Trennung zwischen der Funktion des Gestalters und der Rolle des Herstellers weder ein vernünftiger Gebrauchsgegenstand noch ein schönes Objekt herauskommen könne. Die Bauhaus-Designer dagegen begrüßten die Maschine als Mittel, um Produkte von aufrichtiger, funktionaler Schönheit herzustellen. Beide suchten auf ihre Weise einen Ausweg aus dem Dilemma, das sich mit der Industrialisierung ergeben hatte.

Als Henry Ford 1913 das Fließband einführte, gewann die Großserienfertigung eine völlig neue Dimension. Aufgrund von Untersuchungen durch Rationalisierungsfachleute hatte er erkannt, daß mit der Vereinfachung und Normierung der Automobilbauteile und der Zerlegung der Montage in kleine Arbeitsschritte qualifizierte Fachkräfte entbehrlich wurden und sich zugleich die Produktionszeiten erheblich verkürzten. Um die von ihm angestrebten Stückzahlen zu erreichen, ging Ford jedoch über die zuvor genannten Maßnahmen noch weiter hinaus.

Er wandelte die Fabrik in ein einziges Fließband um. Förderbänder lieferten die Bauteile dorthin, wo sie benötigt wurden, und die Arbeiter mußten sich der Geschwindigkeit des Montagebands anpassen. Die Fabrik wurde zu einer Maschine, die den Menschen steuerte. Diese umwälzenden Maßnahmen steigerten die Produktivität enorm. Während man 1913 zur Herstellung eines T-Modells 14 Stunden benötigt hatte, brauchte man ein Jahr später dafür nur noch 95 Minuten. 1925 rollte alle 20 Sekunden ein Auto vom Band. Bald beherrschte das Montageband auch viele andere Produktionsbereiche. Nach seinen Auswirkungen auf die Lebensqualität am Arbeitsplatz wurde nicht gefragt.

Die Mechanisierung der Produktion senkte den Preis der Erzeugnisse und erhöhte das Angebot, machte es aber auch einförmig. Die Produkte der einzelnen Hersteller unterschieden sich kaum noch voneinander. Nun trat der Designer auf den Plan, der dem Produkt ein passendes Styling und damit eine individuelle Erscheinung oder Markenidentität gab.

Das Industriedesign wurde in den USA Anfang der dreißiger Jahre erstmals als Marketingmittel eingesetzt. Einer der herausragenden Trendsetter war Raymond Loewy. Der gebürtige Franzose arbeitete in den zwanziger Jahren in New York als freier Modezeichner, bis er erkannte, daß die meisten Konsumgüter bei aller Funktionalität erschreckend phantasielos gestaltet waren oder aber nur durch aufgesetzte Dekoration Aufmerksamkeit zu erwecken versuchten.

Als eines der ersten Erzeugnisse überarbeitete Loewy 1929 die Kopiermaschine der Firma Gestetner. Durch eine Verkleidung aus Holz statt aus Metall, die einen Teil der Mechanik abdeckte, verlieh er dem ursprünglich klobig wirkenden Bürogerät ein gefälliges Aussehen und den Eindruck größerer Effizienz, was den Verkauf ankurbelte. Damit tat er im Grunde genau das, was viele Industriedesigner bis heute tun: er legte den Schwerpunkt auf die Verpackung. Viele von Loewys Überarbeitungen widerlegen jedoch die Meinung, Styling beschränke sich auf die Oberfläche, und das Industriedesign sei ausschließlich auf Manipulation der Verbraucher durch die äußere Erscheinung aus. Durch das sogenannte Re-Design können benutzerfreundliche Produkte entstehen, die leichter und preiswerter herzustellen sind .

Die Erkenntnis, daß sie mit Hilfe des Industriedesigns ihre Produkte gegen die der Konkurrenz abgrenzen konnten, setzte

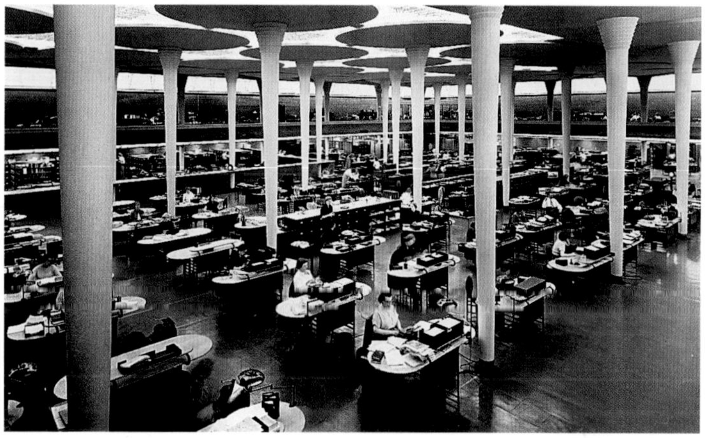

Frank Lloyd Wright, *Johnson Wax Administration Building* (1936-1939).

Das Fließband machte die Menschen zum Rad im Getriebe der Massenproduktion.

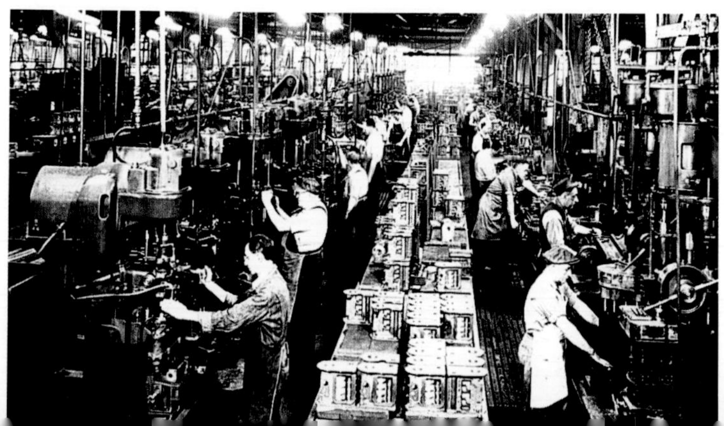

„Die schönste Kurve ist die steigender Verkaufszahlen." Raymond Loewy

sich bei den Herstellern zunehmend durch. Nach dem Zweiten Weltkrieg wurde diese Strategie in Italien, Deutschland und später auch in Japan intensiv angewandt, um einerseits den einzelnen Firmen auf dem internationalen Markt ein erkennbares Profil zu geben und andererseits auch eine nationale Identität als Triebfeder für den Wiederaufbau zu schaffen.

Da die Wirtschaft dieser Länder bei Null beginnen mußte, ergab sich eine gute Gelegenheit, Design und Produktion auf eine bis dahin ungekannte Weise eng zu verknüpfen. Braun, Sony, Olivetti, Cassina, Kartell und Artemide sind einige der Firmen, die mit ihrer Politik, „Objektfamilien" mit gleicher Ästhetik zu entwickeln, bald große Namen des zeitgenössischen Designs wurden.

In Italien ist Olivetti das Synonym für Industriedesign schlechthin. Die konsequente Integration des Designs in den Fertigungsprozeß und die Unternehmensethik kommt in einer Olivetti-Broschüre zum Ausdruck, die unlängst veröffentlicht wurde:

„Design ist nicht nur eine Methodologie des Industriezeitalters ... es erzeugt auch eine Art 'Kontinuum' zwischen Privat- und Berufsleben, und es ist ein zentrales Element der Versöhnung des Menschen mit der Technik. Daher bildet es eine wertvolle Inspirationsquelle und ein wichtiges Mittel des intellektuellen und künstlerischen Ausdrucks ... Diese Philosophie prägt alle Aktivitäten des Unternehmens und wird in seinen Produkten, seiner Architektur und seiner Graphik besonders evident. Getreu der Überzeugung, daß der technische Fortschritt Hand in Hand gehen muß mit der geistigen Entwicklung der Gesellschaft, hat Olivetti seit jeher mit den originellsten Denkern und Designern zusammengearbeitet."

Zu den Letztgenannten gehören die bekanntesten Namen des italienischen Designs, unter anderem Marcello Nizzoli, Ettore Sottsass, Vico Magistretti, Gae Aulenti und Mario Bellini. Von Anfang an war bei Olivetti das Design nie als spezielle Abteilung ausgegliedert, sondern es durchdrang jeden Unternehmensbereich. Die Schreibmaschine *Lexikon 80*, im Jahr 1948 von Nizzoli als erster einer Reihe von Designklassikern für Olivetti entworfen, festigte den Ruf des Unternehmens als führenden Anbieter von innovativem Design. Ihr skulpturaler Charakter brachte ihr einen festen Platz im New Yorker Museum of Modern Art ein.

Auch in Deutschland maß man dem Design in der Industrie eine große Bedeutung bei. Während Italien aber auf eine organisch und künstlerisch inspirierte Ästhetik setzte, verbanden die deutschen Designkonzepte Bauhausprinzipien mit rigoroser technischer Effizienz zu einer strengeren Formensprache. Typische Beispiele sind etwa die Elektrogeräte von Braun und AEG oder die Autos von BMW, dessen Logo die bayerischen Farben zeigt, und Mercedes-Benz.

Nicht nur in Deutschland und Italien, auch in Skandinavien, etwa bei den Firmen Orrefors, Bang & Olufsen und Marimekko, stand das Design im Dienst der Verkaufsförderung. Gleichzeitig wurde es selbst zu einem Produkt, zum Sinnbild für Qualität und exzellente, durchdachte Gestaltung. Obwohl viele der europäischen Produkte erheblich teurer waren als ihre amerikanischen Gegenstücke, war das Design von der Assoziation mit falschem Glanz, die mit dem Boom der „Designerprodukte" in den achtziger Jahren aufkam, noch weit entfernt.

In den USA setzte man das Design in den fünfziger Jahren ganz anders ein. Zu jener Zeit wurde die Corporate Identity zum Schlagwort. Von speziellen Beratungsfirmen ließen die Unternehmen für ihre Produkte oder ihr Haus ein Image entwickeln, das ihnen einen Wettbewerbsvorsprung sichern sollte.

Die Öffentlichkeit empfindet die immensen Summen, die für eine Veränderung des Logos, der Uniform oder der Fassade ausgegeben werden, als Verschwendung. Oft werden solche Maßnahmen überdies von aufgeblasenen theoretischen Kommentaren der beteiligten Designer begleitet. Ein Imagewandel kann jedoch für ein Unternehmen viel bewirken, sowohl intern als auch in bezug auf seine Marktposition.

Allerdings hat ein neues Image, wenn es mißglückt, gravierende Folgen, indem es die so wichtige Loyalität seitens der Verbraucher wie der eigenen Mitarbeiter schwächt. Unpassende Veränderungen etwa machen nicht nur das betreffende Unternehmen lächerlich, sondern bringen die Politik der Imagebildung als solche in Verruf. Und oberflächlicher Glanz allein kann die Glaubwürdigkeit eines Unternehmens, das keine überzeugenden Produkte bietet, nicht lange aufrechterhalten. Aus einem Kieselstein läßt sich eben kein Diamant schleifen, so schön er auf den ersten Blick auch scheint. Die Gestaltung einer Corporate Identity und die Imagebildung können sich, wie Designprozesse in anderen Bereichen auch, nicht isoliert vollziehen.

Als Musterbeispiel einer konsequenten Corporate Identity wird im allgemeinen die der AEG genannt, die Peter Behrens ab 1907 mit seinen Mitarbeitern, darunter auch Walter Gropius und Mies van der Rohe, schuf. Dabei widmete er sich nicht nur dem Logo und dem Werbematerial, sondern betätigte sich auch als Produktdesigner und gestaltete Fabrikgebäude. So gab er dem noch aus dem 19. Jahrhundert datierenden Image des Unternehmens den Anstrich zukunftsorientierter Modernität und hob in überzeugender Weise die marktbeherrschende Position der AEG im Bereich der Elektrotechnik hervor.

Als sich der Massenkonsum in den fünfziger Jahren endgültig durchgesetzt hatte, wurde die Corporate Identity für konkurrierende Hersteller ähnlicher Produkte zu einem wichtigen, wenn nicht gar dem einzigen Mittel, um auf dem nationalen und internationalen Markt ein unverwechselbares Profil zu erwerben.

Der Erfolg von Olivetti gab bei IBM den Anstoß zur Durchführung eines ähnlich ausgerichteten Programms. Man verpflichtete dafür Eliot Noyes, den Wegbereiter der Corporate Identity in den USA und ehemaligen Leiter der Abteilung für Industriedesign am New Yorker Museum of Modern Art. Noyes übertrug Paul Rand die graphischen Gestaltungsaufgaben und beauftragte führende progressive Architekten mit dem Entwurf neuer Unternehmensgebäude. Er selbst konzentrierte sich auf das Produktdesign. Seine Entwürfe für Bürogeräte wie Schreibmaschinen und Diktaphone zeugen unverkennbar von seiner Vorliebe für die rationalen Bauhausprinzipien.

Inzwischen hat sich die Corporate Identity zu einem subtilen Instrument der Selbstdarstellung von Unternehmen entwickelt. Die Idee, ein einprägsames Symbol als Ausdruck einer Mitgliedschaft, Zugehörigkeit oder Identifizierung zu verwenden, ist keinesfalls neu. Man denke nur an die Wappen mit ihrer komplexen visuellen Sprache, an die religiösen Symbole wie das Kreuz, den Stern und den Halbmond oder an die Fahnen von Gemeinschaften und Vereinen aller Art.

Trotz der unbestritten suggestiven Kraft solcher Symbole aber bleiben sie oft nicht gut im Gedächtnis haften. Daher ist ein Logo, das den Namen des Unternehmens oder der Marke verwendet, langfristig meist von größerer Wirkung. Der Schriftzug von Coca-Cola, im Lauf der Jahre nur unmerklich überarbeitet, liefert den schlagenden Beweis.

Etablierte Firmen mit einem erfolgreichen Image müssen nur gelegentlich einige Feinabgleichungen vornehmen, um zu zeigen, daß sie up to date sind. Die Entwicklung der Shell-Muschel ist ein Beispiel für eine solch behutsame Anpassung. Dagegen müssen jene Unternehmen, die einer radikalen Modernisierung bedürfen oder erst auf den Markt drängen, richtig Aufmerksamkeit erregen. Erstaunlicherweise fällt es vielen Firmen schwer, ihre Philosophie klar zu umreißen. Hier muß der Designer quasi als Psychologe tätig werden und die Ziele und Ideale des Unternehmens

IBM

Paul Rands Logo gab der IBM Corporation eine starke Identität.

herausfinden. In einem solchen Fall ist es zweckmäßig, einen externen Designer zu verpflichten, der den nötigen Abstand hat.

Eines der ersten umfassenden Programme zur Schaffung einer Corporate Identity wurde in England 1958 von der Conran Design Group erfolgreich durchgeführt. Es ging um die Weinfirma Harvey's in Bristol. Nachdem wir zunächst gründlich analysiert hatten, was die Akzeptanz bei den Kunden ausmachte und in welche Richtung die Firma strebte, erarbeiteten wir ein Handbuch, in dem wir mit anschaulichen Beispielen darlegten, was eine Identität bewirkt und wie sie sich nutzen läßt. Anweisungen zur Wahl der Schriften und Farben für die Broschüren und Schilder, zu ihrer Gestaltung und zur Werbeträgerauswahl gewährleisteten, daß die Identität nach der Veränderung konsequent beibehalten wurde. Der Erfolg des Programms regte andere, größere Unternehmen in den darauffolgenden Jahrzehnten zur Nachahmung an. Man hatte die Bedeutung einer gut durchdachten Corporate Identity erkannt, und sie wurde zum selbstverständlichen Bestandteil der Unternehmenspolitik.

Bei der Vorbereitung eines solchen Programms geht es auch um die Frage, auf welche Weise und wie schnell der Imagewandel vollzogen wird. Dies betrifft nicht nur die Öffentlichkeitsarbeit, etwa die Lancierung des neuen Images, sondern begreift auch die Frage mit ein, inwieweit die neue Identität die Grundstrukturen und Abläufe innerhalb des Unternehmens berührt. Während man prüft, welche Schilder, Etiketten, Autobeschriftungen, Uniformen, Briefköpfe, Formulare und Karten verändert werden müssen, stellt man vielleicht gleichzeitig fest, wo rationalisiert werden kann. Die Umgestaltung eines Formulars etwa kann Zeit und Geld sparen, die Effizienz steigern und dem Unternehmen in der öffentlichen Wahrnehmung ein geradliniges Profil geben.

Eine neue Corporate Identity vermag auch intern einiges zu bewirken, indem sie die Zusammenarbeit zwischen verschiedenen Fachbereichen und Abteilungen fördert und bei den Mitarbeitern ein starkes Zugehörigkeitsgefühl erzeugt. Damit die Veränderung wirklich erfolgreich ist, muß ihre Tragweite allen, vom Vorstand bis zum Lehrling, klar sein.

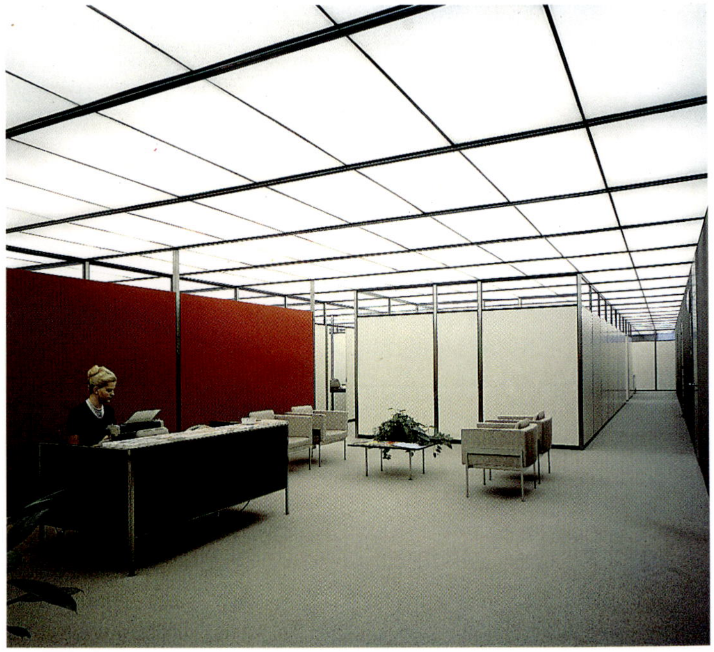

Strenge Funktionalität als Ausdruck der Unternehmensästhetik: New Yorker Büro (um 1960).

Manchmal sind auch weiterreichende Maßnahmen zu ergreifen. Das war zum Beispiel der Fall, als Habitat/Mothercare mit den British Home Stores zusammenging. Zunächst einmal mußten wir am Image arbeiten, das das Unternehmen in der Öffentlichkeit genoß. Erst dann konnte der langwierigere Modernisierungsprozeß in anderen Bereichen beginnen. Als Signal, daß sich an der bewährten Qualität des Unternehmens trotz eines radikalen Wandels nichts änderte, behielten wir die Initialen des alten Namens, *BhS*, bei. Um größtmögliche Aufmerksamkeit zu erregen, führten wir die neue Identität landesweit innerhalb eines Wochenendes

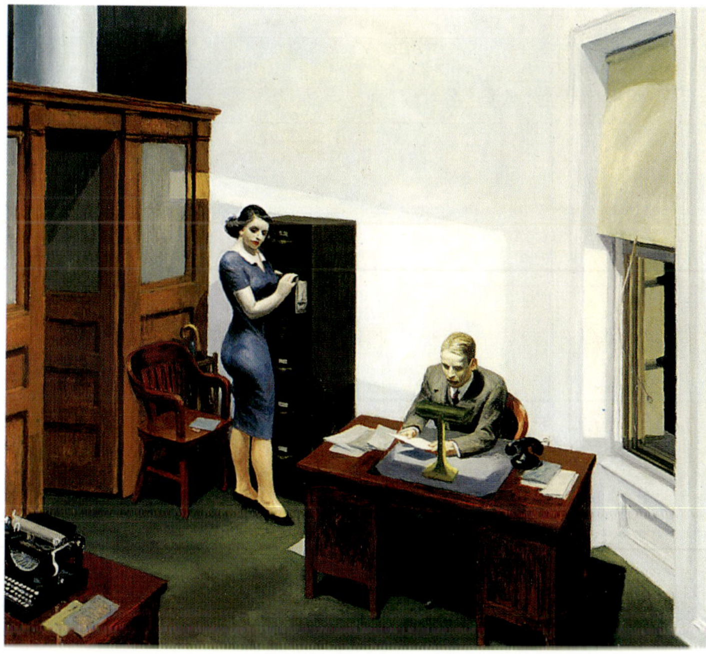

Office at Night von E. Hopper (1940) zeigt die öde Langeweile des Büroalltags.

ein. Natürlich verlangte diese Blitzaktion eine gründliche Vorbereitung und perfekte Organisation. An die Genehmigungen für die neuen Ladenfronten und -schilder mußten wir genauso denken wie an die Aufkleber, die die Telephonistinnen daran erinnern sollten, sich mit dem neuen Namen zu melden.

Die Einstellung zur Arbeit, der Arbeitsplatz und die Arbeit selbst sind genauso Aspekte des Designs wie das Produkt, seine Funktion und seine Erscheinung. Der Designer sollte darüber nachdenken, was Arbeit überhaupt bedeutet, und eine Vision von der Welt entwerfen. Nur wenige aber sind zu einer so intensiven Auseinandersetzung bereit. Viele Möbelgestalter etwa denken nicht darüber nach, wie ein Büro oder Arbeitsplatz aussehen sollte oder wie der Arbeitsablauf durch entsprechende Organisation verändert werden kann.

In der Arbeitswelt hat die Technik eine Eigendynamik entwickelt, die die Menschen von dem, was sie erzeugen, gnadenlos distanziert. Maschinen, Montagebänder und Computerterminals haben der Arbeit ihre physische Dimension genommen. Ich bin kein Technikfeind, aber ich sehe ganz klar die Notwendigkeit, das fehlende menschliche Moment zurückzugewinnen.

Schreiben und Zeichnen sind für mich zwei äußerst wichtige Tätigkeiten, die ich nicht unbedingt an einem Computer ausüben möchte. Mit einem Stift über das Papier zu fahren macht nicht nur großen Spaß, sondern regt auch die Gedanken an. Dagegen hemmt ein Computerprogramm, so ausgeklügelt es auch sei, meiner Meinung nach den freien Fluß der Ideen. Es läßt keine Fehler oder persönlichen Eigenheiten zu. Gerade im Designbereich aber öffnet ein menschliches Versehen oft neue Türen.

Computer vereinfachen viele Vorgänge, verhindern dabei jedoch ein tieferes Verständnis. Der Entwurf eines Treppenhauses etwa ist eine komplizierte architektonische Denkaufgabe. Mit CAD (computer-aided design), wie das computergestützte Zeichnen abgekürzt heißt, kann ein Architekt in einem Bruchteil der Zeit, die er für den Bau eines Modells brauchen würde, die Axonometrie erstellen. Doch verschafft ein Modell meiner Ansicht nach eine klarere Vorstellung von den projektspezifischen Designfaktoren, der Bildschirm vermag den unmittelbaren physischen Eindruck nicht zu ersetzen. Mit derartigen Überlegungen stehe ich nicht allein da. Technik kann Ängste und Mißtrauen auslösen. Wenn die gewohnten Arbeitsmittel und -methoden durch den rasanten technischen Fortschritt ständig modernisiert, verfeinert, revolutioniert oder überflüssig gemacht werden, verspüren viele eine gewisse Unruhe. Die meisten Ängste aber basieren einfach auf Unwissenheit oder dem sturen Festhalten an alten Denkmodellen.

„Benutzerfreundlichkeit" ist ein gängiges Schlagwort. Geprägt von Marketingstrategen, scheint es andeuten zu wollen, daß die

Technik uns durchaus übertölpeln oder auch die Oberhand gewinnen kann und daß wir daher einen unkomplizierten Zugang zu dieser komplexen Welt brauchen. Jede Maschine und jede Technik sollte benutzerfreundlich sein; ist sie es nicht, dann hat man sie schlecht konzipiert und umgesetzt. Die Dinge, die wir benutzen, sollten uns ein gutes Gefühl geben, und gelegentlich dürfen wir ruhig den Computer gegen Bleistift und Papier austauschen.

In einem kleinen elektronischen Organizer lassen sich mühelos alle Informationen speichern, die man so braucht. Viel persönlicher aber ist die altbewährte Agenda mit Registerunterteilung und Lederhülle, der *Filofax*. Er fühlt sich gut an, riecht gut und wird mit seinem Besitzer alt. Und er birgt alle möglichen Erinnerungen, wie kurze Nachrichten, kleine Skizzen und ähnliches. Ein *Filofax* wird im Lauf der Zeit zu einem sehr persönlichen Begleiter.

In der Nähe meines Hauses in Frankreich fand ich einmal in einem Straßengraben einen *Filofax*, der schon angeschimmelt war. Anhand der Telephonnummern, die hinten verzeichnet waren, gelang es mir, die Besitzerin, zu meiner Überraschung eine Engländerin, ausfindig zu machen. Sie war überglücklich, ihren *Filofax* zurückzubekommen, so als hätte man ihr verloren geglaubtes Kind zurückgebracht. Ich habe meine Zweifel, ob ein elektronischer Organizer die gleichen Gefühle ausgelöst hätte.

Bei aller Anpassungsfähigkeit sträubt sich der Mensch erstaunlich oft gegen Veränderungen. Der Industriedesigner Henry Dreyfuss, unter anderem berühmt für sein klassisches Bell-Telephon von 1933, sprach sich für eine „menschliche Technik" aus. Neuentwicklungen sollten, wie er meinte, mit ihrer Form an ein früheres Technikzeitalter anknüpfen, so daß die Menschen sie auch akzeptieren und annehmen könnten. Der Apple Macintosh verfolgt mit seinen vertrauten Symbolen von der Uhr bis zum Piktogramm – in Computerfachkreisen „Icon" genannt – für den Papierkorb und der freundlichen Maus einen ähnlichen Ansatz,

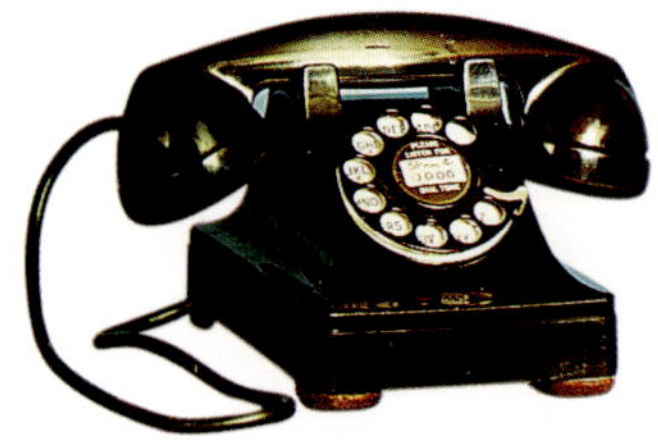

Henry Dreyfuss, Telephon *Bell 300* (1937).

um zögernde und verunsicherte Benutzer behutsam in eine neue technische Welt zu führen.

Computertastaturen haben nach wie vor die Tastenanordnung, QWERTZ-Format genannt, die 1872 von drei Amerikanern entwickelt und an Remington verkauft wurde. Bei der von ihnen festgelegten Reihenfolge der Buchstaben bestand die geringste Gefahr, daß die Anschlaghebel sich verkeilten. Schon längst ist das kein Argument mehr. Zudem haben Untersuchungen ergeben, daß QWERTZ insofern nicht ergonomisch ist, als einige häufig benutzte Buchstaben im Randbereich liegen und daher mit dem schwächsten Finger geschrieben werden müssen. Auch das ist bei elektronischen Tastaturen kein Thema mehr. Allein durch die Tatsache aber, daß das QWERTZ-Format den Wechsel von der mechanischen über die elektrische bis zur elektronischen Tastatur unverändert überstanden hat und uns so vertraut ist, gibt es uns Sicherheit und läßt uns über etwaige funktionale Mängel großzügig hinwegsehen.

Gestalterische oder technische Verbesserungen werden oft vorgenommen, wenn sich herausstellt, daß etwas nicht wunschgemäß funktioniert. Ein Designer kann aber auch auf einen Bedarf eingehen, der noch gar nicht konkret aufgetreten ist. Mitunter kommt es dabei zu krassen Fehleinschätzungen. Die Rede vom papierlosen Büro, das mit der zunehmenden Verbreitung der Datenverarbeitung angekündigt wurde, läßt uns heute nur müde lächeln. Nie war es leichter, Dokumente auszudrucken und immer noch perfekter zu gestalten, und noch nie wurde so viel Papier verbraucht wie heute.

Die Angst oder die Erwartung, eine Technik könne eine andere verdrängen, ist nicht immer gerechtfertigt. So hat das Buch, das mit jeder neuen Multimedia-Erfindung neuerlich totgesagt wird, bis heute überlebt. Daß ältere Techniken und Medien neben den modernen Bestand haben und beide sich heute gegenseitig befruchten, ist nicht etwa darauf zurückzuführen, daß sie von ein paar Hartnäckigen vehement verteidigt werden. Meist ist es nur so, daß beide sich eben auf ihre Art bewähren. Der Ausdruck eines Textes oder irgendeines Entwurfs, der auf dem Computer erstellt wurde, ist leichter und besser zu transportieren als ein Laptop, und er macht die Arbeit auch greifbarer.

Durch den Computer, mit dem sich beliebige Buchstaben erzeugen lassen, könnte die Schrift völlig aus den Fugen geraten. Avantgardistische Graphikdesigner wie David Carson, der sich mit seinen Arbeiten in der amerikanischen Musikzeitschrift *Ray Gun* einen Namen gemacht hat, brechen mit allen Regeln, indem sie Raster und Formate auflösen und eine wilde Mischung von Schrifttypen und -größen völlig unorthodox plazieren. Das Ergebnis mag optisch reizvoll sein, aber die Wörter sind manchmal einfach nicht mehr zu entziffern.

Zur Verteidigung seiner Arbeit führt Carson an, daß Seiten voller eintöniger Schrift nicht zum Lesen animieren, während eine ausgefallene Typographie Neugier auf den Inhalt wecken kann. Meiner Meinung nach sollte ein Designer eine interessante Optik erzielen, ohne dabei die Lesbarkeit zu opfern, denn sie ist und bleibt die wichtigste Funktion der Schrift.

Arbeitsumgebungen und die für sie typischen Werkzeuge und Hilfsmittel zeichnen sich nicht nur durch ihre Funktionalität aus, sondern sie haben darüber hinaus auch eine kulturelle Dimension. Für viele Designer – und ich will mich hier nicht ausschließen – sind viktorianische Lagerhäuser, Fabriken und Bahnhöfe ungleich attraktiver als die Wohnungen jener Epoche mit all ihrer üppigen Ausstaffierung. Dagegen bringen die robusten und nüchternen Zweckbauten den entschlossenen Unternehmergeist der damaligen Zeit zum Ausdruck.

Seinerzeit waren Wohnen und Arbeiten strikt getrennt. Wenn der Haushaltsvorstand am Ende eines Arbeitstages über die Schwelle seines Heims trat, umfing ihn ein kuscheliges Ambiente voller Kuriositäten, Stoffe und Dekor ohne irgendeine Funktion. Es war eine Kontrastwelt zum Arbeitsplatz. Das viktorianische Haus war weder zweckmäßig noch pflegeleicht eingerichtet. So war es aber auch nicht gedacht. Vielmehr diente es als Refugium und als Vitrine für all die Statussymbole und Luxusartikel, die man sich leisten konnte.

Die Küche war der Ort, der als erster von Elementen aus der Arbeitswelt erobert wurden. Eine ergonomische Planung, Geräte industriellen Zuschnitts und exakt auf Maß eingepaßte Möbel machten einen vordem unprätentiösen, rein zweckdienlichen Raum zu einer effizienten Wirkungsstätte und die Hausfrau zur Küchenmanagerin. Nach und nach wechselten mehr und mehr Materialien, Produkte und Konzepte in andere Bereiche über. Zugleich erfährt die Bürogestaltung seit einiger Zeit eine gewisse Korrektur in umgekehrter Richtung. Die kantige Kühle, bisher ein Sinnbild für knallharte Professionalität, weicht allmählich einem freundlicheren Klima, das versucht, die Kluft zwischen Zuhause und Büro zu überbrücken.

Dieser Grenzübertritt erfolgte mit einer gewissen zeitlichen Verzögerung. Das High-Tech mit seinen Bauteilen und Materialien aus der Industrie kam zu einer Zeit auf, als die alten Produktionsverfahren im Schwinden begriffen waren und große Zweckbauten wie Maschinen- und Lagerhallen in den Städten überflüssig wurden. Vielleicht zeugt unser neues Faible für so nüchterne Elemente wie genoppten PVC-Fußboden und Metallregalsysteme von einer gewissen Trauer um ein ausklingendes Industriezeitalter.

Zugleich steckt hinter unserer Vorliebe für manche Arbeitsutensilien ein Statusdenken. Mit einem Schutzhelm würde außerhalb einer Baustelle wohl kaum jemand herumlaufen. Dagegen ist es inzwischen völlig akzeptabel, wenn jemand, dessen photographische Ambitionen sich auf Urlaubsschnappschüsse beschränken, für seine Unterlagen einen Alukoffer benutzt, wie er ansonsten für Berufsphotographen typisch ist. Mit Kultobjekten für den Schreibtisch wie *Filofax* und *Rolodex* geben wir uns ein Image von Professionalität, bekunden unseren Status und zeigen, daß wir die Arbeit ernst nehmen.

Sehr symbolträchtig ist auch der Schreibtischstuhl. Besonders in einer wuchtigen, bequemen und teuren Ausführung stellt er ein Sinnbild für Macht und Entscheidungsbefugnis dar. Der von der amerikanischen Möbelfirma Herman Miller produzierte *Aeron*, ein Entwurf von Bill Stumpf und Don Chadwick aus dem Jahr 1994, räumt mit dieser konventionellen Vorstellung auf. Das Unternehmen ging davon aus, daß auch Frauen oder Männer mit zierlicherem Körperbau auf seinen Stühlen sitzen. Deshalb ist er in drei Ausführungen – klein, mittel und groß – lieferbar. Zudem vollzieht er durch einen speziellen Kipp- und Schwenkmechanismus die Körperbewegungen mit. Die drei Modelle unterscheiden sich lediglich in der Größe, ansonsten sind sie identisch – auch im Preis. Trotzdem wird am häufigsten die mittlere Größe geordert. Es scheint den Unternehmen schwerzufallen, die Normierung zugunsten individuellen Sitzkomforts aufzugeben. Und Manager kostet es anscheinend noch mehr Überwindung, einen Stuhl zu wählen, der eher auf ihre Statur als auf ihren Status eingeht. Leider ist der Stuhl jedoch, so löblich auch der Grundgedanke dahinter sein mag, in meinen Augen nicht besonders geglückt.

Wie nahe Bürogestaltung und Image für gewöhnlich beieinanderliegen, erwies sich auch, als unsere Designgruppe von dem vormaligen britischen Kulturminister Lord Gowrie den Auftrag erhielt, seine Büroräume aufzumöbeln. Anstatt der üblichen Herrenclubatmosphäre mit antiken Schreibtischen und Ledersesseln wählten wir ein modernes Design von zurückhaltender Eleganz,

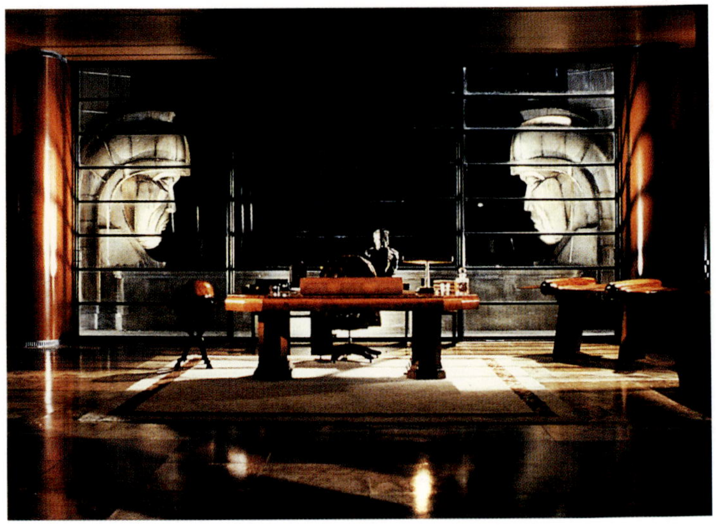

Das Büro als höchste Machtinsignie in der Hollywoodproduktion *Batman* von Tim Burton (1989).

das übrigens erheblich weniger kostete. Trotzdem wurde es von den Mitarbeitern des Ministers als extravagant und absolut unpassend angesehen und heftig kritisiert.

Genauso zeigt sich Statusbewußtsein beim Arbeitszimmer im Privatbereich, das ohne eigentlichen Grund die Büroästhetik weitgehend übernommen hat. Je mehr sich aber das Arbeiten zu Hause durchsetzt – und diese Entwicklung zeichnet sich bereits ab –, desto weniger müssen wir uns und andere davon überzeugen, daß auch dort Leistung erbracht wird. Dann können wir entspan-

„Die Dinge halten die Zügel und lenken den Menschen" Ralph Waldo Emerson nen und zulassen, daß sich die Grenze zwischen Privatbereich und Arbeit etwas verwischt. Schon jetzt wirkt sich die Ausbreitung der Informationstechnik spürbar auf die Arbeitsstrukturen aus. Mit der Erweiterung des Internet wird sich der Trend zur Tele-Heimarbeit zwangsläufig noch verstärken. Die Qualität des Arbeitsplatzes zu Hause ist ein elementares Thema der Zukunft. Sie hängt nicht allein davon ab, wie das Büro selbst gestaltet ist, sondern ganz erheblich auch von dessen Umgebung.

Wenn Arbeit nicht länger an Bürogebäude, Fabriken und Industrieparks außerhalb der Städte gebunden ist, können wir den urbanen Raum neu definieren. Die Schlafstadt, der gesichtslose Vorort und auch der städtische Slum sind das Ergebnis der strikten Trennung zwischen Arbeit und Freizeit. Sie brachte tote Innenstädte und ebenso leblose Satellitenstädte hervor. Milton Keynes in Bedfordshire, England, etwa entstand nach dem Vorbild von Los Angeles auf dem Reißbrett unter der Prämisse, daß der Individualverkehr die Nähe zum Arbeitsplatz, zu Geschäften und Freizeiteinrichtungen überflüssig macht. Die begehrtesten Wohngebiete aber sind jene mit Mischnutzung. Wo die Wohnungen mit Geschäften, Arbeitsplätzen, Schulen, Parks, Restaurants, Cafés und anderen Treffpunkten zu einem lebendigen Ganzen verschmelzen, fühlen sich die meisten Menschen am wohlsten.

Mit zunehmender Abhängigkeit von der Technik werden wir solche Berührungspunkte immer dringender brauchen. Gleichzeitig bietet uns die Technik durch Aufhebung der Grenzen zwischen Zuhause und Arbeit die Chance zu einem stärker gemeinschaftsorientierten Leben. Stadtplanungsentwürfe, die helfen, das gesellschaftliche und berufliche Leben wieder zu integrieren, könnten für die Designer, die sich mit Aspekten des Arbeitslebens befassen, die große Herausforderung der Zukunft sein.

Wie und wo wir arbeiten, sind wichtige Fragen. Noch dringender allerdings ist die Frage, ob wir überhaupt eine Beschäftigung haben werden. Der Mensch hat immer gearbeitet, die organisierte Arbeit an einem bestimmten Platz aber kam erst mit der industriellen Revolution. Zweihundert Jahre waren genug, um uns an die Idee des festen Arbeitsplatzes und vorhersehbarer Arbeitsroutinen zu gewöhnen.

All das ist jetzt in Gefahr, da die elektronische Informationsgewinnung und Automatisierung in jedem Wirtschaftszweig Arbeitsplätze fressen. Nur jeder dritte Beschäftigte in Großbritannien arbeitet heute auf Vollzeitbasis, also montags bis freitags jeweils von neun bis siebzehn Uhr. Und in den USA sind 90 der 124 Millionen Arbeitsplätze durch Rationalisierungsmaßnahmen infolge der zunehmenden Computerisierung gefährdet. Erst hat die Maschine den Arbeiter eingespannt, jetzt droht sie ihn völlig zu ersetzen. Viele Menschen werden zukünftig eine Menge Freizeit haben.

Doch die Menschen wollen arbeiten, ihren Kopf und Körper gebrauchen. Das gilt heute genauso wie damals, als die Arts-and-Crafts-Pioniere Wege suchten, um die Würde der Arbeit wiederherzustellen. John Ruskin, der die nachfolgende Designergeneration maßgeblich beeinflußte, schrieb in *Steine von Venedig*: „Der Arbeiter genügt nicht seiner Pflicht und arbeitet nicht nach rechten Grundsätzen, wenn er nicht die Materialien, mit denen er arbeitet, insofern würdigt, als er ihre Schönheit zum Ausdruck zu bringen und ... ihre besondere Beschaffenheit lobend herauszustreichen sich bemüht."

Ich würde mir wünschen, daß in der postindustriellen Gesellschaft, die unsere Grundbedürfnisse ohne größere Mitwirkung durch den Menschen erfüllt, wieder kleine Werkstätten und Fabriken entstehen, in denen man mit Liebe und Sorgfalt individuelle Produkte fertigt. Wenn sich diese optimistische Vision bewahrheitete, würde das Design einmal mehr ins Zentrum des Arbeitsprozesses rücken.

Das aus Einzelkomponenten auf Maß zusammengesetzte Mobiliar, die unempfindlichen Oberflächen und die Geradlinigkeit moderner Büros sind zweckmäßig und ökonomisch. Zugleich aber sollen die gnadenlos scharfen Kanten und rechten Winkel Effizienz und Kostenbewußtsein signalisieren, indem sie jede Andeutung von Wohnlichkeit rigoros vermeiden. Diese Mentalität wie auch die Sehnsucht, ihr zu entkommen, zeichnet ein Cartoon aus dem *New Yorker* sehr treffend nach. Eine ganz andere Unternehmensethik kommt in so innovativen Entwürfen wie dem Londoner *Imagination Building* zum Ausdruck. Ein Lichthof mit filigranen Brücken erzeugt eine offene, lichte und lebendige Atmosphäre. Nicht von ungefähr hat in diesem Gebäude eine Design-Agentur ihren Hauptsitz.

Nach meiner Einschätzung fördert eine ansprechende Umgebung, die sich nicht auf geisttötende Gleichförmigkeit als Ordnungs- und Organisationsprinzip beruft, die Arbeitsleistung. Die von Douglas Ball entworfene Arbeitsstation *Clipper CS-1*, die unweigerlich an ein Cockpit denken läßt, will einen privaten Raum zum konzentrierten Arbeiten im Großraumbüro bieten. Natürliche Materialien wie Sperrholz und Segeltuch sowie die organische Schalenform schaffen ein Gegengewicht zur hochtechnisierten Ausstattung und das ideale Ambiente, um sich zum Nachdenken zurückzuziehen – vielleicht nicht gleich tagelang, aber doch vorübergehend.

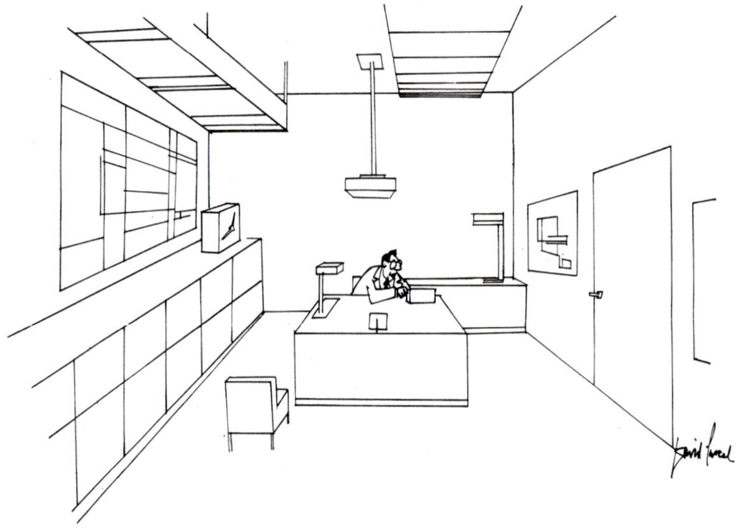

"Miss Jenkins, would you please bring a round object into my office?"

Zeichnung von David Pascal, © 1980 *The New Yorker* Magazine, Inc.

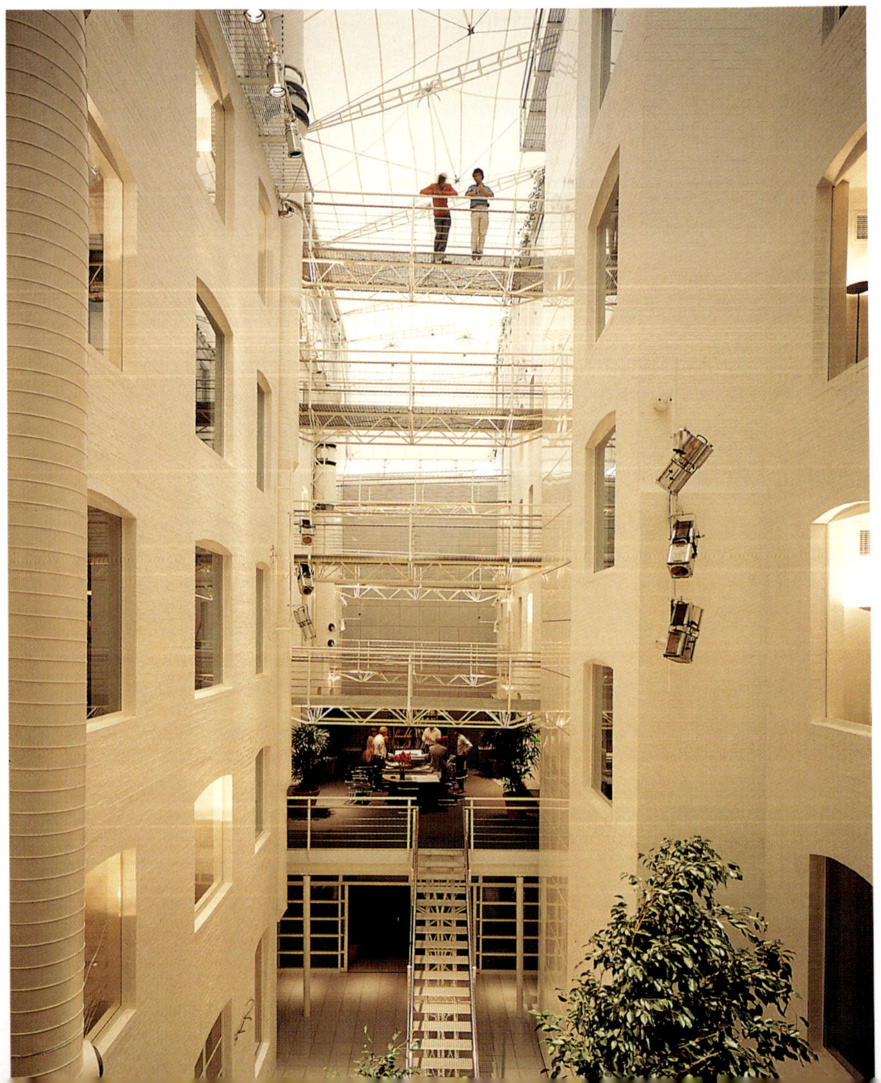

Ron Heron, *Imagination Building*, London (1988).

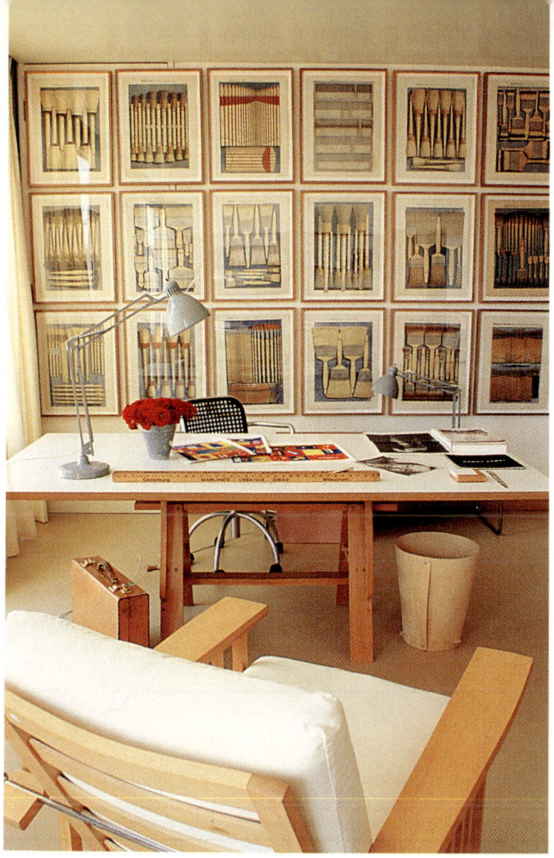

Die Atmosphäre meines Arbeitszimmers in London.

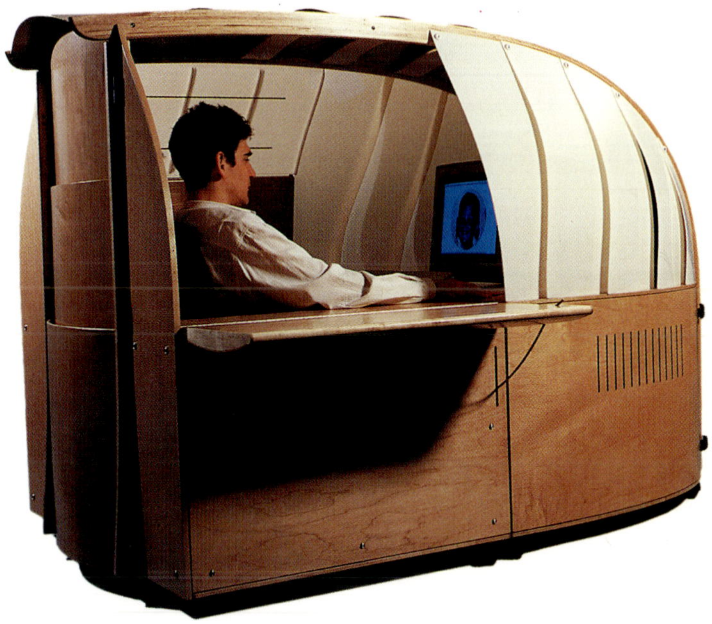

Douglas Ball, Arbeitsstation *Clipper CS-1* (1993).

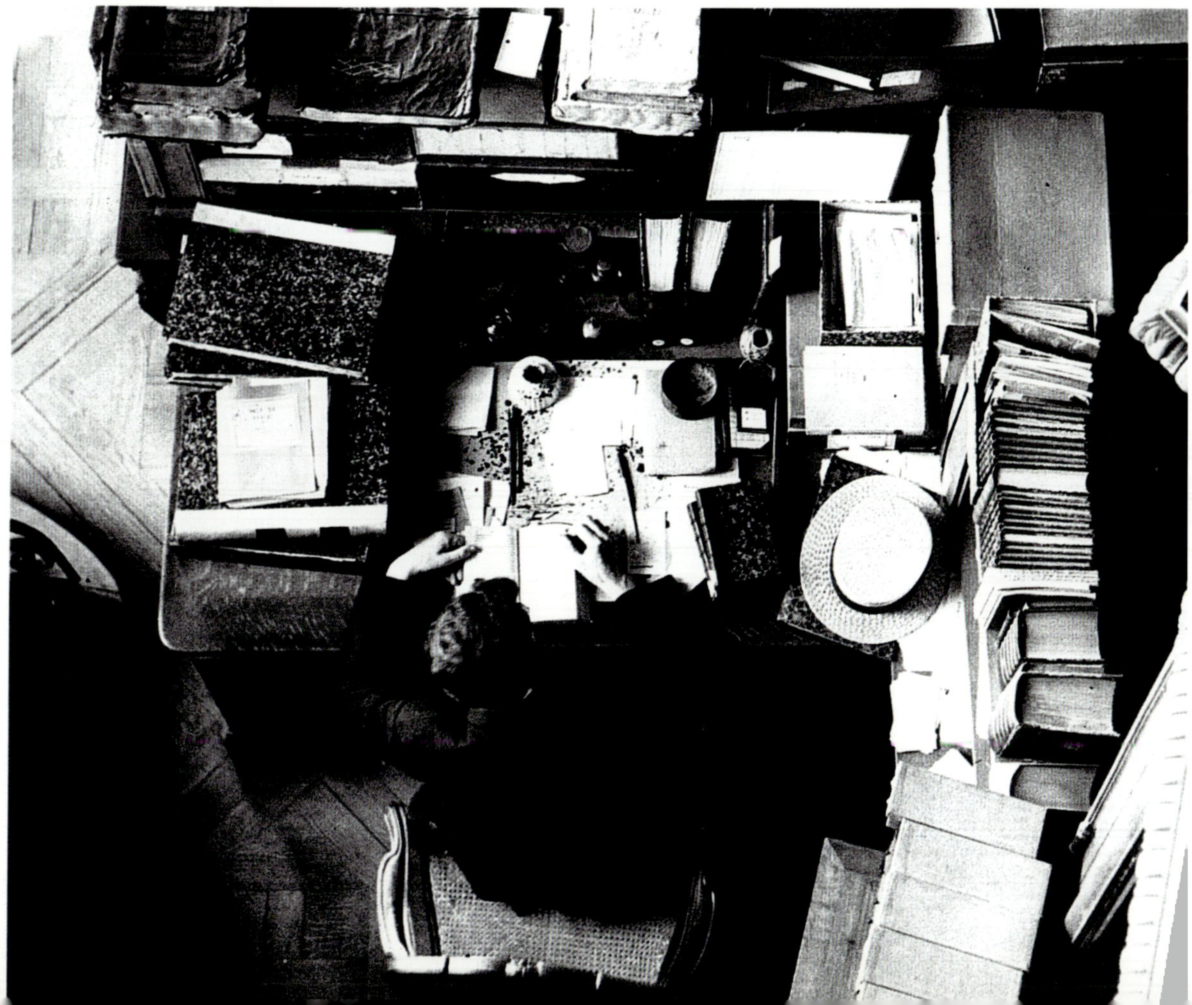

Amtsstube, Paris (vierziger Jahre).

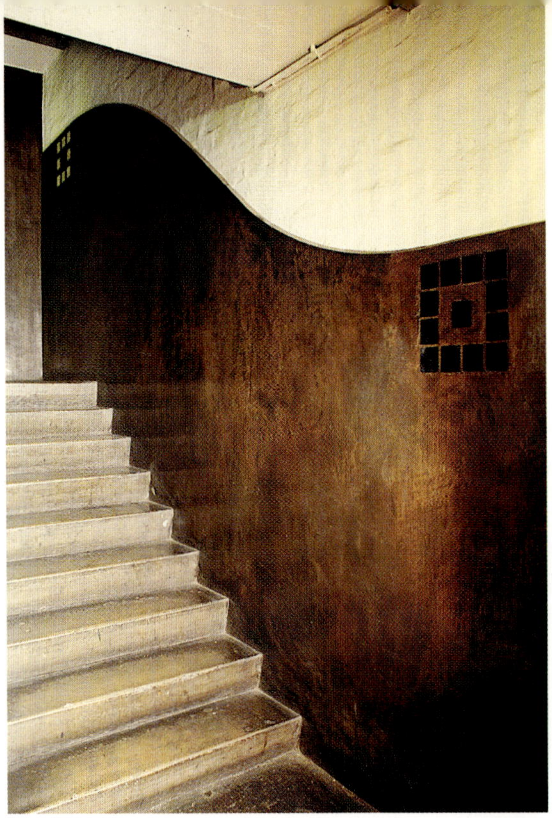

Charles Rennie Mackintosh, Treppenhaus, *Glasgow School of Art* (1897-1899).

Charles Rennie Mackintosh, Nischenbank, *Glasgow School of Art* (1907-1909).

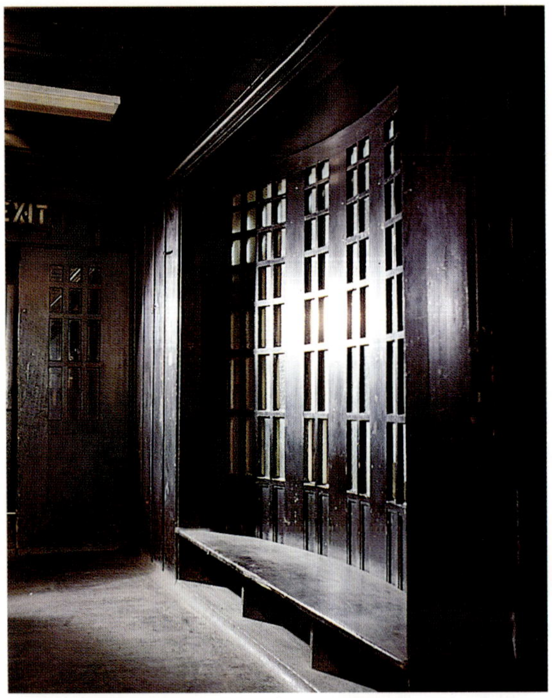

„Tu all deine Arbeit, als hättest du noch tausend Jahre zu leben oder müßtest morgen sterben."

Sister Ann Lee, Gründerin der Shaker

Die *Glasgow School of Art*, das Meisterwerk von Charles Rennie Mackintosh, dient bis heute dem Zweck, für den sie vor hundert Jahren gebaut wurde. Auf einem ungünstigen, schmalen und abschüssigen Grundstück sollte mit sehr begrenzten Mitteln ein „einfaches Gebäude" errichtet werden. Mackintosh überwand alle Schwierigkeiten und schuf mit seinem robusten, funktionalen und zugleich kunstvoll ausgestalteten Entwurf eine Arbeitsumgebung, in der unverkennbar ein kreativer Geist mitschwingt. Vom Direktorenzimmer bis zu den Korridoren zeugt alles von großer Aufmerksamkeit fürs Detail.

Charles Rennie Mackintosh, Direktorenzimmer in der *Glasgow School of Art* (erster Bauabschnitt, 1897-1899).

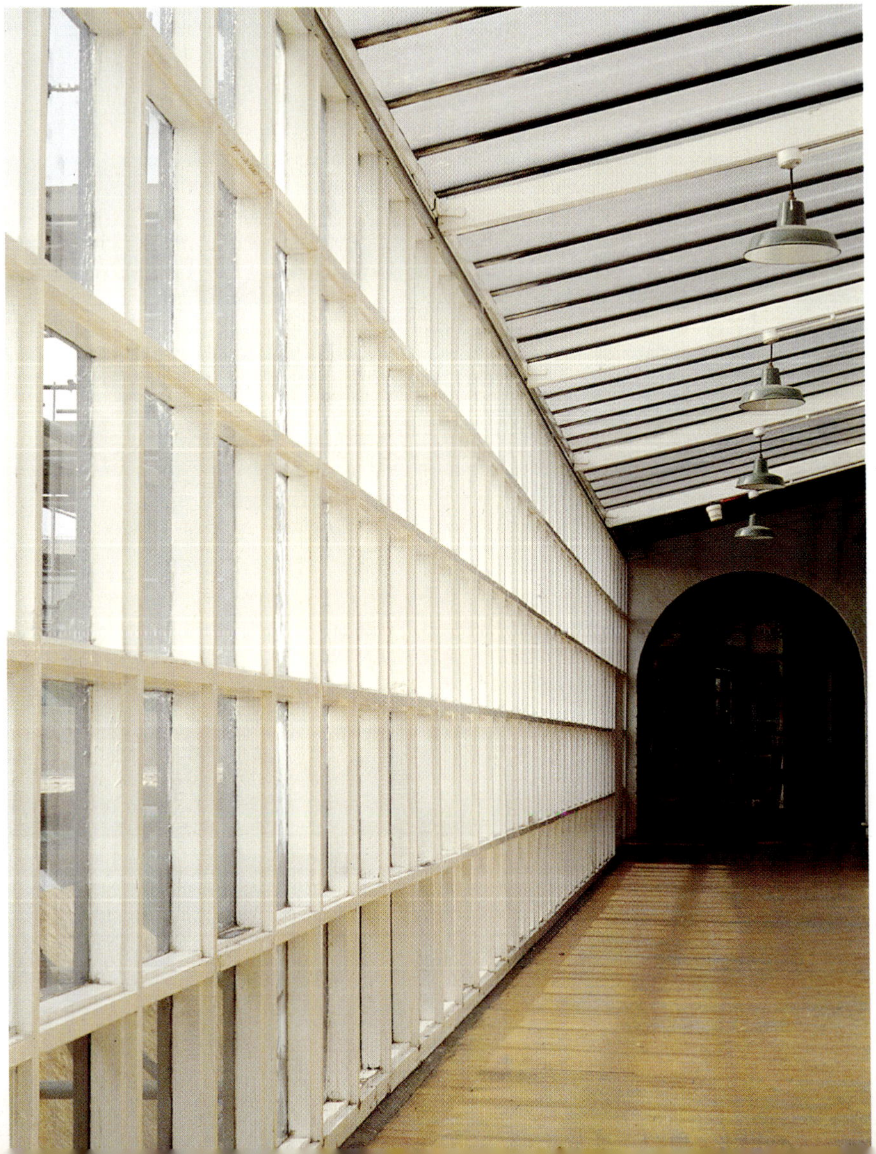

Charles Rennie Mackintosh, Loggia, genannt „Hühnerhof", *Glasgow School of Art* (1907-1909).

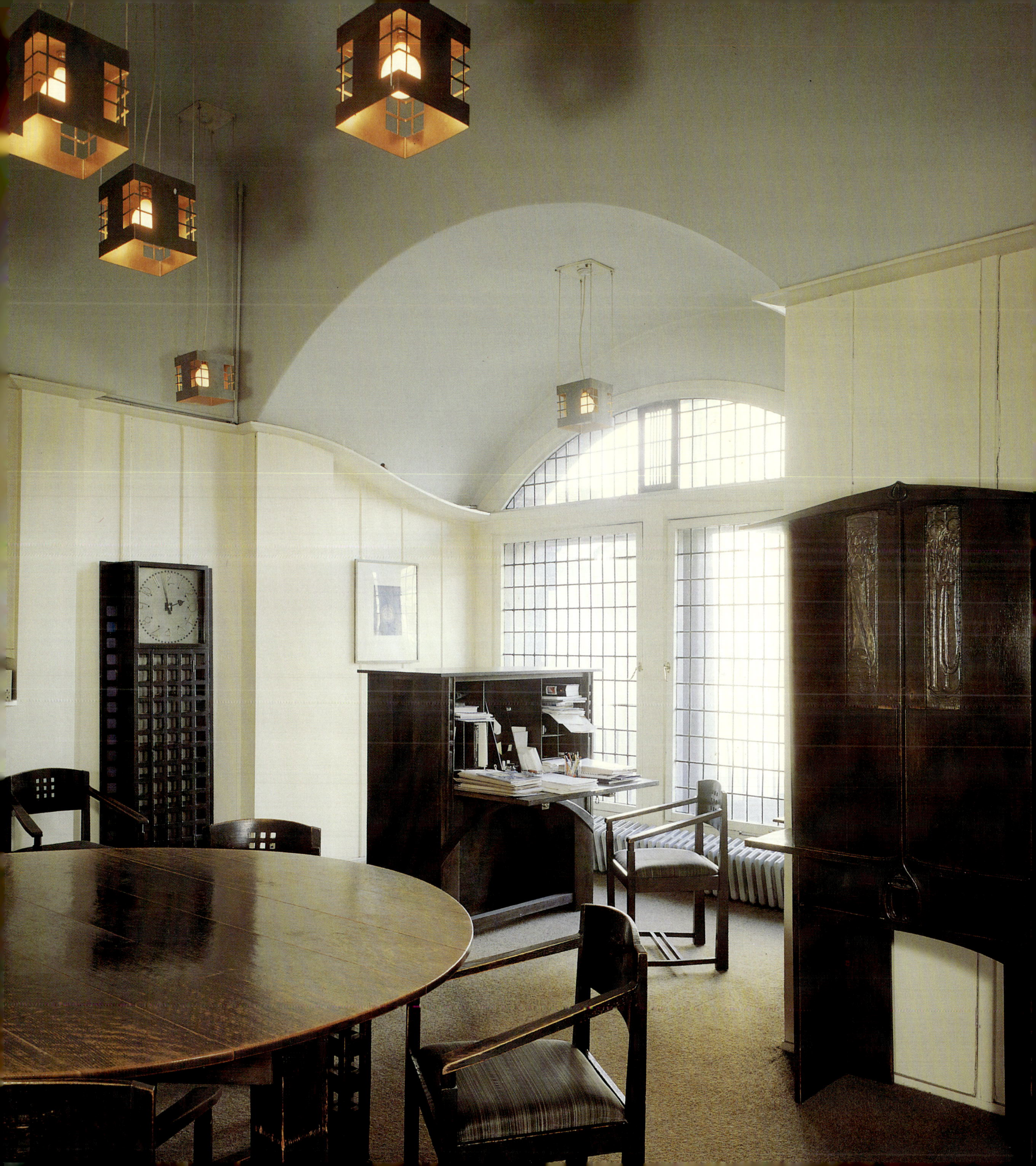

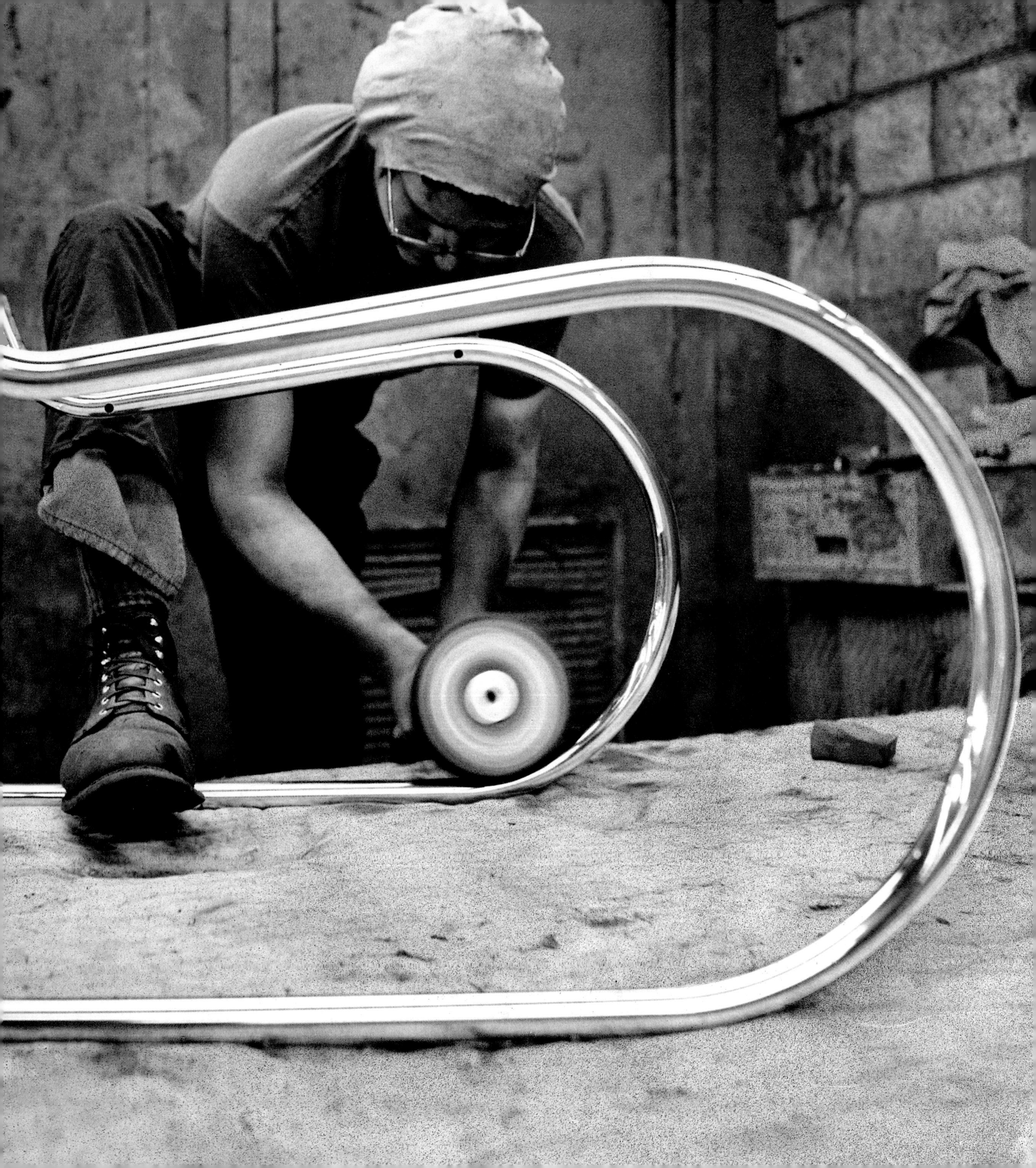

„Technik ... als Kniff, die Welt so einzurichten, daß wir sie nicht erleben müssen“

Max Frisch, *Homo Faber*

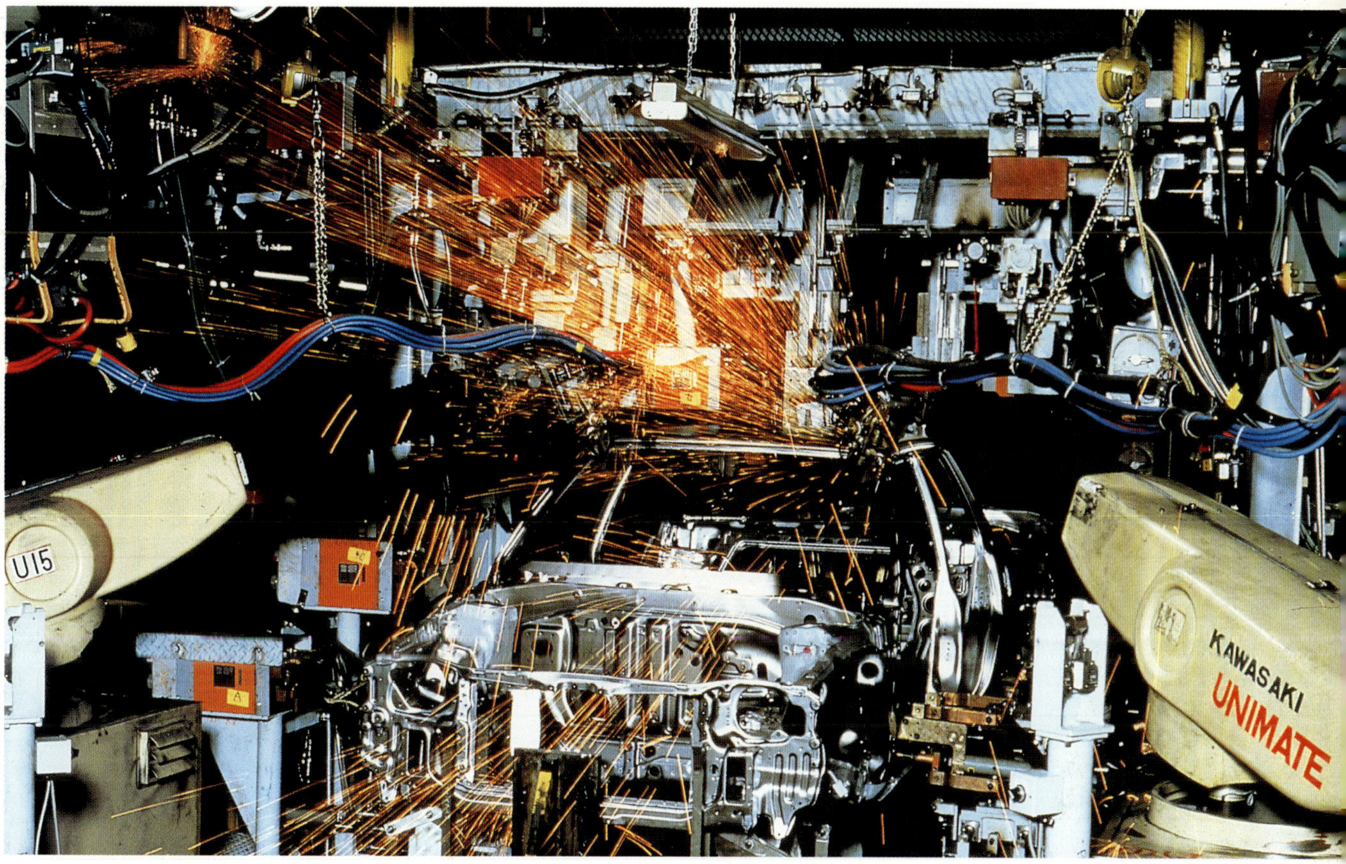

Robotergesteuerte Automobilproduktion, Japan.

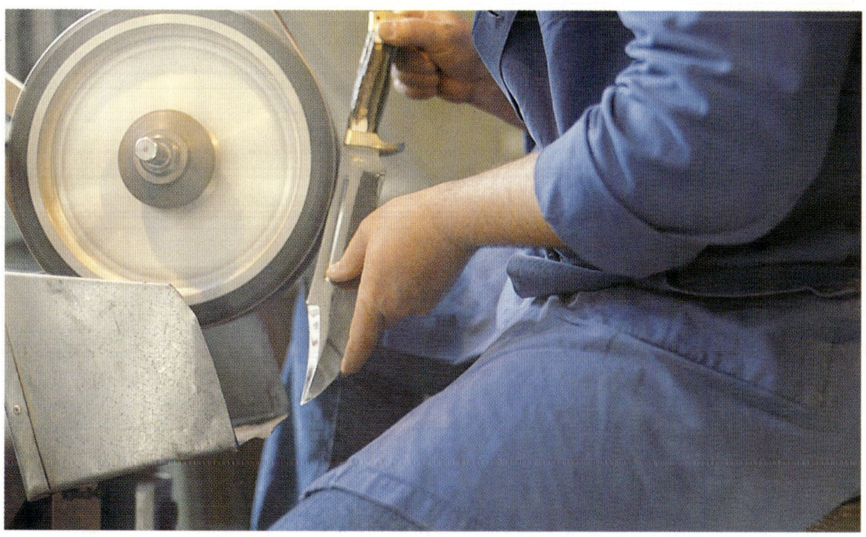

Polierarbeiten an einem Stuhl aus der Breuer Collection in der Firma Knoll, Pennsylvania.

Manuelle Endbearbeitung eines Jagdmessers bei einem Besteckhersteller, Frankreich.

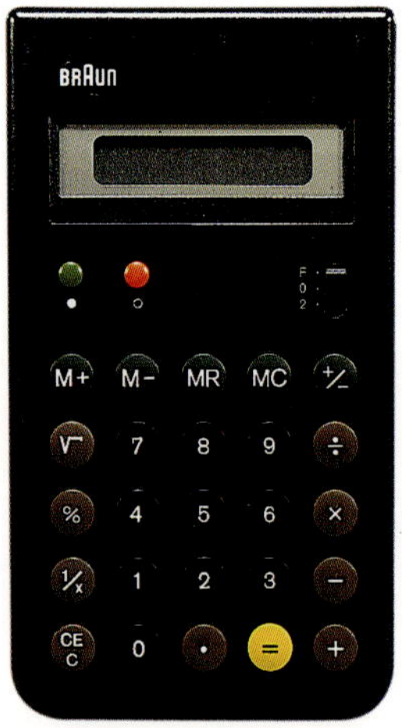

Dieter Rams und Dietrich Lubs, Braun-Taschenrechner *control ET 44* (1977).

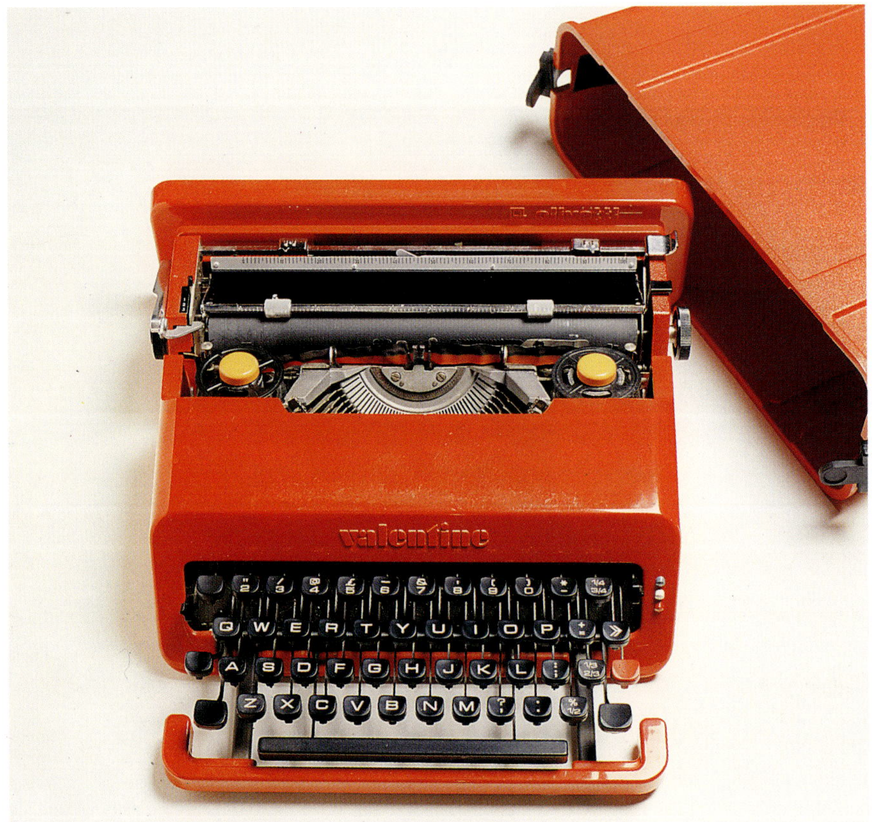

Ettore Sottsass und Perry A. King, Olivetti-Reiseschreibmaschine *Valentine* (1969).

Für viele ist das physische Element der Arbeit auf den Kontakt zwischen Fingerspitze und Tastatur geschrumpft. Die leicht konkave Wölbung der Tasten, ihre vertraute Anordnung auf der DIN-Tastatur und deren sanfte Neigung garantieren eine mühelose und bequeme Benutzung. Das *Microsoft Natural Keyboard* geht noch einen Schritt weiter. Seine geschwungene Form vermeidet das RSI-Syndrom (*repetitive strain injury*), indem es dem Benutzer eine natürliche Haltung ermöglicht. Das ergonomische Design schlug mit etwa 24 Millionen Mark für Forschung und Entwicklung zu Buche.

Der Braun-Taschenrechner mit seinem übersichtlichen Tastenfeld ist inzwischen ein Liebhaberstück, genauso wie die Olivetti-Schreibmaschine, die, ganz ein Kind ihrer Zeit, eine poppige Farbe mit skulpturaler Form verbindet.

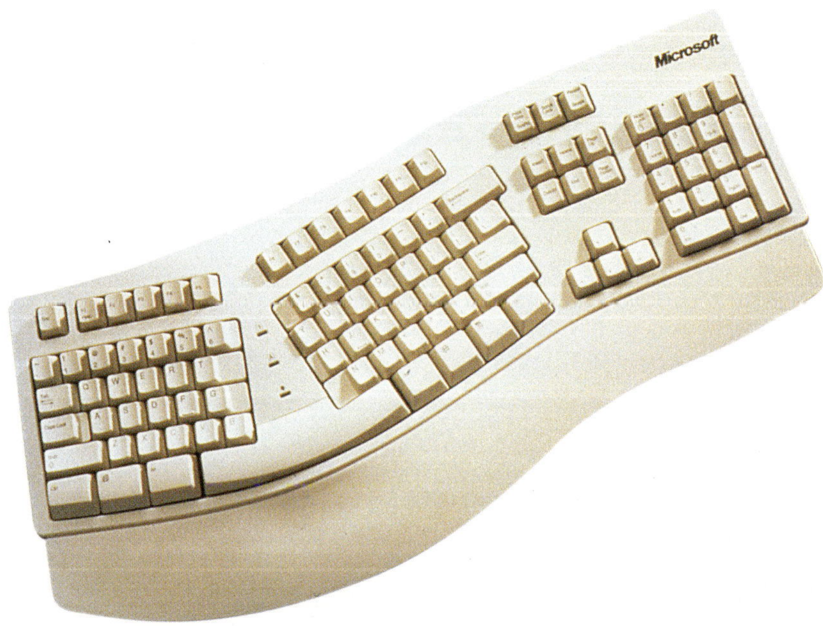

Microsoft Natural Keyboard (1995).

„Ich habe soeben meine elektrische Schreibmaschine geliefert bekommen, und ich bin verliebt in sie. Vielleicht heirate ich sie sogar." Noel Coward

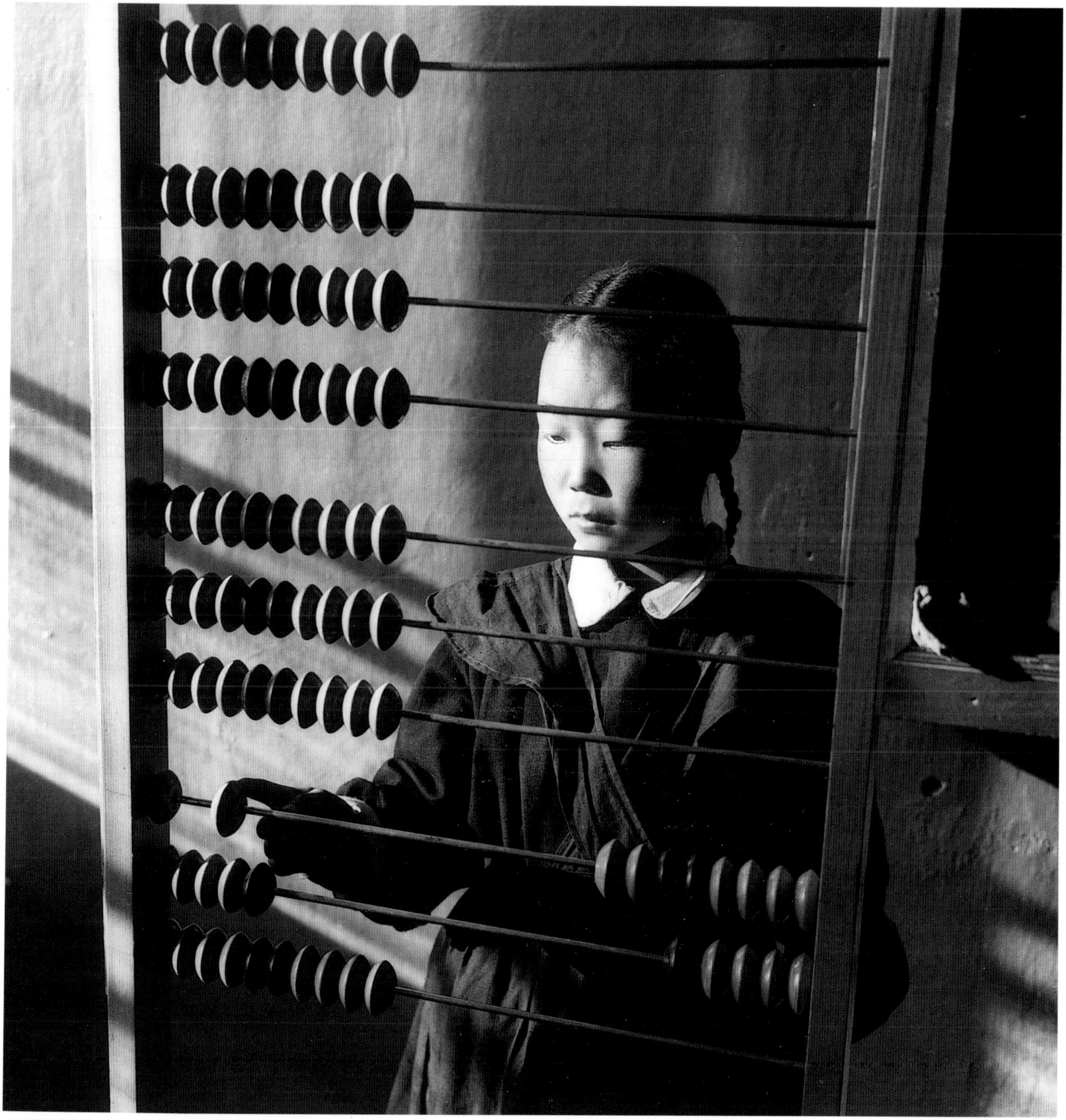

J. P. Charbonnier, *Mädchen mit Abakus* (1955).

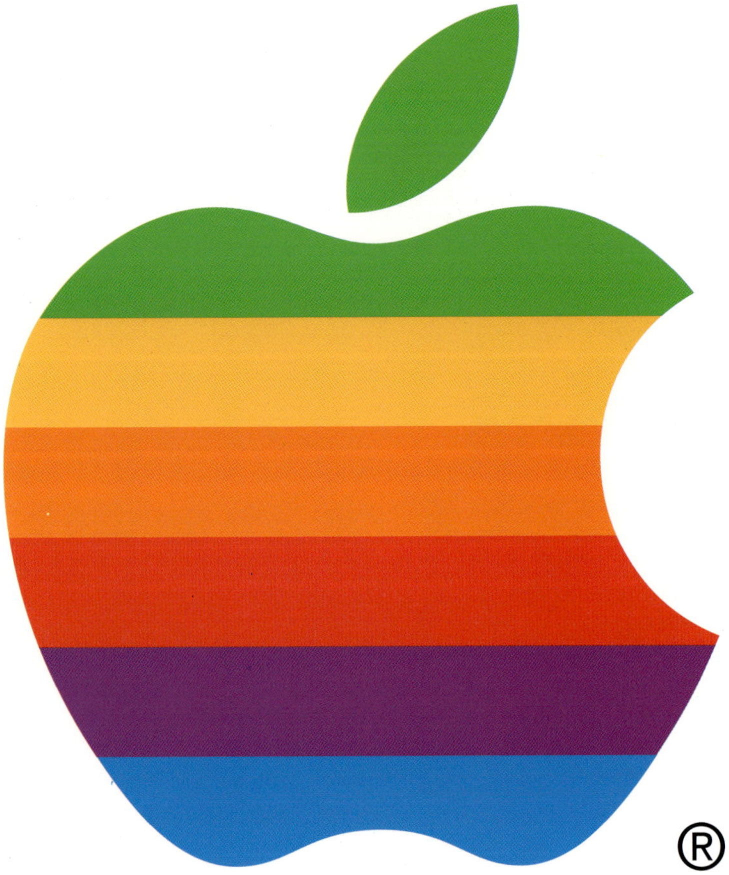

Apple Computer Inc., Logo.

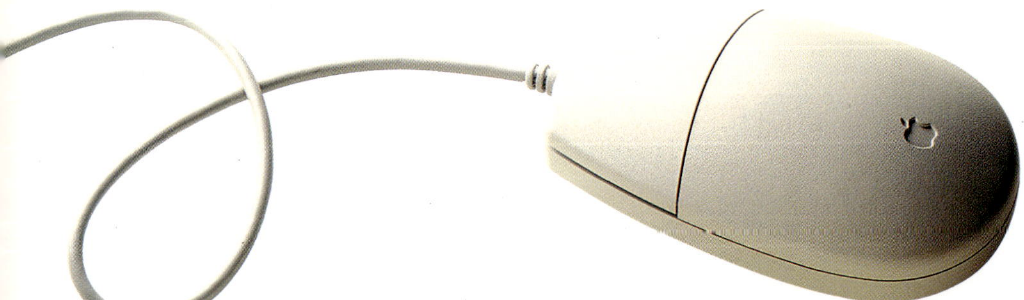

Apple-Maus.

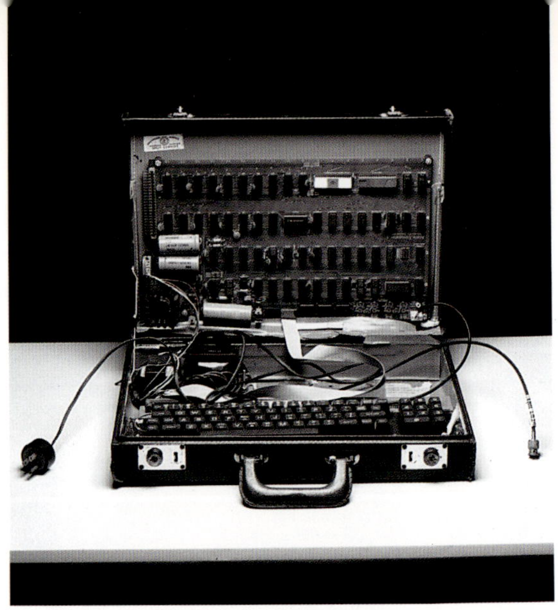

Der erste Apple-Computer: *Apple I* (1976).

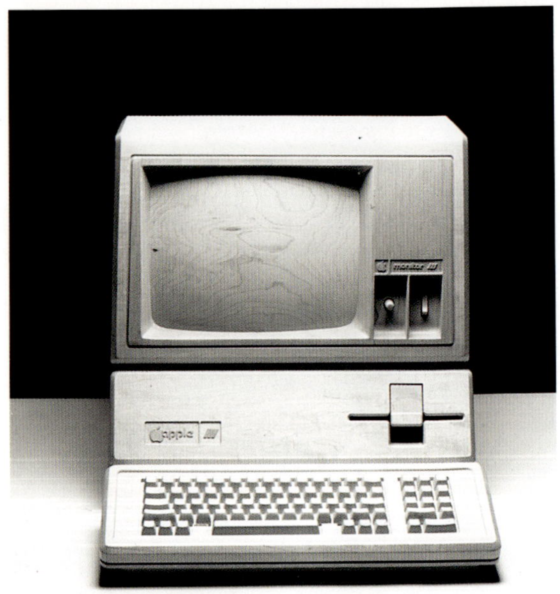

Holzmodell des *Apple 3* (1978).

Der erste *Apple Macintosh* (1984).

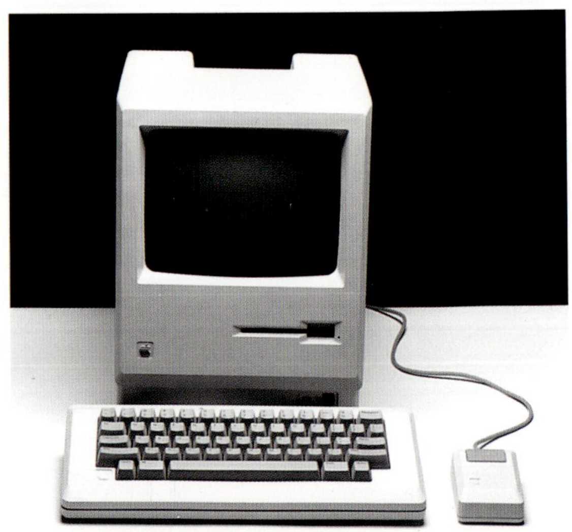

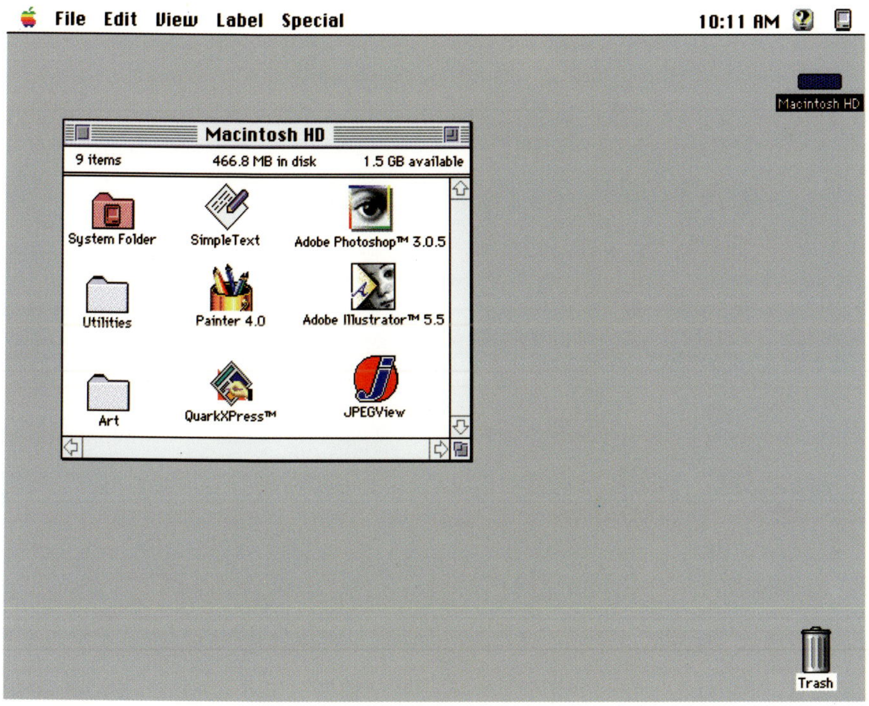

Desktop.

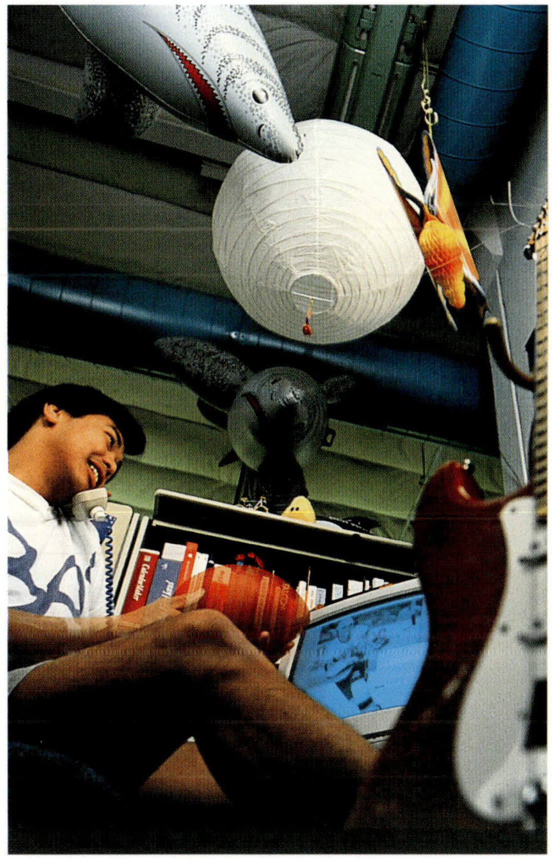

Büro der Apple Computer Inc., Cupertino Campus, Silicon Valley, Kalifornien.

Icon für den leeren Papierkorb.

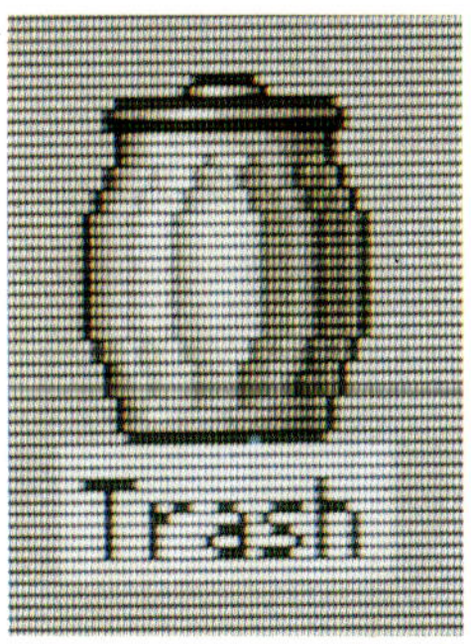

Icon für den gefüllten Papierkorb.

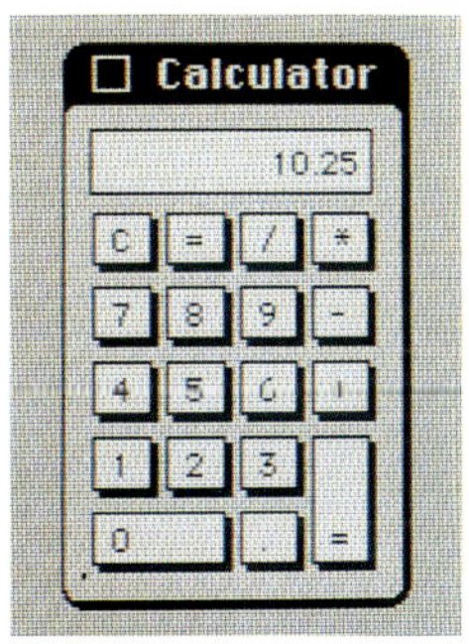

Rechner.

Mit seiner graphischen Benutzeroberfläche, auf der man einfach mit einer Maus sogenannte Icons anklickt, setzte der Apple Macintosh neue Maßstäbe und war ein Jahrzehnt marktführend. Hinter dem innovativen Konzept stand ein Team mit einem Durchschnittsalter von 21 Jahren unter Leitung des Apple-Mitbegründers Steve Jobs. Die anschließende Entwicklung der Postscript-Technik, mit der sich genau das ausdrucken ließ, was auf dem Bildschirm zu sehen war, sicherte Apple den weiteren Erfolg und leitete die Ära des Desktop Publishing ein. Da Hardware und Software aus ein und demselben Haus kamen, waren die Benutzerfreundlichkeit und das reibungslose Funktionieren des Systems gewährleistet.

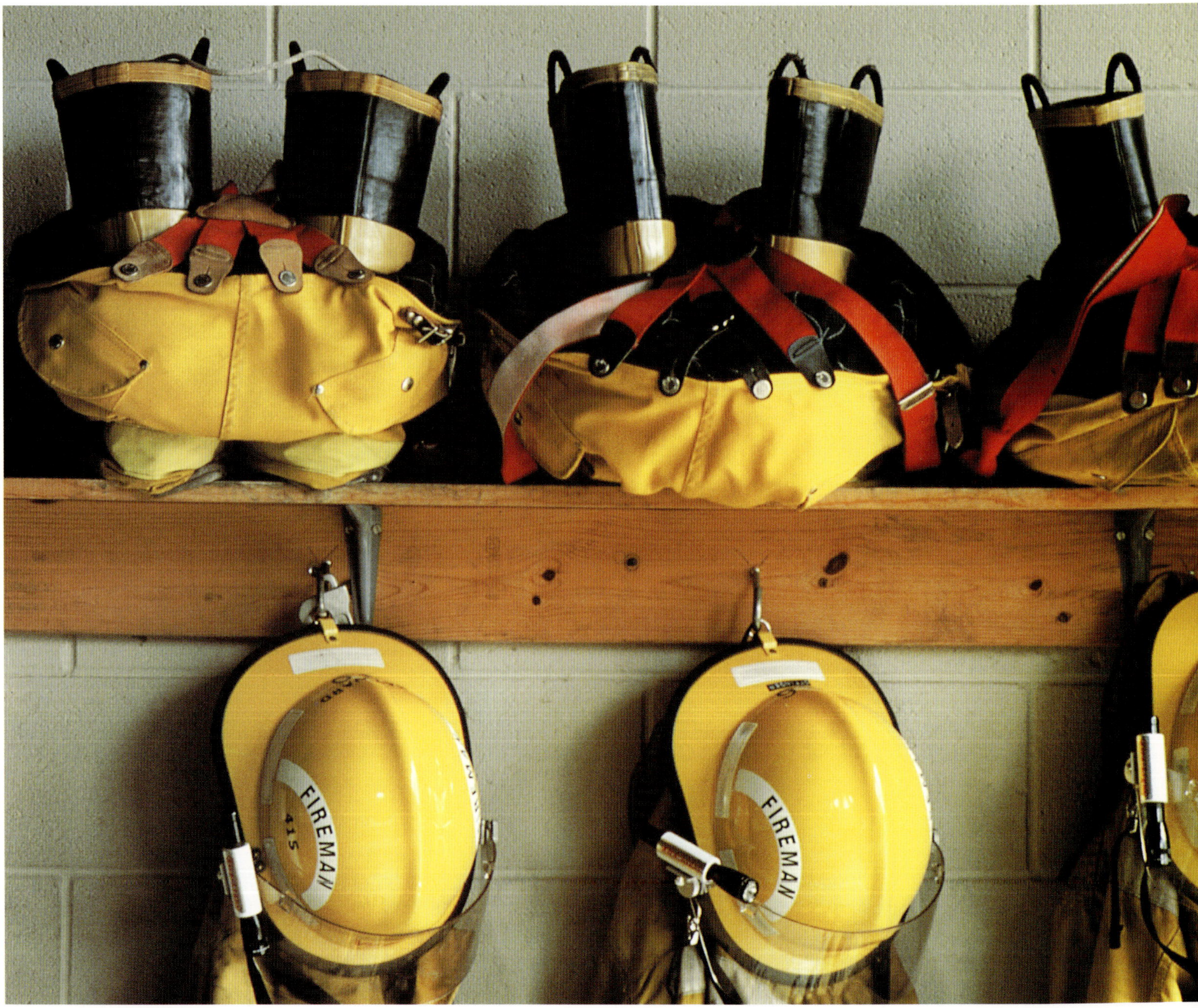

Feuerwache, Dallas, Texas.

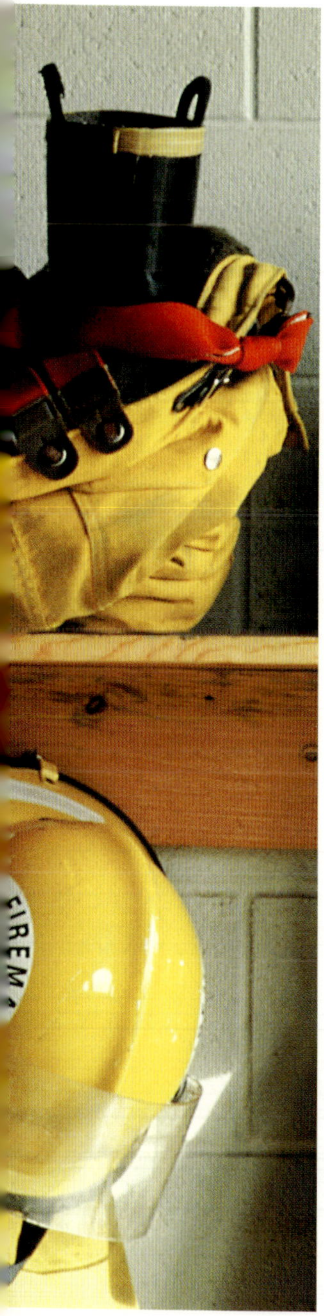

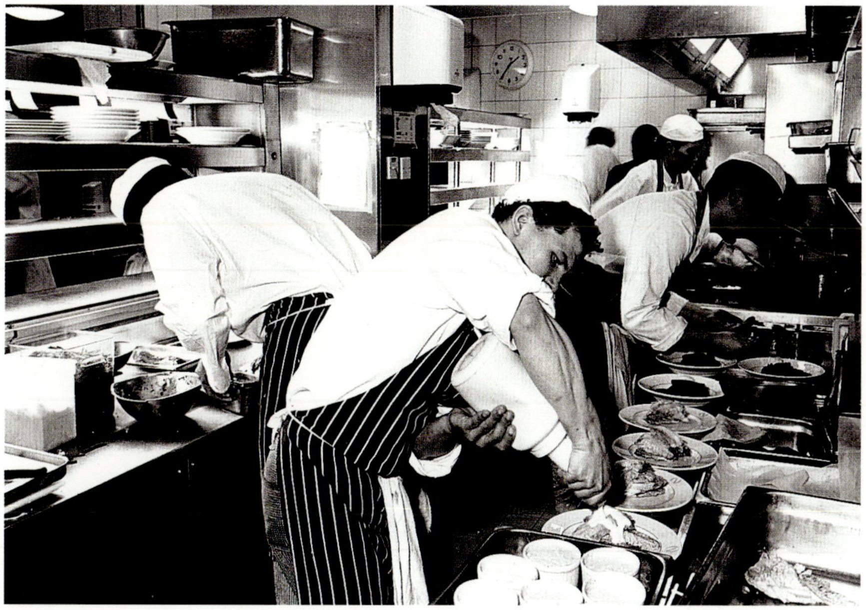

Küche des Restaurants Quaglino's, London.

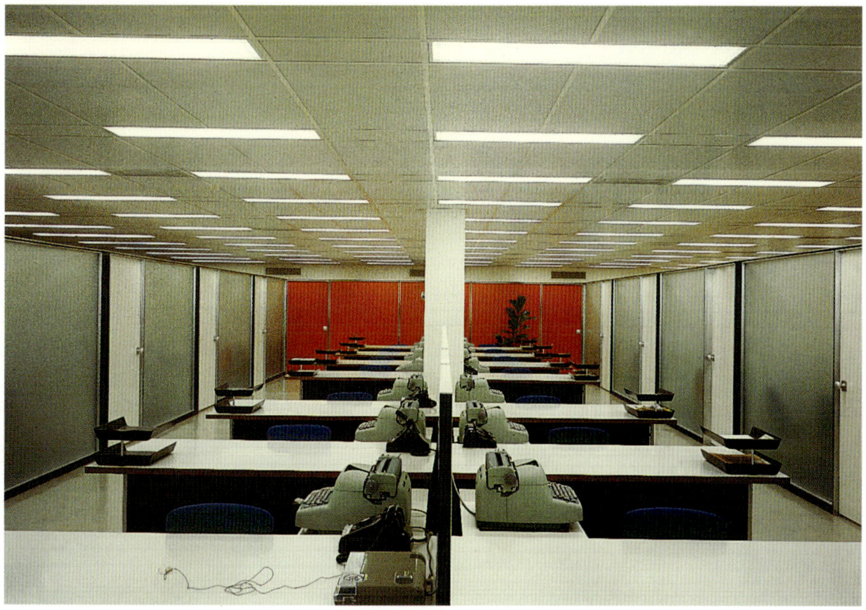

Heinz-Schreibbüro, Pittsburgh, Pennsylvania, USA.

„Gestaltung
ist keine
abstrakte
Fähigkeit
eines Genies.
Sie regelt
einfach
den Arbeits-
ablauf."

W. R. Lethaby

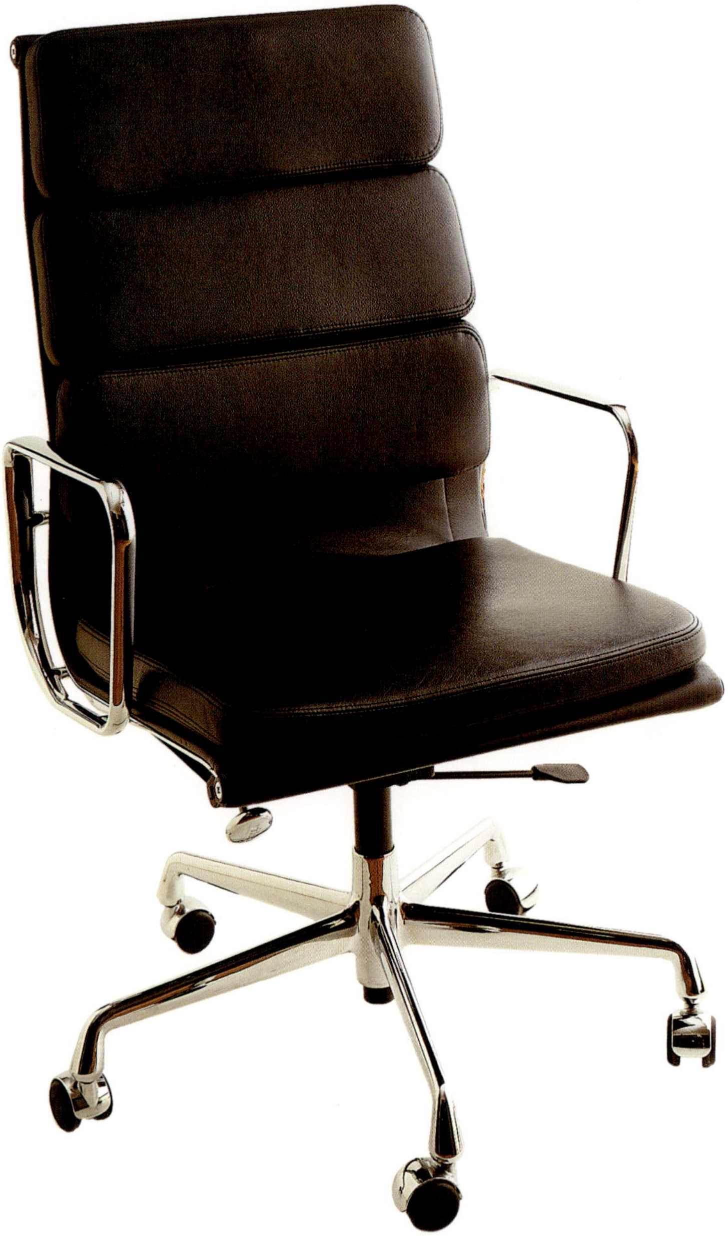

Charles und Ray Eames, Armlehnstuhl aus der *Soft Pad Group* (1969).

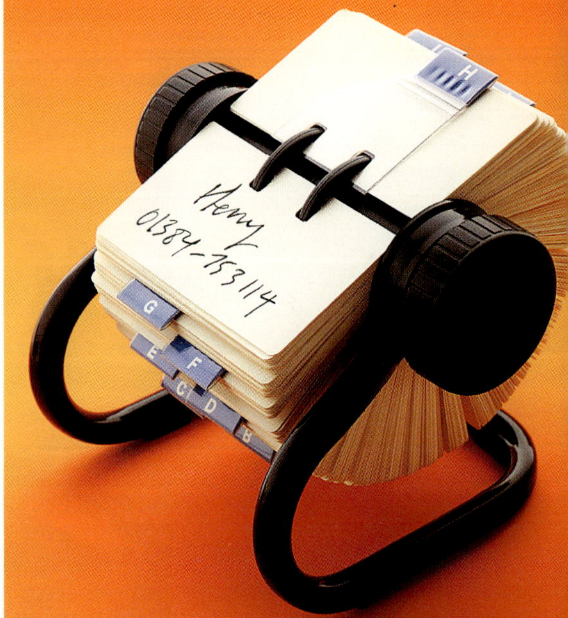

Rolodex

Montblanc-Füllhalter

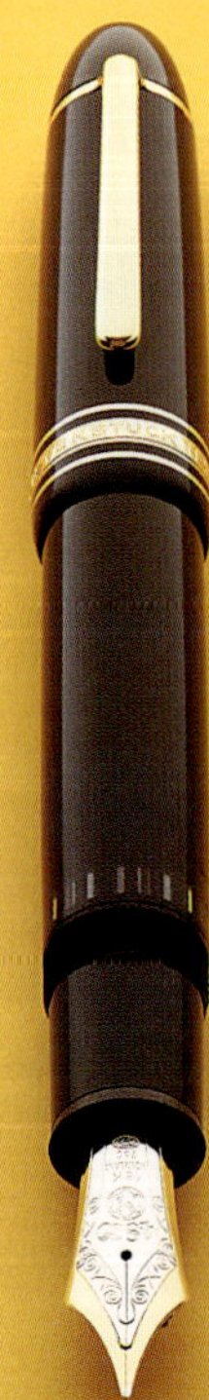

Kein Manager, der auf sich hält, ist heute ohne das neueste Handy unterwegs. Viele Schreibtisch-Ikonen datieren jedoch noch aus einer ganz anderen Zeit: der *Filofax* ist 75 Jahre alt. Andere Kultaccessoires wechseln die Berufssparte. Halliburton-Koffer etwa sind längst nicht mehr nur bei Photographen im Dienst.

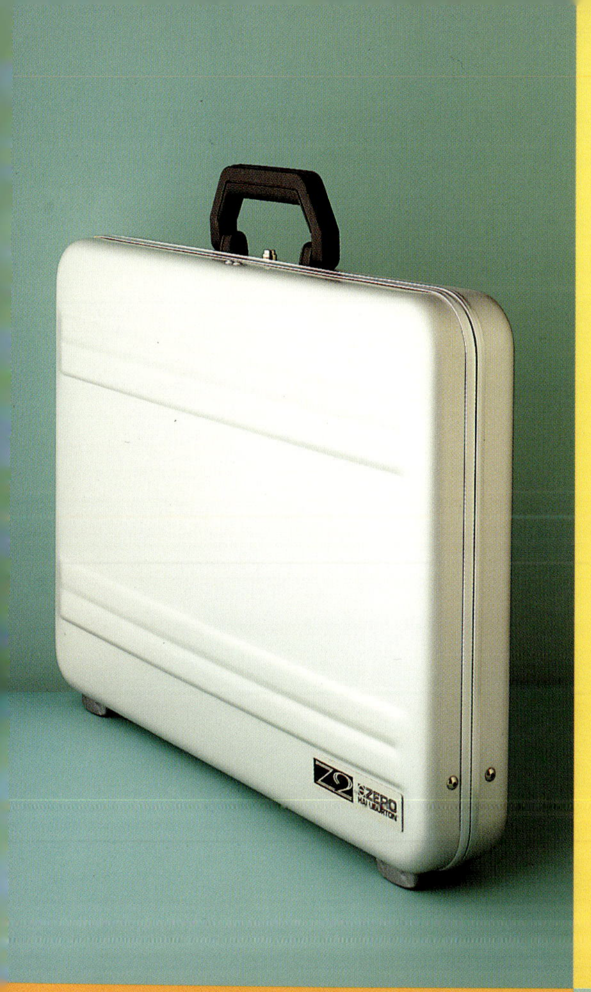

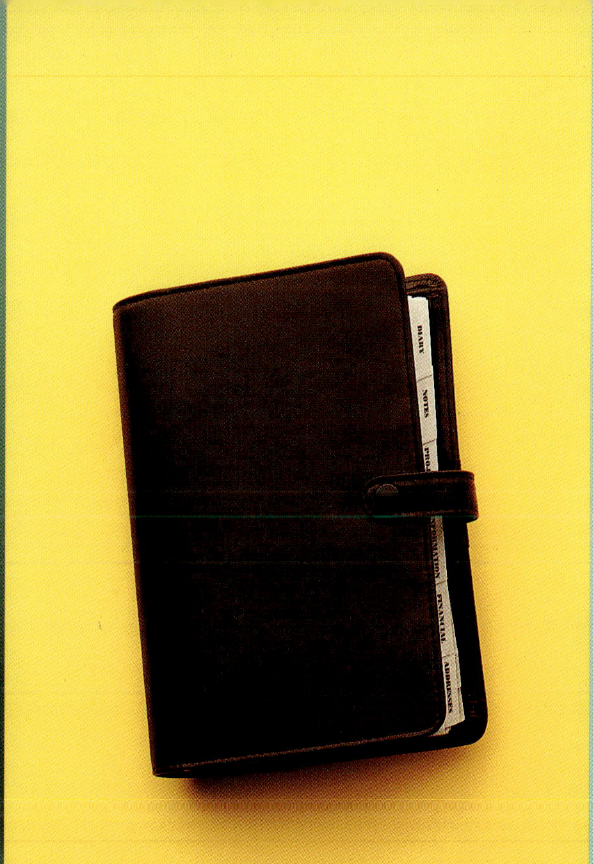

Filofax

Anglepoise-Leuchte

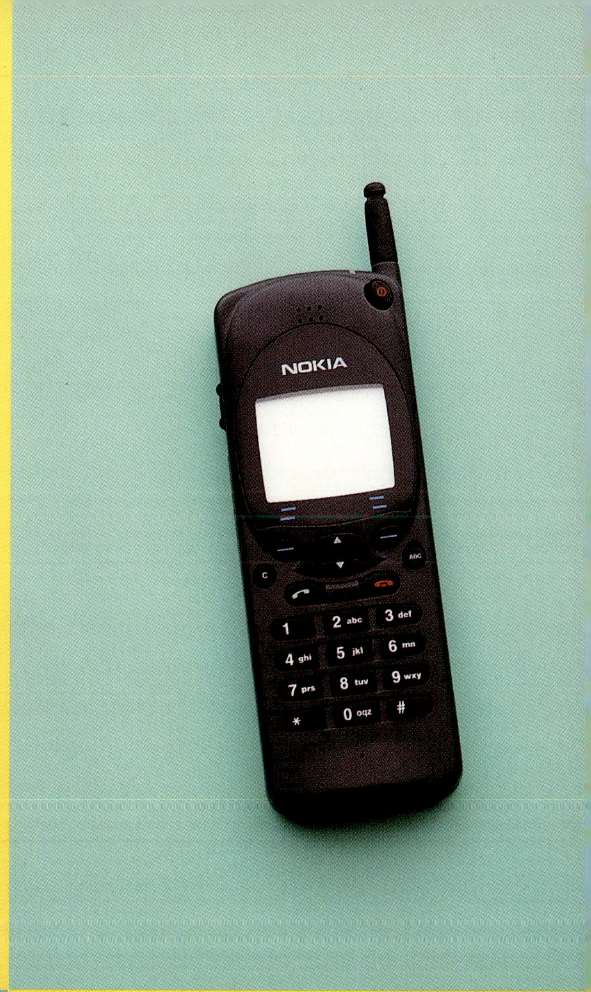

Halliburton-Koffer

Traditioneller Notizblock von Juristen

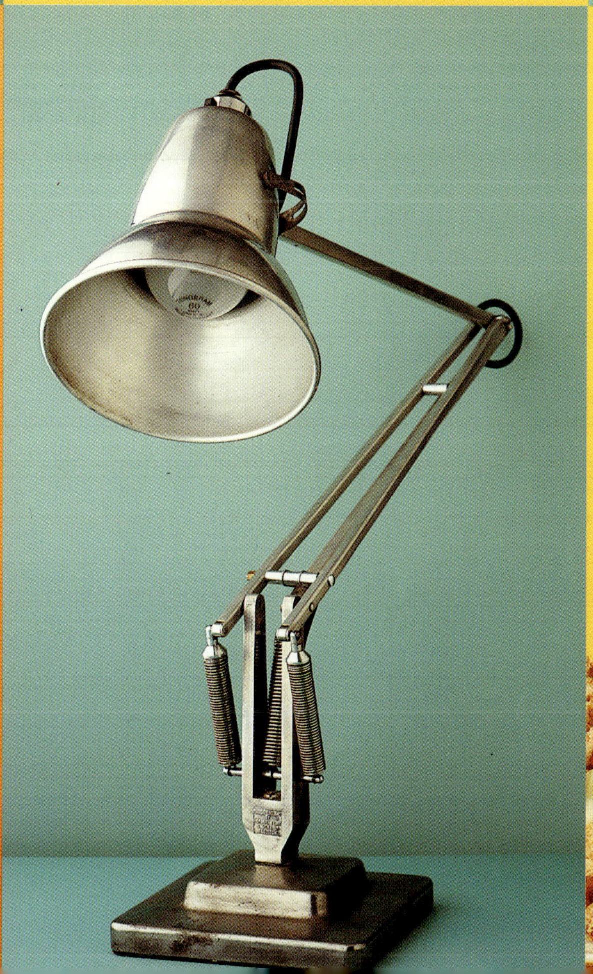

Nokia-Handy

Stabfilterkanne mit „Designer"-Sandwiches

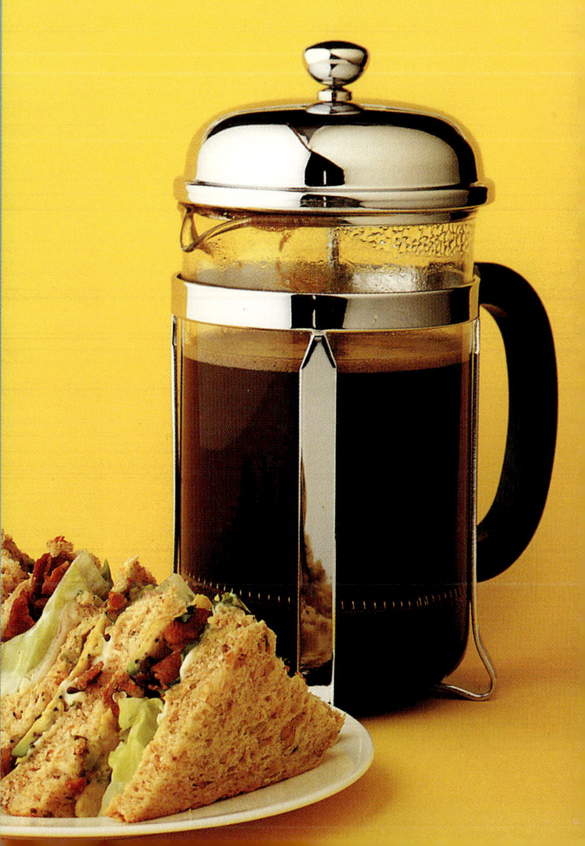

Das Lloyds-Gebäude in der Londoner City bildet einen wohltuenden Kontrast zu den üblichen einfallslosen Bürohäusern. Erschließung und Installation befinden sich außerhalb des Gebäudes, was die Flexibilität bei der Innengestaltung der zehn Stockwerke erhöht und außerdem Störungen durch Wartungsarbeiten vermeidet. Zugleich weckt das ungewöhnliche Konzept die Assoziation vom Büro als Kraftwerk. Die funktionale Ausstrahlung erinnert an andere Zweckbauten. Getreidesilos, Windmühlen, Ziegelbrennöfen und ähnliches üben auf viele Designer einen starken Reiz aus.

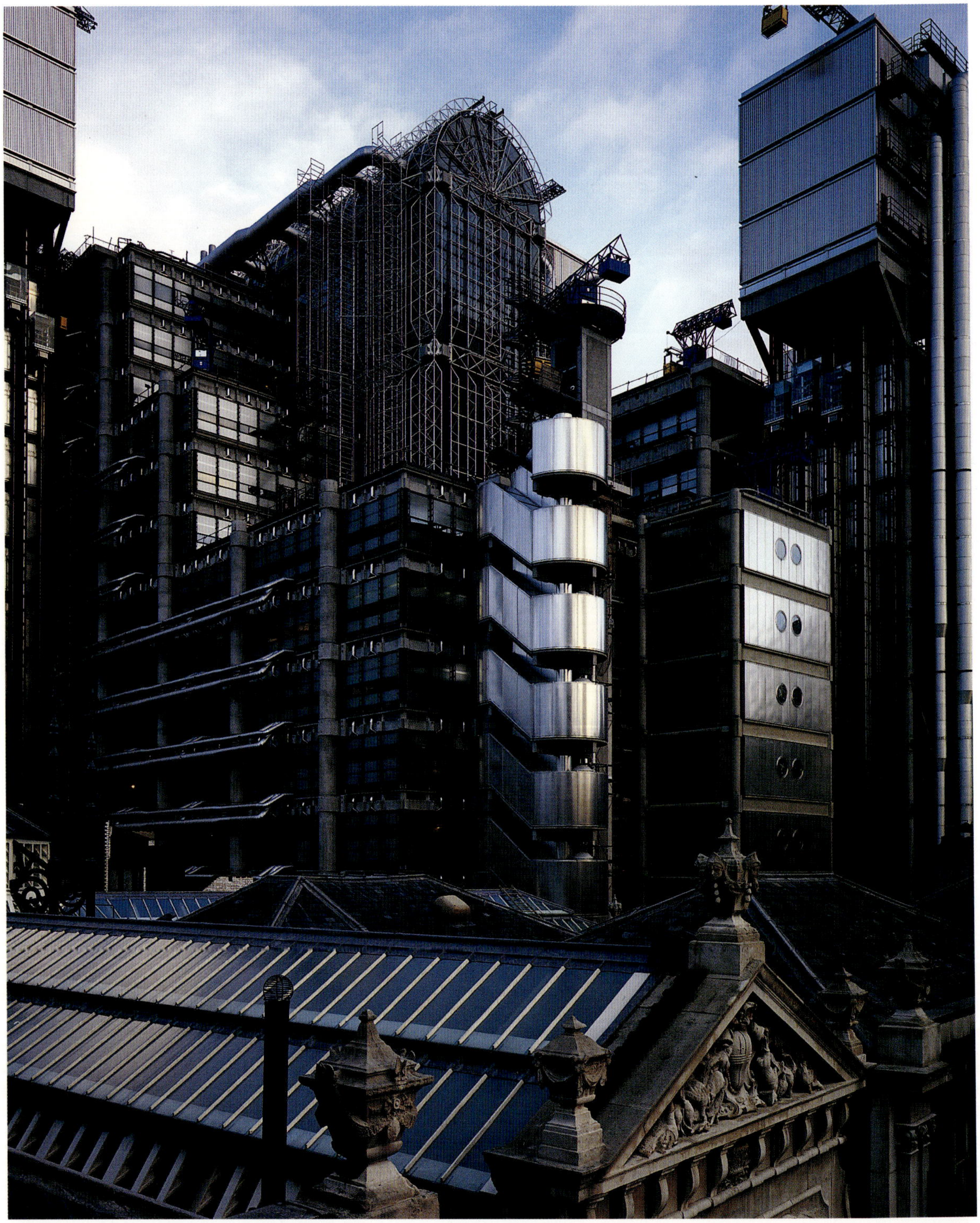

Richard Rogers Architects, *Lloyds Building*, London (1986).

Getreidesilo, Montana.

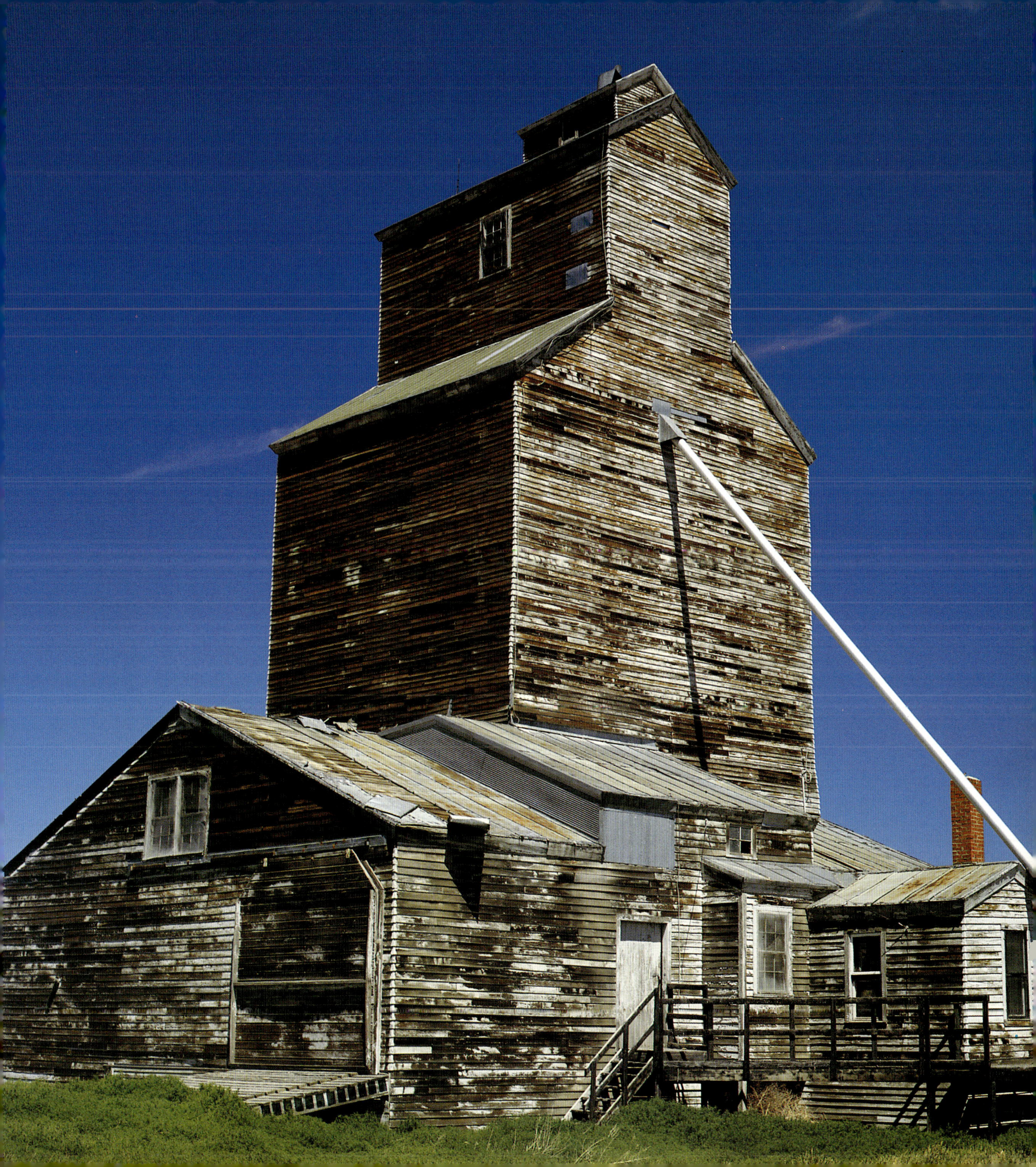

Lebensqualität ist für uns ein fundamentaler Wert, und dies gilt um so mehr in unserer Freizeit. Schließlich ist sie jener kostbare Teil unseres Lebens, den wir, unbelastet von allen Pflichten und Verantwortlichkeiten, dem Vergnügen und der Selbstverwirklichung widmen können.

Zweifellos hat sich die Art unserer Freizeitbeschäftigungen seit Beginn des Jahrhunderts radikal verändert. Die Geburt des Kinos vor nur einhundert Jahren markierte den Beginn einer Entwicklung, die uns unglaublich viele Neuerungen brachte. Heute be-

Frei-

herrschen audiovisuelle Technologien zunehmend unsere Hobbies.

Freizeit im Sinne absehbarer Zeiträume, die uns an den Wochenenden und nach Feierabend zur freien Verfügung stehen, ist eine relativ neue Idee. Sie ist eine unmittelbare Folge des Maschinenzeitalters, das uns durch effiziente Geräte im häuslichen und beruflichen Bereich eine deutliche Zeitersparnis bescherte. Die Industrie erkannte schnell, daß sich hieraus neue Bedürfnisse ergaben, und beeilte sich, mit entsprechenden Produkten ihre Chance zu nutzen.

zeit

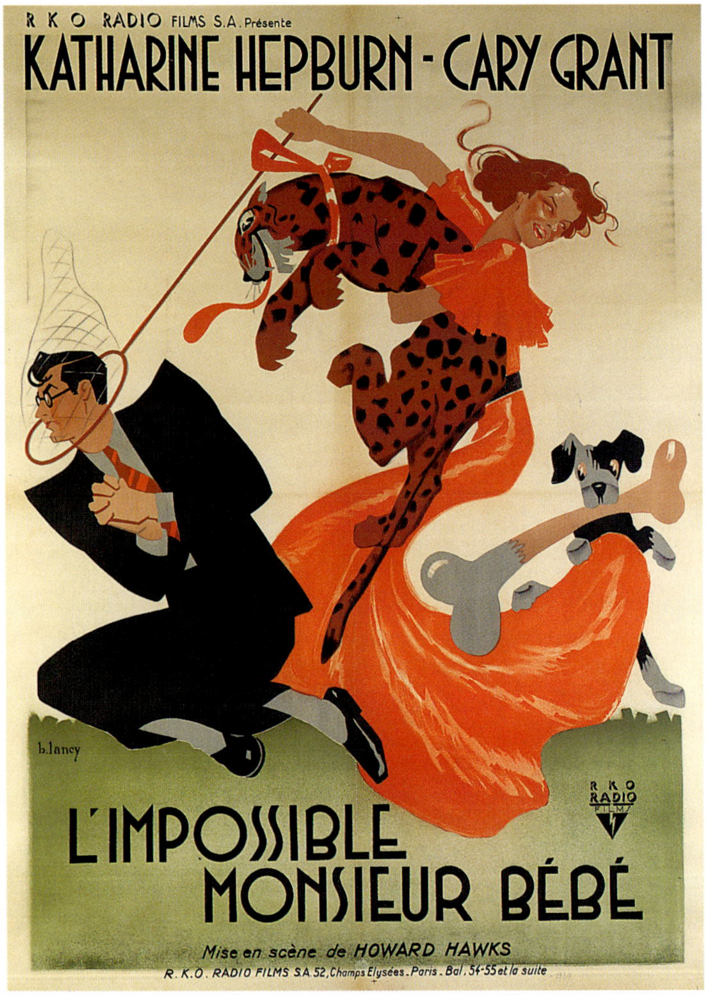

Die Traumfabrik Hollywood exportierte die amerikanische Kultur in die ganze Welt.

Die Veränderung unseres Freizeitverhaltens ist einerseits gesellschaftlich, andererseits aber auch durch Technik und Design bedingt. Allerdings ist die Überlegung, ob sie sich zuerst in der Gesellschaft oder im Design vollzieht, so müßig wie die bekannte Huhn-oder-Ei-Frage, wie die Designhistorikerin Penny Sparke feststellt. Designer leben nun einmal auch nicht im Vakuum, losgelöst von sozialen Trends und Bräuchen, ebensowenig können sie über die Veränderungen in ihrem beruflichen Umfeld hinwegsehen. Unverantwortlich wäre es auch, wollten sie vor den weiterreichenden Auswirkungen ihrer Arbeit die Augen verschließen.

Die meisten von uns sehen Freizeit als Gelegenheit, der täglichen Tretmühle und Hektik zu entkommen und etwas zu unternehmen, was bildet, unterhält oder einfach nur Spaß macht. Nun ist aber Freizeit immer weniger gleichbedeutend mit Freiheit. Für viele Menschen ist sie ein Synonym für Geldausgeben. Die erbarmungslose Kommerzialisierung eines jeden Hobbys findet im beliebtesten Freizeitvergnügen, dem Einkaufsbummel, ihren deutlichsten Ausdruck. Freizeit läßt auch nicht unbedingt Freiraum zur persönlichen Entfaltung. Pauschalreisen, Kinohits und dergleichen Angebote mehr führen zu Konformismus anstatt zu Erlebnisvielfalt, und neue Technologien drohen die Grenze zwischen Simulation und Realität zu verwischen.

Wenn wir versuchen, aus dem Alltag auszubrechen, stellen wir immer öfter fest, daß alle anderen offenbar dieselbe Idee hatten. Alternativ bleibt uns nur der Rückzug in die hermetische Welt einer Maschine. Das muß doch zu ändern sein! Sollte man aber von den Designern verlangen, daß sie den Geist in die Flasche zurückzaubern? Ich meine nicht, daß Design allein jemals unser gesellschaftliches Leben umzumodeln vermag, zweifellos kann es aber hier, wie in jedem anderen Bereich, einen Beitrag leisten – positiv wie negativ. Am besten wäre es, das Individuum in seinem sozialen Zusammenhang wieder in die Bildmitte zu rücken.

Die Elektronik hat unsere Lebensweise und auch die Produkte, mit denen wir uns umgeben, drastisch verändert. Zu Hause und am Arbeitsplatz haben wir es mit zahllosen „Kisten" zu tun, die als Vermittler und Dolmetscher zwischen uns und der Welt fungieren. Mit ihnen kam die Angst, wir könnten mit dem rasanten Fortschritt der Technik nicht mithalten. Man schätzt, daß sich die Leistungsfähigkeit von Siliziumchips alle 18 Monate verdoppelt, was einem exponentiellen Anstieg gleichkommt.

In früheren Zeiten wurden die Produkte von Hand hergestellt. Auch wer die Fertigkeiten dazu selbst nicht besaß, konnte doch immer nachvollziehen, wie etwas entstanden war. Mit jeder neuen Technikgeneration aber verstand man ein bißchen weniger. Der Ersatz mechanischer Teile durch Chips leitete endgültig eine Ära ein, in der wir kaum noch begreifen, wie das Gros der Produkte, mit denen wir zu tun haben, wirklich funktioniert. Der reflexartige Schlag auf den Fernseher, wenn das Bild verzerrt ist, beweist, daß wir tief in unserem Inneren noch immer die Vorstellung von mechanischen Teilen haben, die sich verklemmen können.

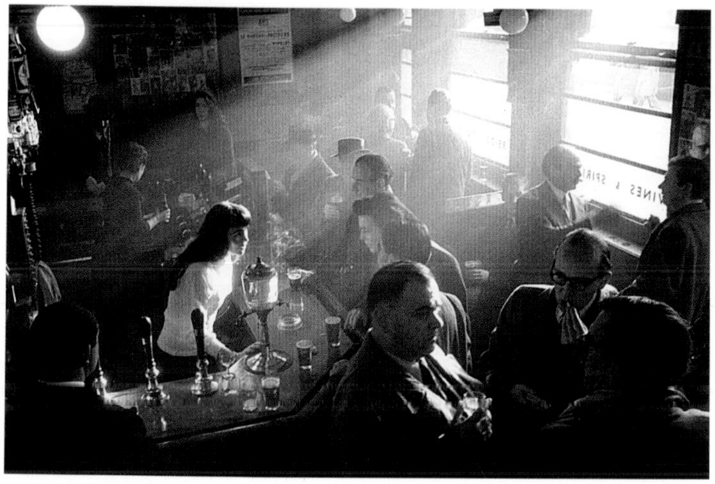

Kaum verändert: das Londoner *French House*, im Zweiten Weltkrieg Treffpunkt der Exilfranzosen.

Angesichts der raffinierten Technik von heute wäre man versucht, sich resigniert in die Unwissenheit zu fügen. Statt dessen sollten wir jedoch von den Designern fordern, daß sie für die Menschen Produkte schaffen, die auch wirklich auf ihre Bedürfnisse zugeschnitten sind. Dafür müssen sich die Designer über die reine Gestaltung der Kisten hinaus, in denen die cleveren Teile stecken, mit der Frage befassen, was technisch machbar und was für den Verbraucher erstrebenswert ist.

Natürlich ist ausgeklügelte Technik ein Verkaufsargument. Ein Hersteller, der eine absolute Neuheit auf den Markt bringt, muß zunächst unsere angeborene Skepsis überwinden, indem er die einzigartigen und revolutionären Funktionen des neuen Produkts herausstellt. Seine anfängliche Zielgruppe dürften also erst einmal jene sein, die sich für die Leistungsfähigkeit und Komplexität eines Produktes begeistern und nicht davon einschüchtern lassen. Erst wenn die Neuheit zum Standardartikel geworden ist, geht man daran, die normalen Benutzer anzusprechen.

Die japanischen Unternehmen, die schon lange im Bereich der Heimelektronik führend sind, wurden stark von der „Black Box"-Ästhetik deutscher Designer wie Dieter Rams beeinflußt. Seinem eleganten, schnörkellosen Stil haben die japanischen Designer den Stempel komplexer Funktionalität aufgedrückt und damit ihren Produkten einen äußerst professionellen Touch verliehen. Mit einer Vielzahl von Skalen, Drehknöpfen, Tasten und digitalen Anzeigen will man die Kunden überzeugen, daß sie auf dem allerneuesten Stand der Technik sind und natürlich auch fähig, all ihre Funktionen auszuschöpfen.

Nur wenige aber verlangen zum Beispiel von ihrem Videorecorder viel mehr, als daß er aufzeichnet und das Band zurückspult. Die verwirrende Vielzahl von Spielereien geht nicht etwa auf die tatsächlichen Bedürfnisse des Benutzers ein, sondern dient lediglich dazu, die Fähigkeiten der Maschine herauszustellen. Gutes Design bedeutet für mich, daß bei einem Gerät die Funktionen hierarchisch strukturiert sind. So lassen sich die für den Betrieb unerläßlichen Funktionen von den peripheren auf einen Blick unterscheiden. Einen solchen Ansatz verkörpert der unlängst von Priestman Associates für Hitachi gestaltete *VCR*. Die meistbenötigten Bedienelemente sind deutlich sichtbar auf der rechten

Seite der Konsole gruppiert, während die Tasten für speziellere Funktionen verborgen sind. Im Bereich der Technik sollte Design stets auf Bedienerfreundlichkeit durch Vereinfachung abzielen.

Die dritte Phase in der Entwicklung eines fortschrittlichen Gerätes beginnt, wenn es eine solche Akzeptanz erreicht, daß man nun mit seiner Form und Erscheinung spielen kann. Als erstes muß oft das professionell anmutende Schwarz oder Anthrazit des Gehäuses einer farbigen Gestaltung weichen. Dann folgen die phantastischeren Entwürfe, wie etwa Daniel Weils durchsichtiges Radio von 1981, bei dem die Komponenten in einer transparenten Plastikhülle untergebracht sind. Ein Beispiel jüngeren Datums ist Philippe Starcks Fernseher *Jim Nature* mit seinem Gehäuse aus recyceltem Preßspan. Solche verspielten und originellen Ideen sind der heuchlerischen Tarnung von Fernsehern als pseudoantikes Möbelstück allemal vorzuziehen.

Ausschließlich unter kommerziellen Aspekten eingesetzt, läuft Design oft auf reine Manipulation hinaus. Sony, das „wichtigste Unternehmen in der japanischen Geschichte“, kann auf zahlreiche Innovationen verweisen. Der Anfang wurde 1954 mit der genialen Idee gemacht, den in den USA erfundenen Transistor im Radio einzusetzen. Ein revolutionärer Schritt nach vorn war auch 1979 die Entwicklung des Walkmans, der die neueste Elektronik nutzte, um uns beim Musikgenuß mehr Freiheit und Beweglichkeit zu verschaffen. Nachdem über 15 Jahre vergangen und mehr als 130 Millionen Stück verkauft sind, ist das Angebot heute größer denn je. Die Unterschiede beschränken sich jedoch weitgehend auf die Farbe, die graphische Gestaltung, die Materialien und die Verzierung, alles ausgerichtet darauf, möglichst jede Marktnische zu erobern.

Stil, oder vielmehr Styling, verkauft sich gut. Als die Firma Philco 1931/1932 ihre Radiogehäuse von Norman Bel Geddes neu gestalten ließ, stieg der Absatz prompt um 50 Prozent. Designer wie er und Wells Coates, der für Ekco das revolutionäre runde Bakelitradio entwarf, verhalfen den Geräten durch eine unverwechselbare Optik zu mehr Popularität.

Anscheinend ist ästhetisches Vergnügen eng mit Erinnerungen verknüpft. Eine intelligent konzipierte, hochmoderne Stereoanlage mit exzellentem Klang und Bedienkomfort ist aufgrund ihrer Funktionalität ansprechend. Da sie aber alsbald von etwas Neuem überholt wird, entwickelt man keine Bindung zu ihr. Wie wichtig jedoch das Gefühl von Beständigkeit für viele Menschen ist, wird am wachsenden Interesse für nostalgisches Design deutlich, das sich sogar auf dem technisch orientierten Gebiet der Unterhaltungselektronik abzeichnet.

Das Roberts-Radio zum Beispiel, in den fünfziger und sechziger Jahren in englischen Küchen ein vertrauter Anblick, wurde unlängst erfolgreich wieder eingeführt. Es spricht jene an, denen traditionelles Design wichtiger ist als die raffinierteste Technik. Schon während man sich aus einer Pernod-Flasche einen Drink einschenkt, werden Erinnerungen an die Atmosphäre französischer Cafés wach. In nostalgischen Formen schwingen Bilder bestimmter Zeiten und Orte mit. Vielleicht wird der technische Fortschritt, wenn ein gewisser Punkt einmal erreicht ist, ja auch uninteressant. Schließlich stößt unsere Wahrnehmungsfähigkeit irgendwo an ihre Grenzen.

Grenzenlos dagegen ist heute die Reiselust. Obwohl es meinen Eltern finanziell recht gut ging, waren sie nur einmal im Ausland, nämlich auf ihrer Hochzeitsreise. Dagegen haben meine Kinder

Philippe Starck, tragbarer Farbfernseher *Jim Nature* (1993).

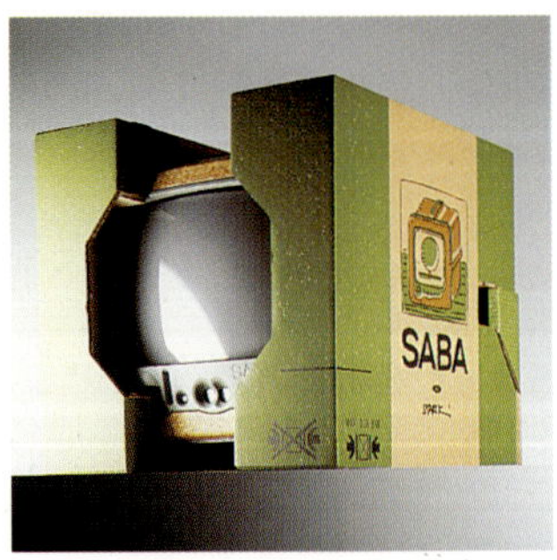

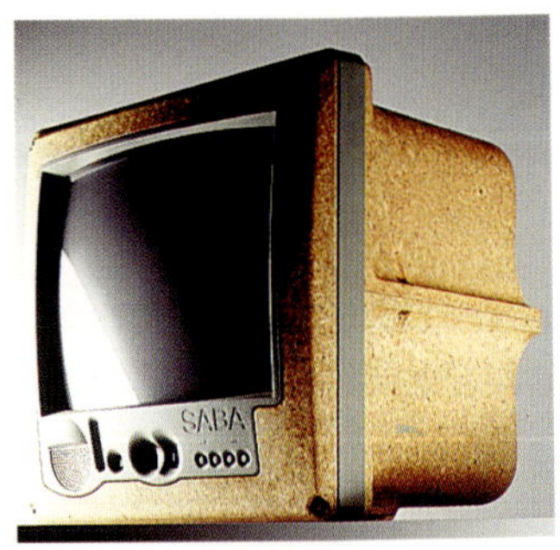

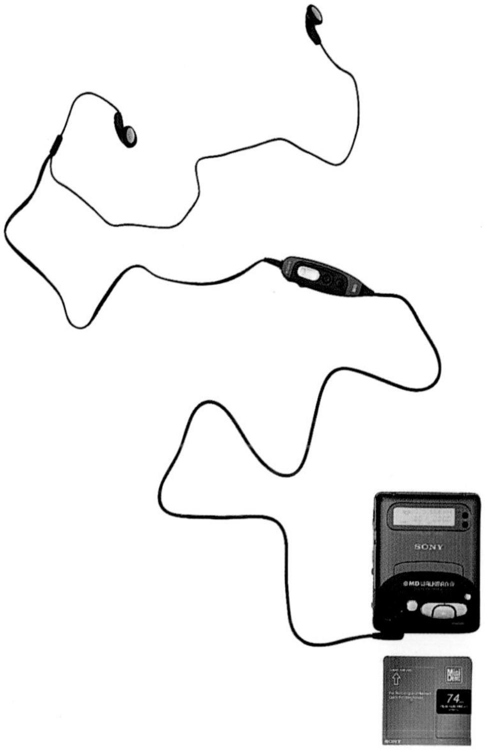

Der *MiniDisk Walkman* von Sony liefert exzellenten Klang für unterwegs.

schon die ganze Welt gesehen. Der Tourismus ist heute in zahlreichen Ländern eine Säule der Wirtschaft, mancherorts sogar die einzige Einnahmequelle. Einst als „kulturelle Schiene der Globalisierung“ bezeichnet, hat er sich mittlerweile zum unverzichtbaren Freizeitelement entwickelt.

Während das Reisen den Horizont erweitert, bewirkt der Massentourismus, daß die Welt schrumpft und die Unterschiede zwischen den Kulturen zusehends schwinden. Der Pauschalurlaub und die Hotelkette sind nur die krassesten Beispiele dafür, wie die Identität eines Landes verblassen kann und die Begegnung mit seinen Sitten und Gebräuchen vorprogrammiert wird.

Design kann diesen Trend verstärken oder sich ihm widersetzen. Dazu benutzt, die Identität eines Landes neu zu beleben, und nicht als Mittel, um ein Bild der Vergangenheit im Einmachglas zu bewahren, liefert es unerwartete Impulse, die die Kultur lebendig halten. Man vergleiche etwa die kühne Pyramide, die I. M. Pei mitten in den Louvre setzte, mit der beschaulichen Welt, die der National Trust in England mit geschmackvollen Küchentüchern, getrockneten Blütenmischungen und handbeschrifteten Marmeladengläsern inszeniert. Mitterands Vermächtnis in Gestalt der neuen Pariser Bauten bekundet Vertrauen in das gesellschaftliche Leben und in die Zukunft und verweist damit zugleich auf die Geschichte. England dagegen verharrt in ängstlicher Stagnation, wie schon die Tatsache zeigt, daß man nicht einmal den Versuch unternimmt, so etwas wie ein klares Bild der Moderne zu schaffen; dafür wird jede historische Stätte in einen anspruchsvollen Freizeitpark verwandelt. Die positiven Aspekte des Alten bewahren zu wollen ist lobenswert und auch notwendig. Diese konservative Haltung darf aber nicht dazu führen, daß man das Neue ignoriert und der Zukunft aus dem Weg geht.

Auch Spanien hat in jüngster Zeit demonstriert, wie eine Kultur ihre charakteristischen Merkmale mit Hilfe des Designs konsequent zum Ausdruck bringen kann. Im Zentrum stand dabei Barcelona. Die Hauptstadt Kataloniens besitzt eine ausgeprägte geschichtliche, politische und kulturelle Identität. Ihre großartige Vergangenheit wird in den lebendigen alten Vierteln und Hafenbezirken ebenso offenbar wie in den unverwechselbaren Arbeiten des großen Architekten Antoni Gaudí. Die progressive Stadtplanung hat hier Tradition; schon im 19. Jahrhundert hat man einen Rasterplan zur Erweiterung der Stadt ausgearbeitet.

Seit den achtziger Jahren erlebt Barcelona einen bemerkenswerten Designboom, der in der Vorbereitung auf die Olympischen Spiele 1992 seinen Höhepunkt fand. Die Bauten und Möbel von Oscar Tusquets, dessen Drahtgitterbänke auf vielen Plätzen der Stadt zu sehen sind, sowie die unzähligen neuen Bars, gestaltet von Alfredo Arribas, André Ricard, Eduardo Samso und Javier Mariscal (der auch das olympische Maskottchen entwarf), haben Barcelona zu einem Mekka für Designliebhaber aus aller Welt gemacht. Diese Entwicklungen vollzogen sich nicht isoliert, sondern im Rahmen einer Gesamtstrategie, die von der Stadtverwaltung, namentlich von Bürgermeister Pasqual Maragall, engagiert gefördert wurde. Man nutzte zum Beispiel die Gelegenheit, um das heruntergekommene Hafenviertel wiederzubeleben und somit den historischen Bezug Barcelonas zum Meer wiederherzustellen, indem man das Olympiadorf hier integrierte und nicht etwa aus der Stadt auslagerte.

In Barcelona zeigt sich, welch belebende Impulse von Design ausgehen und wie das Lokalkolorit gestärkt werden kann, ohne daß das Ergebnis spießig wirkt. In kleinerem Rahmen geschieht gerade Ähnliches in Leith, dem Seehafen von Edinburgh. Der Ocean Terminal, den C. D. Partnership dort konzipiert, fungiert nicht nur als Anlegestelle für Passagierschiffe, sondern bietet darüber hinaus Geschäfte, Cafés, Bars und Restaurants, ein Hotel, ein Fitneß-Center, Kinos und zahlreiche weitere Freizeiteinrichtungen. Wir arbeiten derzeit auch an zwei größeren Hotelkomplexen in Wien und London. Bei beiden haben wir uns zum Ziel gesetzt, das charakteristische Flair und die kulturellen Elemente der jeweiligen Stadt aufzugreifen und in die Entwürfe einzubinden, ohne dabei jedoch in Trivialität zu verfallen.

In Wien galt es, Anleihen bei Hoffmann, dem berühmten Architekten und Mitbegründer der Wiener Werkstätte, zu vermeiden. Statt dessen werden Elemente des Wiener Lebens, wie etwa das Caféhaus und die für eine Stadt im Herzen Europas typische Mischung von Einflüssen, auf originelle Weise neu interpretiert. Eine Kopie oder eine Melange in „österreichischem Stil" hätte einmal mehr zur Abwertung einer Kultur geführt. Umgekehrt hätte das Hotel mit einem gedankenlos applizierten internationalen Anstrich genauso an jedem beliebigen anderen Ort stehen können.

Während Hotels im Idealfall ihre Gäste mit der Identität des Landes bekannt machen, bringen Museen und Sammlungen den Besuchern andere kulturelle und nationale Eigenheiten nahe. Zahlreiche Museen verdanken ihre Entstehung ursprünglich einem besonderen Interesse oder der Erwerbslust von Privatpersonen und entwickelten sich dann zu einem Hort des kulturellen und geschichtlichen Erbes. Inzwischen ist so manches Museum fast schon eine Kultstätte, an der die Menschen in den Dialog mit der Vergangenheit treten können.

Einst zumeist von Akademikern für Akademiker unterhalten, sind Museen heute Touristenattraktionen für einheimische wie auch ausländische Besucher. Diese Veränderung ging nicht ohne Kontroversen vonstatten. Dabei drehte es sich häufig darum, ob und wie man mit Hilfe von Design die Sammlungen dem Publikum besser zugänglich und Museen als Sehenswürdigkeit attraktiver machen kann.

Die Chance, sowohl die breite Masse anzulocken als auch dem akademischen Anspruch gerecht zu werden, wurde in England durch die Streichung staatlicher Zuschüsse für das Kulturleben noch geringer. Um zu überleben, müssen sich Museen und Kulturdenkmäler finanziell rentieren. Daher sind sie zunehmend von Cafés und Läden als Einnahmequellen abhängig.

Nichts spricht dagegen, Museen oder andere Kulturstätten so zu gestalten, daß ihr Besuch zu einem Vergnügen wird. Schöne Cafés und gute Restaurants tragen dazu ebenso bei wie eine verständliche Beschilderung und eine ansprechende Präsentation der Objekte. Mir gefiel schon immer die Vorstellung von einem Museum mit einem Hauptrundgang, der die Besucher zu den Glanzstücken einer Sammlung führt, während andere Bereiche für jene vorgesehen sind, die sich fundierter mit der Materie auseinandersetzen wollen. Ein ähnliches Grundkonzept gab das Victoria and Albert Museum dem Architekten Michael Hopkins vor.

Gewisse Züge eines solchen Ansatzes trägt auch die neue *Glass Gallery* des V & A, wie das Museum bei den Londonern heißt. Die Galerie ist in zwei Ebenen unterteilt. Während im Zwischenge-

„Die eine Hälfte der Menschheit versteht nicht

schoß zahlreiche Regale voller Glasobjekte stehen, ist das Erdgeschoß großzügiger ausgelegt und zeigt in Schaukästen besonders sehenswerte Stücke, begleitet von allgemeinverständlichen Informationen. Im Zwischengeschoß installierte der Glaskünstler Danny Lane in Zusammenarbeit mit Penny Richards, der Architektin der Galerie, eine spektakuläre Glasbalustrade, die den optischen Genuß der Sammlung noch erhöht. Durch eine intelligente Planung können 80 Prozent der Objekte gezeigt werden, Computer mit interaktiver Bedienerführung bieten dazu Hintergrundinformationen. Anders als die Reihen schlecht beleuchteter Mahagonivitrinen aus der viktorianischen Zeit besitzen die Schaukästen eine funkelnde Transparenz, die die Exponate noch wirkungsvoller in Szene setzt.

Den Puristen mißfällt weniger die Nutzung von Design für die Präsentation von Objekten als vielmehr seine Rolle im Handel, in diesem Fall im Museumsshop. Das V & A empfahl sich eine Zeitlang in einem Slogan als „klasse Café mit einem ganz netten Museum dabei". Heute ist der Shop im Museum genauso selbstverständlich wie das Café. Es ist nicht von der Hand zu weisen, daß viele Menschen auf die Souvenirs aus dem Museum genauso erpicht sind wie das Museum auf die Einnahmen aus diesem Geschäft, die ihm helfen zu überleben.

Natürlich ist das Sammeln von Souvenirs als materiellen Erlebnisbeweisen nichts Neues. Während die Besucher eines Schlosses an den roten Absperrseilen entlangdefilieren, recken sie die Hälse, um die Erinnerungsstücke zu bestaunen, die die einstigen Bewohner von ihren großen Reisen mitbrachten. Die heutigen Souvenirshops unterscheiden sich qualitativ in bezug auf ihre Gestaltung wie auf die ihrer Produkte erheblich. Man findet übelsten Einheitskommerz in Gestalt des Lesezeichens aus Kunstleder mit dem aufgeprägten Namen des Ortes ebenso wie den niveauvollen Laden, der Stücke von bleibenderem Wert anbietet.

Zunehmend macht man sich in diesem Bereich die Strategien erfolgreicher Geschäfte zu eigen, indem man den Shop selbst zu einem „Produkt" stilisiert. Wo Design nur dazu benutzt wird, um einer überholten Gestaltung ein frisches Gesicht zu verpassen oder um Produkte, die im Grunde Tand sind, optisch aufzuwerten, muß das Ergebnis enttäuschend ausfallen. Es gibt aber auch Gegenbeispiele. Der Shop des MOMA in New York etwa könnte durchaus auch außerhalb der Institution, für die er wirbt, bestehen. Er bietet eine exzellente Auswahl an anregenden, lehrreichen oder auch einfach nur äußerst attraktiven Artikeln, die weniger ein Thema auswalzen als vielmehr die Kenntnis eines Kulturbereichs erweitern und vertiefen. Die kommerzielle Kunst hat die kulturelle und gesellschaftliche Entwicklung im späten 20. Jahrhundert wahrscheinlich stärker beeinflußt als die schönen Künste. Daher überrascht es nicht, daß es die Museumsbesucher so sehr in die dortigen Läden zieht. Schließlich berührt Design in jeder Form unser aller Leben, während die Kunstwerke für die meisten unerschwinglich sind.

Als Designer und Einzelhändler, vor allem aber als Gründer des Design Museum in London beschäftige ich mich intensiv mit diesen Aspekten. Das Design Museum ging aus der Conran Foundation hervor, die ich 1980 mit dem Hauptziel ins Leben rief, Hersteller, Designer und Studenten wie auch die Öffentlichkeit auf die Bedeutung des Industriedesigns für unsere Lebensqualität im Alltag aufmerksam zu machen. Als erstes Domizil diente uns ein kleiner Bereich im alten Kesselhaus des V & A. Während der fünf Jahre, die wir im *Boilerhouse* verbrachten, veranstalteten wir 26 aufsehenerregende Ausstellungen zu verschiedensten Facetten des Designs. Das Themenspektrum umfaßte detaillierte Porträts von Unternehmen wie Coca-Cola und Sony ebenso wie Aspekte des Designs für eine ältere Zielgruppe, einen vergnüglichen Überblick über die Einkaufstasche als Imagebildner oder auch eine

die Vergnügungen der anderen." Jane Austen, *Emma*

genaue Analyse des Entwicklungsprozesses des Ford Sierra. Zeitweilig tummelten sich auf unseren knapp 400 Quadratmetern mehr Besucher als auf den restlichen 52 000 des V & A.

Seinen endgültigen Sitz am Butler's Wharf bezog das Design Museum 1989. In einem Speicher aus den vierziger Jahren, der völlig umgebaut wurde, befinden sich Ausstellungsräume, eine ständige Sammlung von Designobjekten des 20. Jahrhunderts, eine Bibliothek und ein Vorlesungssaal. Dazu gibt es einen Shop

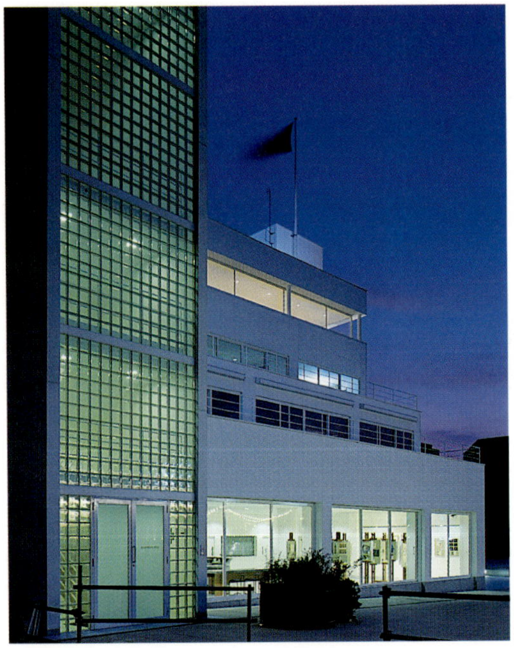

Das Design Museum, London, seit 1989 hier ansässig.

und natürlich auch ein „klasse Café" im ersten Stock mit Blick über die Themse, das Blue Print Café. Große internationale Ausstellungen haben stets zahlreiche Besucher angezogen, während unser Bildungsprogramm intensiv von Schulklassen genutzt wird.

Bei allem Erfolg aber muß das Museum, wie so viele vergleichbare Institutionen in Großbritannien seit der drastischen Kürzung des Kulturetats, ums Überleben kämpfen und sich um Sponsoren aus der Wirtschaft bemühen.

Eine der ersten Ausstellungen des Design Museum befaßte sich mit neuen Materialien und Designideen auf dem heißumkämpften Markt der Sportausrüstung. Das Design hat unmittelbaren Einfluß auf die sportliche Leistung, wie bei der Überarbeitung eines Produkts schon oft konkret zu beobachten war. In meinen Augen sind die meisten Sportartikel ästhetisch genauso ansprechend wie Werkzeuge, was wohl vor allem auf ihre primär funktionale Ausrichtung zurückzuführen ist. Allerdings ist heute vom Formel-1-Wagen bis zum Tennisschläger alles derart mit Logos zugepflastert, daß das Auge ständig abgelenkt und die Schönheit der Form völlig verschleiert wird. Die heimlichen Verführer sind eben längst nicht mehr so heimlich.

Der Markenkult ufert im Freizeitbereich zunehmend aus. Er wirkt im wesentlichen unterschwellig, das heißt, wir erkennen den Bezug, stellen die Assoziation her und speichern sie, ohne uns dessen bewußt zu werden. Die Omnipräsenz von Werbung wirkt allerdings allmählich kontraproduktiv.

Die Werbung ist nur ein Aspekt der wuchernden Kommerzialisierung der Freizeit und symptomatisch dafür, wie Kunst, Marketing, Massenmedien, Graphik, Produktdesign und Mode immer stärker ineinanderfließen. Daß Design nicht als Teil des Produktionsprozesses, sondern als Marketingwerkzeug verstanden wird, rührt schlichtweg daher, daß die Massenproduktion unweigerlich nach Massenkonsum verlangt.

In den westlichen Überflußgesellschaften der Nachkriegszeit verzeichnete die Produktion ein phänomenales Wachstum. Zwischen 1958 und 1968 betrug die Steigerungsrate 100 Prozent. In gleichem Maße expandierte die Massenkommunikation. Während

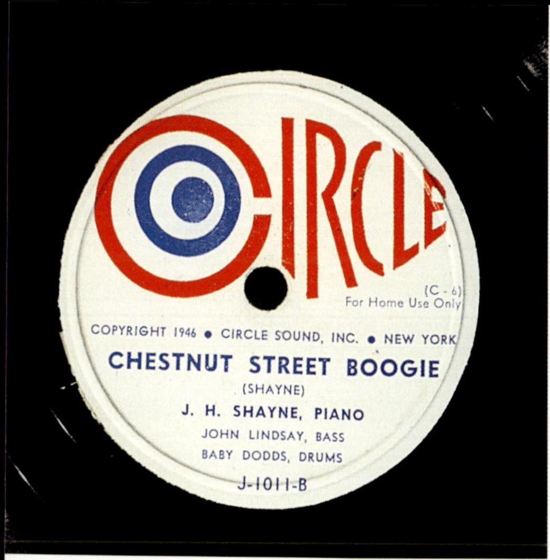

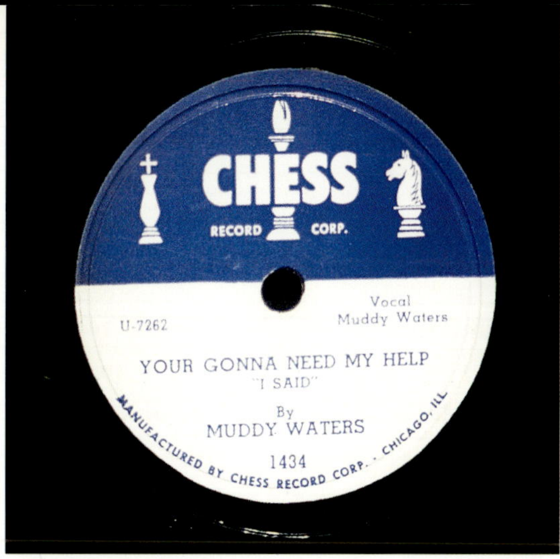

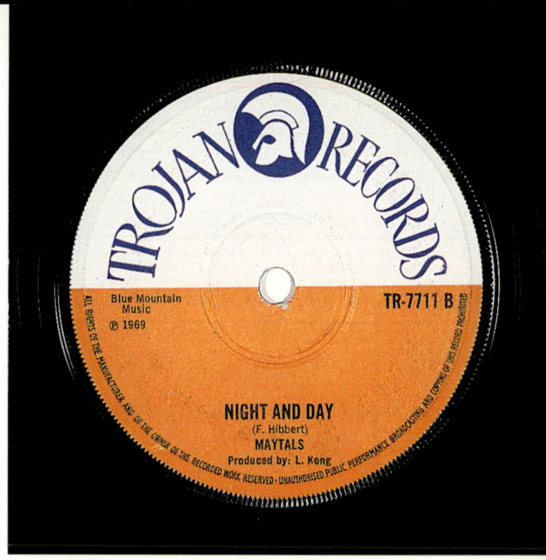

Das Plattenlabel ist, wie vormals das Cover, Vehikel neuer graphischer Ideen und somit zum Sammlerobjekt geworden.

es 1951 in den USA eineinhalb Millionen Fernseher gab, waren es 1960 bereits 85 Millionen. Werbung und Massenmedien brachten dem Verbraucher die Produkte so nahe wie nie zuvor. Gleichzeitig kristallisierte sich eine neue Zielgruppe heraus: Junge Leute, die erstmals über ein eigenes Einkommen verfügten, wurden zu einem Faktor, mit dem zu rechnen war.

Aus dieser potenten Mischung ging die Popkultur hervor. In logischer Konsequenz des grassierenden Konsumdenkens mußte alles poppig sein. Der populäre Stil der fünfziger Jahre bediente sich selbstbewußt bei Bildern aus Wissenschaft und moderner Kunst. Anfang der sechziger Jahre waren alle Schranken gefallen. Der durch die Massenmedien geförderte rasche Wechsel der Stile und die verschwimmenden Grenzen zwischen den verschiedenen kulturellen Bereichen brachten dem Design eine andere Funktion ein: die Befriedigung der Gier nach Neuem.

Heute überrascht es uns nicht mehr, wenn eine Bank in einem Werbespot mit Zitaten aus der Techno-Szene Erstkunden zu gewinnen versucht, wenn das Unternehmen Microsoft den Rolling Stones für die Verwendung eines ihrer Songs bei der Einführung neuer Software etliche Millionen zahlt oder wenn Saatchi and Saatchi als Werbung für British Airways in Christo-Manier eine Insel verpacken. Vielschichtige Ironie und Anspielungen sind heute so gang und gäbe, daß wir kaum mehr sagen können, wo ein Produkt endet und ein anderes beginnt. Unlängst schmückte sich die British Telecom mit dem englischen Popstar Dave Stewart. Der Werbespot mutete wie ein Musikvideo an, und genau das war er auch, neben seiner eigentlichen Werbefunktion. Als Guinness einen Spot mit einem Fünfzigerjahrestück unterlegte, wurde es zu einem Hit und löste einen neuen Kult aus.

Werbespots machen auch Anleihen bei Filmen – nicht selten sind die Regisseure die gleichen –, und genauso fungieren Filme oft als Werbung. In den fünfziger Jahren machten amerikanische Filme den vom Krieg gebeutelten Europäern die konsumorientierte Lebensart schmackhaft. Später brachte James Bond Aston Martins an den Mann, der Film *Enthüllung* warb für Informationstechnik, und Uma Thurman löste mit *Pulp Fiction* weltweit einen Engpaß bei einem bestimmten dunkelfarbigen Nagellack aus. Und unverhohlen werden vertraute Markennamen wie zufällig in Nahaufnahme gezeigt. Product-Placement heißt diese Strategie in Fachkreisen.

Hinter den Kulissen regiert die Promotion genauso. So mußten die Kostümbildner ihre Entwürfe für *Batman Forever* frühzeitig vorlegen, um der Industrie ausreichend Zeit für die Produktion ihrer T-Shirts, Schlüsselanhänger und Figuren zu geben, die dreimal mehr einbrachten als der Film selbst. In der Tat: Da wedelt der Schwanz oft mit dem Hund.

Auch die Kinder werden geködert. Die Plastikfigur für den Film zum Buch tritt im Zeichentrickfilm im Vorabendprogramm auf.

Bis zur Übersättigung beworben, haben solche Produkte ein kurzes, aber gewinnträchtiges Leben und machen schon die Kleinsten mit dem flüchtigen Vergnügen des Kultkaufs vertraut. Sie können die Marke, die sie begehren, noch im überfülltesten Geschäft zielsicher ausmachen und lesen bereits im Vorschulalter an der Verpackungsfarbe die Geschmacksrichtung der Kartoffelchips ab.

Doch leistet das Design auf diesem Sektor durchaus auch Positives. Bei den sogenannten pädagogischen Spielzeugen bedient es sich wissenschaftlicher Erkenntnisse zur Entwicklung des Verhaltens und logischen Denkens. Spielzeug, das Kinder im Krabbelalter und in den darauffolgenden Jahren lehrt, Formen zu unterscheiden, Knöpfe zu betätigen und Becher aufzutürmen, sind oft das Ergebnis intensiver Forschungen.

Viele dieser Spielzeuge besitzen genau jene Schlichtheit und Funktionalität, die auch gute Werkzeuge auszeichnen. Zu den besten Beispielen hierfür gehören Baukästen wie Meccano, K'nex und der Klassiker Lego, dessen dänischer Name „Spiel gut!" bedeutet. Lego wurde in den dreißiger Jahren von Ole Kirk Christiansen, einem Tischler, gegründet. Bis zum Ende des Zweiten Weltkriegs produzierte die Firma verschiedene robuste, handgefertigte Holzspielzeuge, als Christiansens Sohn Gotfred auf die Idee für ein Spielsystem mit einfachen, zusammensteckbaren Steinen kam. Seither wurde die Produktlinie natürlich erweitert. Heute gibt es unter anderem Räder, Motoren, Lampen und Figuren. Inzwischen haben Bausätze für ein bestimmtes Modell dem Grundkasten den Rang abgelaufen; einmal mehr wurde das Prinzip der individuellen Kreativität torpediert. Manchmal frage ich mich, ob wir eine Generation aufziehen, die zwar geschickt den neuesten „Look" nachahmen kann, zu eigenständigem, kreativem Denken aber nicht imstande ist.

Angesichts der Bilderflut, mit der die Medien unsere Kauflust unablässig reizen, verwundert es kaum, daß das Gros der Menschen das Einkaufen als erfüllende Freizeitbeschäftigung ansieht. Wo so viele Ausflugsziele mit Shops locken, kann das Einkaufszentrum auch zum Ausflugsziel werden.

Ich wäre ein Heuchler und würde überdies ein Eigentor schießen, wenn ich behauptete, daß es bessere Arten des Zeitvertreibs gibt. Zwar stelle ich das Einkaufen nicht über alle anderen Freizeitaktivitäten, doch ich genieße es und unternehme auch viel, damit andere es in meinen Läden genießen. Allerdings darf dabei meiner Meinung nach eine gewisse Grenze nicht überschritten werden, wenn die Menschen sich selbst nicht aus den Augen verlieren sollen. Diese Grenze markiert den Unterschied zwischen dem

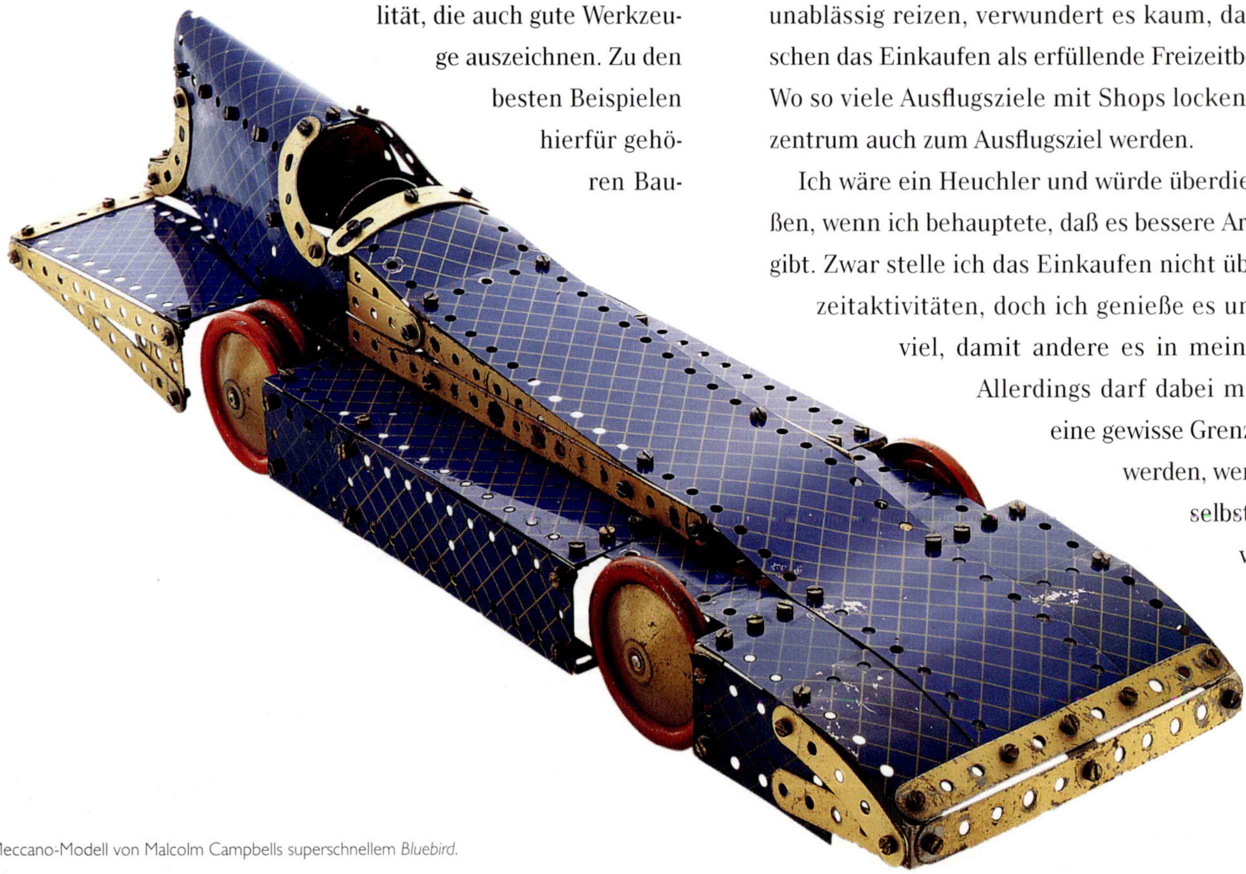

Meccano-Modell von Malcolm Campbells superschnellem *Bluebird*.

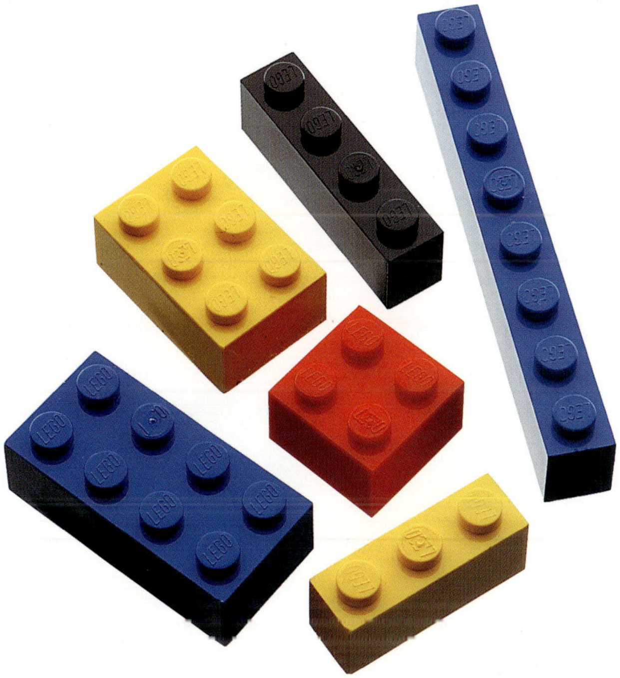

Gut gestaltetes Spielzeug wie Lego bildet den Grundstein für kreatives Spiel.

Allerweltsbistro und dem liebevoll gestalteten Lokal, zwischen dem genormten Einkaufszentrum und dem individuellen Laden, zwischen der toten Trabantenstadt und dem lebendigen Marktplatz – letztlich den Unterschied zwischen der virtuellen Realität, in der fast nichts dem Zufall überlassen bleibt, und der realen Welt mit ihren Überraschungen, die unser Leben bereichern.

Raum für Phantasie wie auch der Bezug zur Wirklichkeit sollten Designern gleichermaßen ein Anliegen sein. Alljährlich erweitert das Design Museum die Conran Foundation Collection um neue Exponate. Dazu wird jemand eingeladen, der jünger als 35 Jahre ist und mit Design zu tun hat, mit einer bereitgestellten Summe Objekte zu erwerben. Es müssen in Produktion befindliche Serienerzeugnisse sein, die noch auf dem Markt sind und die der- oder diejenige selbst gern besitzen würde. Zur Kollektion von 1995, zusammengestellt von der Designautorin Alice Rawsthorn, gehört ein Besteck, das Arne Jacobsen 1957 für Jensen entwarf. Auf dem Schild dazu steht, daß Stanley Kubrick dieses Besteck 1968 für seinen Film *2001: Odyssee im Weltraum* auswählte. Es war die einzige Requisite, die die gewünschte futuristische Anmutung mitbrachte und nicht extra angefertigt werden mußte.

Das Kino hat uns manch denkwürdiges Bild beschert und damit unser Erleben im 20. Jahrhundert wesentlich geprägt. Von Fritz Langs *Metropolis* bis zu den *Wallace-and-Grommit*-Filmen von Nick Parks haben Trickfilmzeichner, Simulations- und Special-Effects-Techniker, Kostüm- und Bühnenbildner uns mit ihren faszinierenden Tricks in andere Welten versetzt. Daß die eingeschneite Datscha in *Doktor Schiwago* eigentlich ein mit Marmorstaub, Wachs und Bittersalz präpariertes Haus in Spanien war oder die Dinosaurier in *Jurassic Park* mit dem Computer erzeugt wurden, ist für die Magie dieser Effekte letztlich nicht von Belang.

Die modernen Medien können in ihrem Zusammenspiel zynischer Manipulation und immer neuen Marketingstrategien den Weg ebnen, genauso aber vermögen sie durch gegenseitige Befruchtung eine nie versiegende Quelle wunderbarer Ideen und Inspirationen erschließen. Alles hängt ausschließlich davon ab, was wir daraus machen.

Die Zeiten hermetischer Abgrenzung der verschiedenen kulturellen Bereiche sind vorbei. Die Designer sollten uns an die menschliche Seite unserer Vergnügungen erinnern und uns Raum zur freien spielerischen Entfaltung schaffen. Bei aller Faszination lassen uns die phantastischen Tricks und Bilder der neuen Technik die Realität und ihre Probleme doch nur vorübergehend vergessen. Die Verbesserung der Lebensqualität für jeden von uns – in der realen wie in der virtuellen Welt – ist die vordringlichste Aufgabe von Design.

„Je besser wir das menschliche Empfinden verstehen, desto besser wird auch das Design."

Steve Jobs, Mitbegründer von Apple Computers

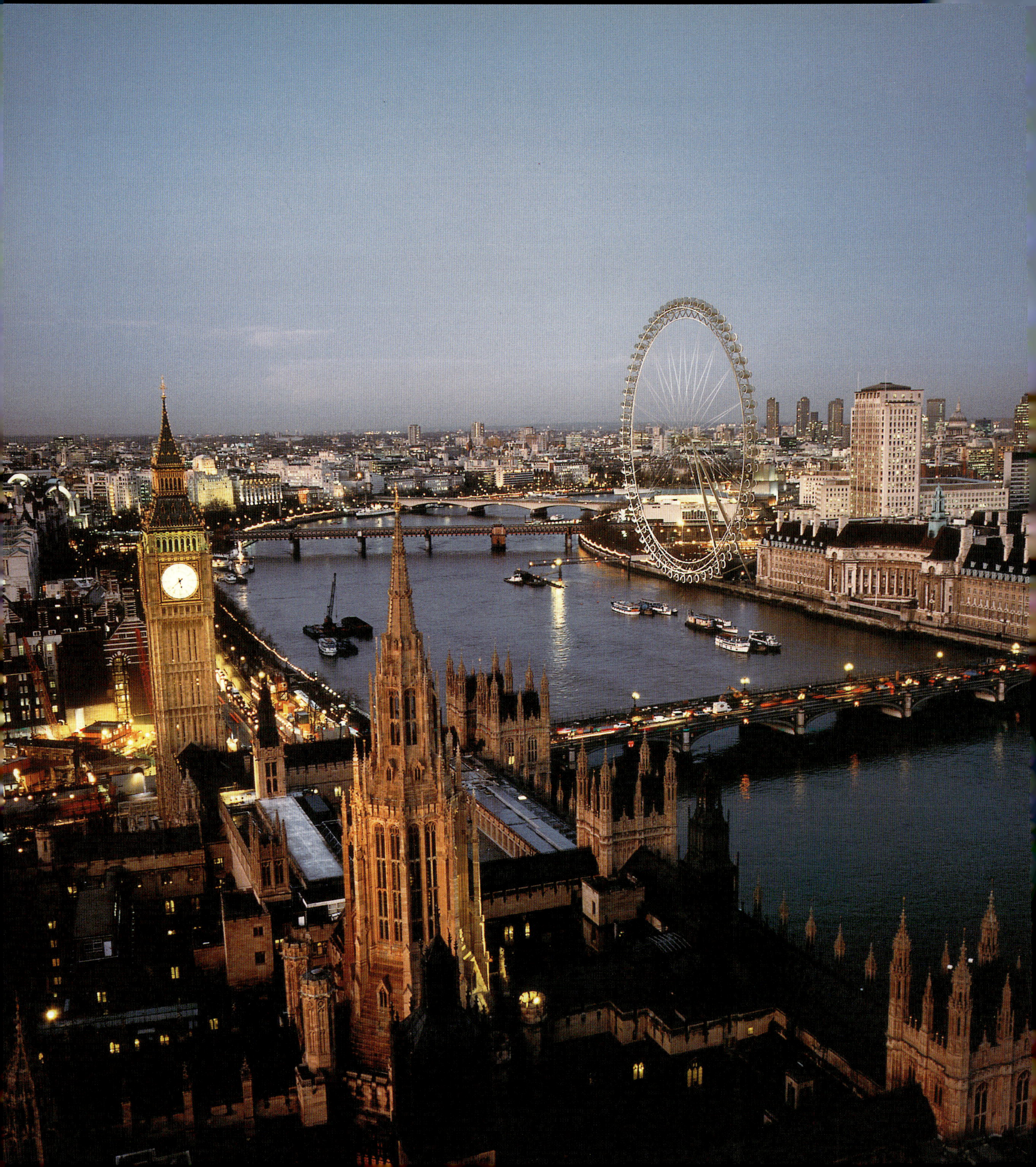

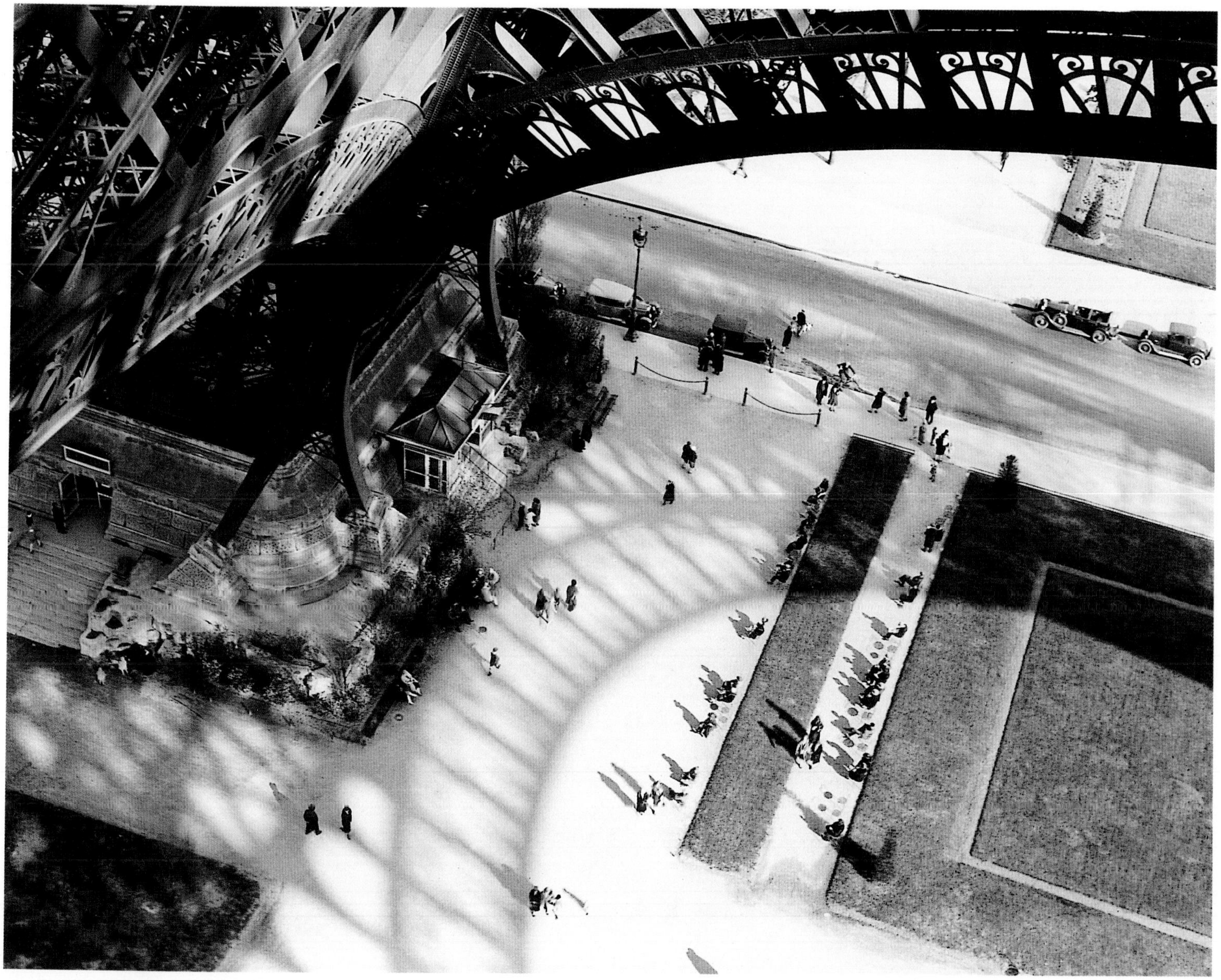

Gustave Eiffel, *Eiffelturm*, Paris (1889), photographiert von André Kertész (1929).

Bei seiner Errichtung stieß der Eiffelturm auf heftige Ablehnung, doch er überlebte seine Kritiker und wurde zum Wahrzeichen von Paris. Das *Millennium Wheel* könnte zu einer ähnlichen Attraktion in London werden. Vom obersten Punkt des gut 150 Meter hohen Rades wird sich ein herrliches Panorama über die Stadt eröffnen. Über die Hälfte des Strombedarfs soll durch die Wasserkraft der Themse erzeugt werden.

David Marks und Julia Barfield mit Ove Arup & Partners, Entwurf für das *Millennium Wheel*, London (1995).

„Einfache Genüsse sind die letzte Zuflucht kompli-zierter Menschen."

Oscar Wilde

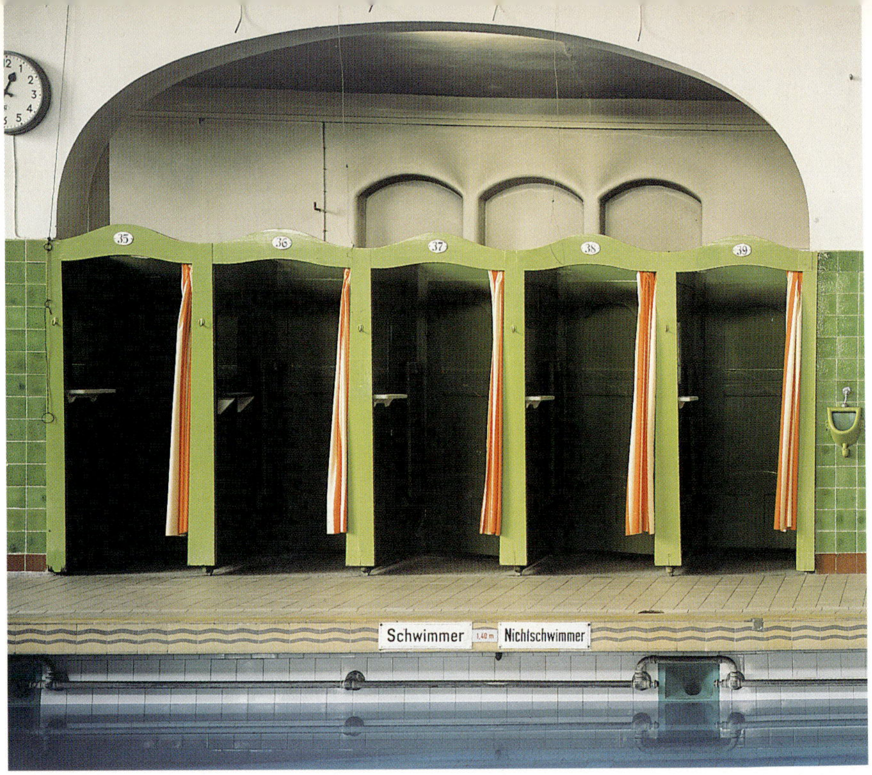

Heidenheim, Hallenbad (1906).

Eisbahn, *Rockefeller Center*, New York (1931-1940).

Heilbad, Hotel Gellért, Budapest (1918).

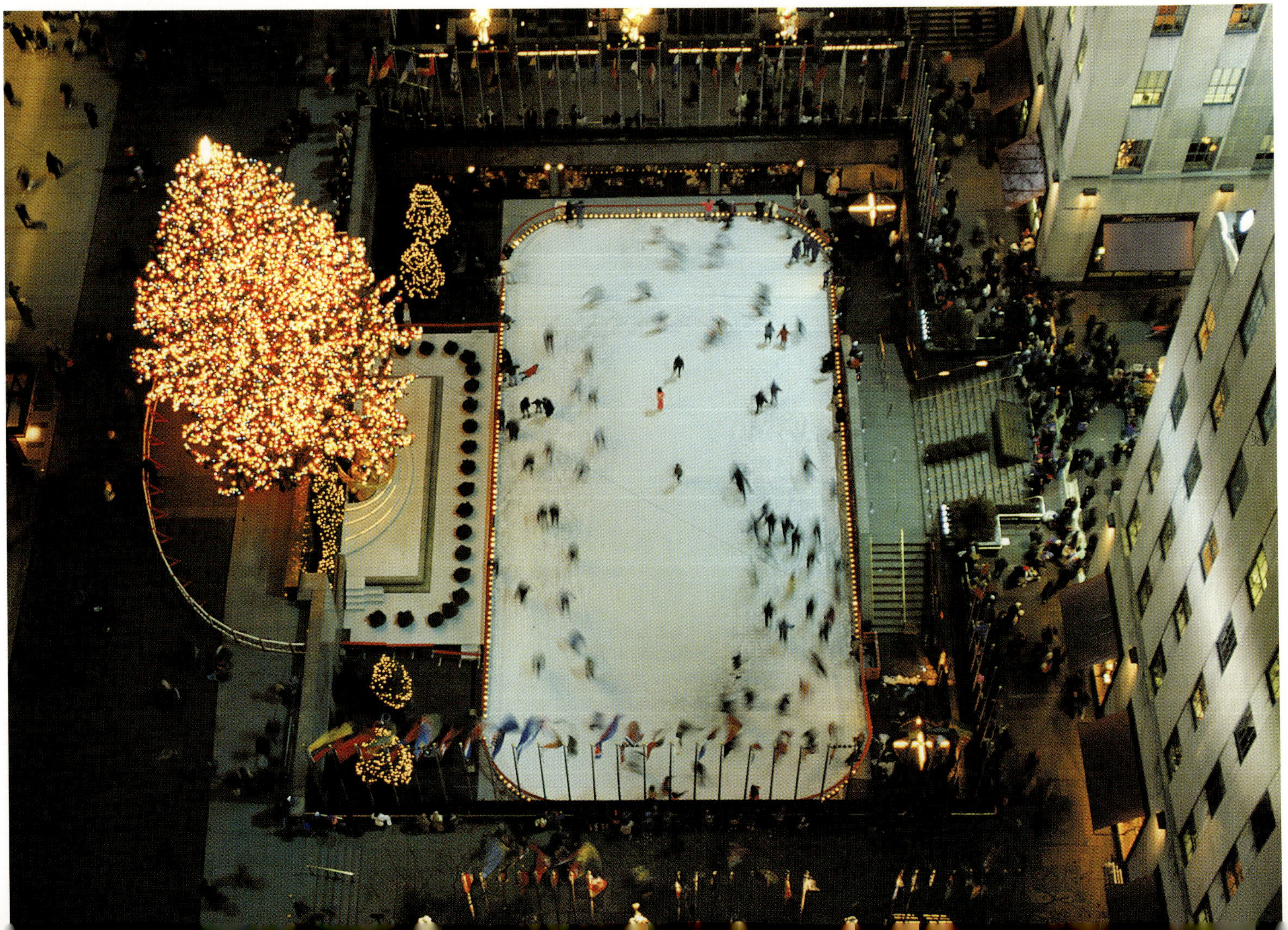

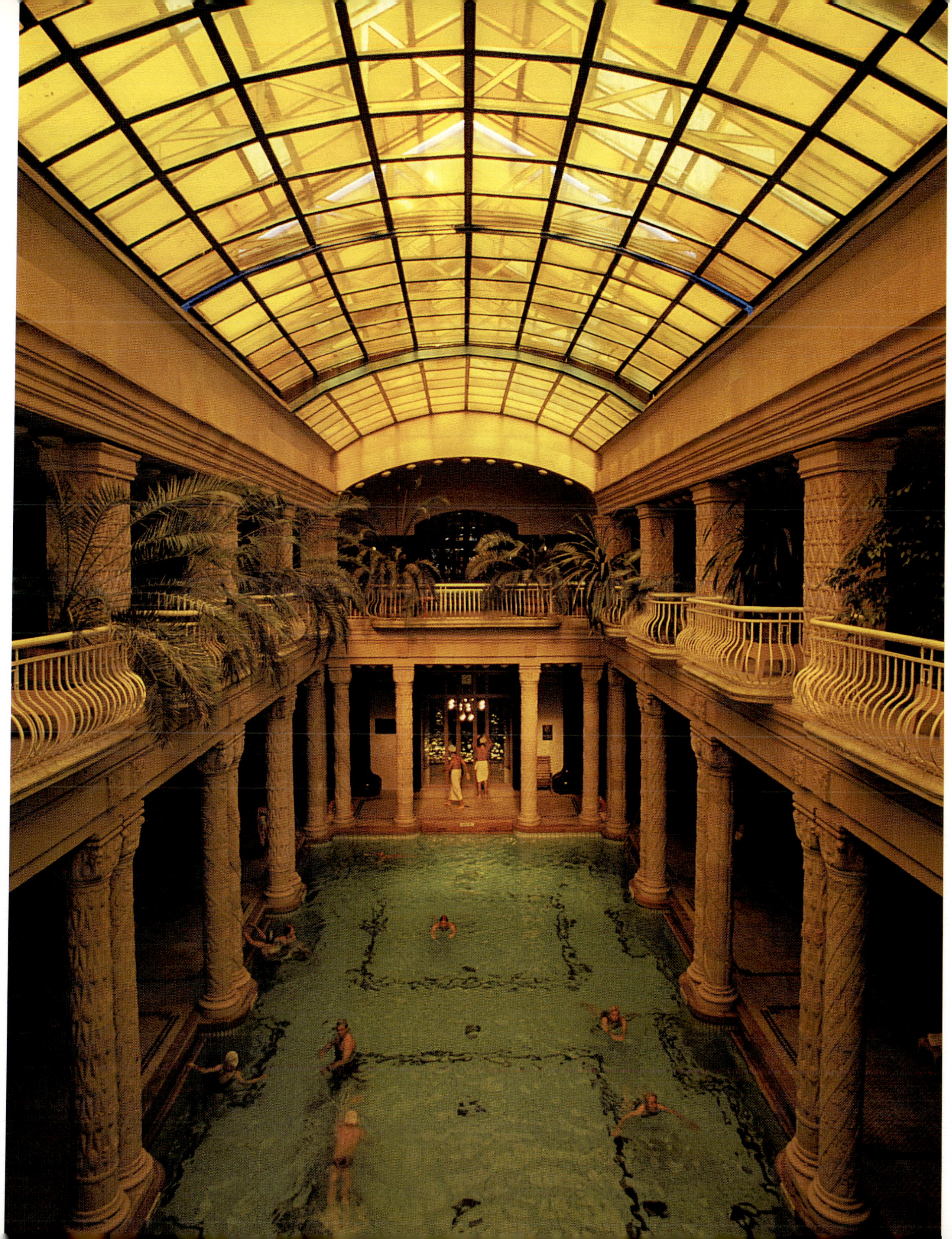

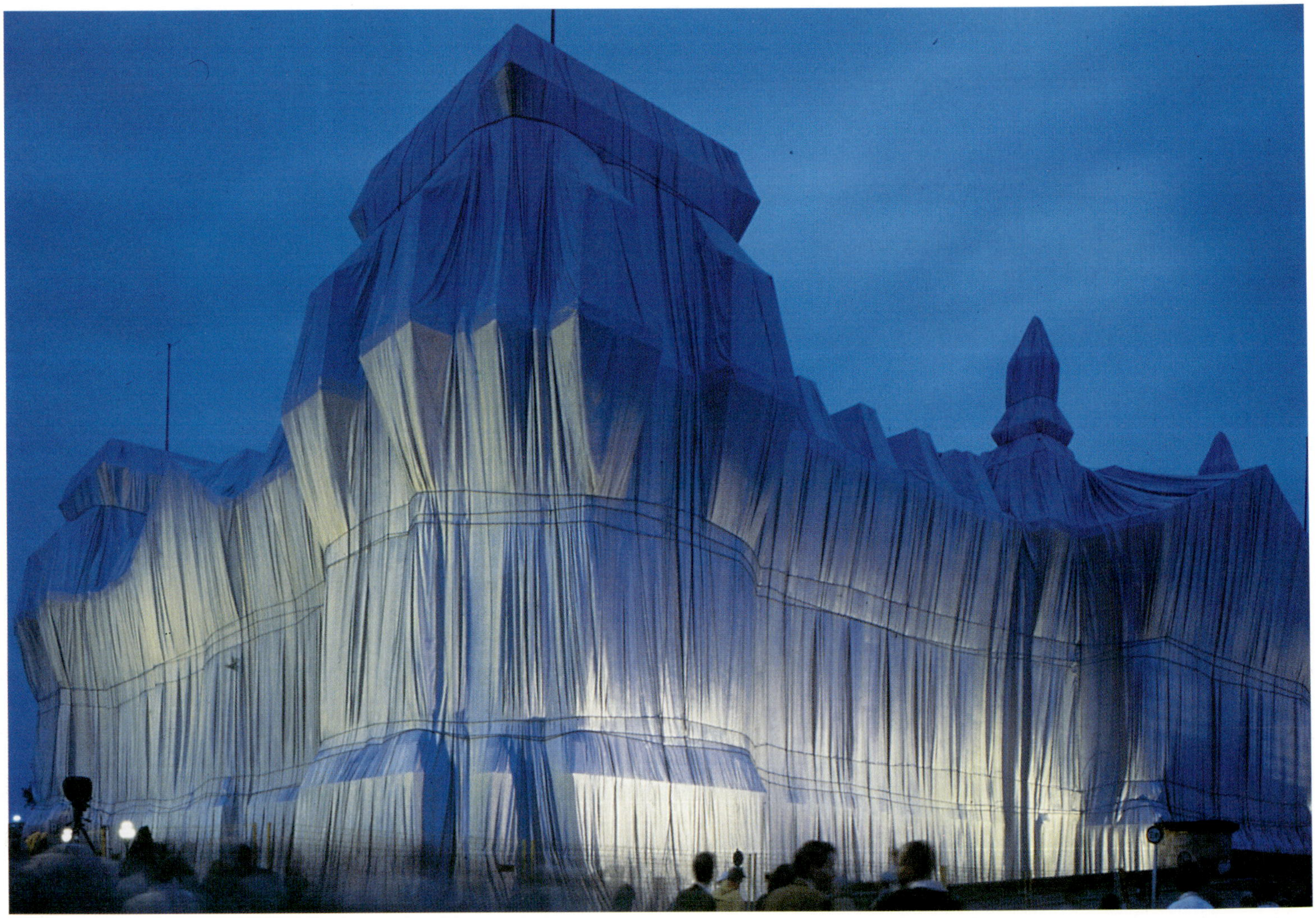

Christo und Jeanne-Claude, *Verhüllter Reichstag, Berlin* (1971-1995), © Christo 1995, photographiert von Wolfgang Volz.

Frank Lloyd Wright, *Guggenheim Museum*, New York (1959), photographiert von Ezra Stoller.

Museen und Galerien sind Kathedralen der modernen Welt. Für das Guggenheim Museum entwarf Frank Lloyd Wright eine spiralförmige Rampe: die Anschauung von Kunst bestimmt die Struktur. Christo und Jeanne-Claude stellen mit ihren Arbeiten, bei denen Kunst und Ereignis verschmelzen, vorgefaßte Ansichten in Frage. Durch die vermeintlich einfache Maßnahme des Verhüllens eines Gebäudes entsteht ein Eindruck von seiner Monumentalität, und das Augenmerk wird auf die elementaren formalen Eigenschaften gelenkt.

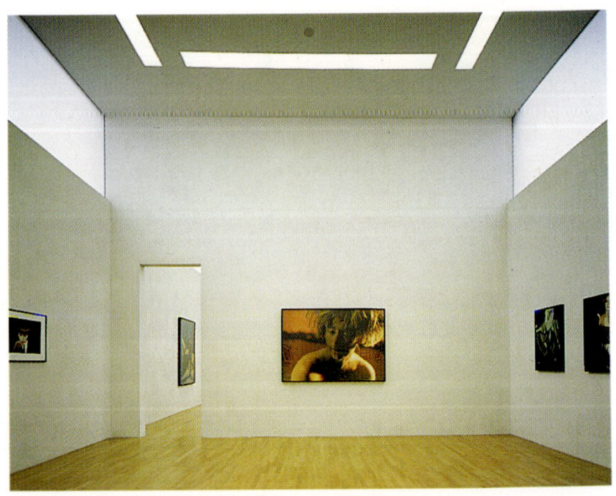

Herzog und de Meuron, *Galerie Goetz*, München (1991-1992).

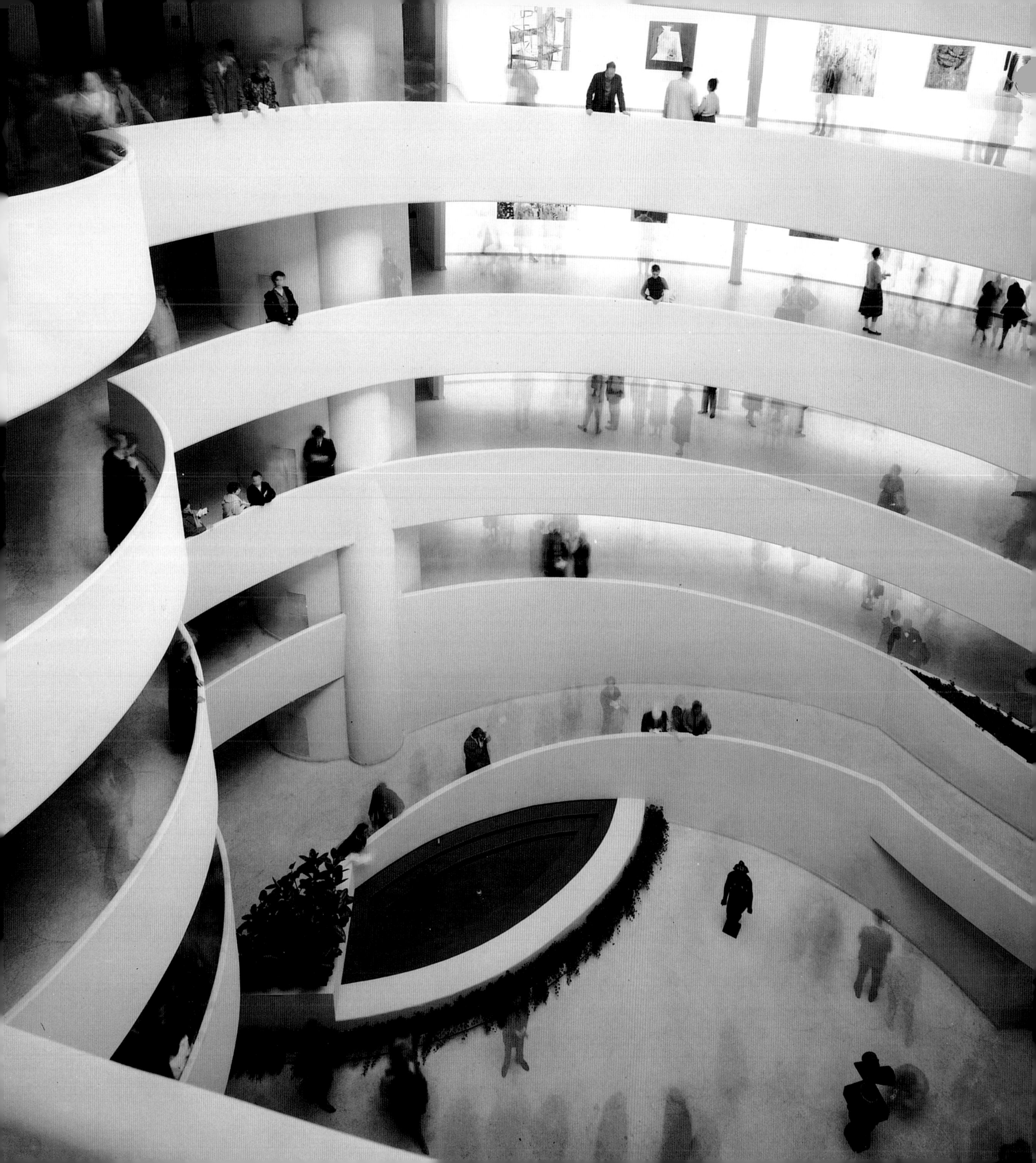

Die Erfindung der Photographie hat nicht nur unsere Sicht der Welt stark verändert, sondern auch die Art, wie wir sie erleben. Heute, da die großen Kulturstätten von Touristen überschwemmt sind, die versuchen, sich nicht gegenseitig vor das Objektiv zu laufen, könnte man sogar behaupten, daß das Photo das unmittelbare Erleben ersetzt.

Etwas abzulichten war teuer und verlangte großes technisches Können, bis George Eastman 1888 die erste Kamera für den Massenmarkt herausbrachte. Von Anfang an investierte die Eastman Kodak Company große Summen in die Werbung. Wie der erste Slogan „Man drücke den Knopf, wir besorgen das Übrige" andeutet, mußte man damals die Kamera an das Werk schicken um den Film entwickeln und einen neuen einsetzen zu lassen. Mit der Box Brownie, gleichsam dem T-Modell der Photographie, leitete Eastman 1900 endgültig das Zeitalter der Schnappschußphotographie ein. Heute beherrschen die Japaner den Markt. Die Olympus *μ [mju:]-1* verbindet technische Raffinesse mit einfacher Bedienung bei einem bemerkenswert kompakten und durchdachten Design. Beim Abschalten deckt eine Schiebeklappe neben dem Objektiv gleichzeitig auch Blitz und Sucher ab, und die Kamera ist so klein und leicht, daß sie mühelos in die Tasche paßt.

Martin Parr, *Touristen auf der Akropolis, Athen.*

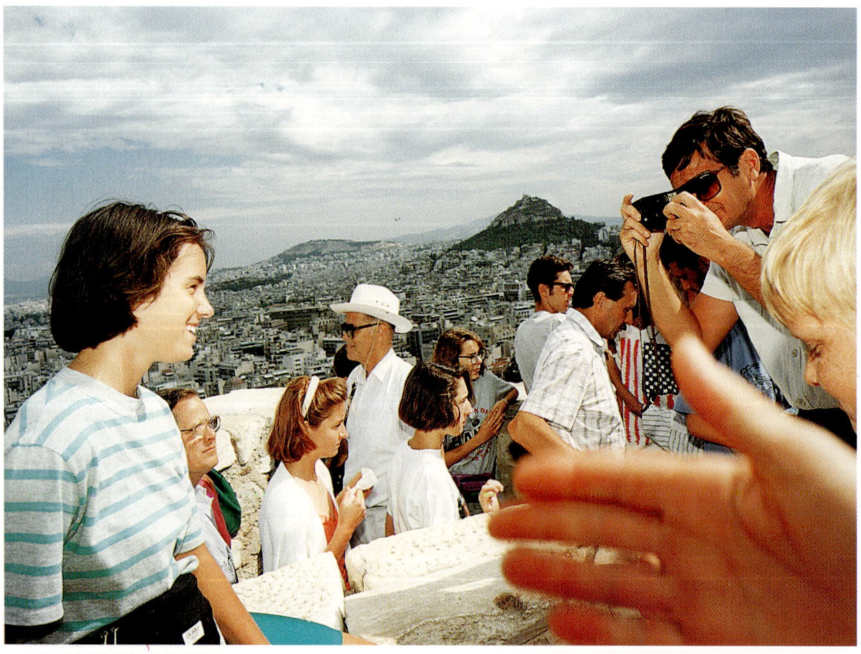

Eastman Kodak, „You press the button ... It does the rest" (1946).

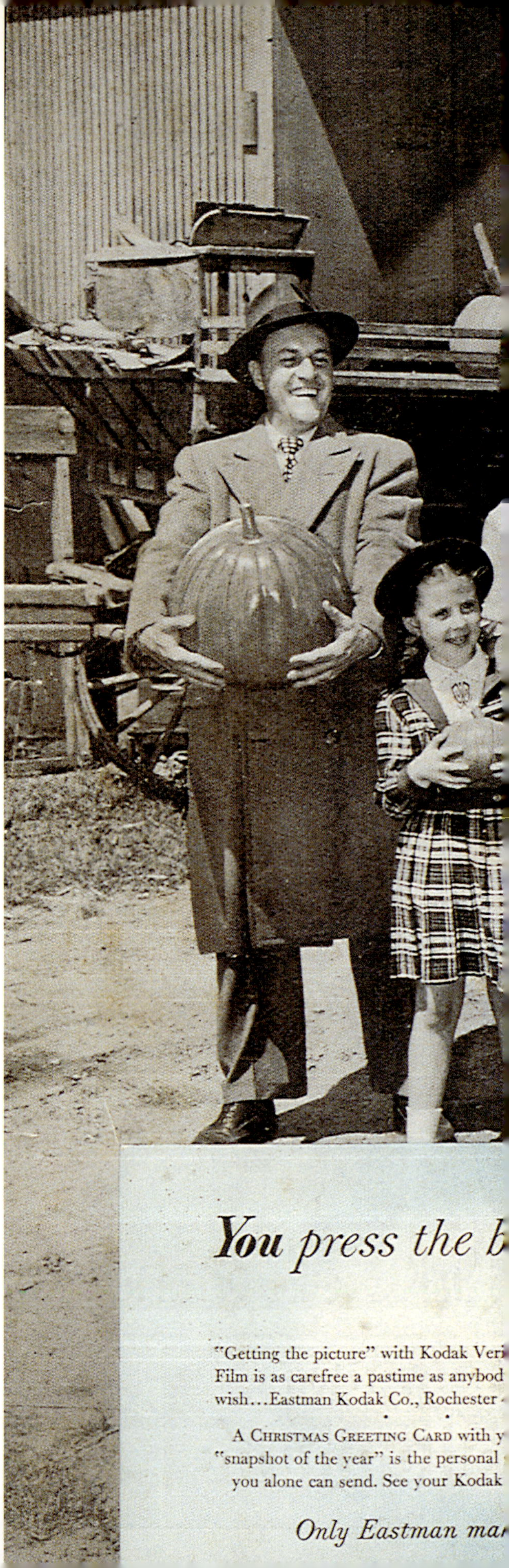

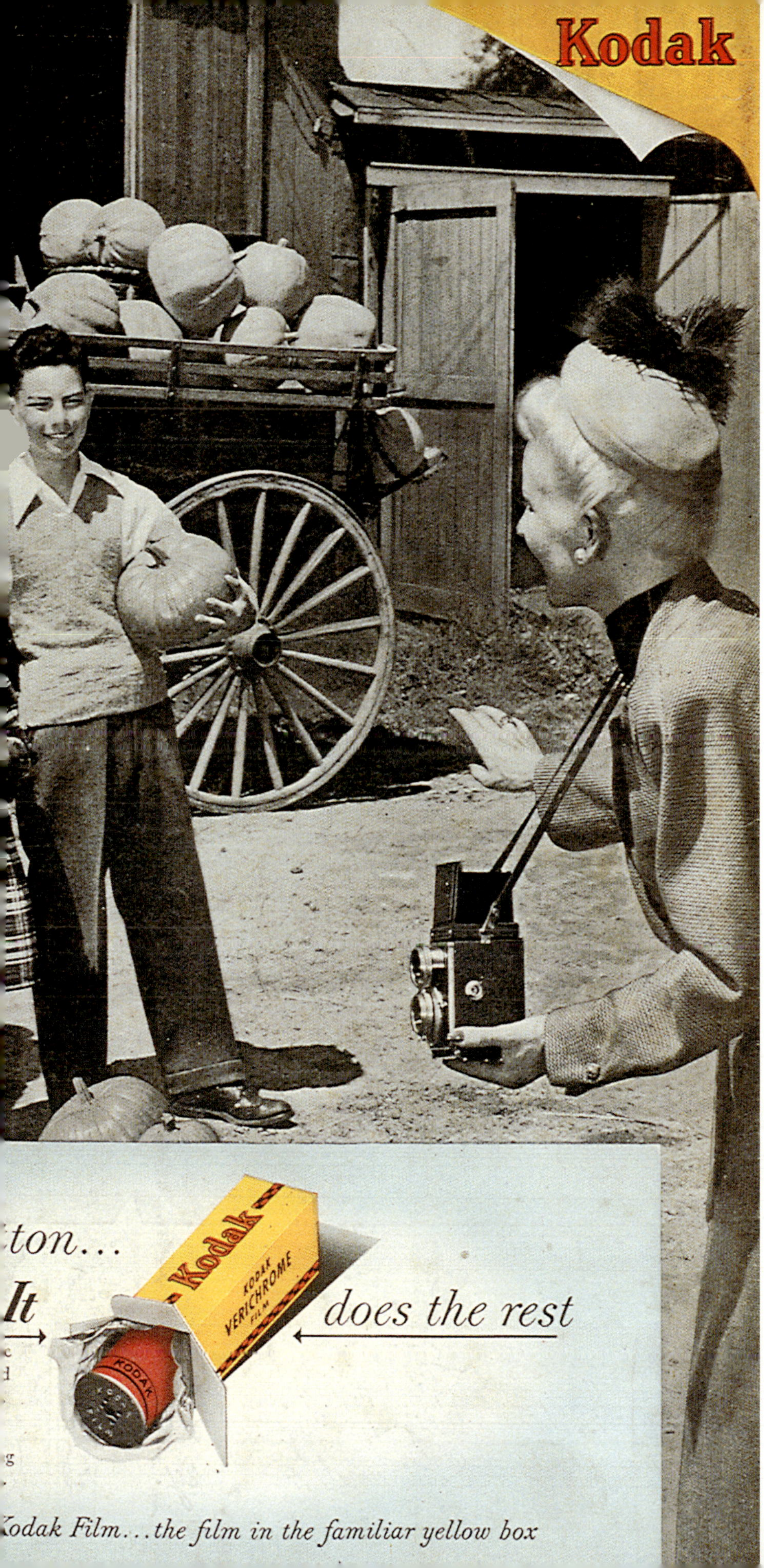

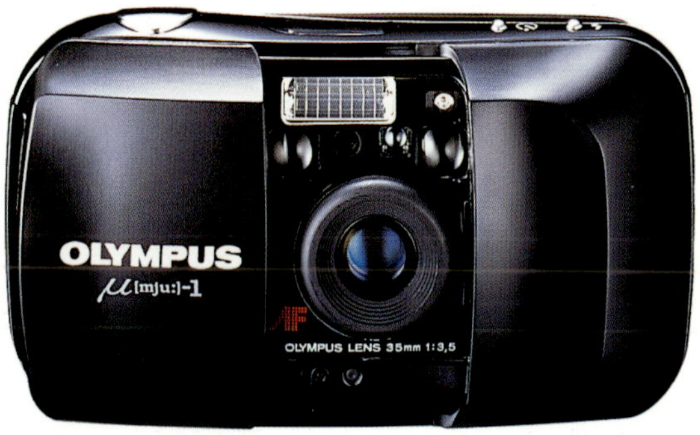

Olympus *μ [mju:]-1* Kompaktkamera.

Das Photogeschäft *The Darkroom*, Beverly Hills, Kalifornien.

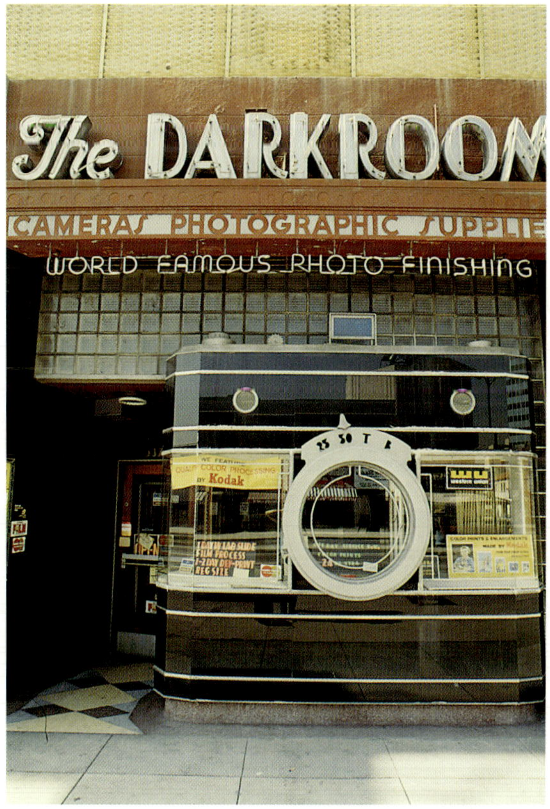

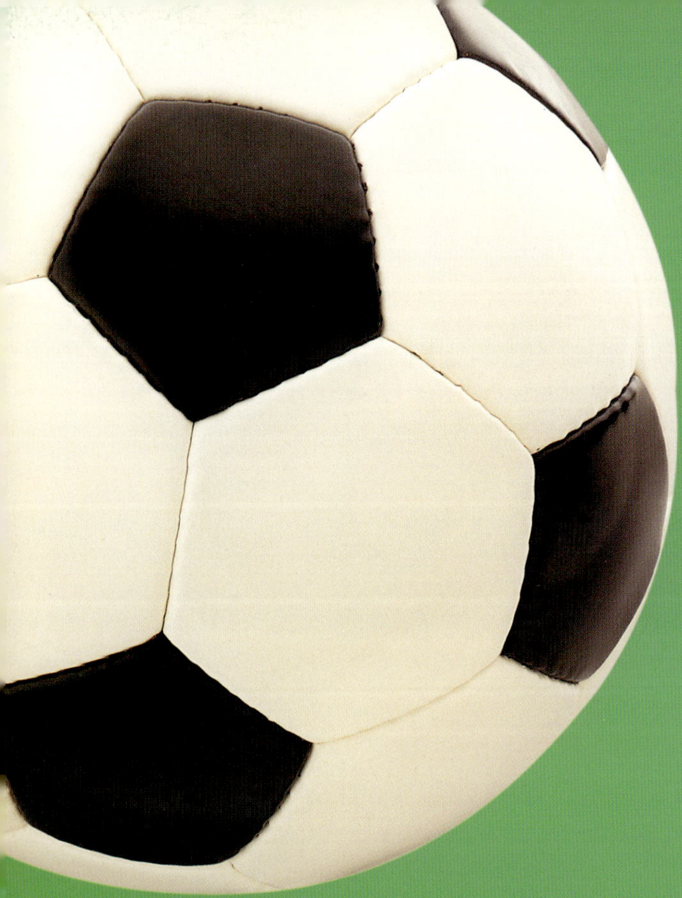

Fußball

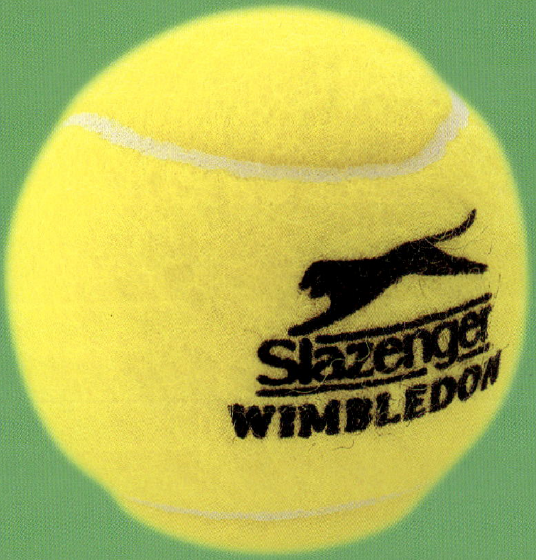

Tennisball

Nichts an diesen Bällen ist Zufall. Der Fußball ist ebenso sorgfältig gestaltet wie das Stadion oder das Vereinstrikot. Auch der Golfball mit seiner harten Schale und dem Kern aus fest gewickeltem Gummi ist genau durchdacht: er läßt sich mit kraftvollen Schlägen weit treiben und reagiert auf dem Green beim kleinsten Anstoß.

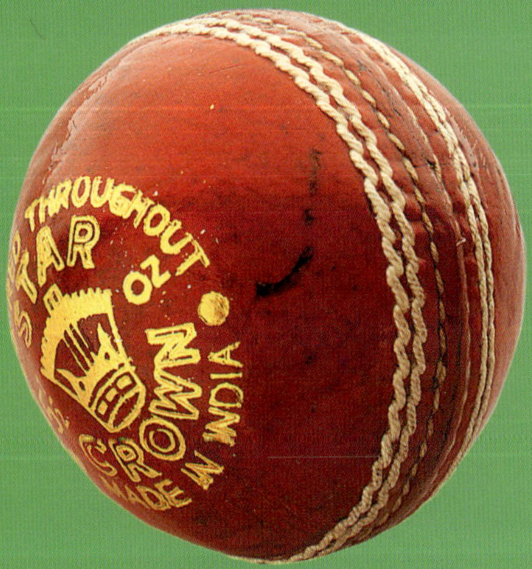

Cricketball

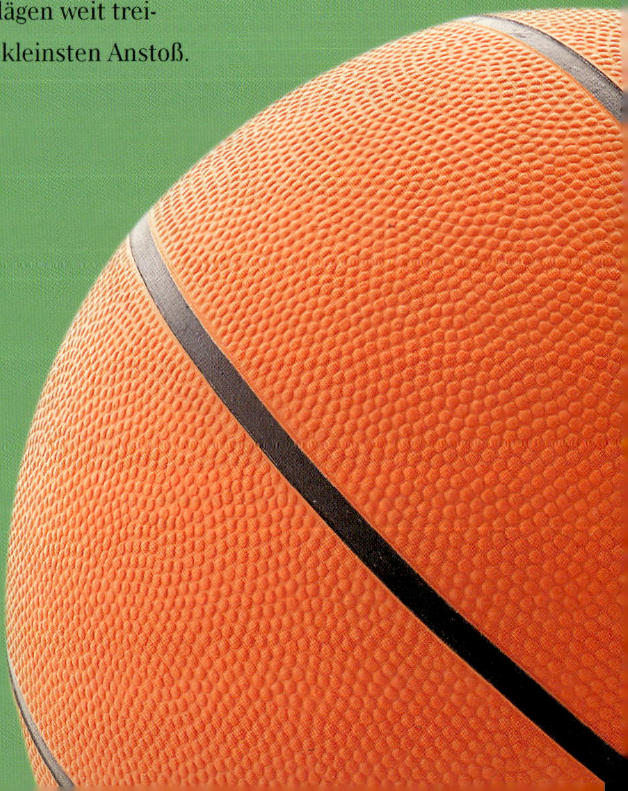

Basketball

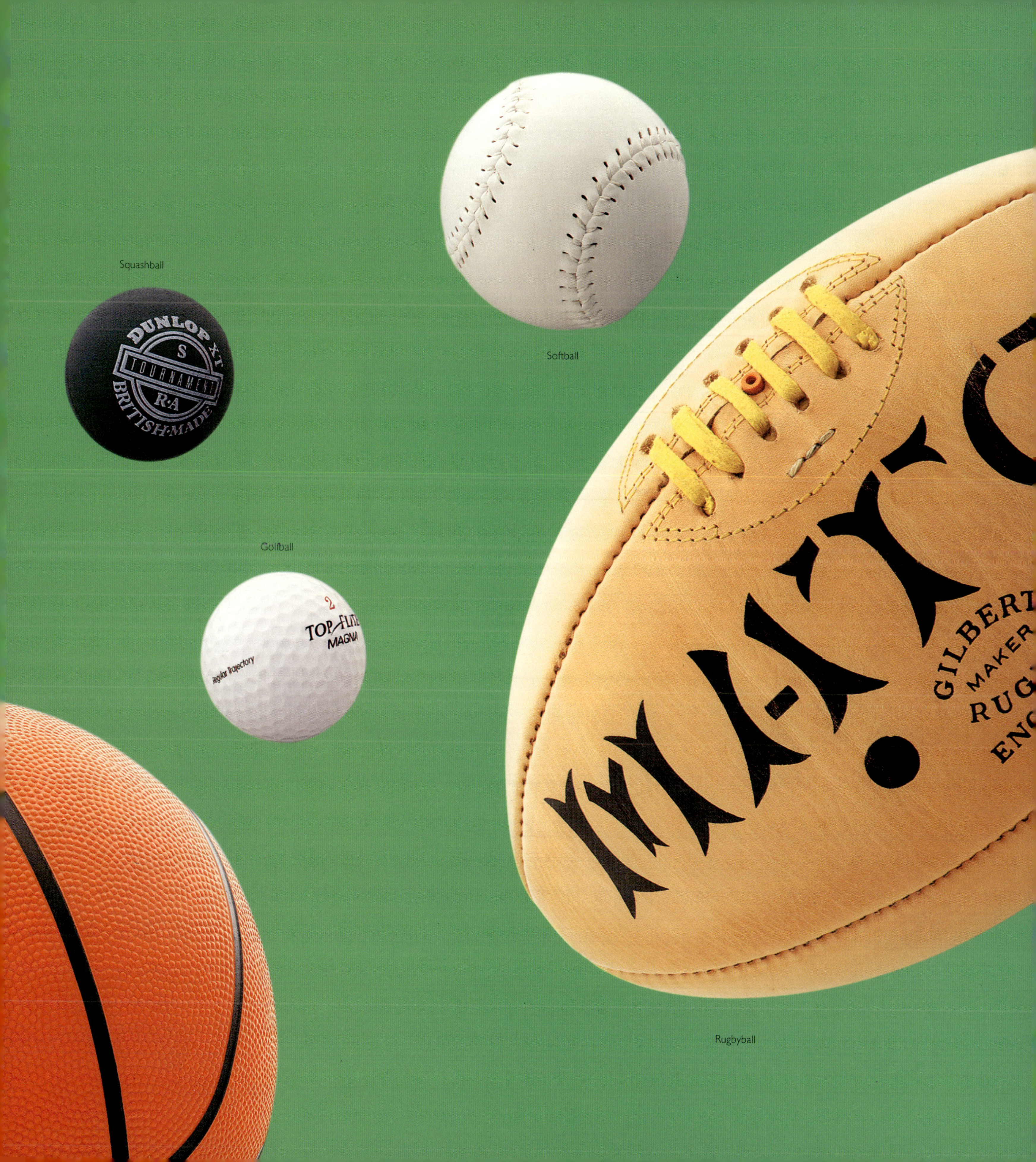

Squashball

Softball

Golfball

Rugbyball

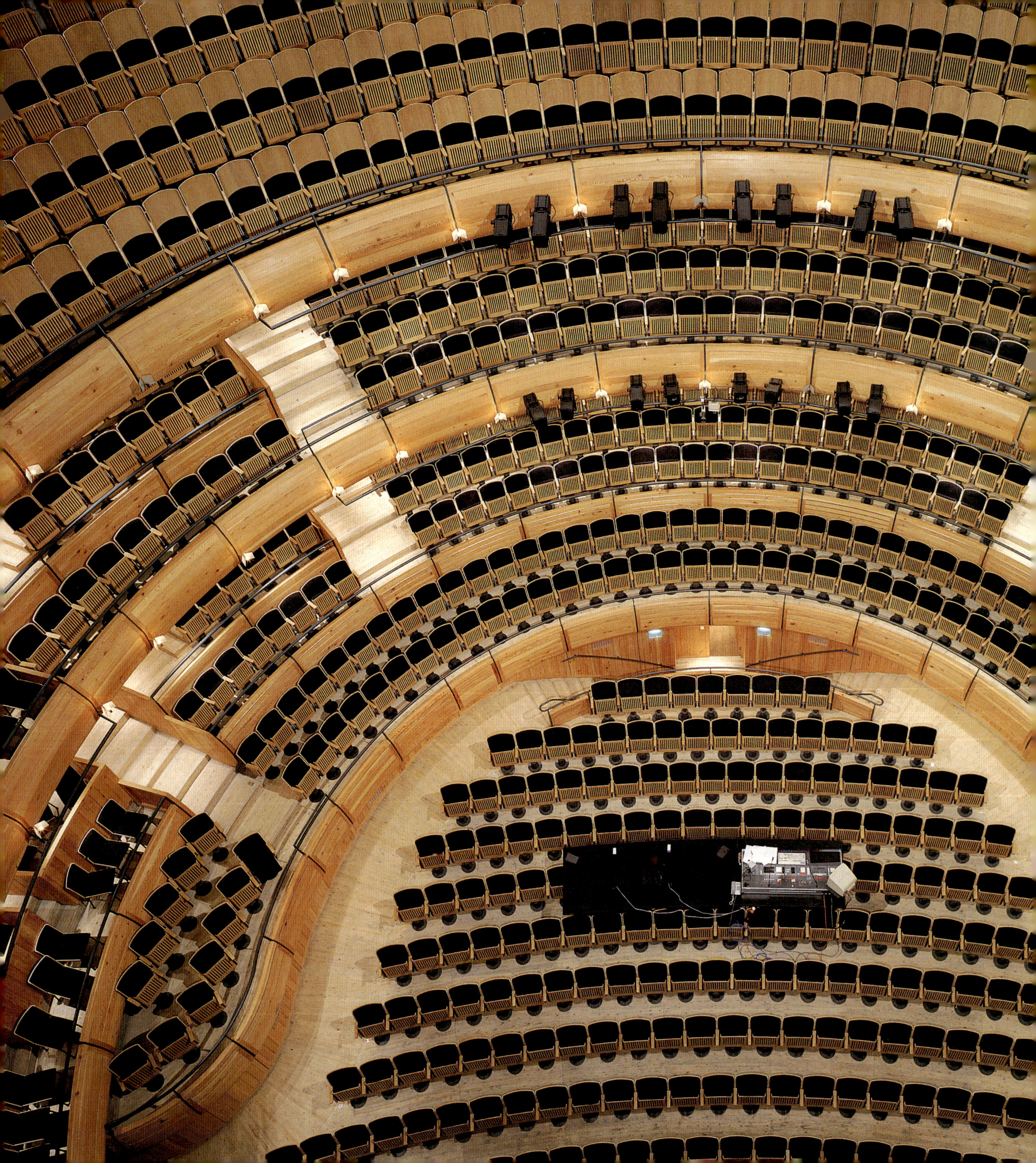

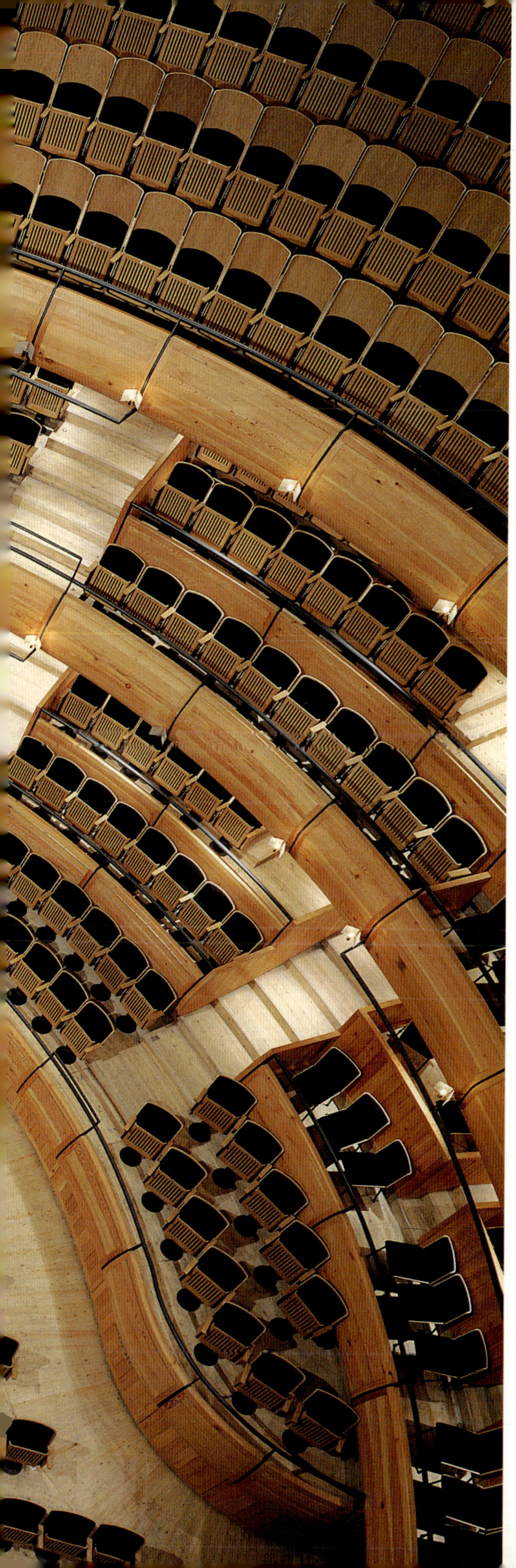

Das Design erhöht die Qualität der Ereignisse, vom Sport bis zur Oper. Das Stadion in Bari von Renzo Piano bietet 60 000 Sitzplätze unter einer teflonbeschichteten Überdachung. Die radiale Auslegung garantiert einen reibungslosen Besucherfluß, Grünflächen um die Parkplätze sorgen im Stadion für ein angenehmeres Klima.

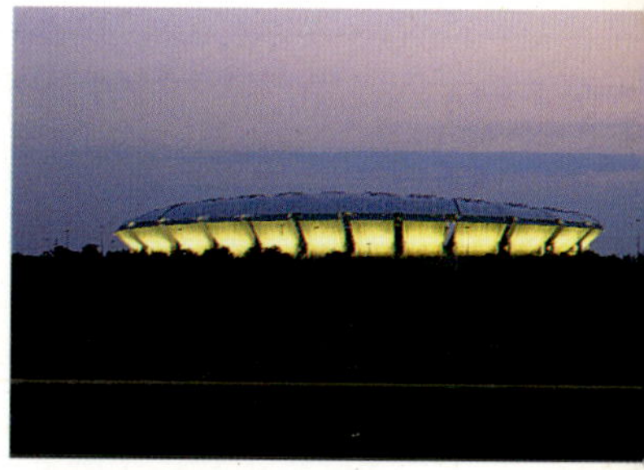

Renzo Piano, Stadion von Bari, Italien (1987).

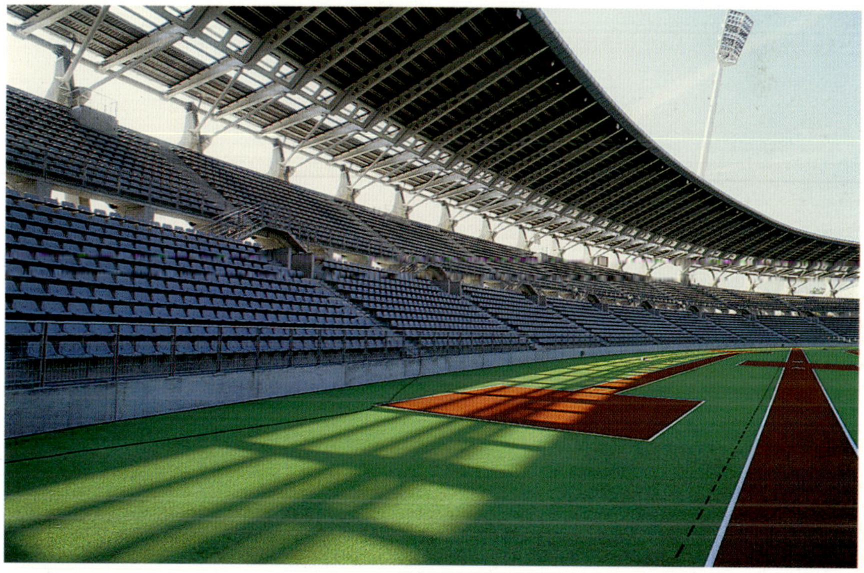

Sportstadion, Paris.

Gute Sicht und Akustik sind bei einem Opernhaus für Publikum und Künstler gleichermaßen wichtige Kriterien. Die Oper in Glyndebourne, von Michael Hopkins and Partners mit warmen Materialien und frei von Dekoration realisiert, erinnert an ein kunstvoll gefertigtes Musikinstrument, und genau das ist sie letztlich auch.

Michael Hopkins and Partners, *Glyndebourne Opera House*, Sussex, England (1995).

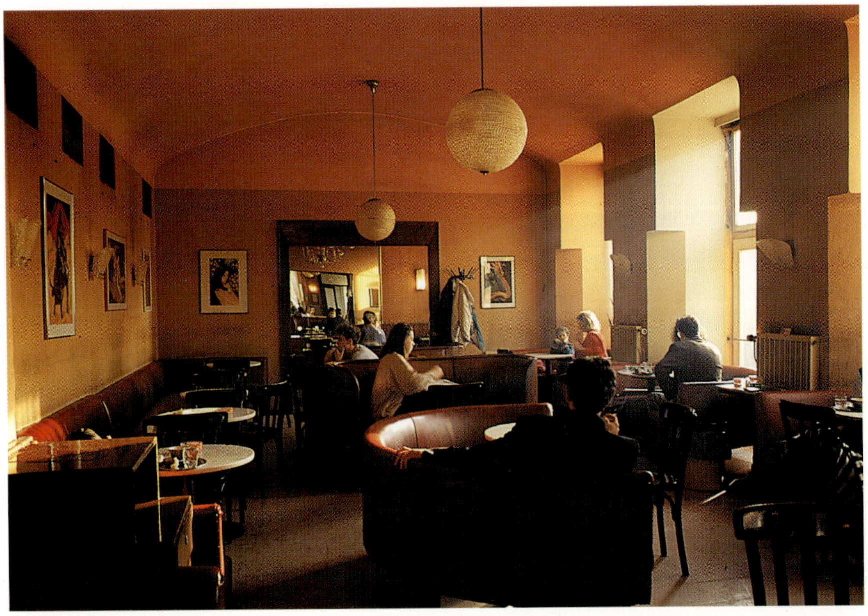

Adolf Loos, *Café Metropol*, Wien.

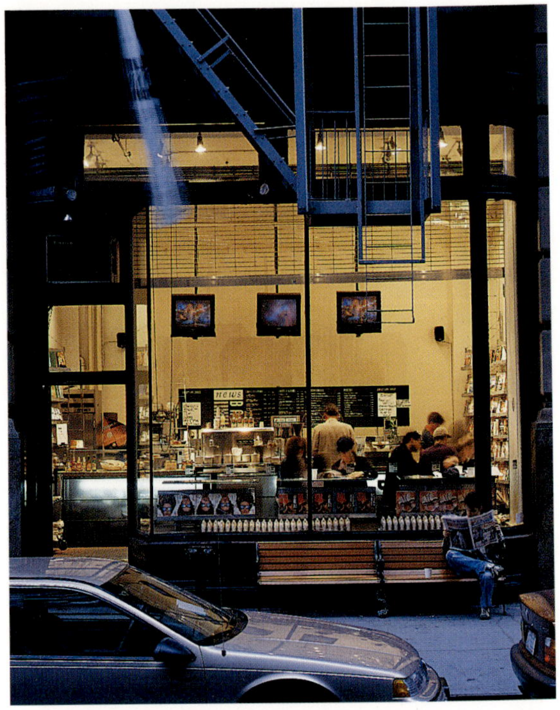

Turrett Collaborative Architects, *News Bar*, New York (1992).

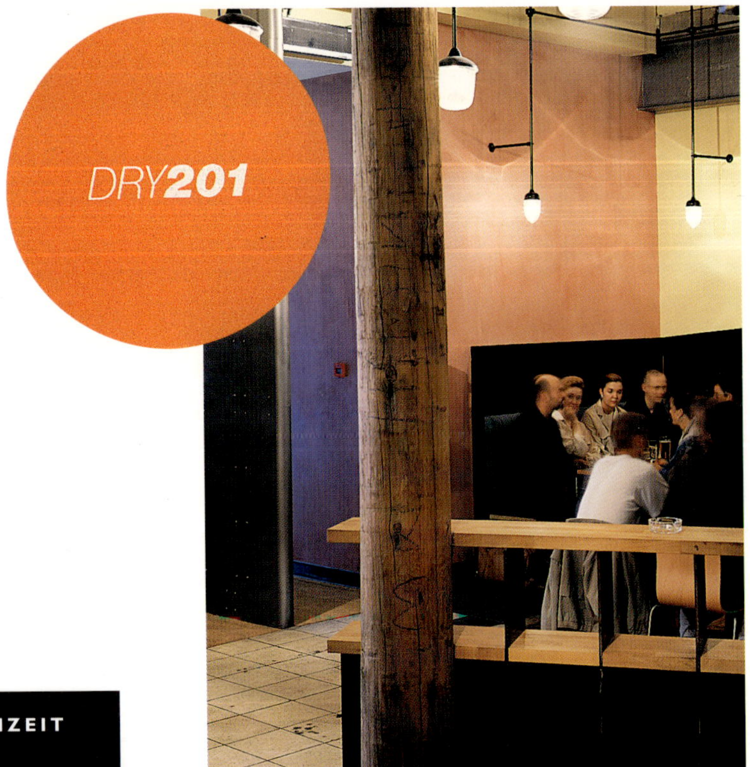

Ben Kelly, *Dry Bar* und Bierdeckel, Manchester, England (1989).

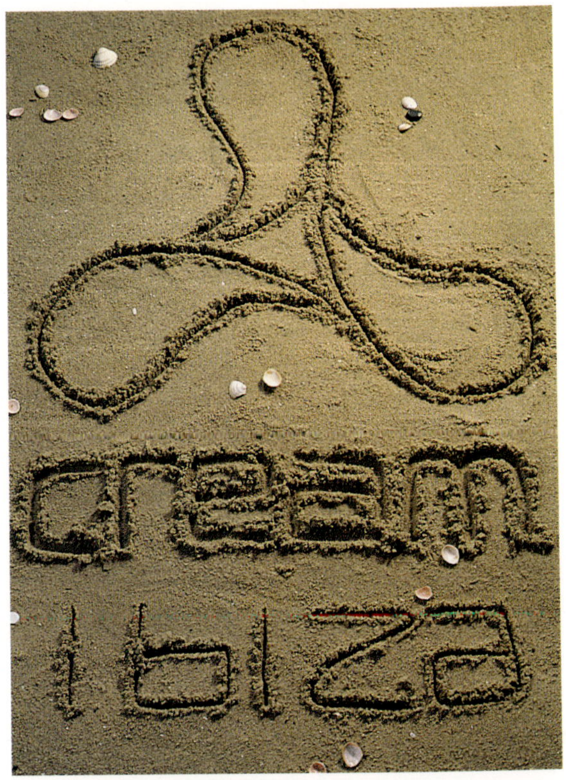

Werbezettel für den Club *Cream*, Ibiza (1995).

Das französische *café*, der New Yorker *coffee shop* und das Wiener Caféhaus mögen sehr Ähnliches anbieten, trotzdem besitzen sie jeweils ein ganz eigenes, stadtspezifisches Flair, das sie von den modernen Einheitslokalen deutlich unterscheidet. Design ist ein wichtiges Werkzeug, um einer solchen Lokalität ein stimmiges und charakteristisches Ambiente zu geben. Hier fühlt man sich wohl und kommt immer wieder gerne her.

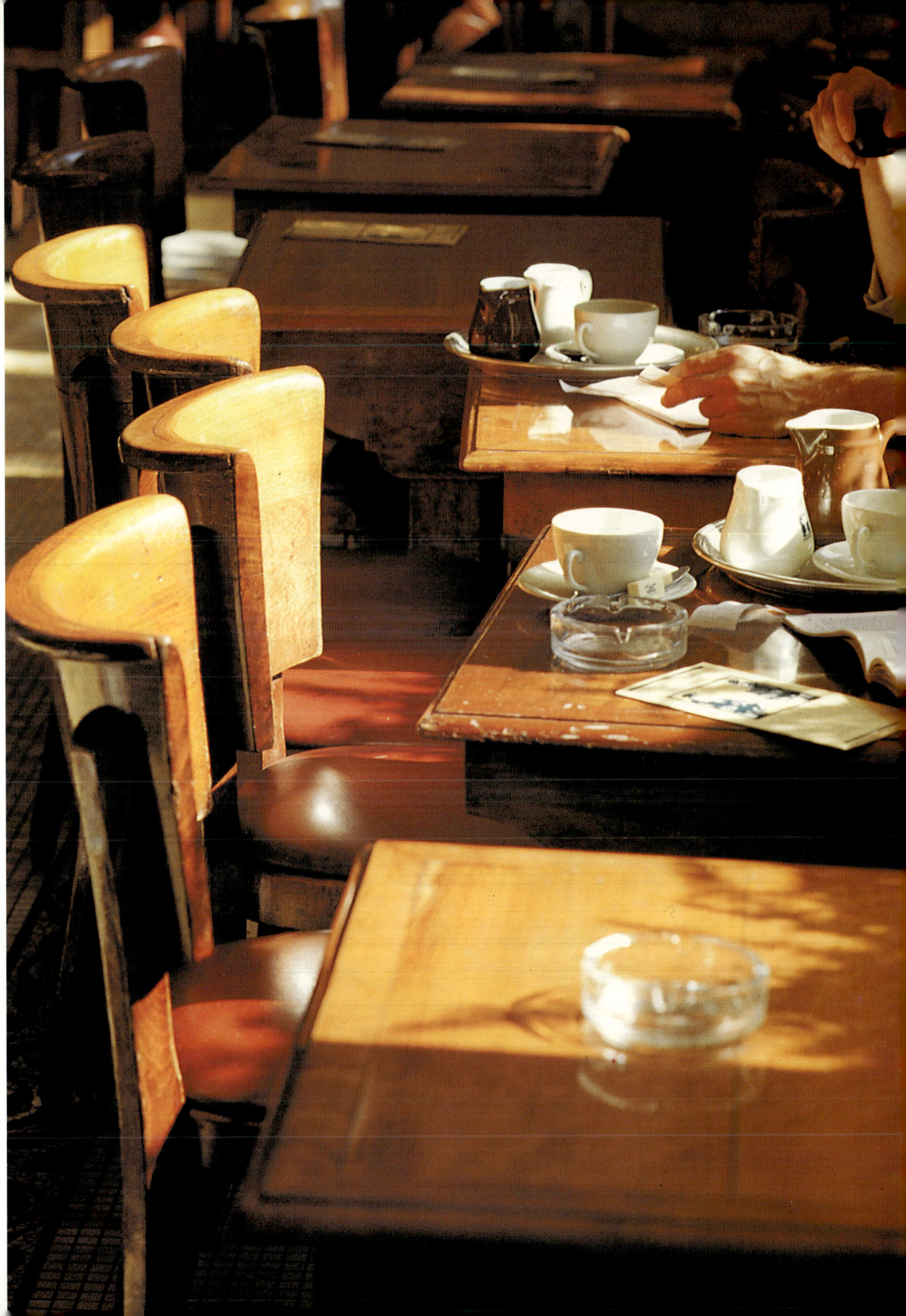

Deux Magots, Paris.

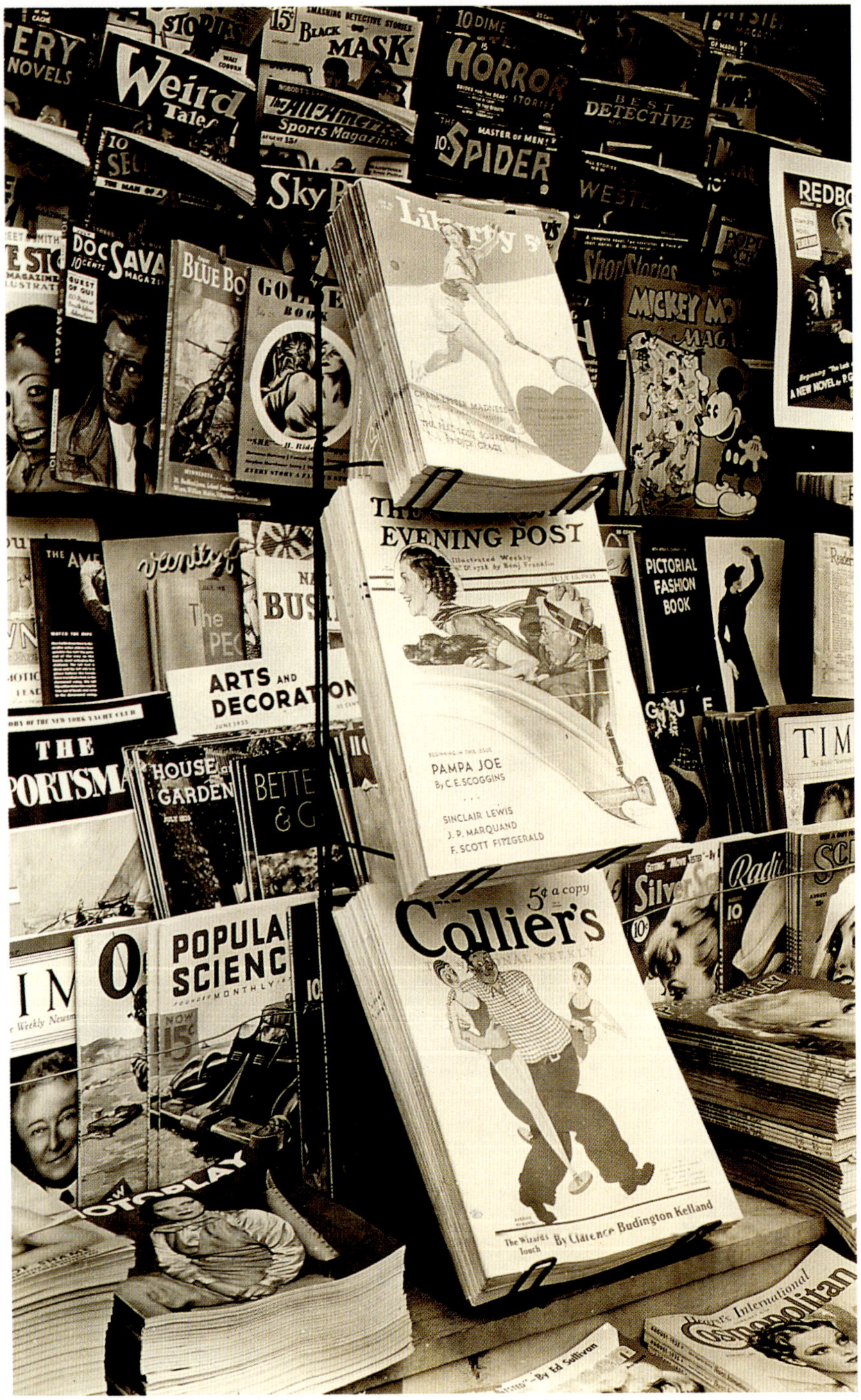

Zeitungsstand, New York (1935).

Vor 60 Jahren gründete Allen Lane den Penguin-Verlag mit dem Ziel, gute Literatur für jeden erschwinglich zu machen. Von Anfang an erhielten die Taschenbücher eine identische Gestaltung mit einem sympathischen und zugleich auffälligen Logo, einem einheitlichen Format und einer themenspezifischen Farbgebung des Covers und des Rückens – Rot stand für Belletristik, Grün für Krimis, Blau für Wissenschaft, Kunst und Geschichte. So entstand ein unverkennbares Markenprofil: konsequente Qualität, zu haben für nur einen halben Schilling.

Mit der Weiterentwicklung der Farbphotographie und der Reproduktionstechniken nahm der Markt für Printmedien nach dem Zweiten Weltkrieg einen rasanten Aufschwung. Heute gibt es für jedes Hobby eine eigene Zeitschrift, und wir werden mit Bildern aus Hochglanzmagazinen und Farbbeilagen förmlich bombardiert, während die neueren Medien vom Fernseher bis zur CD-ROM uns auf andere Weise mit Informationen überfluten. Dies ist das Umfeld, in dem Graphikdesigner wie David Carson agieren. Carson macht mit seinen Entwürfen, die jeden herkömmlichen Rahmen sprengen, von sich reden. Die Doppelseite aus *Cyclops*, einem Buch über den auf einem Auge blinden Photographen Albert Watson, verdeutlicht seinen äußerst eigenwilligen Ansatz.

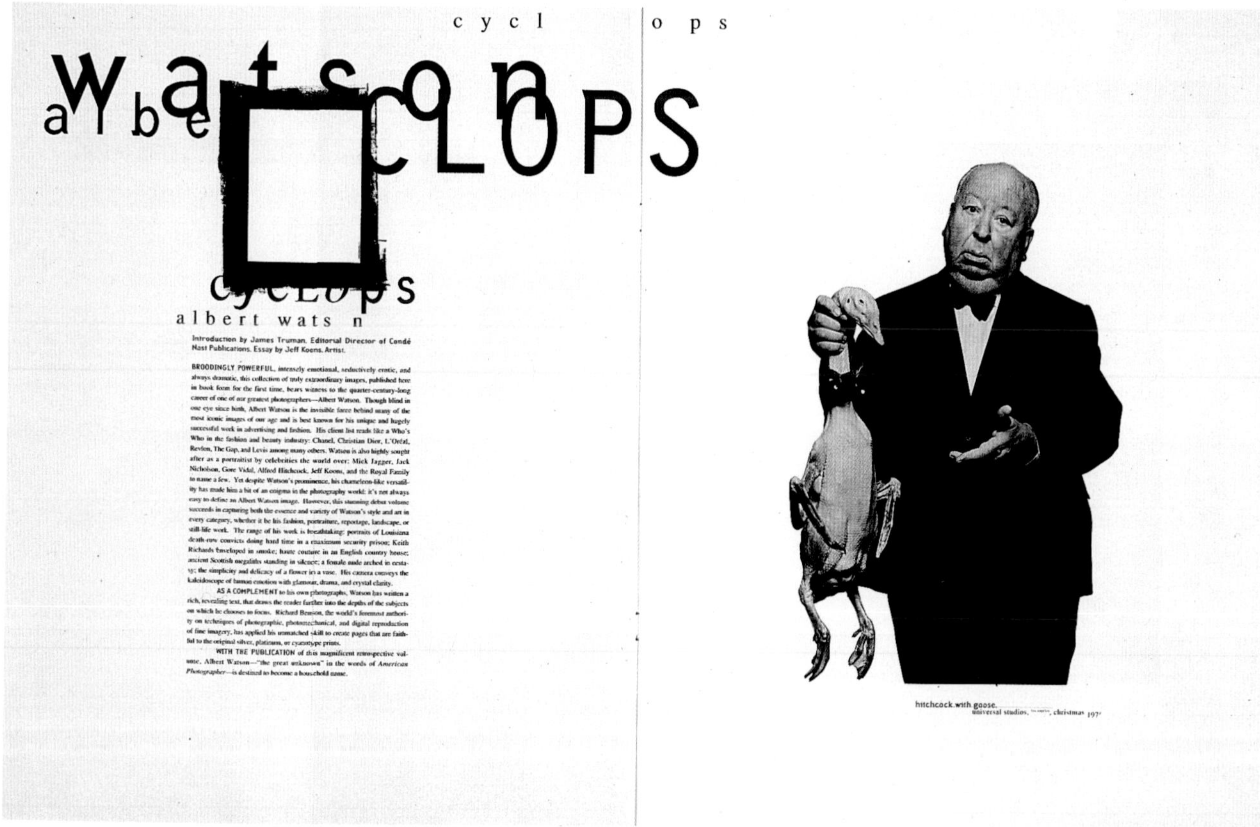

cycl ops

albert watson

Introduction by James Truman, Editorial Director of Condé Nast Publications. Essay by Jeff Koons, Artist.

BROODINGLY POWERFUL, intensely emotional, seductively erotic, and always dramatic, this collection of truly extraordinary images, published here in book form for the first time, bears witness to the quarter-century-long career of one of our greatest photographers—Albert Watson. Though blind in one eye since birth, Albert Watson is the invisible force behind many of the most iconic images of our age and is best known for his unique and hugely successful work in advertising and fashion. His client list reads like a Who's Who in the fashion and beauty industry: Chanel, Christian Dior, L'Oréal, Revlon, The Gap, and Levis among many others. Watson is also highly sought after as a portraitist by celebrities the world over: Mick Jagger, Jack Nicholson, Gore Vidal, Alfred Hitchcock, Jeff Koons, and the Royal Family to name a few. Yet despite Watson's prominence, his chameleon-like versatility has made him a bit of an enigma in the photography world: it's not always easy to define an Albert Watson image. However, this stunning debut volume succeeds in capturing both the essence and variety of Watson's style and art in every category, whether it be his fashion, portraiture, reportage, landscape, or still-life work. The range of his work is breathtaking: portraits of Louisiana death-row convicts doing hard time in a maximum security prison; Keith Richards enveloped in smoke; haute couture in an English country house; ancient Scottish megaliths standing in silence; a female nude arched in ecstasy; the simplicity and delicacy of a flower in a vase. His camera conveys the kaleidoscope of human emotion with glamour, drama, and crystal clarity.

AS A COMPLEMENT to his own photographs, Watson has written a rich, revealing text, that draws the reader farther into the depths of the subjects on which he chooses to focus. Richard Benson, the world's foremost authority on techniques of photographic, photomechanical, and digital reproduction of fine imagery, has applied his unmatched skill to create pages that are faithful to the original silver, platinum, or cyanotype prints.

WITH THE PUBLICATION of this magnificent retrospective volume, Albert Watson—"the great unknown" in the words of *American Photographer*—is destined to become a household name.

hitchcock with goose.

Albert Watson, *Cyclops*, gestaltet von David Carson (1995).

Pendler bei der Lektüre der Penguin-Ausgabe von *Lady Chatterley* (1960).

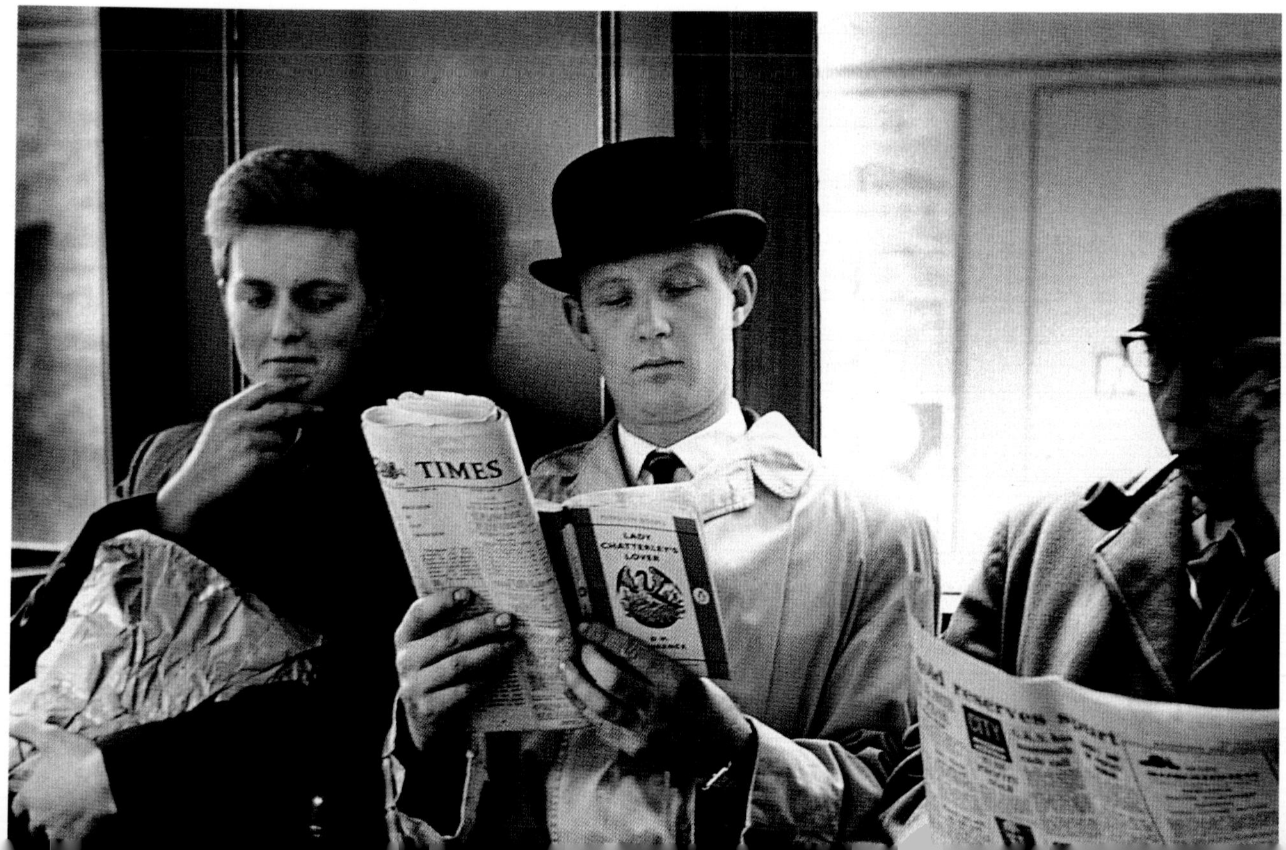

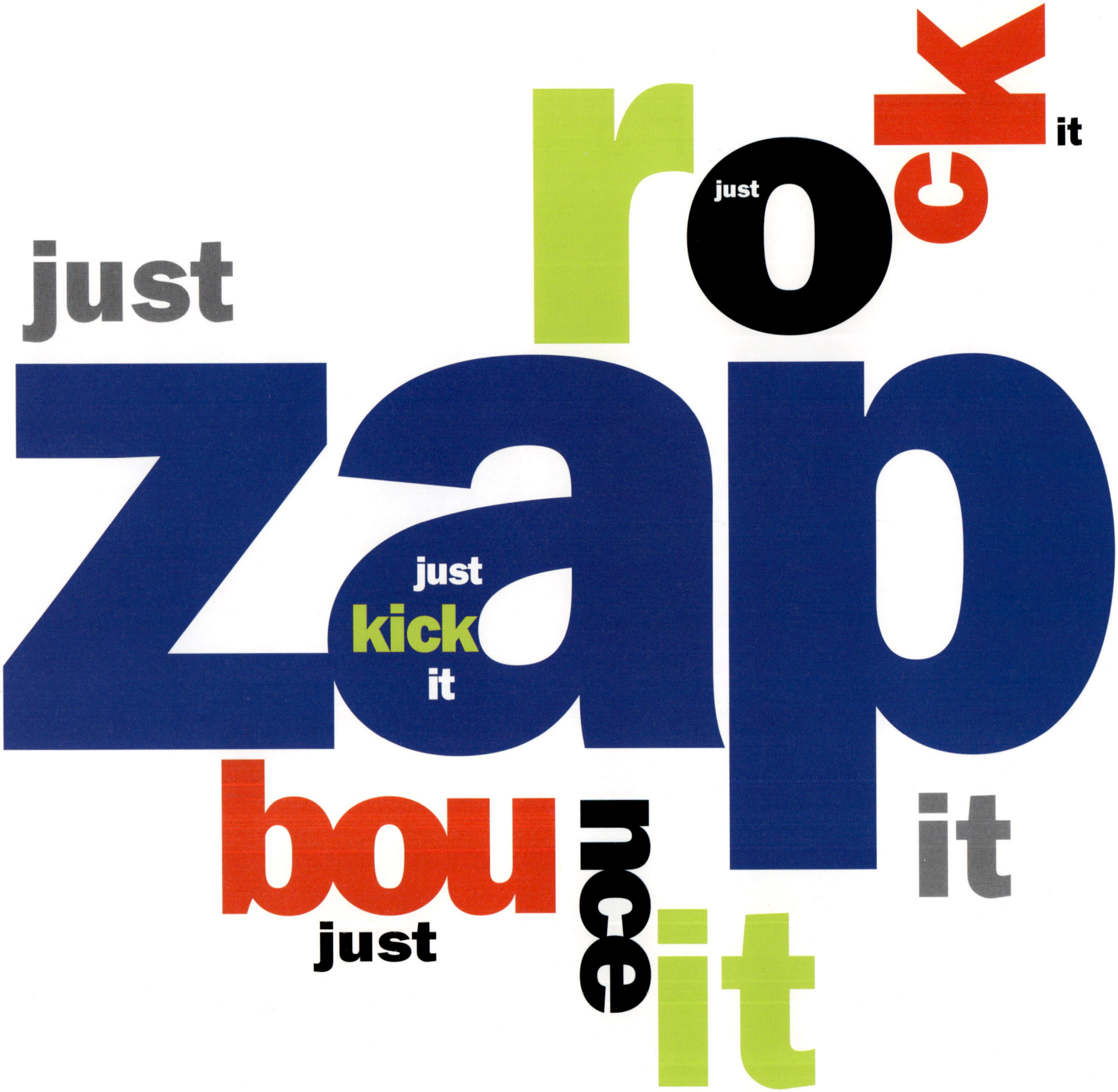

Neville Brody, T-Shirt-Logo für Nike (1988).

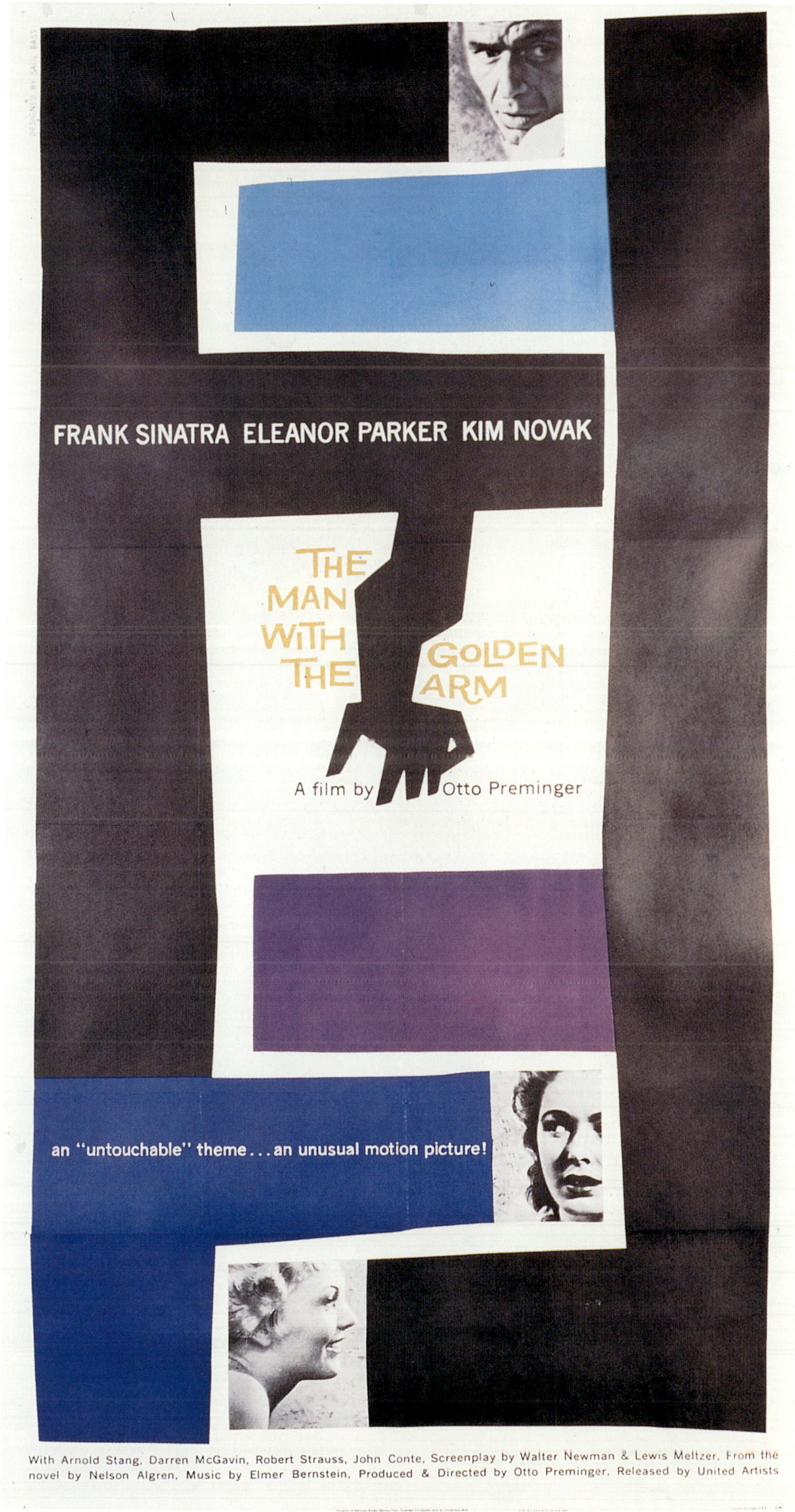
FRANK SINATRA ELEANOR PARKER KIM NOVAK
THE MAN WITH THE GOLDEN ARM
A film by Otto Preminger
an "untouchable" theme... an unusual motion picture!
With Arnold Stang, Darren McGavin, Robert Strauss, John Conte, Screenplay by Walter Newman & Lewis Meltzer, From the novel by Nelson Algren, Music by Elmer Bernstein, Produced & Directed by Otto Preminger, Released by United Artists

Saul Bass, Plakat für *Der Mann mit dem goldenen Arm* (1955).

Neue Medien erzeugen neue visuelle Sprachen. Saul Bass wagte als einer der ersten Designer den Vorstoß in diese graphische Dimension und schuf bemerkenswerte Filmplakate von suggestiver Kraft. Auch das polnische Plakat für *Blow up* mit dem extrem vergrößerten Detail ist ein gelungenes Destillat des Films.

Für Neville Brody ist digitales Design dasselbe wie Malen, „nur daß die Farbe nie trocknet". Er setzt dort an, wo die traditionelle Unterscheidung zwischen Produkt, Film und Druck schwindet.

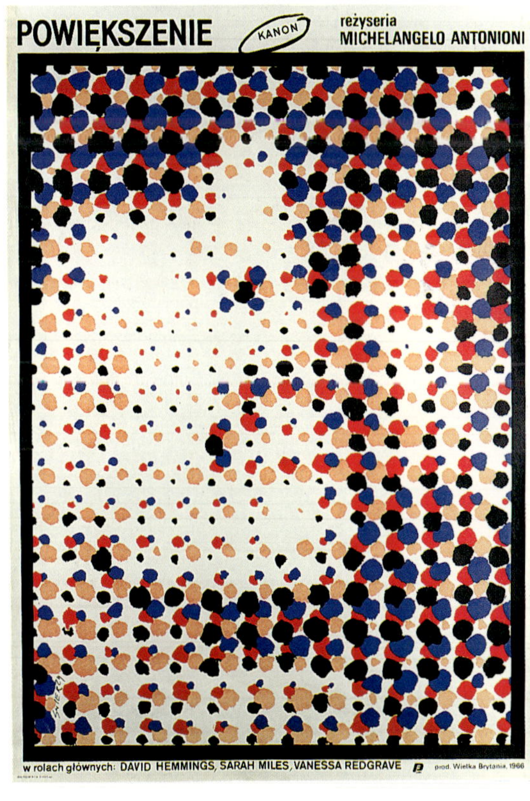

Waldimar Swierzy, Plakat für *Blow up* (*Powiekszenie*), Polen (1967).

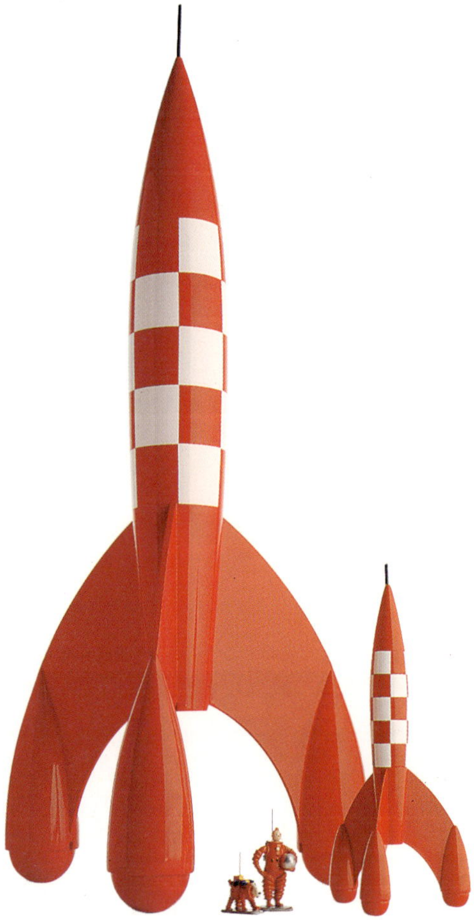

Tim und Struppi, Figuren nach den Illustrationen von Hergé.

Kommerzielle Kunst wie der Comic Strip hat zahlreiche Designer und Künstler inspiriert. Die Pop Art stilisierte Logos und Verpackungen zu modernen Ikonen. Mit der Ausweitung des Merchandising kam ein neuer Trend. Zwar machen die Comics mit den Geschichten von Tim und Struppi nur 17 Prozent der Umsätze aus, die insgesamt mit diesen Figuren erzielt werden. Interessanterweise aber wurden die Hefte, obwohl eigentlich ein Wegwerfprodukt, zum Sammlerobjekt.

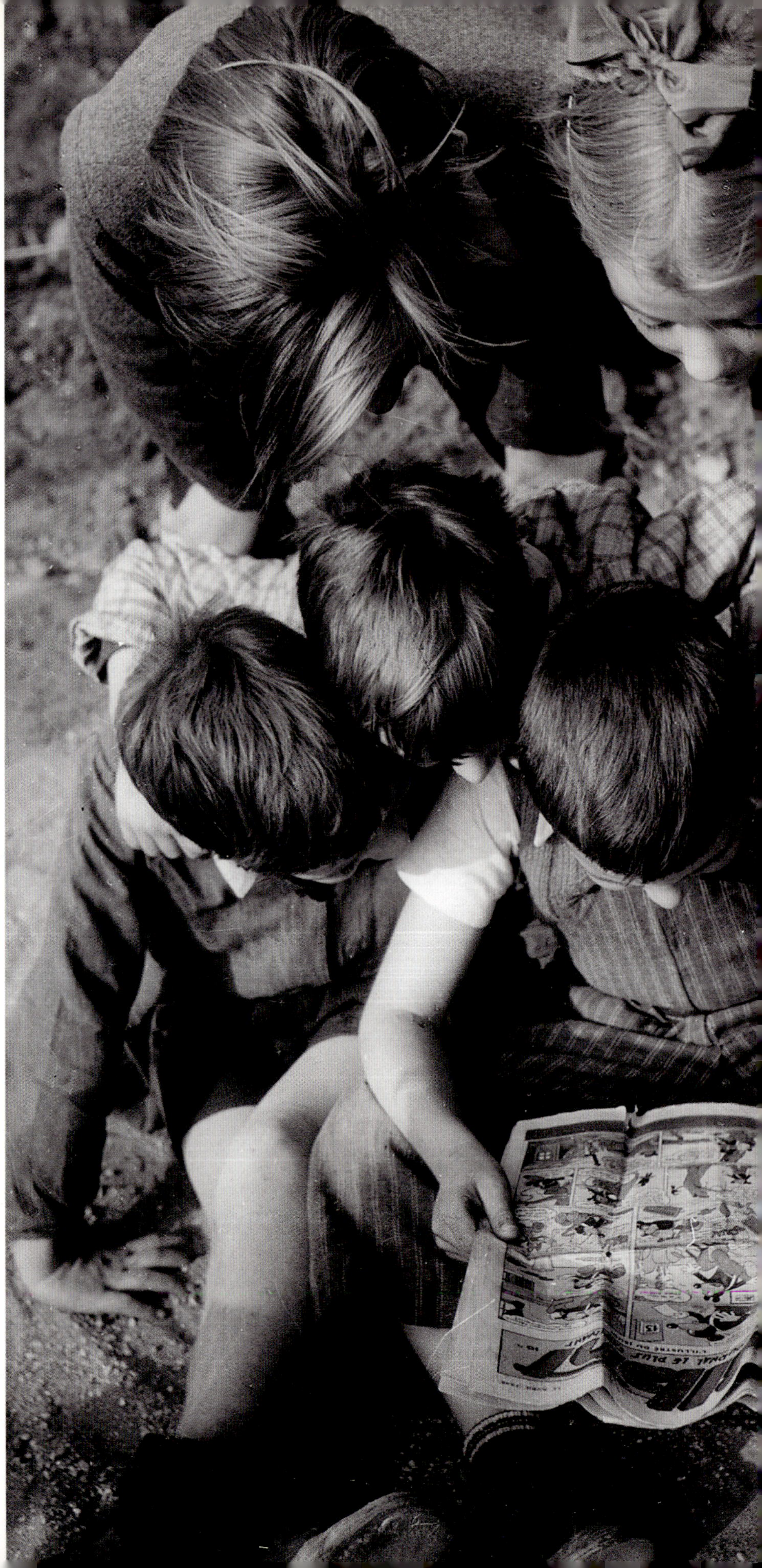

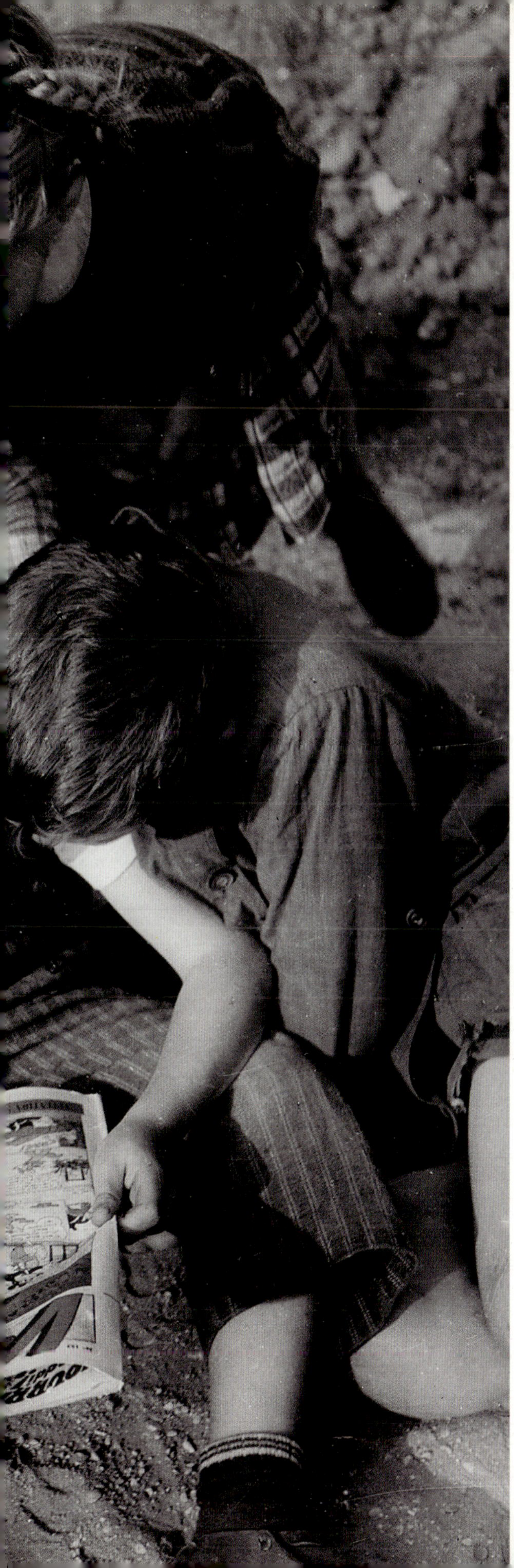

„Schilder und Comic Strips sind interessante Themen. Die kommerzielle Kunst hat manches, was gut zu gebrauchen und voller Kraft und Leben ist."

Roy Lichtenstein

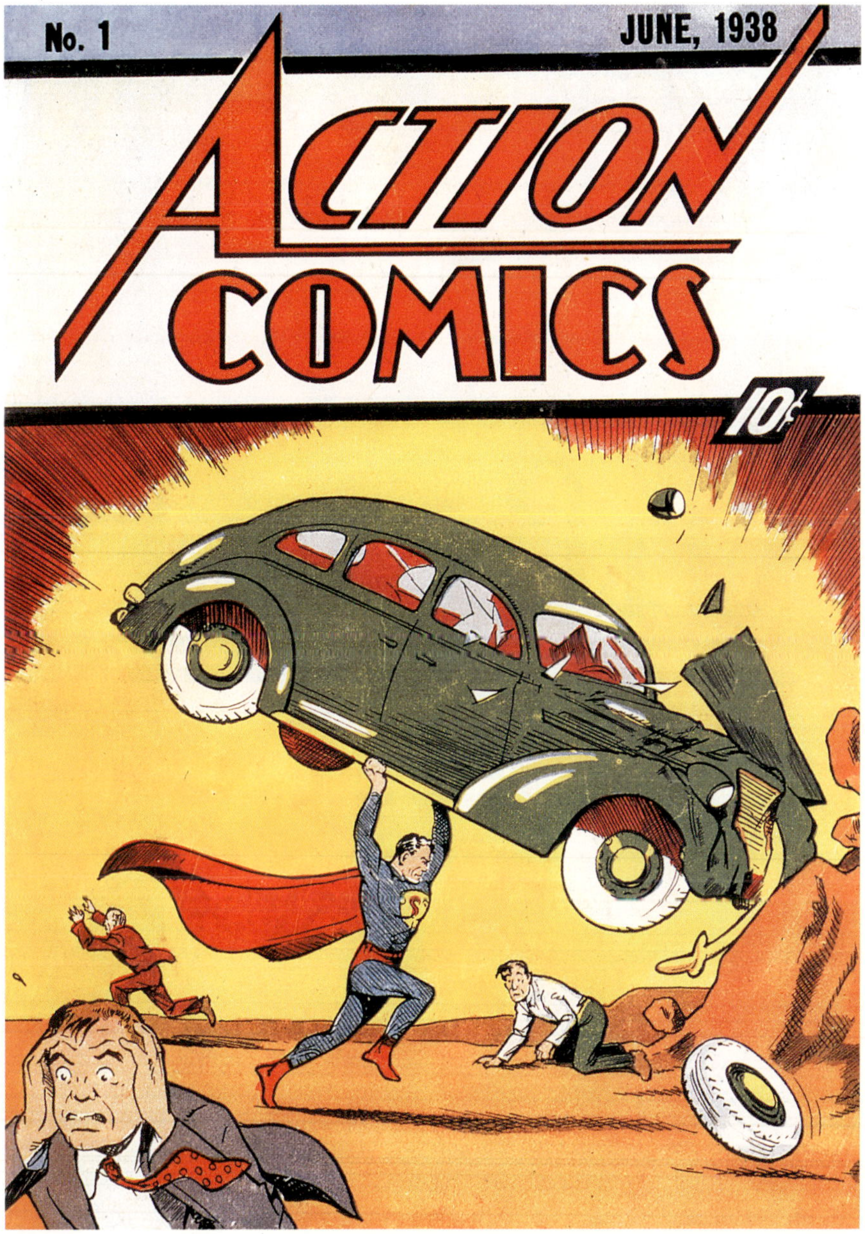

D. C. Publications, *Action Comics* Heft 1 (Juni 1938): Supermans erster Auftritt.

Kinder beim Lesen eines Comics, Paris, photographiert von Willy Ronis (1948).

Außen-

„Obwohl der menschliche Geist mit all seinen Erfindungen und mit all seinen Werkzeugen das gleiche anstreben mag, wird er doch nie etwas erfinden, was schöner, einfacher oder sinnfälliger ist als die Erfindungen der Natur, denn bei ihnen mangelt es an nichts, und nichts ist überflüssig.“

Leonardo da Vinci (1452-1519)

Basis des Designs ist unsere Beziehung zur natürlichen Welt. Schon die frühesten Kulturen haben die Natur bearbeitet und geformt, und unsere heutige Vorstellung von der Natur an sich ist nicht weniger kulturell geprägt.

räume

Gärten, städtische Grünanlagen und Naturparks schließen die „Natur“ in eine Enklave ein, abgegrenzt gegen die manipulierte oder künstlich geschaffene Welt. Trotzdem ist sie auch in dieser Form niemals unberührt. Noch die „natürlichsten“ Gärten sind geplant und gezielt angelegt, und wenn der Nationalpark von Besuchern überschwemmt wird, die den Wunsch haben, unberührte Natur zu genießen, bedrohen sie deren Existenz. Unsere Wahrnehmung der Natur ist im Lauf der Jahrhunderte durch die unterschiedlichen Kulturen geformt worden.

Die Tempelgärten Japans sind wie die englischen Landschaftsgärten zwar natürliche Orte, aber dennoch sind beide bis ins Detail geplant, um jeweils ganz unterschiedliche Weltsichten zum Ausdruck zu bringen. Tempelgärten mit ihren vereinzelten Felsgruppen auf geharktem Kies kondensieren die Natur zum symbolischen Ausdruck ihrer elementaren Kräfte. Ganz anders der englische Landschaftspark: mit seinen weiten, romantischen Panoramen ist er eine ästhetische Komposition aus künstlich angelegten Wäldern, Seen und Hügeln.

Dieser Stil kam im 18. Jahrhundert auf, als sich die Landschaft infolge der Agrarrevolution gewandelt hatte und mit der einsetzenden industriellen Revolution noch dramatischere Veränderungen drohten. In den vorhergehenden Jahrhunderten, als es in manchen Gegenden Europas noch wirkliche, urwüchsige Natur gab, legte man Gärten an, um sie in streng geometrischen Blumen- und Kräutergärten, Parterres und schnurgeraden Pflanzreihen in ihre Schranken zu weisen. Genauso geplant war der neue Typ des Landschaftsgartens, der jedoch nicht aus dem Wunsch entstand, die Natur zu besiegen, sondern aus der Sehnsucht nach Natur als Quelle erhabener Gefühle. Die großen Stadtparks der viktorianischen Ära fügten dem Bild eine moralische Dimension

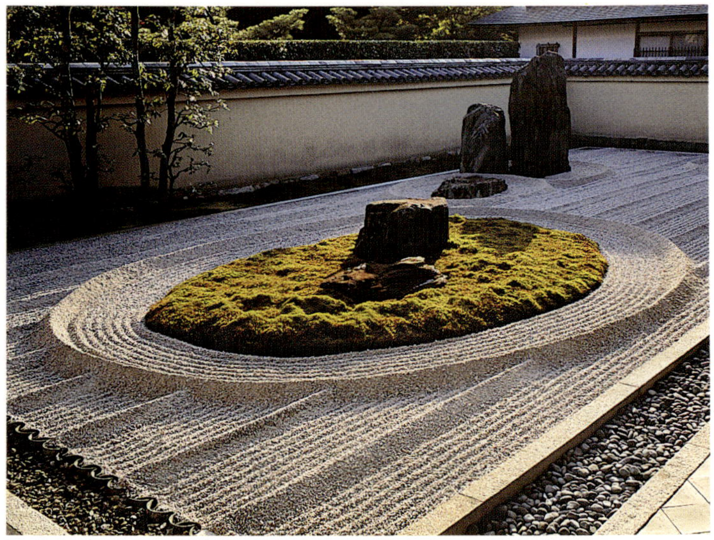

Strenge Elemente – geharkter Kies, Felsen und Moos – sind typisch für japanische Tempelgärten.

hinzu. Als Frederick Law Olmsted und Calvert Vaux bei ihrer Planung des New Yorker Central Park einen Mikrokosmos der Natur mit einem See, Wiesen, „Wildnis“ und gewundenen Wegen konzipierten, wollten sie damit einen schönen Lebensraum schaffen, der die Armen von ihrer Trunksucht und Gewalttätigkeit abbringen sollte. In England gründete Octavia Hill den National Trust, der sich heute um die Erhaltung von Herrenhäusern kümmert, ursprünglich, um die Landschaft zu bewahren, die der allgemei-

Der Landschaftsgarten von *Bowood House* in Wiltshire, England, wurde von Capability Brown um 1760 gestaltet. Weitläufigkeit und Erhabenheit kennzeichnen diesen Gartentyp.

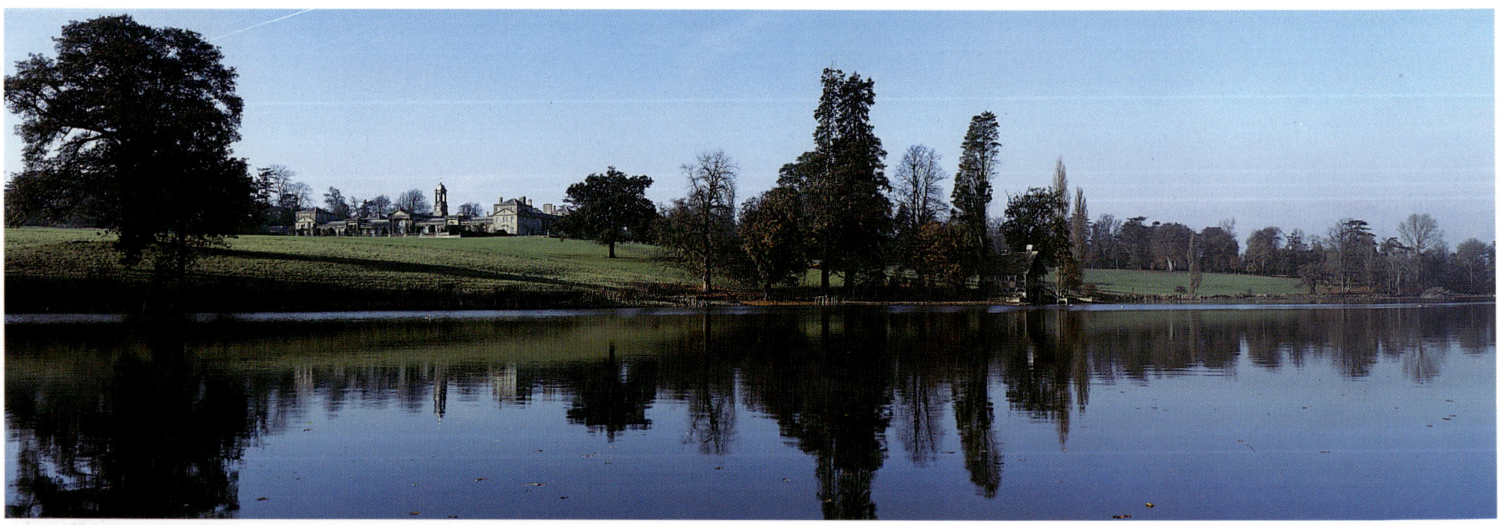

nen Erbauung und dem körperlichen und seelischen Wohl der Bevölkerung dienen sollte. Die Gemeindeparks waren zum Teil als „Wohnzimmer im Freien“ und zum Teil als Programm zur Besserung der Moral gedacht. Grünflächen haben viele Städte für die Menschen, die keinen Garten besitzen oder nicht aufs Land fahren können, erträglicher gemacht. Als erzieherische Maßnahme zur Verbesserung der Sitte und Moral aber haben sie weitgehend versagt, wie die Gefährlichkeit abendlicher Spaziergänge im Central Park in New York eindringlich beweist.

Als sich die Städte im 19. Jahrhundert infolge der Industrialisierung ausdehnten, wurden in ihrer Umgebung entlang den Eisenbahnlinien weite Areale systematisch erschlossen, um Unterkünfte für Arbeiter zu schaffen. Die kleinen Parzellen, die hinter den typischen engen Reihenhäusern lagen, fungierten jedoch zumeist als Nutzflächen und kaum als Ziergärten. Erst als in Großbritannien nach dem Zweiten Weltkrieg der Bauboom wieder einsetzte, wurde der Garten zum untrennbaren Bestandteil des „idealen“ Durchschnittsheims. Gartenarbeit war zum ersten Mal eine anerkannte Freizeitbeschäftigung der breiten Masse und diente damit nicht nur der Selbstversorgung.

Heute findet die Begegnung mit der Natur meistens im privaten Garten statt und weniger im öffentlichen Park. Allein in Großbritannien werden mehr als 400 000 Hektar Land aus reinem Freizeitspaß bewirtschaftet, und der Jahresumsatz der Gartenbranche liegt umgerechnet bei etwa 14,4 Milliarden Mark. In den meisten Hausgärten aber darf sich die Natur selten frei entfalten. Ich liebe die Geschichte von einer vornehmen Dame aus der Zeit der Jahrhundertwende, die ihre nicht ganz so vornehme Freundin besuchte und angesichts des goldenen Herbstlaubs, das überall auf dem Rasen verstreut war, in höchstes Entzücken ausbrach. „Bei uns zu Hause haben wir so etwas nicht“, bemerkte sie ein wenig betrübt, nicht ahnend, daß ihr Bataillon von Gärtnern von früh an emsig mit der Pflege des Rasens beschäftigt war, damit er sich ihr in vollkommener Makellosigkeit zeigte.

Zwar ist das Gärtnern ein beliebtes Freizeitvergnügen, viel Zeit wollen die Menschen jedoch heutzutage nicht mehr darauf verwenden. Pflanzen, die kaum Pflege erfordern, aber optisch beeindrucken, und elektrische Gartenwerkzeuge, mit denen man Anstrengungen und schmutzige Hände vermeiden kann, begünstigen diesen Trend noch. Mit der zunehmenden Verbreitung von Gartencentern, die ihr Angebot auf robuste, zuverlässige Verkaufsschlager beschränken, verschwinden die herkömmlichen Gärtnereien und Spezialhandlungen und mit ihnen immer mehr Pflanzensorten, ja ganze Arten von der Bildfläche.

Viele Gärten werden nicht mit Blick auf die Zukunft, sondern unter dem Aspekt alsbaldiger Laub- und Blütenfülle angelegt. Ich denke nicht, daß viele von uns, besäßen sie auch das entsprechende Gelände dafür, die Großmut hätten, zur Freude späterer Generationen eine Allee zu pflanzen oder die Landschaft so aufwendig zu modellieren, wie dies Capability Brown und seine Auftraggeber taten. Auch der Garten entwickelt sich zunehmend zu einem Kommerzobjekt, das den Launen der Mode unterworfen ist.

Angesichts des derzeit starken Interesses am Gärtnern und der beträchtlichen Flächen, die man diesem Hobby heute widmet, würde man eine große Abwechslung bei den Gartenanlagen und ihrer Bepflanzung erwarten. Die Realität sieht leider ganz anders aus. In berechenbarer Monotonie reihen sich in Vorortgärten auf der ganzen Welt Rasen, Rabatten und getrimmte Hecken aneinander. Vorort und Vorstadt selbst stellen mit ihren gesichtslosen Siedlungen aus identischen Häusern mit identischen Gärten den Begriff der Natur auf den Kopf. Das löbliche Ziel, jedem Haushalt direkten Zugang zur freien Natur zu verschaffen, wurde ohne Sinn und Verstand umgesetzt, so daß Kolonien bar jeder Lebendigkeit und Natürlichkeit entstanden.

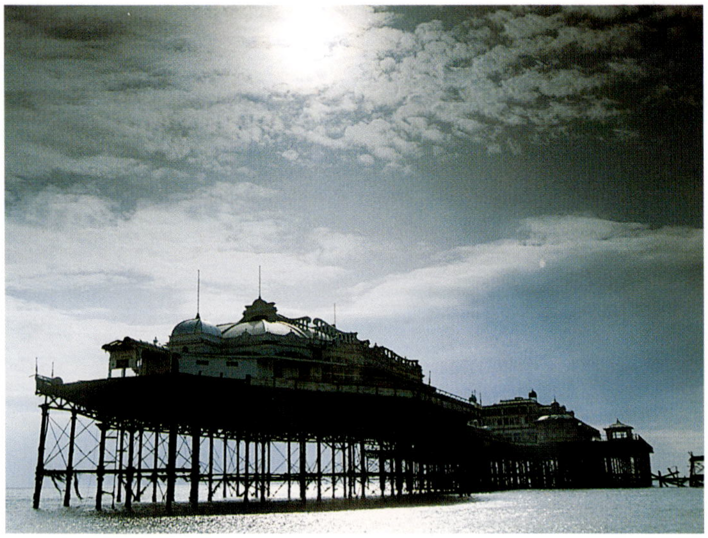

Brighton Pier (1866).

Nichts spricht dagegen, Wohnanlagen so zu planen und zu gestalten, daß die Natur in ihnen wirklich vorkommt. Die *Span-Developments* in Kent, die Eric Lyons Ende der sechziger Jahre schuf, sind mit ihren verschiedenen Haustypen, den Freiflächen zur gemeinsamen Benutzung und der phantasievollen Begrünung ein anschaulicher Beweis dafür. Allzu oft siegt jedoch die sogenannte kaufmännische Logik über das Gespür für den Standort, seine Gestalt und sein Umfeld. Die Natur wird aus der Rechnung gestrichen und mit ihr die Bedürfnisse des Menschen.

Nicht nur im privaten Garten ist die Natur oft der Verlierer. Ich liebe das Meer mit den kleinen Badeorten und den Piers auf ihren Stelzen, die außerhalb der Saison so viel hübscher anmuten. Wie viele andere auch genieße ich es, einfach am Wasser entlangzulaufen, den Blick über den Sand oder Kies schweifen zu lassen, zu sehen, was sich in den Pfützen zwischen den Felsen tummelt, und angeschwemmte Fundstücke zu sammeln. Wie ganz anders erlebt man künstliche Welten am Meer, etwa das gräßliche, vom Aga Khan auf Sardinien geschaffene Porto Cervo. Solch völlig synthetischen Orte werden nur schlimmer, je älter sie werden.

Blumen haben schon immer Begeisterung und Begierde geweckt. Man denke nur an den Tulpenkult im Holland des 17. Jahrhunderts oder daran, wie im 19. Jahrhundert exotische Spezies von der anderen Seite des Erdballs hierzulande mit Leidenschaft kultiviert wurden. Bestimmte Arten symbolisierten mitunter eine ganze Lebenshaltung. So war die Lilie in den achtziger und neunziger Jahren des 19. Jahrhunderts ein Sinnbild für die morbide Feinsinnigkeit des Ästhetizismus. Neuerdings werden bestimmte Blüten, Sträucher und andere Pflanzen als Markenzeichen für Lebensstile und -ideale gehandelt. Die Beete sagen über einen Menschen genausoviel aus wie seine Kleidung oder sein Auto. Beliebte Zeitschriften listen auf, was „in“ und was „out“ ist, wobei den Pflanzen als Indiz für das Modebewußtsein die gleiche Bedeutung zukommt wie der Saumlänge von Röcken und Kleidern.

Natürlich gibt es auch persönliche Vorlieben. Wenn aber zunehmend die Mode die Auswahl der Pflanzen diktiert, schleicht sich im Garten, wie ich denke, eine Wegwerfmentalität ein, die mit diesem Bereich überhaupt nicht zu vereinbaren ist. Gärtnern braucht Zeit. Unter dem Einfluß des Klimas und der Jahreszeiten zeigt die Vegetation ein immer wieder anderes Bild, und genau das unterscheidet die Natur von künstlichen Welten. Ohne diese Veränderungen wäre das Gärtnern längst keine so befriedigende Beschäftigung und Herausforderung.

Die konventionelle Gartengestaltung, bei der ein Bereich, der Rasen, einer einzigen Pflanzenart vorbehalten ist und als Kulisse für eine sorgfältig zusammengestellte Komposition anderer Arten dient, ist kaum natürlich zu nennen. Wo die Pflanzen eines sofortigen, kalkulierbaren Effekts wegen ausgewählt und Sträucher und Gras so akkurat beschnitten sind, daß kaum ein Blatt oder Halm die Gleichförmigkeit stört, kommt die Natur nicht mehr vor: Der Garten ist lediglich eine langweilige Erweiterung der langweiligen Einrichtung des langweiligen Hauses, zu dem er gehört.

Demgegenüber wirkt ein Garten, in dem Kletterpflanzen ungehindert ranken, Blumen sich durch Selbstaussaat vermehren und das Gras die exakten Konturen der Wege verwischen darf, durch ebendiese „Unvollkommenheit" ansprechend. Ein solcher Garten ist ein sinnlicher Ausdruck des Lebens und der Jahreszeiten.

Heute ist viel vom Garten als „Zimmer im Freien" die Rede. Tatsächlich sind viele Stadtgärten kaum mehr als zimmergroß, aber sobald das Wetter es zuläßt, begeben wir uns nur zu gern ins Freie, um dort zu essen, zu dösen, zu lesen oder zu plaudern. Ein geschickt angelegter Garten bietet für all diese Aktivitäten Raum, er sieht ein schattiges Plätzchen, wohin wir uns zurückziehen können, ebenso vor wie eine Sitzecke. Andernfalls würde ein Garten auch kaum Sinn machen.

Paradoxerweise war es die Technik, die der Betrachtung des Gartens als Erweiterung des Hauses Vorschub geleistet hat. Nicht von ungefähr kam in England der Landschaftsgarten mit seinen genauestens inszenierten Ausblicken im 18. Jahrhundert auf und damit zu einer Zeit, als man solche Effekte immer besser zur Geltung bringen konnte. Solange man noch keine klaren und größeren Fensterscheiben herstellen konnte, war es für die Menschen kaum von Bedeutung, wie sich die Umgebung vom Haus aus darstellte. Dann aber, als die technischen Möglichkeiten für die Herstellung von transparenten und großformatigen Glasscheiben geschaffen waren und die kleinen, tief eingelassenen Flügelfenster mit Bleifassung durch hohe, elegante Schiebefenster ersetzt wurden, rückte die Außenwelt in den Blickpunkt. Allmählich verlagerte man die Wohnräume aus den „vornehmen" höheren Etagen ins Erdgeschoß, von wo man durch Verandatüren direkt in den Garten hinaustreten konnte.

In der zweiten Hälfte des 20. Jahrhunderts brachte die Zentralheizung ganzjährig eine angenehme Raumtemperatur und machte die dicken Vorhänge, Teppiche und Polster zum Schutz gegen die Kälte überflüssig. In der Folge zogen Einrichtungsgegenstände, die bis dahin ausschließlich im Garten verwendet worden waren, in die Wohnungen ein. Heute findet man Möbel aus Korbgeflecht oder Holzlatten und metallene Kaffeetische ebenso häufig im Haus wie auf der Terrasse.

Die Grenzen zwischen Haus- und Gartenbereich verwischen zusehends. Daraus ergeben sich nicht nur neue Ansätze bei der Planung und Einrichtung des Interieurs, sondern auch Auswirkungen auf die Gartengestaltung. Wie bei Innenräumen kommt es bei einem Garten auf die richtige Grundstruktur an – Wege, gepflasterte Flächen, Mauern, Zäune, Beete und Rabatten, die die Bepflanzung wirksam in Szene setzen. Man muß die Maßstäbe und Proportionen bedenken, verschiedene Ebenen und kontrastierende Flächen schaffen, so daß der Garten Lebendigkeit ausstrahlt und zu Entdeckungstouren einlädt. Nichts animiert weniger als ein statischer Garten, der ausschließlich für den Blick aus einem bestimmten Winkel angelegt ist und dadurch alles gleich zu erkennen gibt. Ein Garten, der für sich wirken und nicht nur Teil der Innendekoration sein soll, muß Überraschungselemente enthalten, verborgene Winkel und Perspektiven – eine spannende Erlebniswelt. Sie läßt sich noch auf dem kleinsten Areal errichten, wobei sich ein streng formaler Gartenstil ebenso eignet wie ein ländlich-rustikaler.

Pflanzen und Rasen, Erde und Steine sollten mit Dingen aus Naturmaterialien ergänzt werden. Rein praktisch gesehen, scheinen Plastik und andere synthetische Stoffe oft vorteilhafter. Kunststoff etwa läßt sich zu äußerst ergonomischen Griffen für Gartenwerkzeuge formen, und man kann daraus Gießkannen herstellen, die nicht rosten, sowie Möbel, die sich mühelos säubern lassen und zudem bei Frost oder Hitze nicht splittern oder reißen. Gerade wegen dieser Witterungsbeständigkeit und anderer Eigenschaften aber, die den Kunststoff für den Einsatz im Freien so gut

„Sucht die Farben in den Wäldern und auf den Feldern."

Frank Lloyd Wright

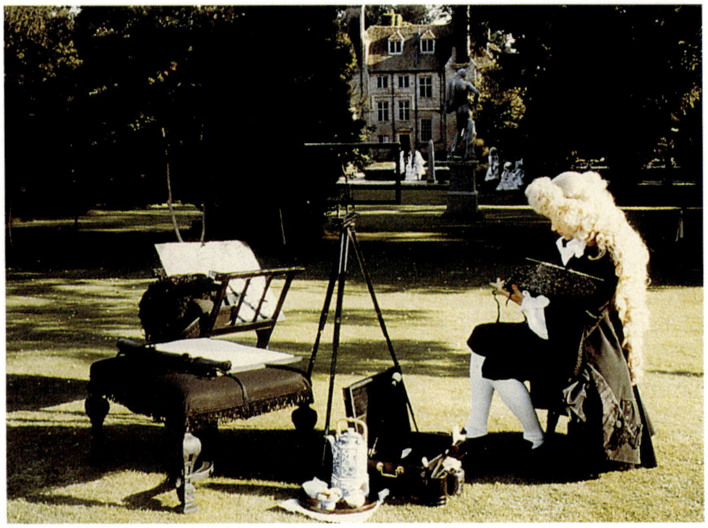

Szene aus dem Film *Der Kontrakt des Zeichners* (Regie Peter Greenaway, 1982).

geeignet machen, kann er nie richtig mit der Natur harmonieren. Die Spuren, die der Zahn der Zeit an allem Natürlichen zwangsläufig hinterläßt, steigern in unseren Augen nur den Wert dieser Dinge. Im Garten fallen Materialien, die sich nicht auf solche Weise verändern, unweigerlich negativ ins Auge, während die Patina des Alters, vor allem im Freien, äußerst ansprechend wirkt.

Derzeit ist Natürliches im Wohnbereich sehr in Mode. In Accessoires wie verzinkten Gießkannen als Blumenvasen äußert sich dieser Trend ebenso wie in der vermehrten Verwendung natürlicher Materialien für Fußböden, Fenster und Wände. Sisalteppiche, pflanzengefärbte Stoffe, die in der Sonne verblassen, und Farben ohne synthetische Komponenten könnten entweder für eine weitere vorübergehende Modeerscheinung symptomatisch sein oder aber auf eine tiefergehende Umorientierung unserer Beziehung zur Natur hindeuten.

Schon immer war diese stark von Nostalgie geprägt, von einer Sehnsucht nach dem verlorenen Paradies, in dem Mensch und Natur in Harmonie miteinander existierten. Tatsächlich aber hat der Mensch stets die Welt geformt, benutzt, verändert und ausgebeutet und dabei seine Spuren hinterlassen.

Mit dem rasanten Fortschritt der Technik werden diese Spuren als unvergängliche Narben bleiben. Durch das Ozonloch von der Größe Europas und den rapiden Rückgang der Regenwälder und anderer natürlicher Lebensräume ist die Natur heute stärker bedroht denn je. So betrachtet, könnte die Nostalgie, die in den Gestaltungstrends zum Ausdruck kommt, zum Katalysator für eine Wende werden. Die Aufgabe der Designer wäre es dann, dafür zu sorgen, daß diese Veränderung nicht nur zweckmäßig, sondern auch attraktiv ist.

Mit Nostalgie meine ich nicht Sentimentalität. Achtung vor der Natur und modernes Design sind keineswegs unvereinbar. Le Corbusier wußte sehr genau, wie wichtig natürliches Licht, frische Luft und Grünflächen für die Stadtbewohner sind, und er gestaltete seine Häuser so, daß mehr Menschen in den Genuß davon kamen. Leider führte die falsche Auslegung des Konzepts der *Unité d'Habitation* zur Errichtung seelenloser Hochhäuser. Mit Einfühlungsvermögen umgesetzt, bieten seine Ideen jedoch nach wie vor eine großartige Lösung für eine lebenswertere Gestaltung der wuchernden Stadtlandschaften.

Naturmaterialien sind zeitlos und vielfältig. Maserung und Astlöcher etwa verleihen jedem Holzstück ein einzigartiges Aussehen und verraten seinen organischen Ursprung. Es altert und bewahrt dabei für uns köstliche Erinnerungen an seinen Gebrauch. Und nicht zuletzt schadet seine Entsorgung unserem Planeten nicht.

Heute verlangt der Verbraucher Produkte, die in ihrer Zusammensetzung *und* bei ihrer Herstellung umweltfreundlich sind. Die Industrie kann dies nicht länger als verschrobenes Anliegen einer Minderheit abtun, wie die Verkaufszahlen beweisen. Hier könnte der Designer unmittelbar als Mittler tätig werden, indem er die

Forderungen der Verbraucher und der Industrie mit den Bedürfnissen unseres Planeten in Einklang bringt.

Unsere Kulturgeschichte ist eng mit der Natur verwoben. Wenn wir in einer mittelalterlichen Kirche stehen und nach oben blicken, sehen wir das Blätterdach eines Waldes mit seinen vielfach sich kreuzenden Ästen vor uns. Neben solchen unmittelbaren Bezügen ließen sich zahlreiche abstraktere Beispiele dafür finden, wie die natürlichen Farben, Strukturen und Formen in die Werke des Menschen einfließen. Die Arbeiten Andy Goldsworthys bringen die reizvolle Spannung zwischen der vergänglichen Schönheit der Natur und ihrer kreativen Umsetzung durch Menschenhand sinnfällig zum Ausdruck. Natur und Ästhetik verbinden sich in höchster Vollendung.

Die Skulptur von Eduardo Paolozzi vor dem Londoner Design Museum trägt das gleiche Zitat Leonardos, das auch dieses Kapitel einleitet. Leonardo da Vinci war einer der größten Erneuerer, Visionäre und Gestalter der Welt, zugleich aber hat er sich intensiv mit der Natur auseinandergesetzt. Seine Arbeiten erinnern uns daran, daß Design und Natur nicht zwangsläufig in Opposition zueinander stehen müssen. Design will nicht nur Dingen ein bestimmtes Aussehen geben, sondern darüber hinaus Gefühle und Assoziationen wachrufen. Ein wichtiger Aspekt ist auch der Herstellungsprozeß und letztlich die Frage, wie dieser die Welt und unsere Erwartungen formt und verändert. Wenn Design die Qualität des Alltagslebens sinnvoll verbessern soll, dann muß es über die Gegenwart hinaus in die Zukunft blicken.

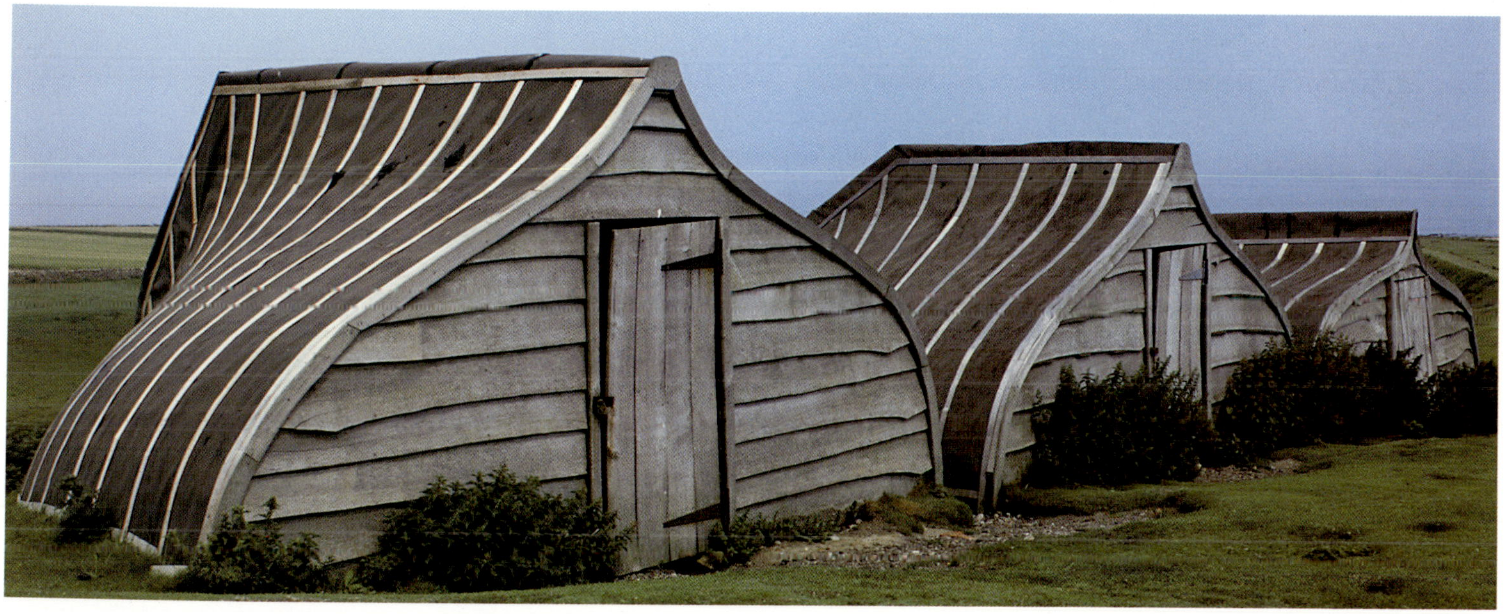

Kreatives Recycling auf Holy Island in der nordenglischen Grafschaft Northumberland: umgedrehte Boote als Schuppen.

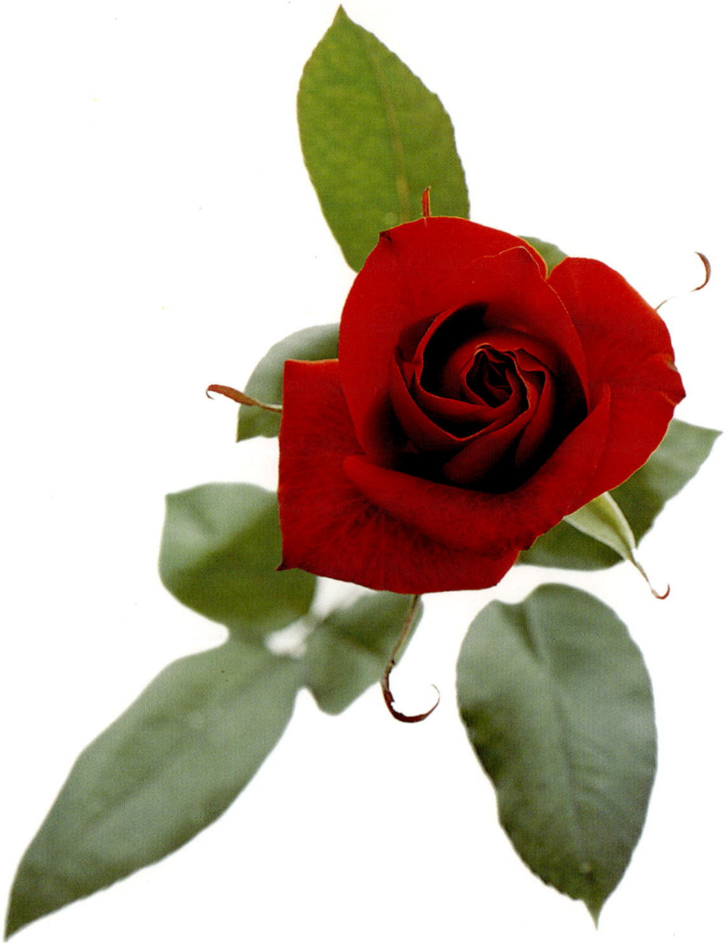

Jahr für Jahr strömen Tausende von Besuchern zum *Sissinghurst Castle* in Kent, um den Garten zu bestaunen, den Vita Sackville-West und ihr Ehemann Harold Nicolson dort schufen. Für viele ist der *White Garden* von Sissinghurst mit seinen subtilen Kontrasten von Blattformen, Strukturen und zarten, kühlen Tönen der Inbegriff von erlesenem Geschmack in der Gartenkunst. Von jeher ist diese Modeströmungen unterworfen. Die zahllosen „Weißen Gärten" in den Vorstädten, die von Sissinghurst inspiriert wurden, sind nur ein Beispiel aus jüngerer Zeit. Neuerdings lassen sich solche Ideen relativ leicht umsetzen, denn die modernen Gartencenter garantieren die sofortige Erfüllung fast aller Wünsche. Dagegen entstand Sissinghurst damals unter beachtlichem Zeit- und Personalaufwand.

„Nicht weit vom Eingang stand ein hohes Rosenbäumchen, das weiße Rosen trug, doch waren drei Gärtner damit beschäftigt, sie eifrig mit roter Farbe anzumalen."

Lewis Carroll, *Alice im Wunderland*

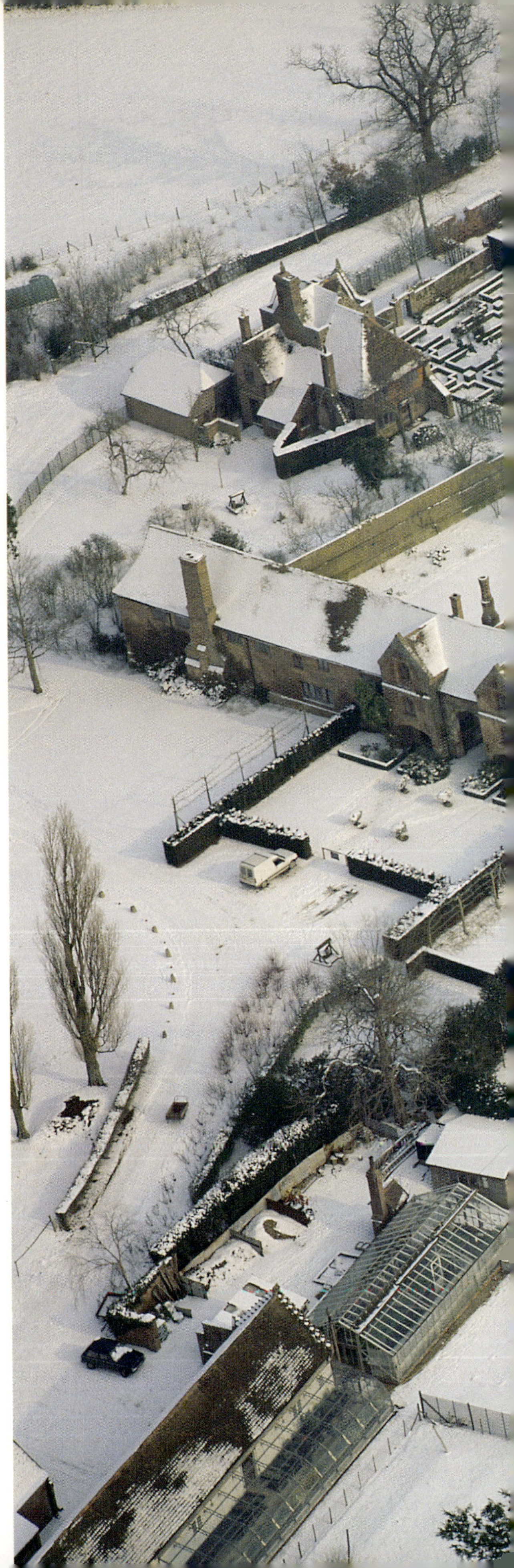

Vita Sackville-West und Harold Nicolson, Garten von *Sissinghurst Castle*, Kent (um 1930).

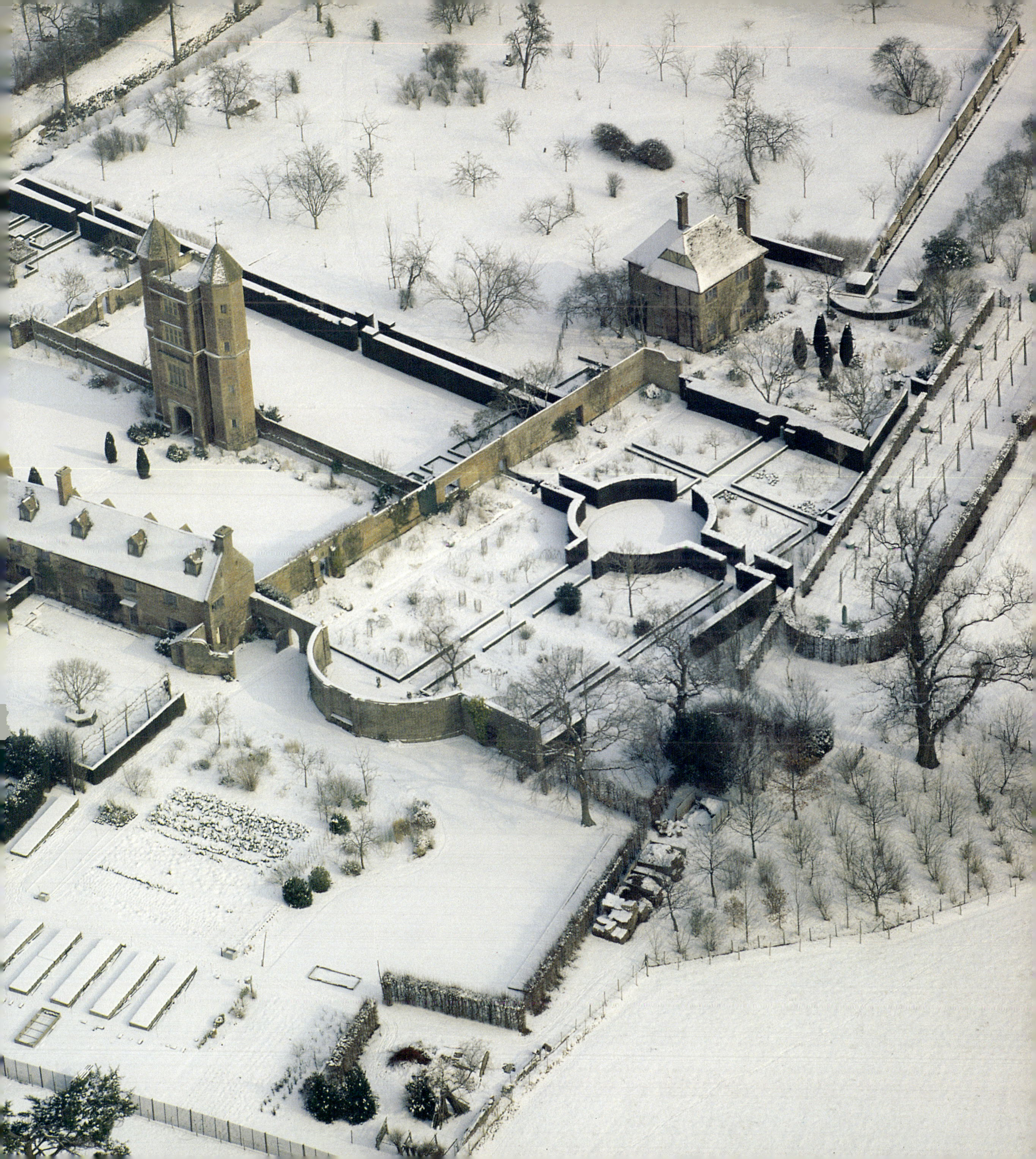

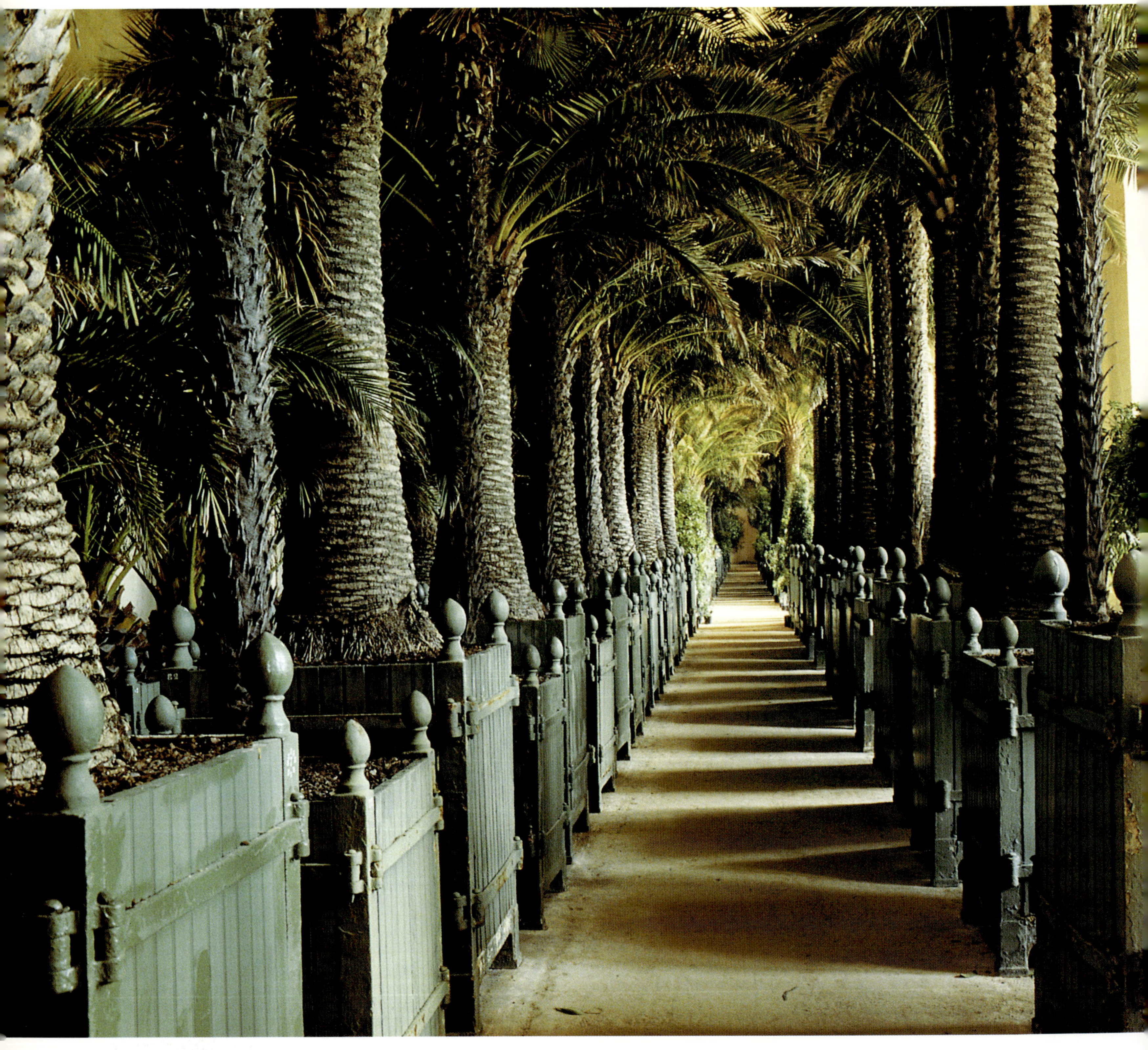

Le Nôtre, Südparterre von *Versailles*, Frankreich (17. Jahrhundert).

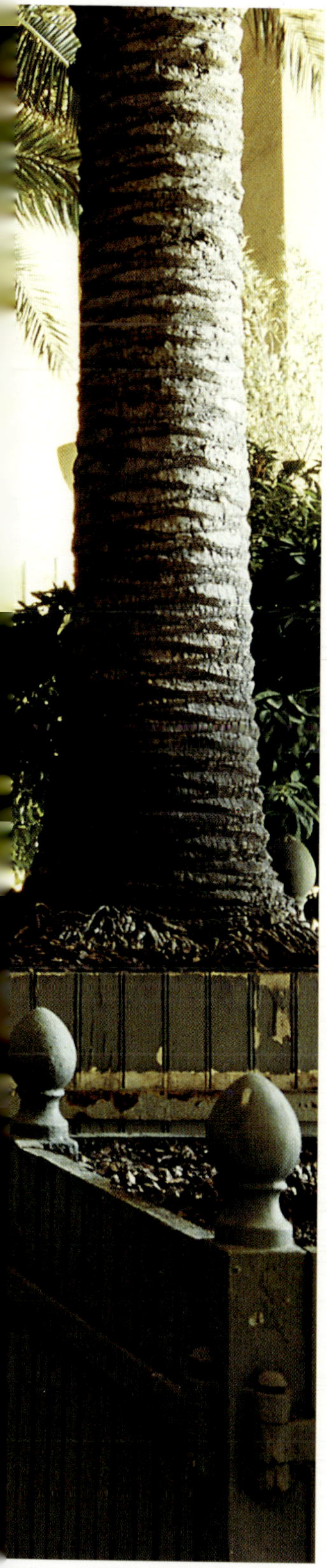

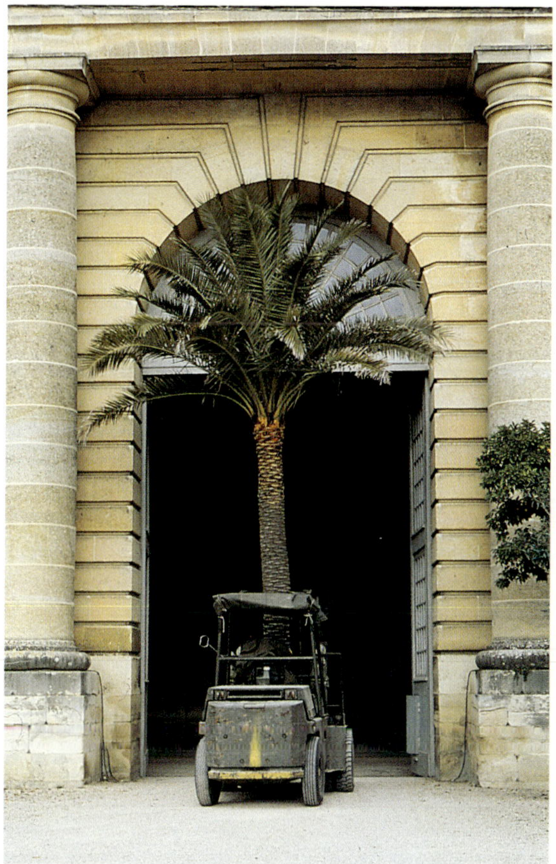

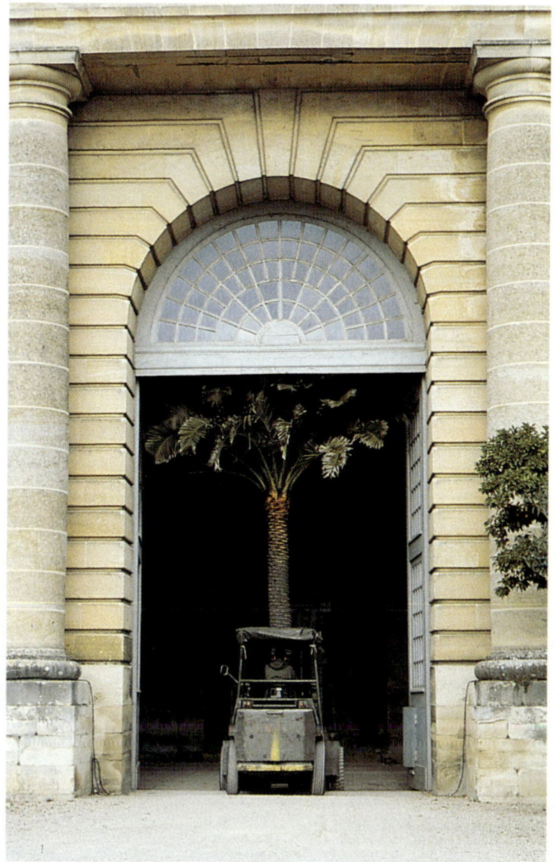

Vorbereitungen für die Überwinterung der Palmen in Versailles.

Allen Gärten liegt ein Entwurf zugrunde. Besonders deutlich wird dies bei den geometrischen Gärten. Der Park von Versailles wurde im 17. Jahrhundert für Ludwig XIV. von Le Nôtre angelegt. Er setzte die ästhetischen Prinzipien der Harmonie, Proportion und Symmetrie architektonisch um. Im Südparterre reihen sich über 1200 Orangen-, Granatapfel- und Lorbeerbäume, Myrten und Palmen in hölzernen oder gußeisernen Kübeln in strenger Ordnung an Kieswegen aneinander, die sternförmig von einem zentralen Teich ausgehen. Jedes Jahr im Herbst werden alle Pflanzen zum Überwintern eingesammelt, eine Arbeit, die einst von der Armee mit Hilfe spezieller Pferdewagen bewältigt wurde und heute mit Gabelstaplern erledigt wird.

Geometrische Gärten müssen jedoch nicht so reglementiert sein. Der aus dem 18. Jahrhundert stammende zauberhafte Park von *Schloß Belœil* bei Brüssel besteht aus mehreren verbundenen „Räumen", die von Buchenreihen und Hecken gebildet werden. Hier fanden einst Bälle, Feste und Aufführungen im Freien statt.

Folgende Seiten: Der Park von *Schloß Belœil*, Belgien (18. Jahrhundert).

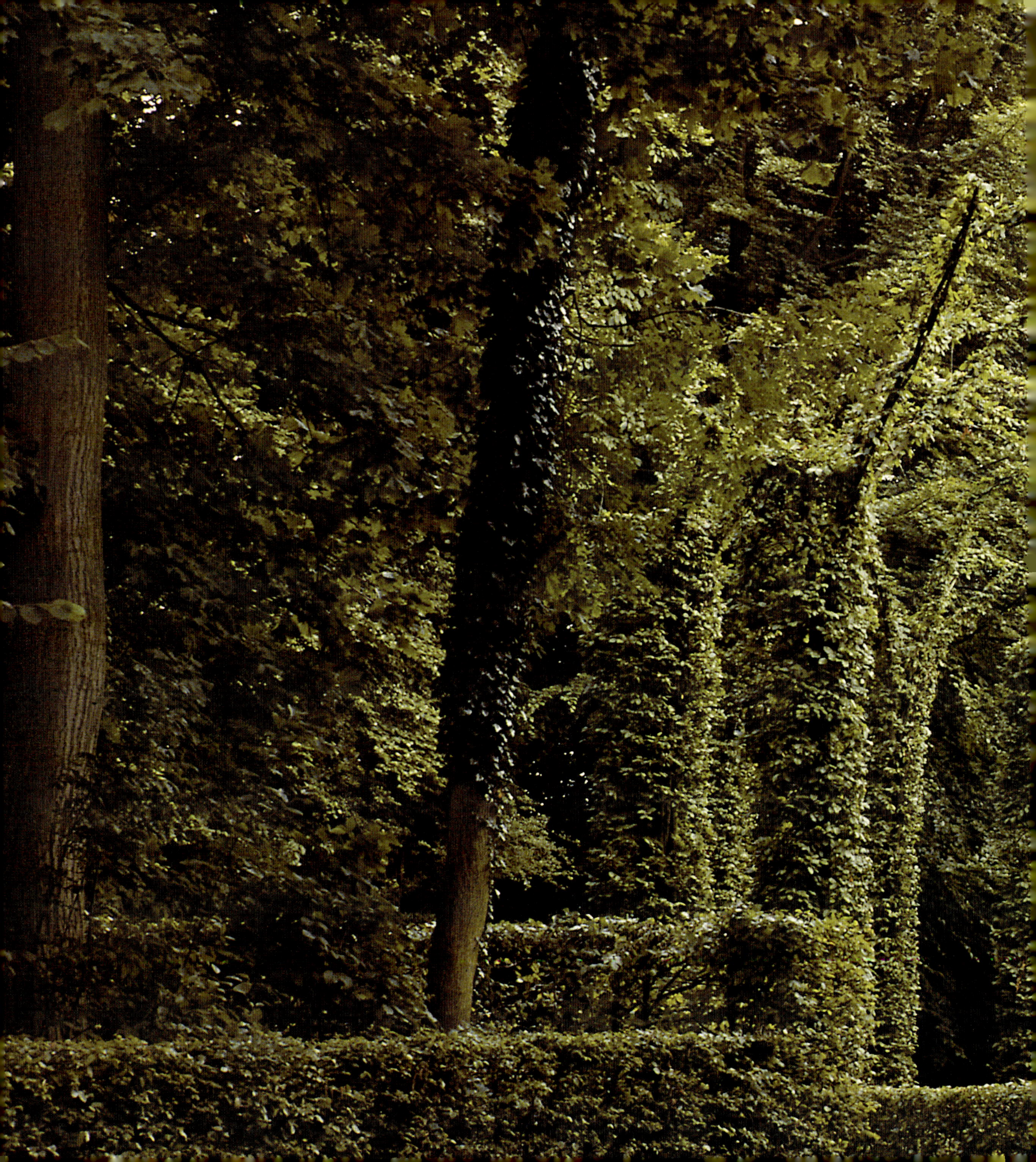

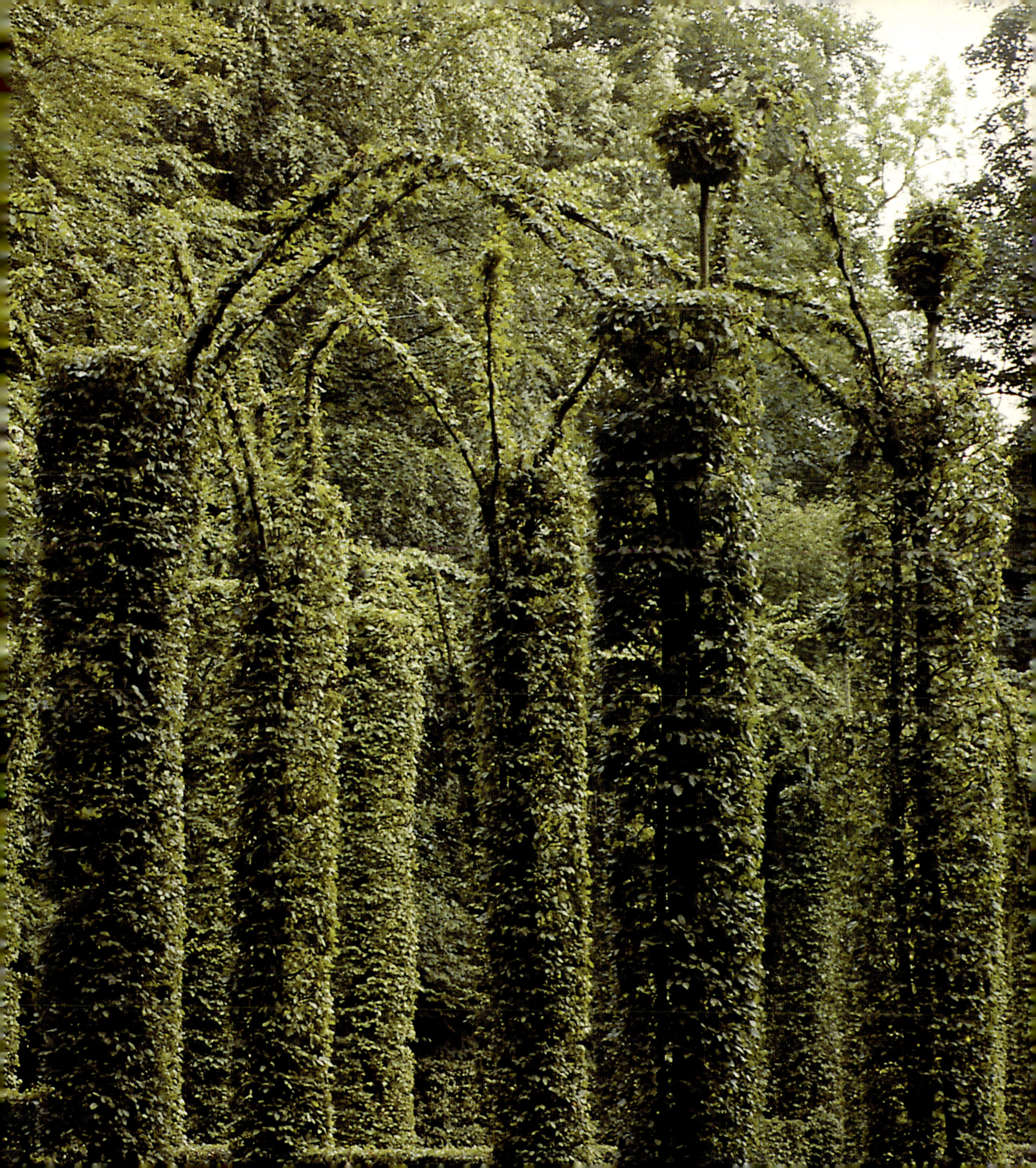

„Jede Landschaft ist ein Seelenzustand."

Henri-Frederic Amiel (1821-1881)

Die Gartengestalter des 18. Jahrhunderts gingen wie Architekten vor und schufen mit Hilfe der Natur Zimmerfluchten, Wandelhallen und Korridore, wie sie für Paläste und große Herrschaftshäuser typisch waren. Das 20. Jahrhundert eröffnete mit den technischen Fortschritten in der Glasherstellung und Bautechnik die Möglichkeit, die Grenzen zwischen innen und außen aufzuheben. Trotzdem ist das Ergebnis oft nicht weniger nüchtern und sachlich.

Das *Singleton House* zeigt unverkennbar Einflüsse der strengen japanischen Tradition. Die großen Steine im Garten, von Isamu Noguchi gezielt plaziert, sind Teil einer exakt geplanten Ordnung, die den architektonischen Stil des Hauses im Freien fortführt. Durch Glaswände, die sich mittels Schiebe- oder Hebemechanismen öffnen lassen, wird der Garten zur erweiterten Wohnfläche mit Bodenbelag und Mobiliar.

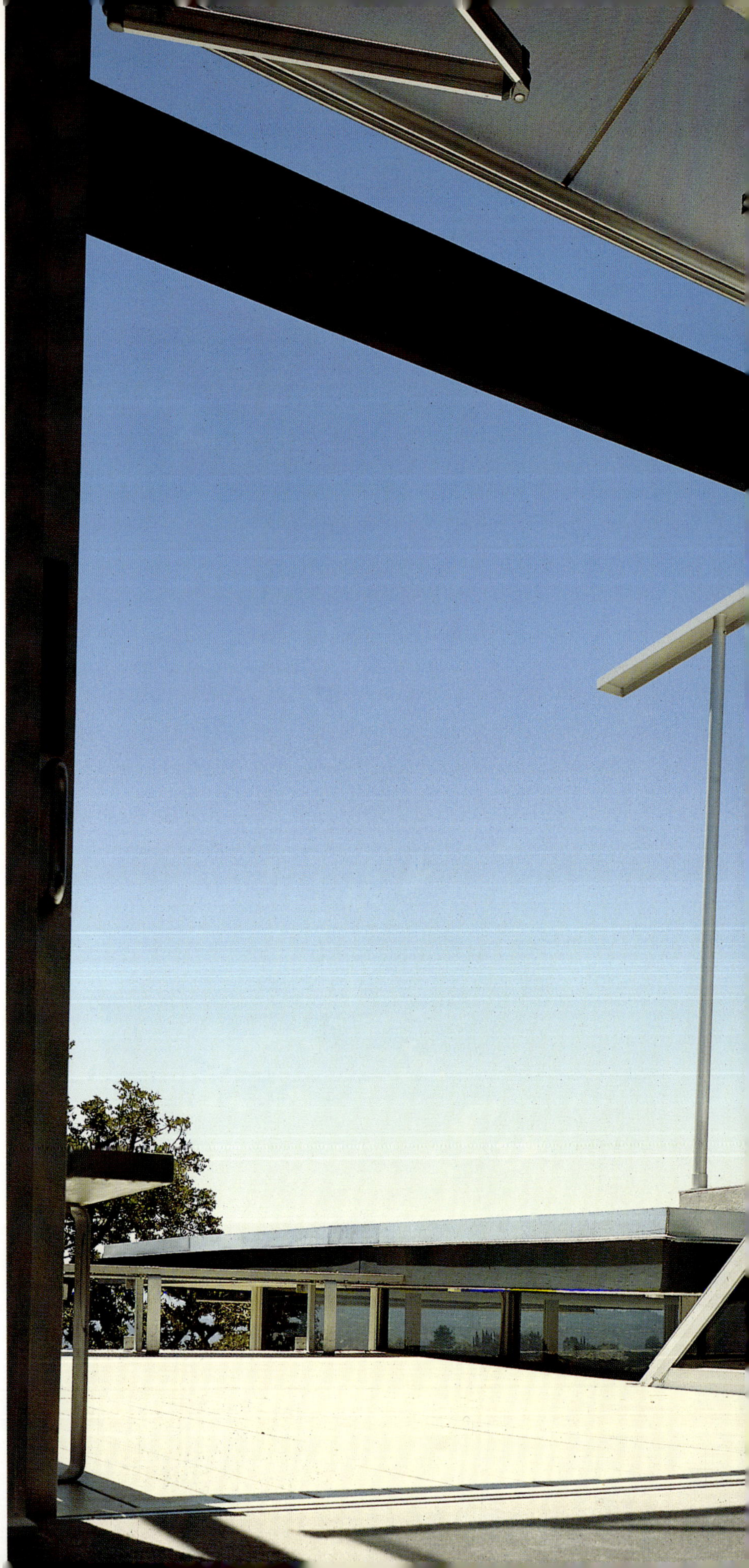

Henry Smith-Miller und Larry Hawkinson, Haus eines Filmproduzenten, Kalifornien (1991).

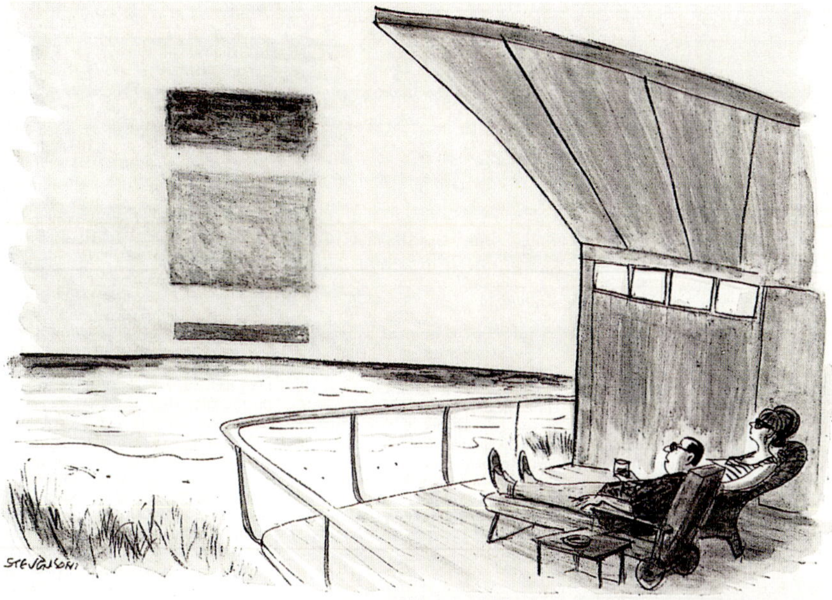

"Now, there's a nice contemporary sunset!"

Zeichnung von Stevenson, © 1964, 1992 *The New Yorker* Magazine, Inc.

Richard Neutra, *Singleton House*, Los Angeles (1957).

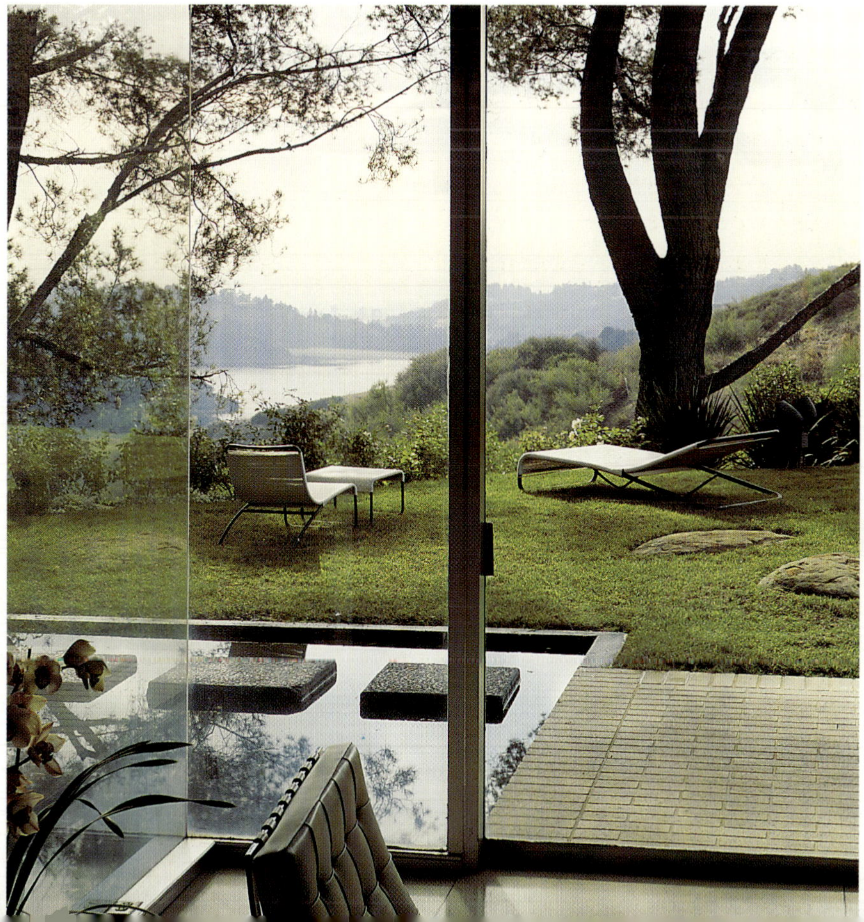

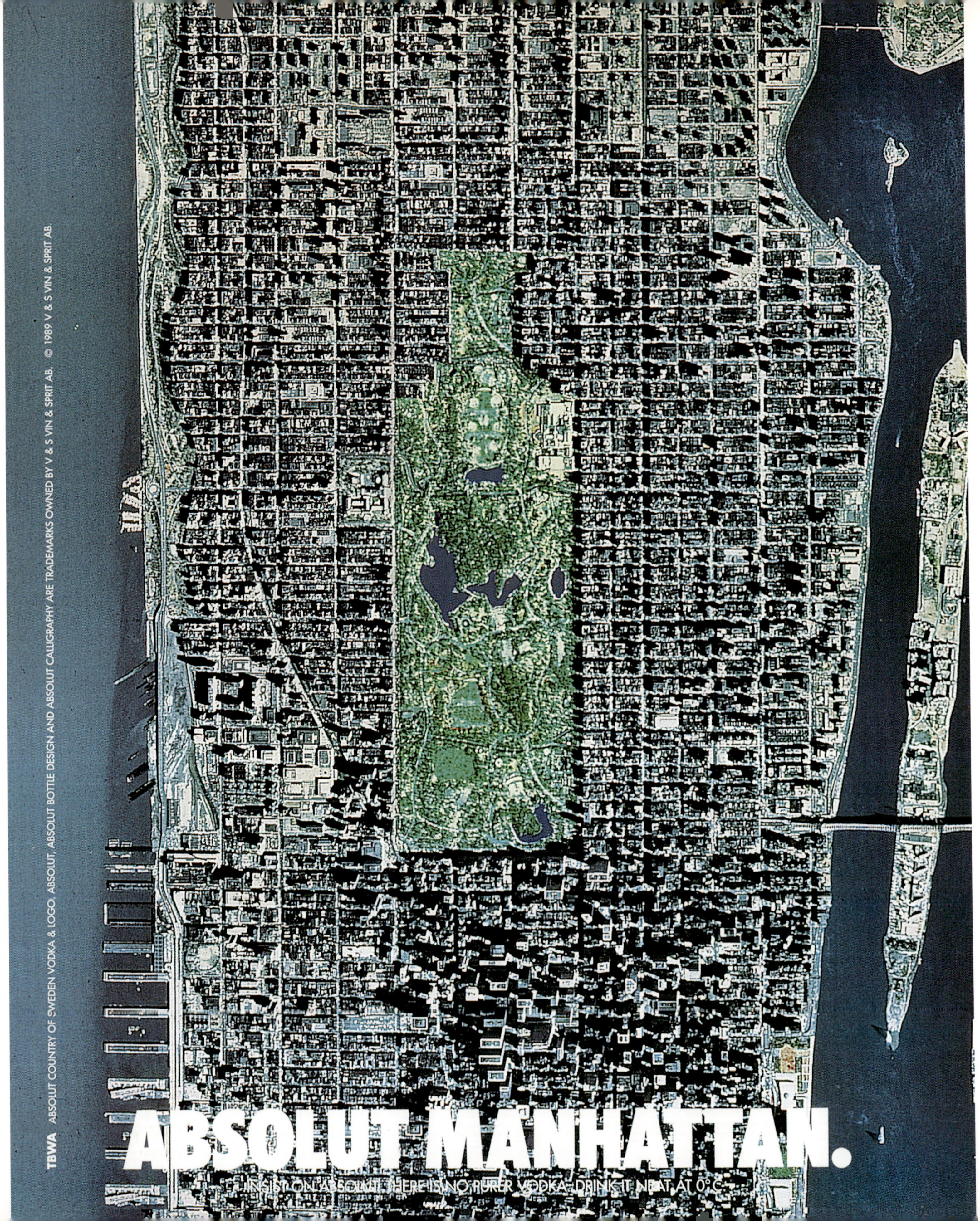
ABSOLUT MANHATTAN.
INSIST ON ABSOLUT. THERE IS NO PURER VODKA. DRINK IT NEAT AT 0°C.
TBWA ABSOLUT COUNTRY OF SWEDEN VODKA & LOGO, ABSOLUT, ABSOLUT BOTTLE DESIGN AND ABSOLUT CALLIGRAPHY ARE TRADEMARKS OWNED BY V & S VIN & SPRIT AB. © 1989 V & S VIN & SPRIT AB.

Gärtner handeln aus dem Impuls, Ordnung ins Chaos zu bringen. Der von dem Architekturtheoretiker Charles Jencks und seiner Frau Maggie Keswick in Südschottland gestaltete Park weist einen Hügel in Spiralform und eine Reihe „gewundener Schlangen" auf, die geschwungene Linien in die Landschaft modellieren. Bei dem Entwurf ließ sich Jencks von der Kosmologie inspirieren, nach deren Erkenntnissen die Ordnung des Universums auf Kurven, Falten und Wellen beruht.

Genauso graphisch orientiert ist der französische Golfplatz-Designer Robert Berthet: Er betrachtet die Natur als riesige Leinwand für – so seine eigenen Worte – „Land-art in Reinkultur". Das Green am zehnten Loch des Golfplatzes *La Salle* bei Macon besitzt die Form eines gewaltigen Fußes, Bunker stellen die Zehenabdrücke dar. Weniger dezent war Berthet bei der Wahl der Körperteile, die ihm für andere Spielbahnen, Greens und Bunker als Vorbild dienten.

Eine der jüngsten Werbekampagnen für die Wodkamarke Absolut fügt in einem graphischen Spiel den Central Park in das Straßenraster von New York ein. Wodka ist für Werbestrategen eine Herausforderung, denn das Getränk ist völlig farb- und geruchlos. In Ermangelung hervorstechender Eigenschaften zielt die Kampagne daher auf die charakteristische Flaschenform ab.

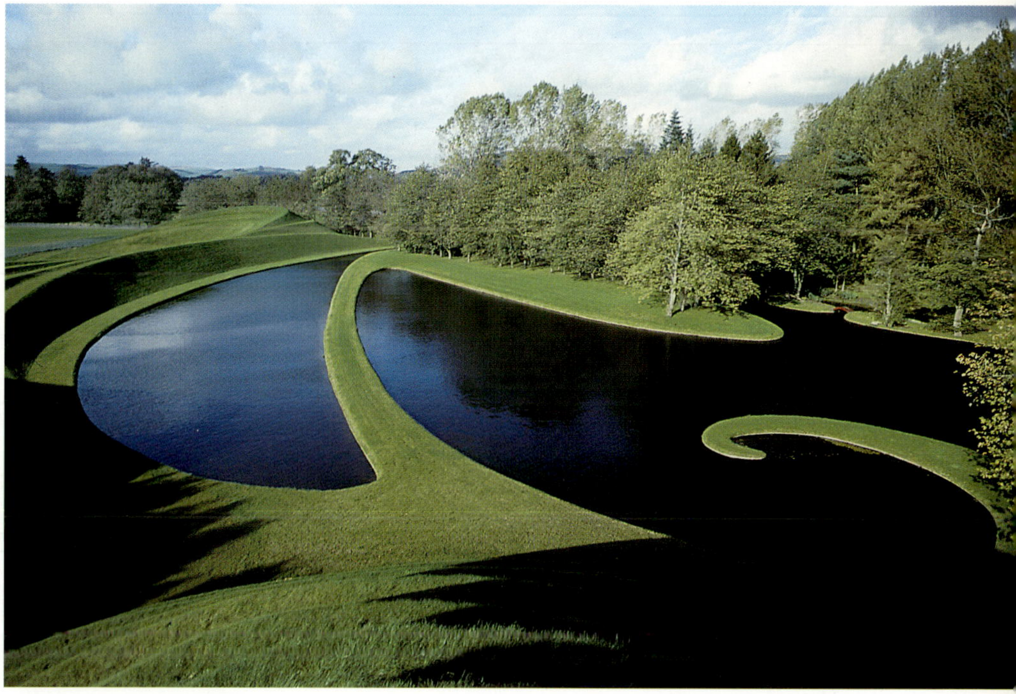

Charles Jencks und Maggie Keswick, Park in Schottland.

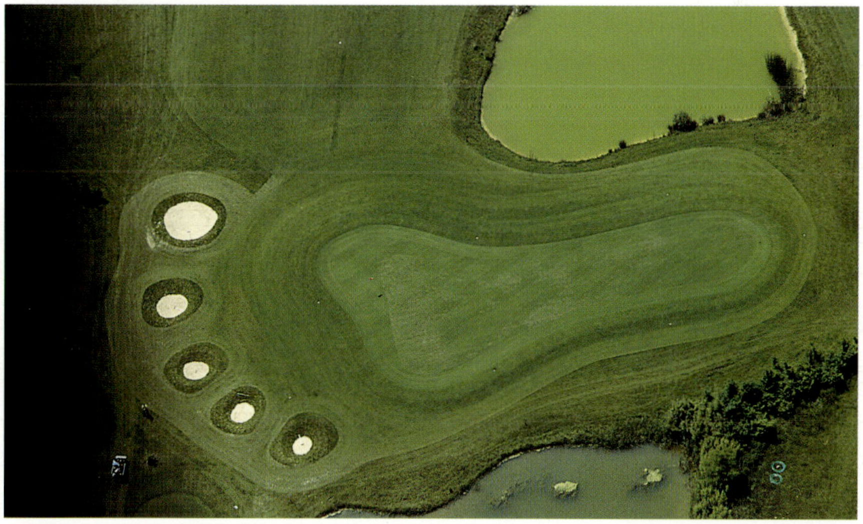

Robert Berthet, erotischer Golfplatz in Macon, Frankreich.

Tom McManus, *Absolut Manhattan* (1986).

„Die Natur geht über die sogenannte Landschaft hinaus – alles kommt von der Erde."

Andy Goldsworthy

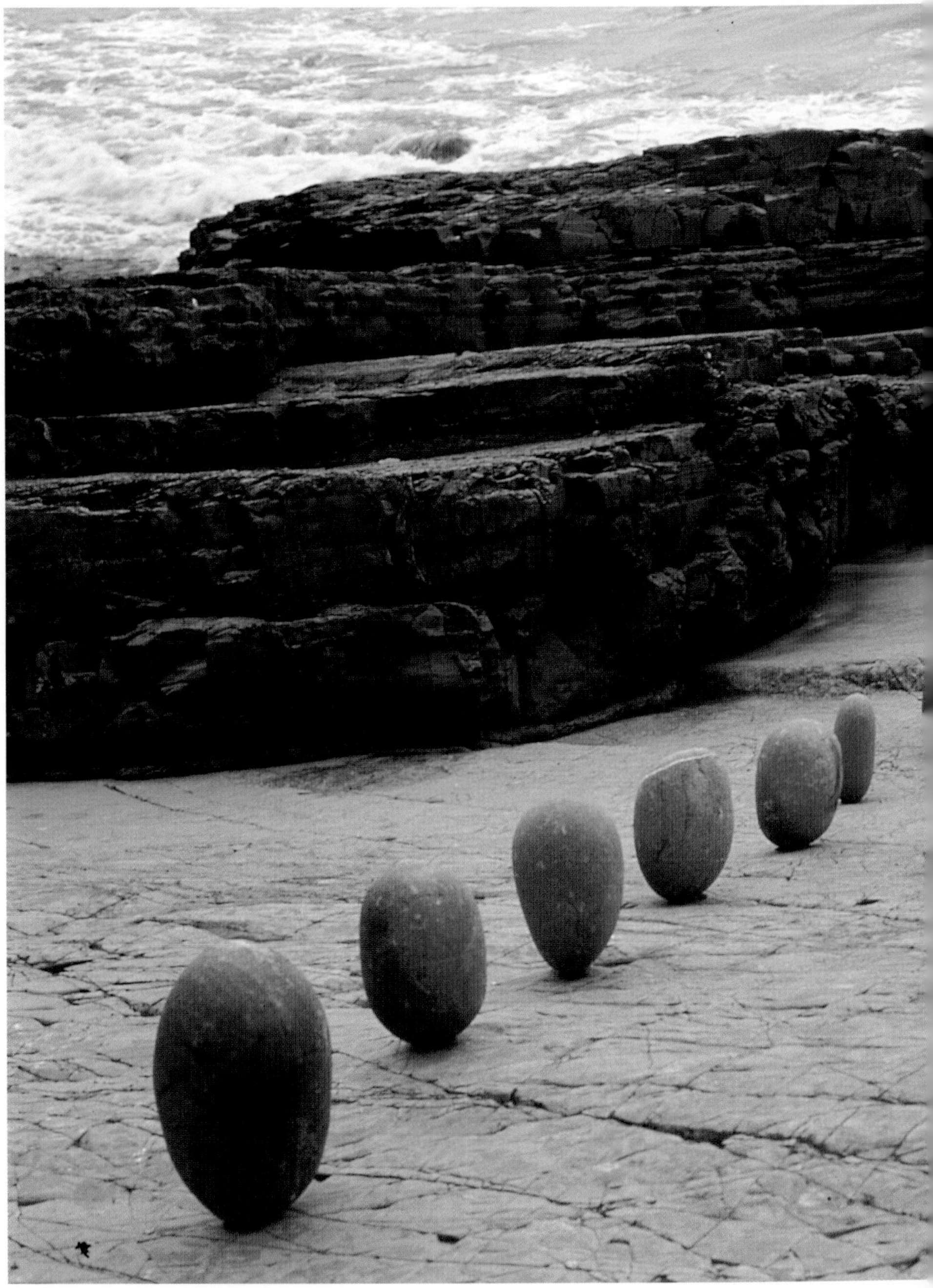

Andy Goldsworthy, *Ausbalancierte Steine werden von der Flut zu Fall gebracht*, Porth Ceiriad, Wales, am 23. Juli 1993.

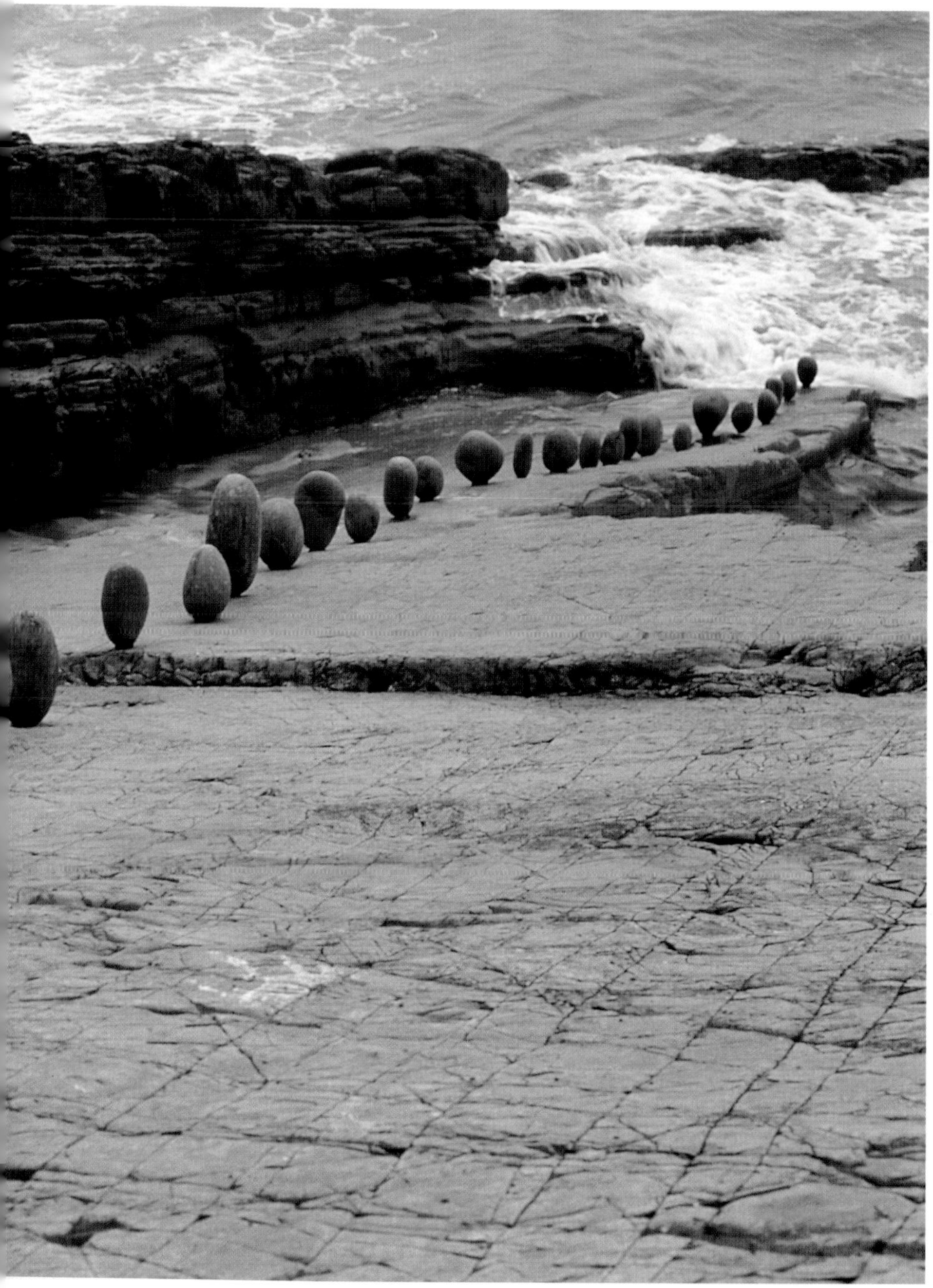
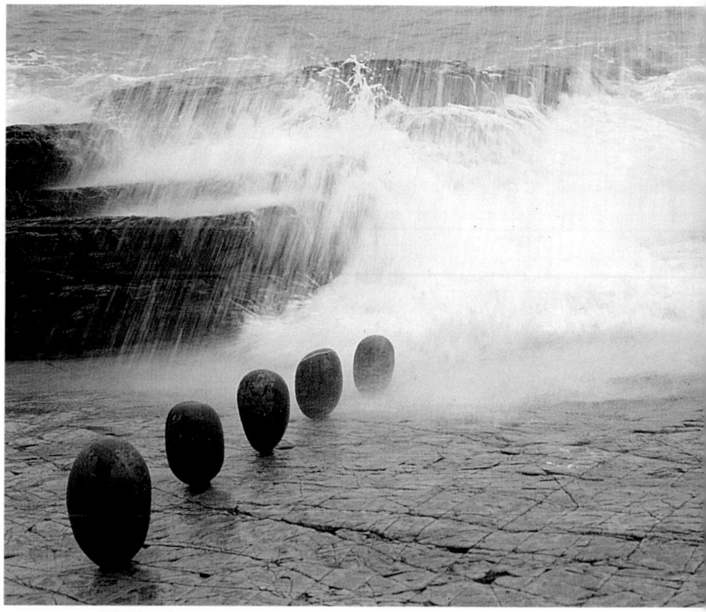
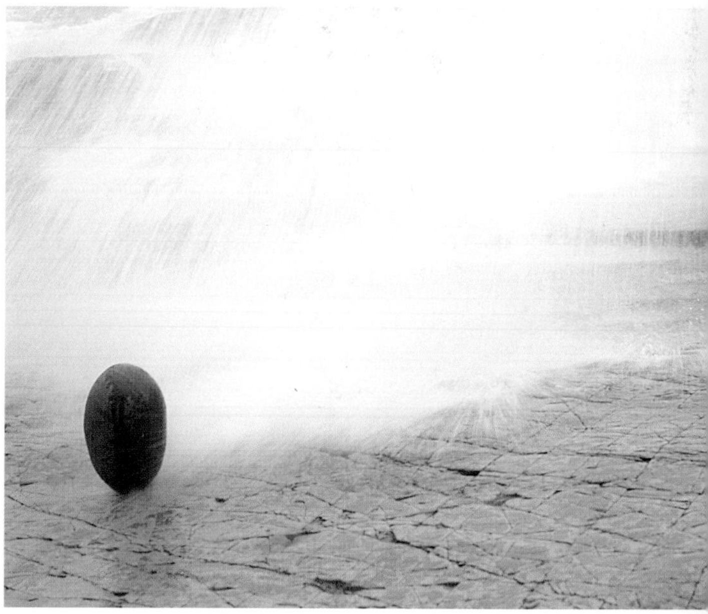

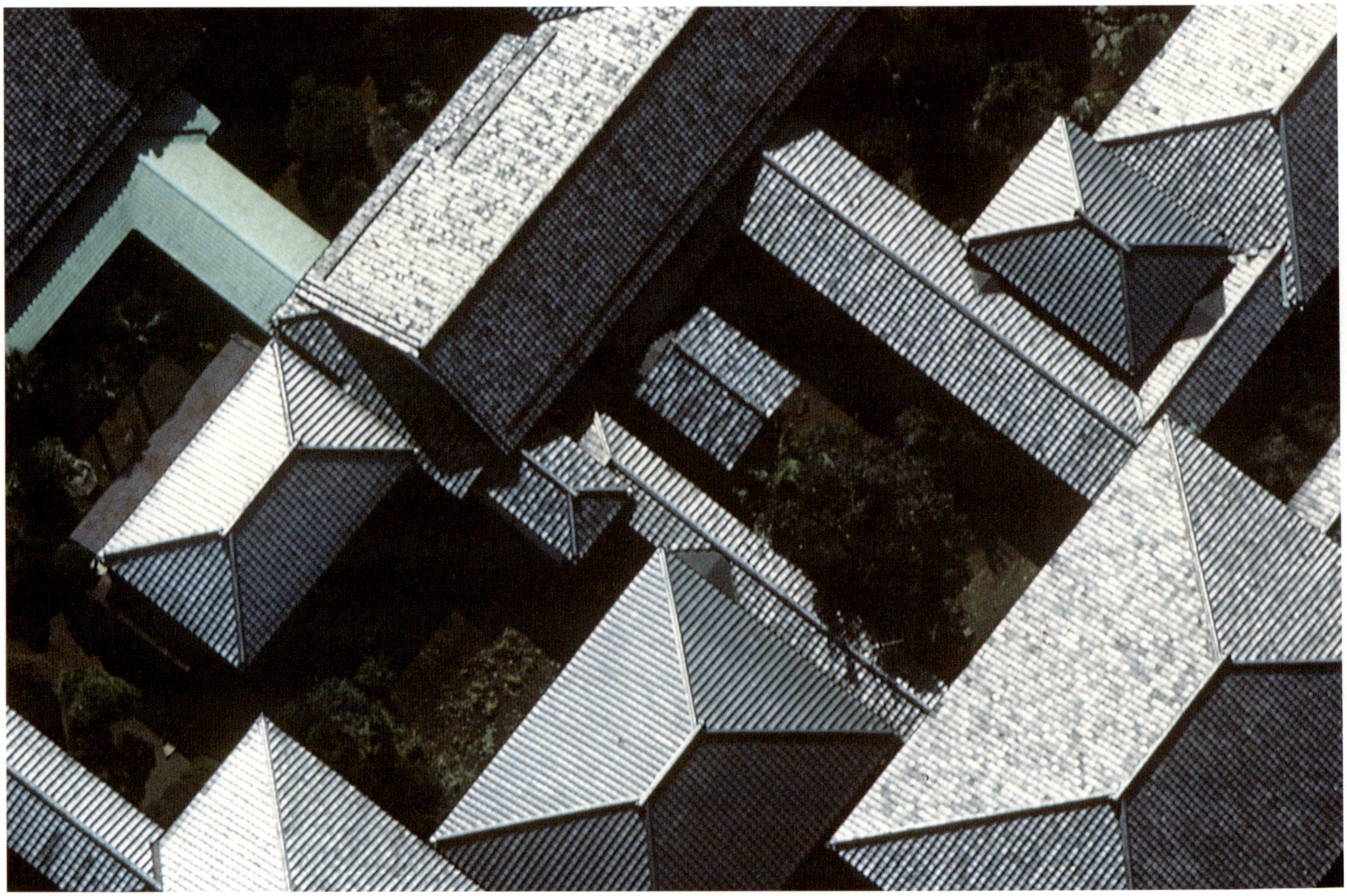

Meiji-Schrein, Tokio, photographiert von Dr. Georg Gerster.

Labbezanga, Dorf in Nigeria, photographiert von Dr. Georg Gerster.

Der Schweizer Photograph Dr. Georg Gerster fängt in seinen Bildern die Muster ein, die der Mensch auf der Erdoberfläche erzeugt. Aus der Vogelperspektive stellen sich Felder, Dörfer und Städte als Kompositionen aus Farben und Formen dar. Die strengen Geometrien und Raster einer Urbanisation mögen, aus der Luft betrachtet, durch graphische Schönheit bestechen. Von unten besehen, stellt sich die Realität des Alltags mitunter weniger erfreulich dar.

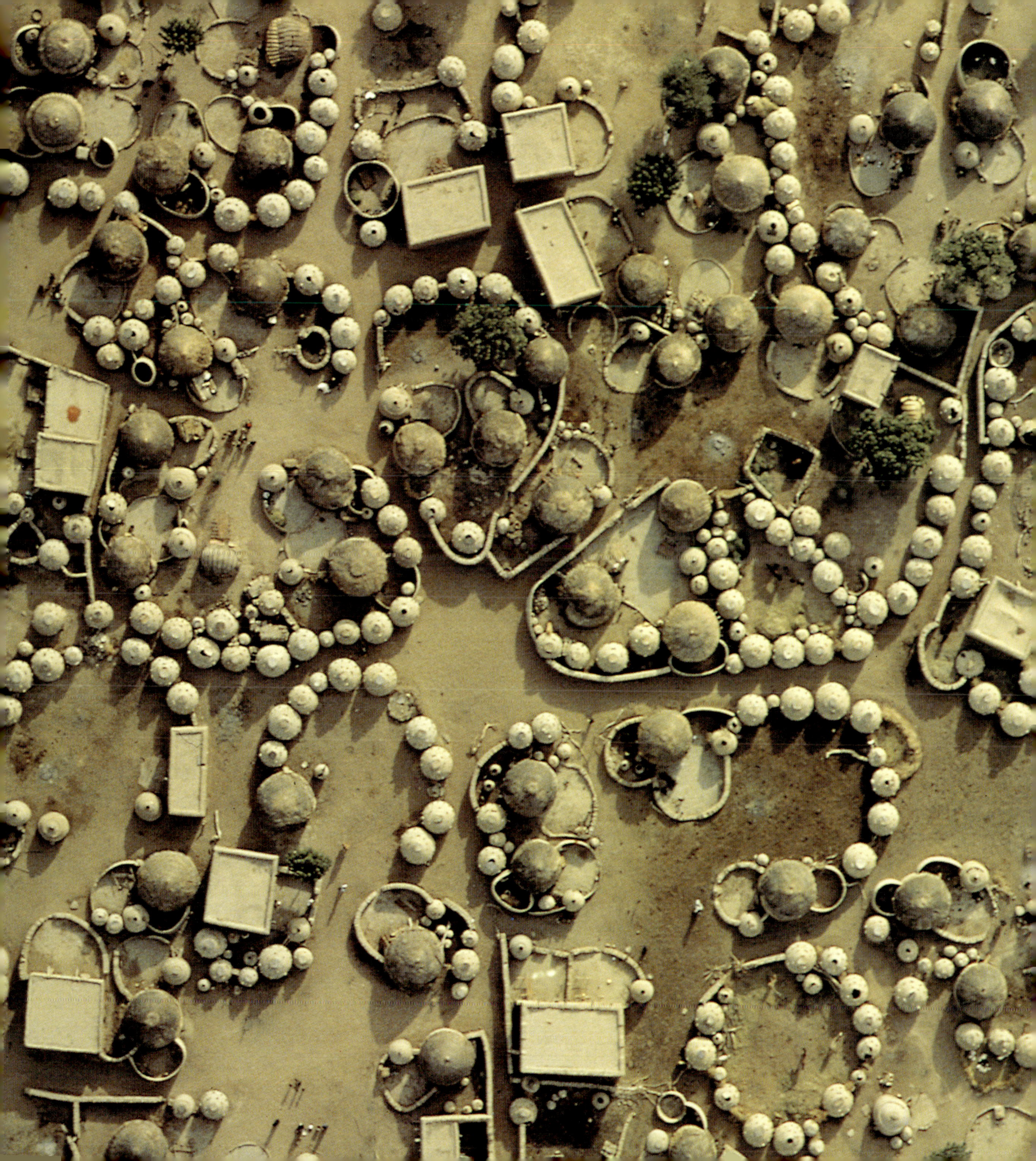

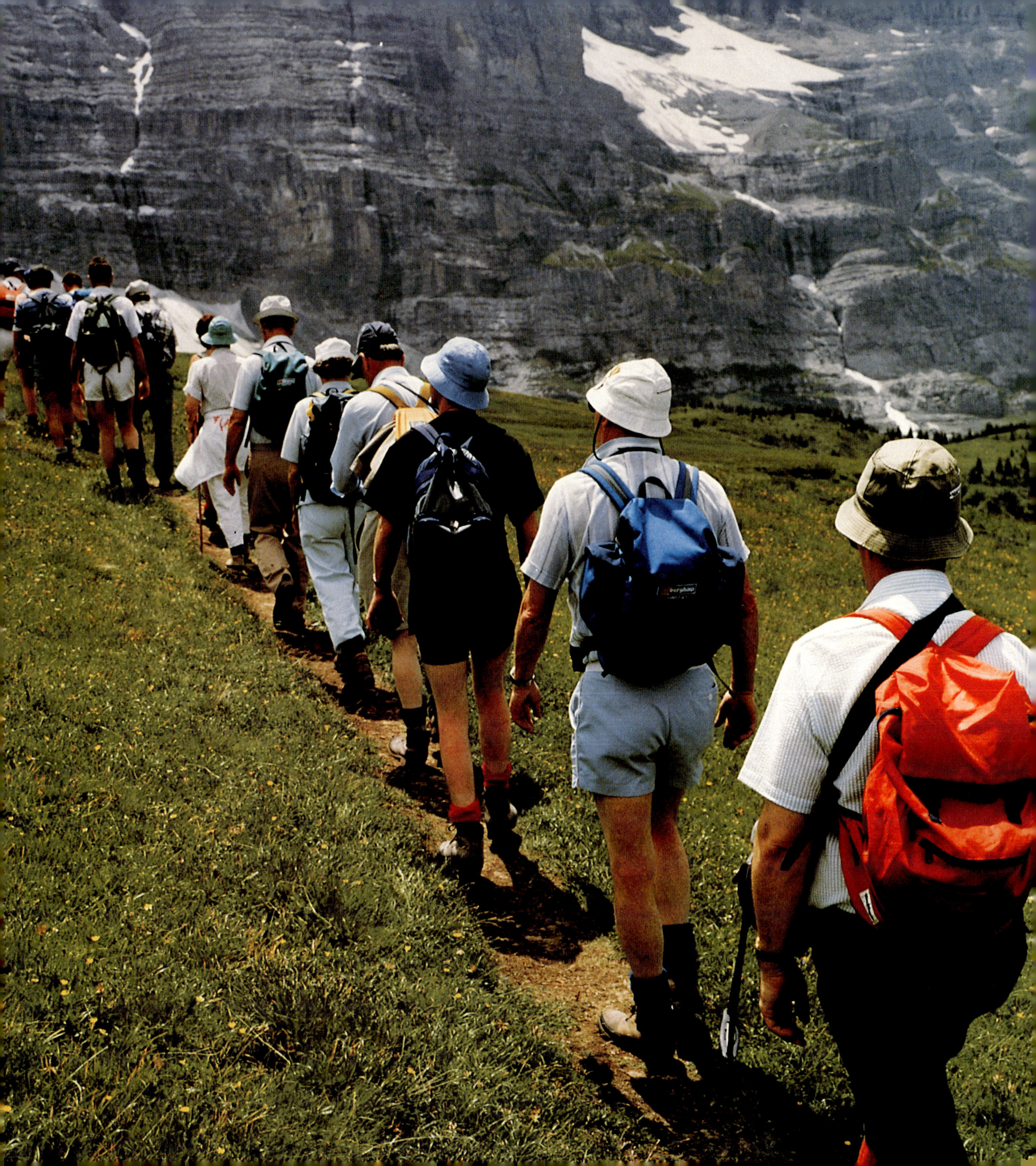

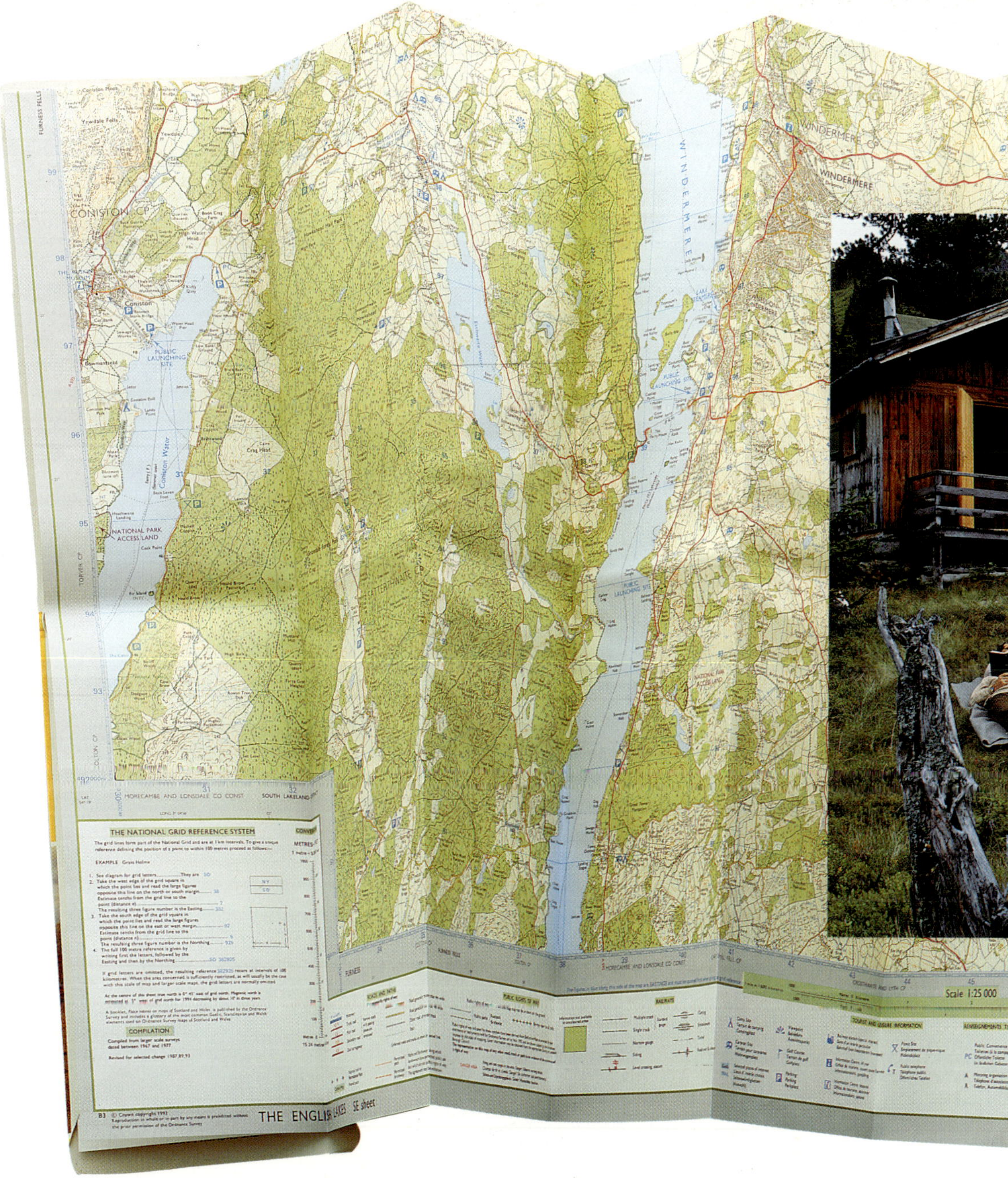

Amtliche topographische Karte.

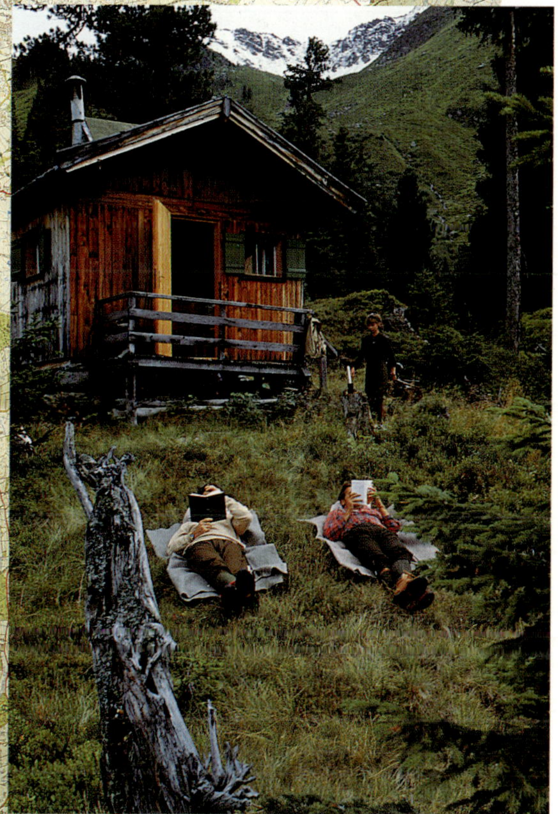

Wanderer vor einer Alpenhütte.

Neben frischer Luft und schönen Ausblicken suchen Menschen auf ihren Bergtouren und Wanderungen die unmittelbare Begegnung mit der Natur. Wirkliche Unberührtheit ist immer seltener anzutreffen, und wer dem Ruf der Wildnis folgt, findet sich oft in großer Gesellschaft. Daß solche Unternehmungen so beliebt sind, mag darauf zurückzuführen sein, daß die Natur immer mehr aus unserer Umgebung ausgegrenzt wird.

Martin Parr, Wanderer in der Schweiz (1995).

Terence Conran, Skizze vom *Victory Garden* des Imperial War Museum, entworfen für die Chelsea Flower Show in London (1995).

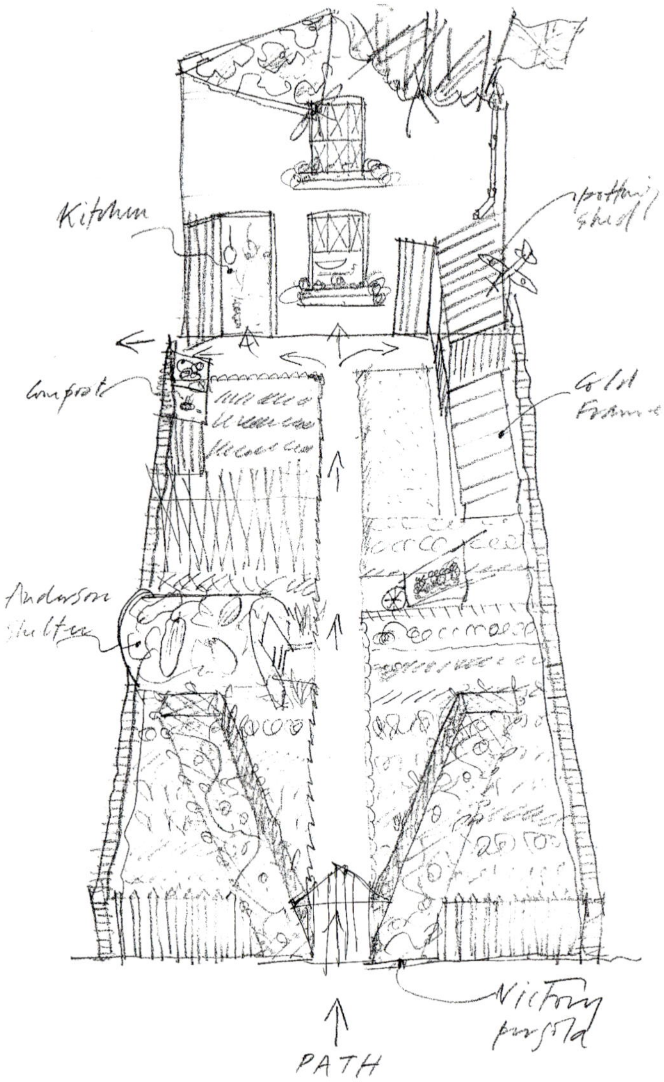

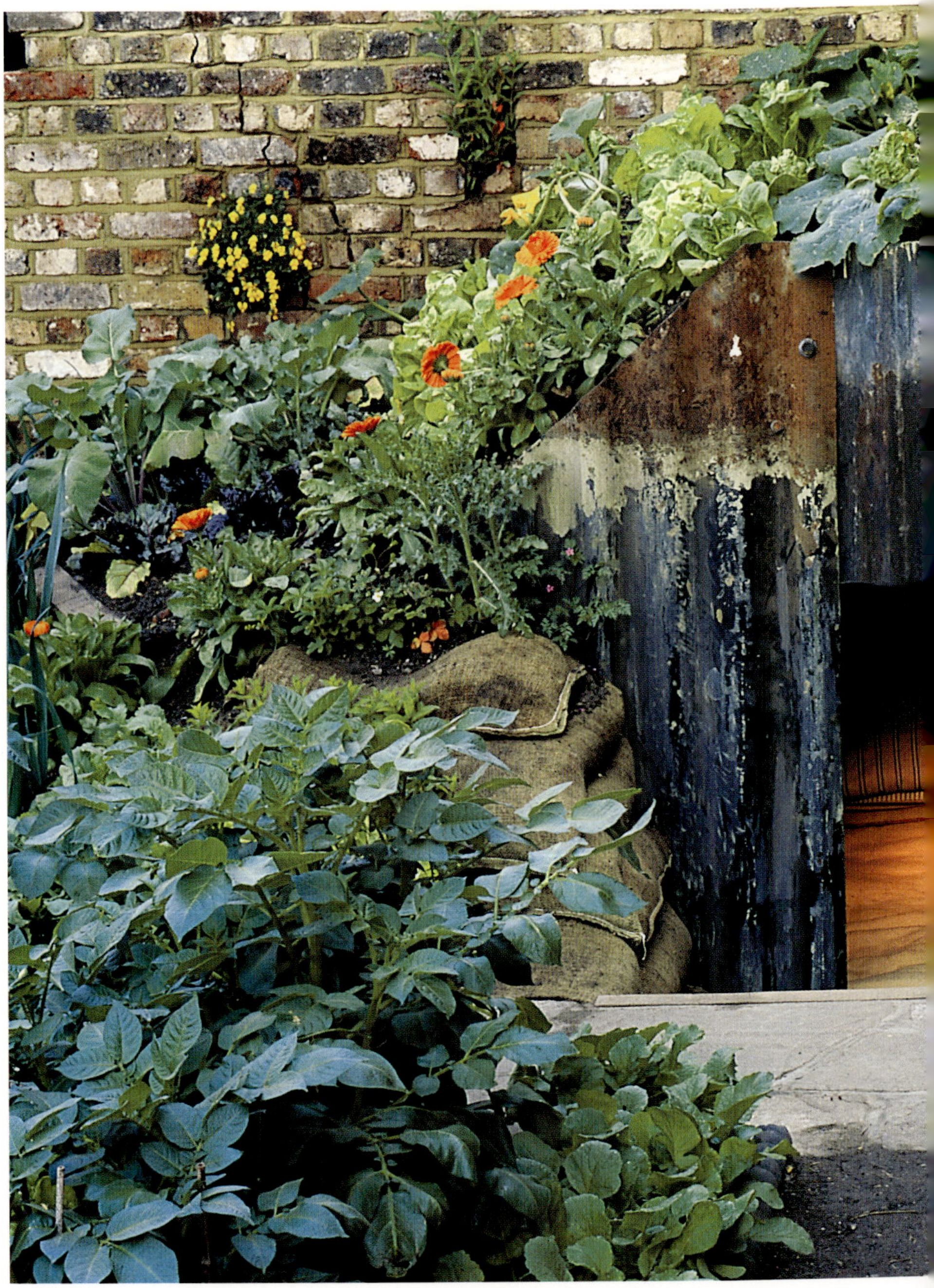

Auf dem Anderson-Bunker im *Victory Garden* des Imperial War Museum wurde für die Chelsea Flower Show in London Gemüse angepflanzt (1995).

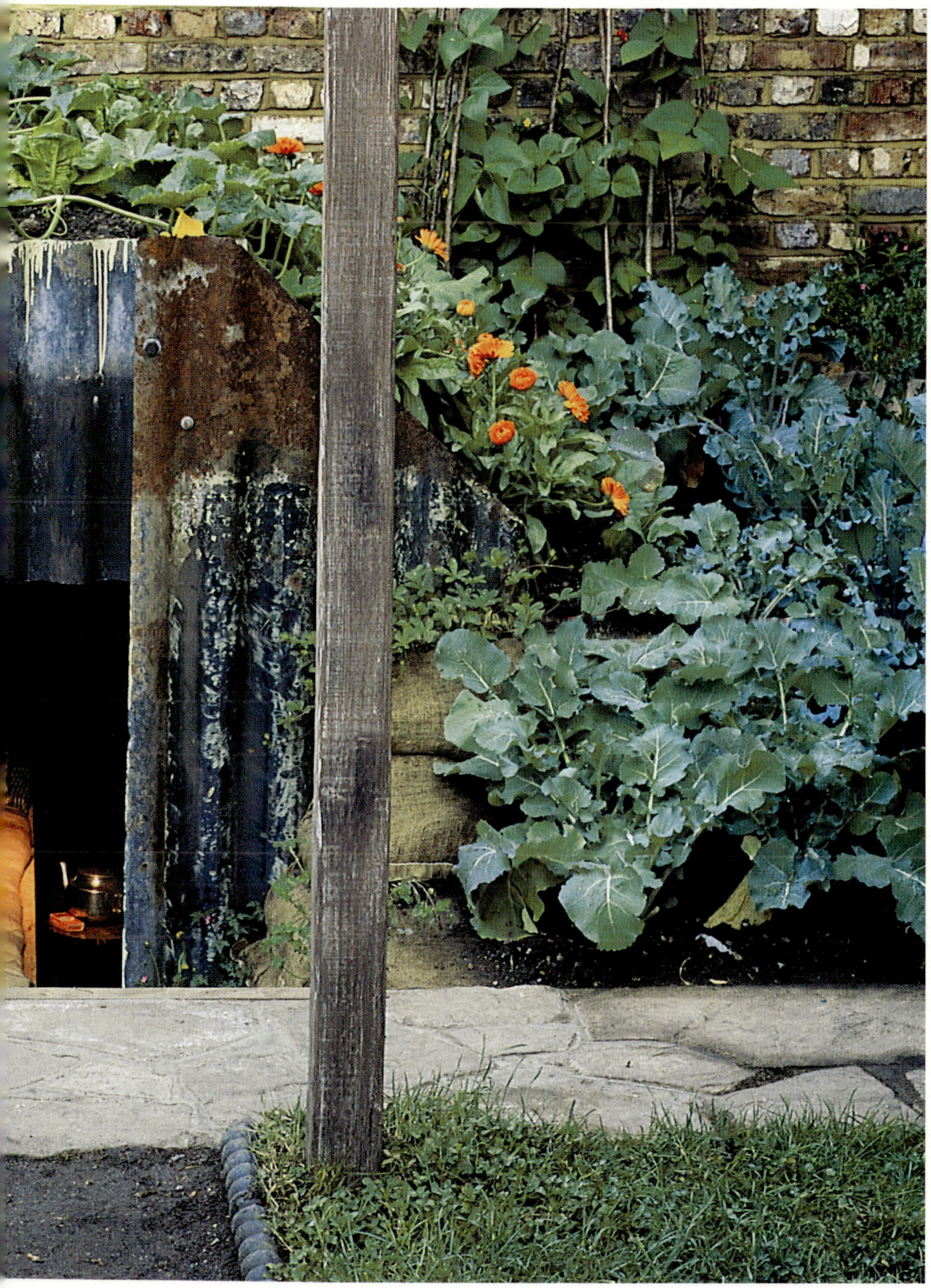

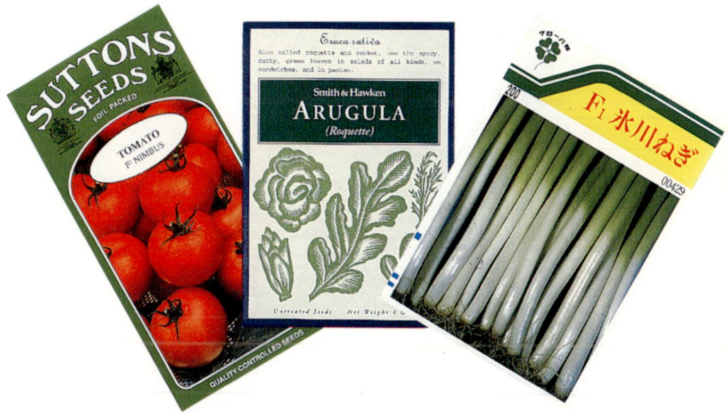

Samentüten aus Großbritannien, den USA und Japan.

Im Zweiten Weltkrieg wurde in Großbritannien die Bevölkerung unablässig mit dem Slogan *Gärtnern für den Krieg* aufgefordert, sich ihre Nahrungsmittel im eigenen Garten zu ziehen. Es mag zynisch klingen, doch hatte die Ernährung, die hauptsächlich aus frischem Gemüse und Hülsenfrüchten bestand und kaum Fleisch, Butter und Zucker bot, zur Folge, daß die Bevölkerung niemals fitter war als bei Kriegsende. Gewiß denke ich an das meiste, was wir damals aßen, nicht gerade mit Sehnsucht zurück. Wer niemals Schlangenmakrelen und Eipulver gekostet hat, weiß nicht, was ein ekelhafter Geschmack ist. Sehr gern erinnere ich mich hingegen an den Geschmack des Gemüses, das wir ganz frisch aus dem Garten geholt hatten. Heute kommen in meiner Familie fast nur Erzeugnisse aus unseren Gärten in Berkshire und der Provence auf den Tisch. Selbst Gemüse anzubauen macht Freude, spart Geld und vermittelt jenen, die nur Supermarktqualität kennen, ein völlig neues Geschmackserlebnis.

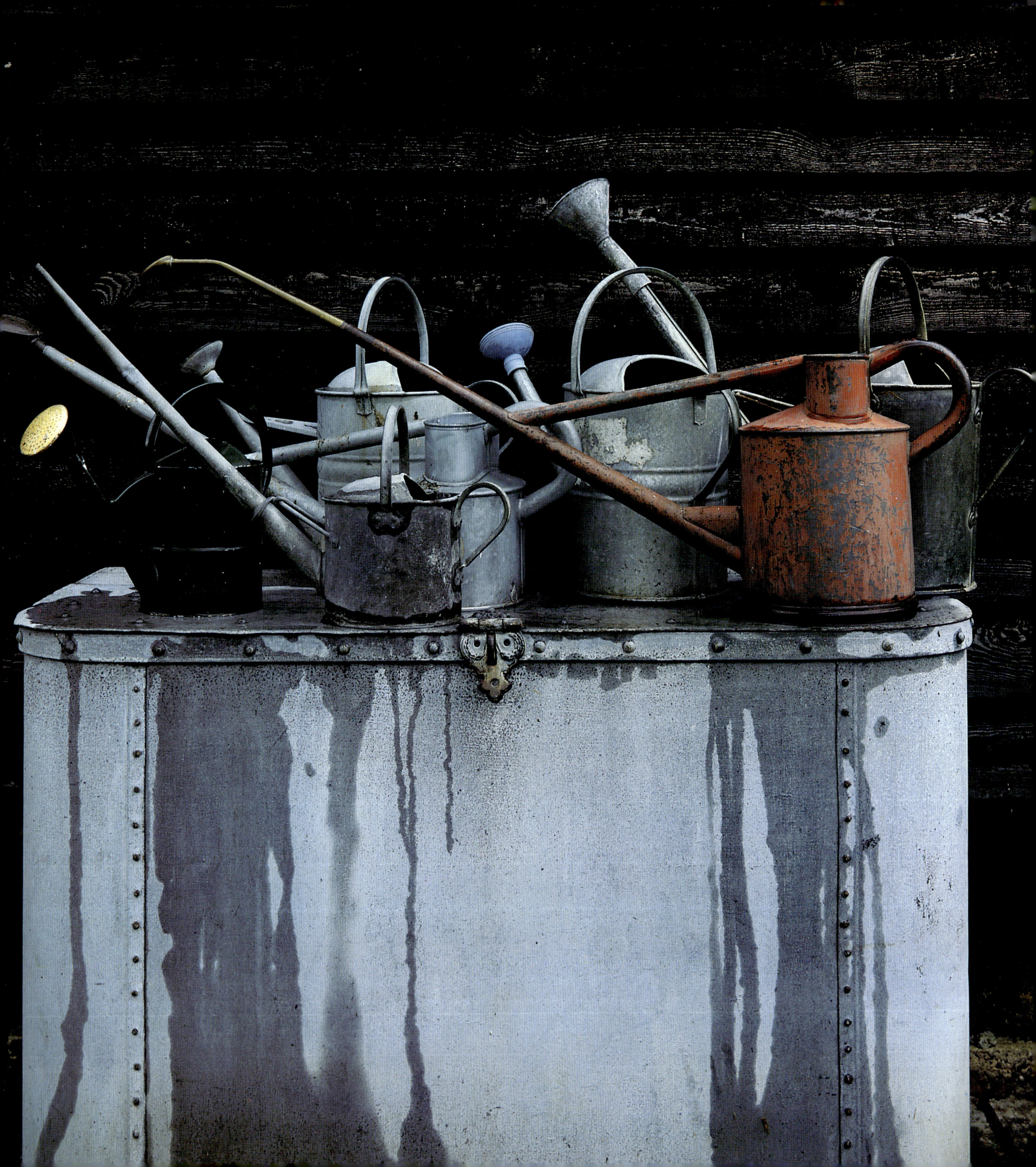

An natürlichen Materialien mag ich die Spuren der Zeit, der Witterung und des Gebrauchs. Plastik ist vielleicht praktisch, doch es bleibt immer gleich, während alles andere ringsum wächst und sich wandelt.

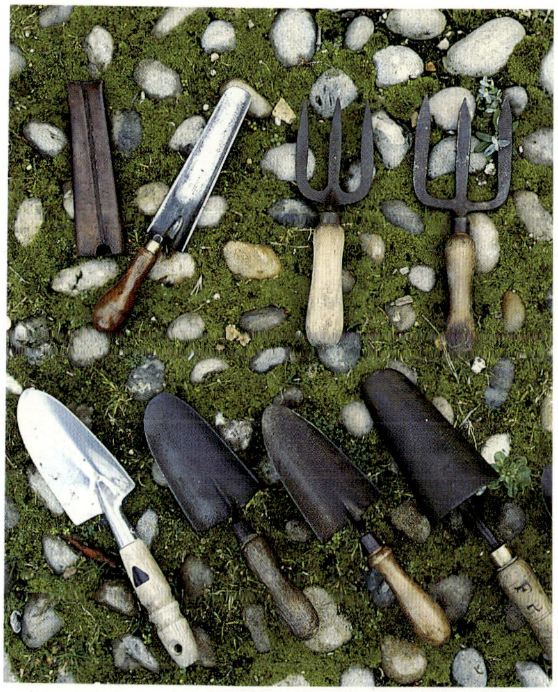

Gartenwerkzeuge.

Nachdem herkömmliches Gartenzubehör wie verzinkte Gießkannen, Spankörbe und Terrakottatöpfe inzwischen zu modischen Wohnaccessoires avanciert sind, finden sie vielleicht auch wieder den Weg zurück in den Garten, wo ihre Schönheit erst richtig zur Geltung kommt.

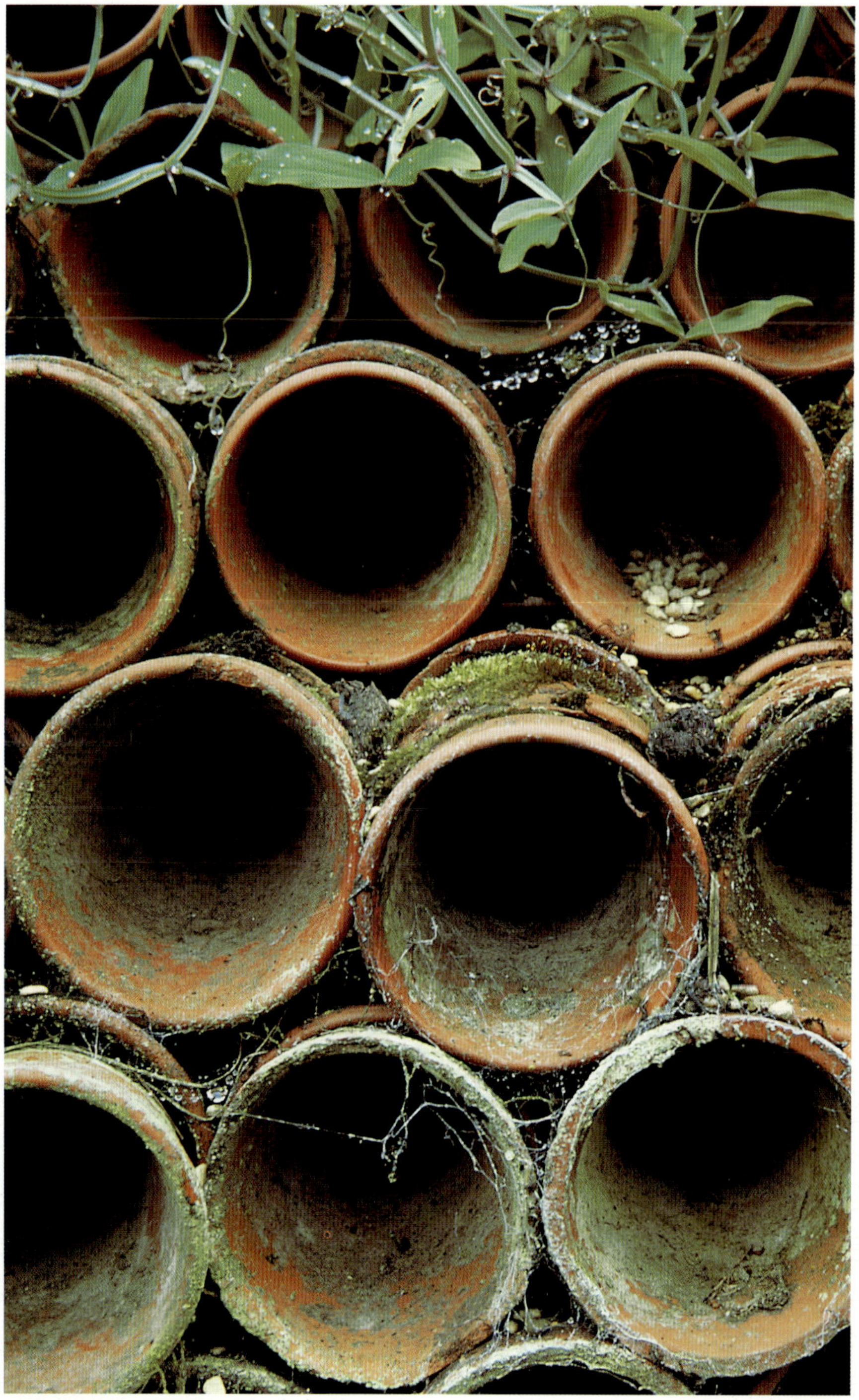

Blumentöpfe aus Terrakotta.

Verzinkte Gießkannen.

Derek Jarman, Garten von *Prospect Cottage*, Dungeness, Kent.

Derek Jarman wußte genau, was Design für die Lebensqualität bewirken kann. In einer Gegend, die so wenig Gutes verheißt, demonstrierte er auf vollkommene Weise die Kunst des Möglichen.

Der Garten von *Prospect Cottage*, in der trostlosen Küstenlandschaft von Kent im Schatten des Atomkraftwerks von Dungeness gelegen, ist sowohl aufgrund seiner Originalität als auch wegen des starken Widerstandsgeistes, der in ihm wohnt, bemerkenswert. Zu den extremen Bedingungen des gespenstischen und unwirtlichen Geländes – die Pflanzen müssen Trockenheit, Salzluft und kräftigem Wind standhalten – paßt die Entstehungsgeschichte des Gartens, den Jarman in seinen letzten Lebensjahren anlegte. Aus einer einzigen Pflanze, einer Hundsrose, die an einem Treibholzstück hochgebunden war, wuchs ein skulpturhaftes Ensemble aus alten Werkzeugen, rostigen Metallteilen und Strandgut und dazwischen Büscheln von Heiligenkraut, Mohn, Malve, weitere Rosen, Meerkohl, Seefenchel, Zistrosen und Lavendel. Einige dieser Arten wurden hier sorgfältig kultiviert, andere, einheimische haben sich durch Selbstaussaat angesiedelt. Im Winter, wenn die Pflanzen absterben, bleiben die bizarren Pfosten mit ihren Ketten aus heiligen Steinen und die Metallschnörkel als Landmarken in einem Gelände, in dem von Menschenhand Geschaffenes und Natur einander in Harmonie begegnen.

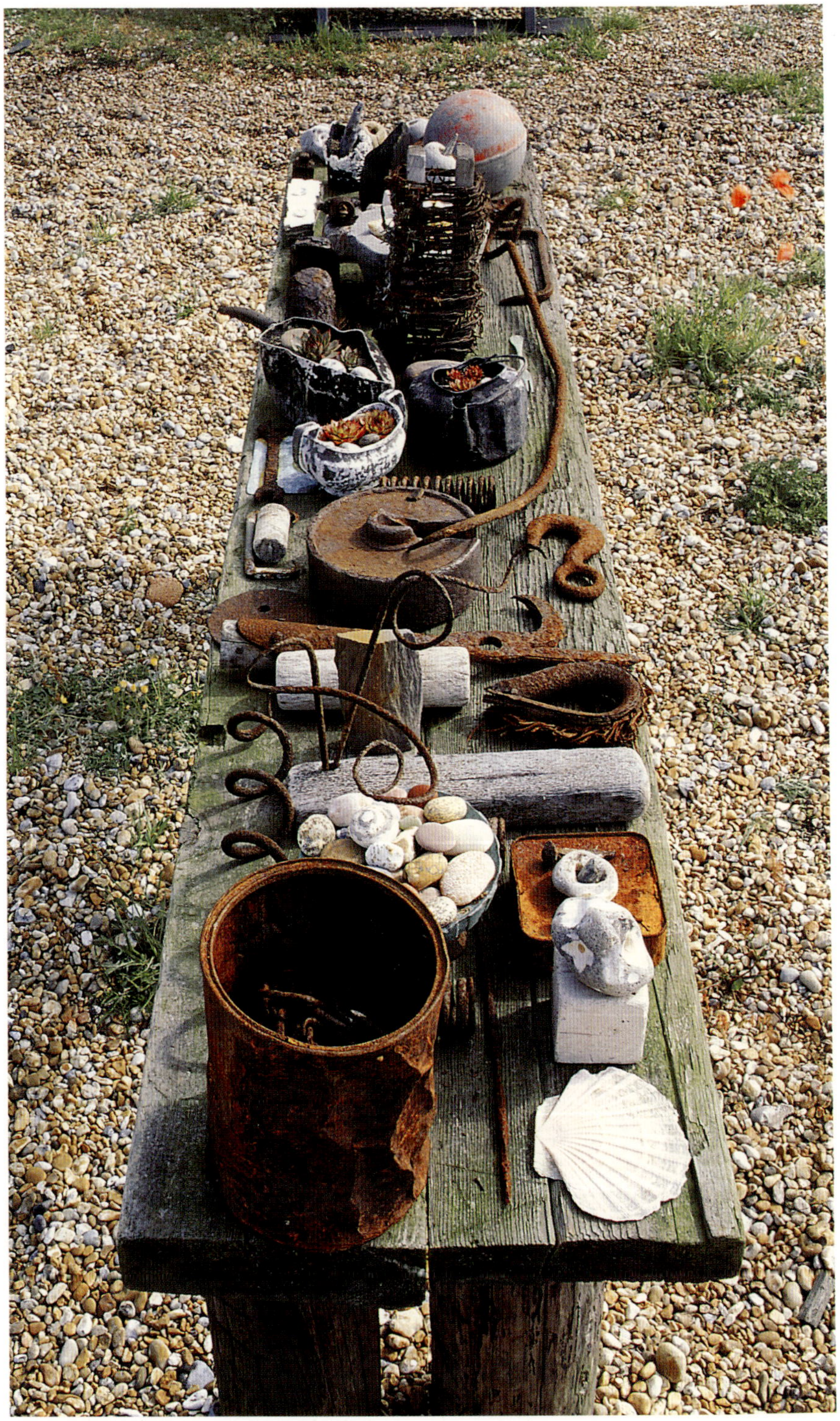

Derek Jarman, Garten von *Prospect Cottage*, Dungeness, Kent.

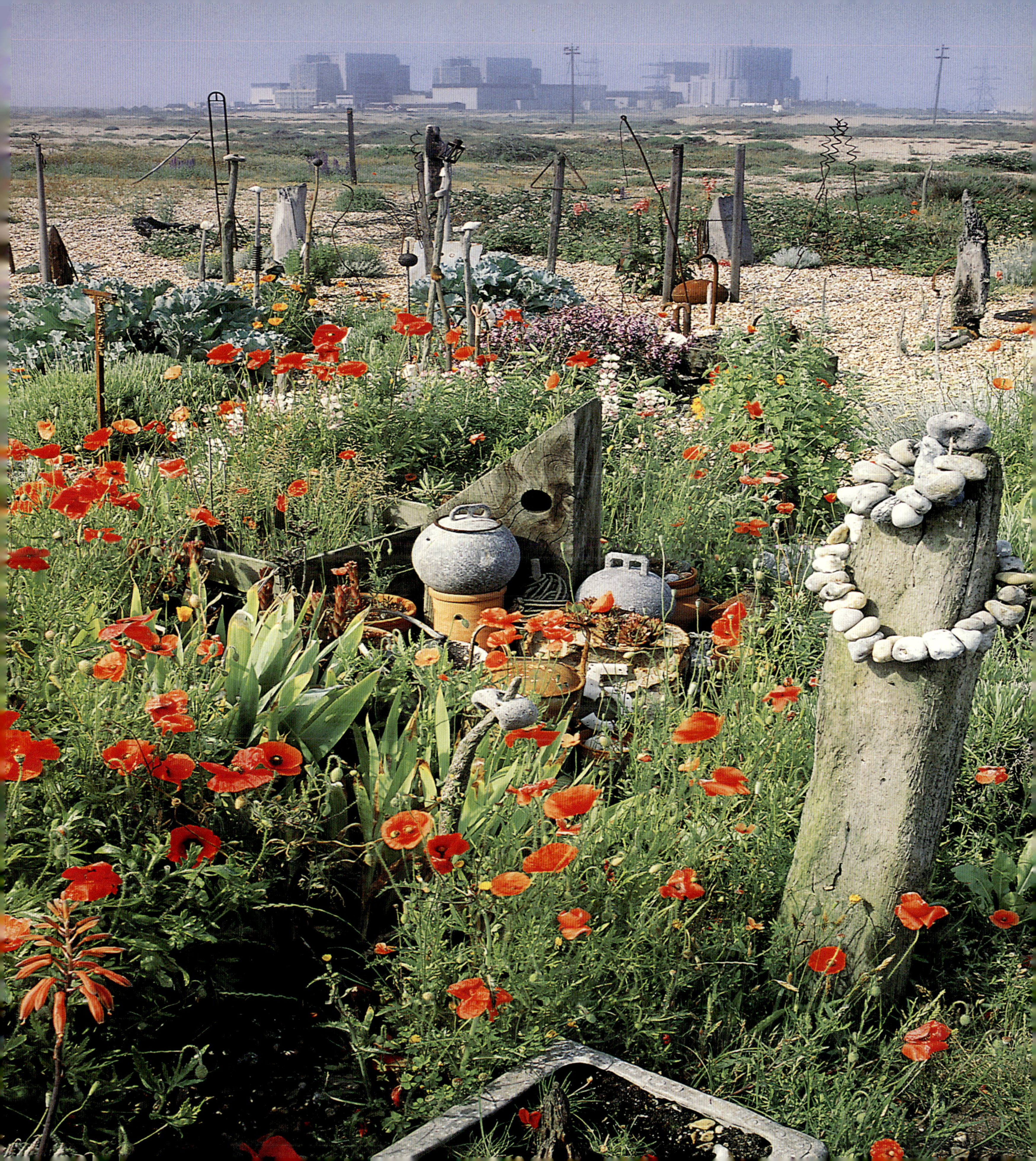

Fett gedruckte Ziffern verweisen auf Abbildungen.

DANK, BILD- UND QUELLENNACHWEIS

Der Verlag dankt Nadine Bazar, Gareth Jones und Clare Limpus, die als Bildbeschaffer einen wertvollen Beitrag zu diesem Buch geleistet haben.

Darüber hinaus dankt Conran Octopus Dinah Hall und Victoria Davis für ihre Anmerkungen und Anregungen zum Text; Sarah Pearce, Tomoko Hori und Claire Taylor für ihre Mithilfe bei der Bildbeschaffung; Nato Welton und Kirsty O'Leary-Leeson für die Organisation von speziellen Photovorlagen sowie Hilary Bird für das Register.

Folgende Photographen und Institutionen stellten freundlicherweise ihr Bildmaterial zur Verfügung:
2 Antonio Martinelli; **3** Mark Fiennes; **4** Harry Borden/Katz Pictures; **6** New York Bound Bookshop; **10** Jared Fowler; **11** *Absurdities*, erschienen bei Gerald Duckworth & Co. Ltd, 1975/© Mrs J. C. Robinson; **12-13** Ian McKinnell/Entwurf: TKO Product Design Consultants; **14** Adrian Meredith Photography; **15** Niepce/Rapho; **16** Jared Fowler; **17** Advertising Archives; **18** Hannah Lewis; **20** © 1991, BBC Television, Broadcasting and Presentation Department; **21** Design Museum; **22** oben Brian Ma Siy; **22** unten Ken Adlard; **23** Richard Foster; **26** Max Jourdan, mit Genehmigung der Manhattan Loft Corporation; **28** Bauhaus-Archiv, Berlin; **29** Ezra Stoller/© Esto; **30** Michael Moran; **31** Jared Fowler; **32** Jordi Sarra Arau; **33** Hans Hansen/Vitra Design Museum; **35** mit Genehmigung von Herman Miller, Inc.; **36** oben Christian Sarramon; **36** unten links Fritz von der Schulenburg/The Interior Archive; **36** unten rechts Mary Evans/Institution of Civil Engineers; **37** links aus *Winnie The Pooh* von A. A. Milne, illustriert von E. H. Shepard. Copyright bei Berne Convention & 1926 E. P. Dutton, erneuert 1954 von A. A. Milne. Abdruck mit Genehmigung von Curtis Brown, London, und Dutton Children's Books, New York, einer Abteilung von Penguin Books USA Inc; **37** rechts Jerome Darblay; **38** links Chancellor Press; **38** rechts Paul Rocheleau/Trustees Office, Pleasant Hill, Kentucky; **39** links Peter Cook; **39** rechts Graeme Harris/The Special Photographers Library; **40** oben René Burri/Magnum; **40-41** © Fondation Le Corbusier; **40** unten Le Corbusier et Pierre Jeanneret *Œuvre Complète*, Hrsg. Willy Boesiger, Girsberger Zürich; **41** oben links Martin Jones/Arcaid; **41** oben rechts Martin Charles; **41** unten Peter Cook; **42** oben links Fritz von der Schulenburg/The Interior Archive; **42** oben rechts Mark Fiennes; **42** unten Richard Glover; **43** oben Eric Morin; **43** unten *The New Yorker* Magazine, Inc.; **44** links Ikea; **44** rechts Simo Rista/Phaidon Press; **45** oben links Jared Fowler; **45** oben rechts Sotheby's, London; **45** unten links Fritz von der Schulenburg/The Interior Archive; **45** unten rechts mit Genehmigung des Board of Trustees of the Victoria and Albert Museum/Photo: Daniel McGrath; **46** links N. A. Callow/NHPA; **46-47** Peter Cook/Phaidon Press; **47** oben Ezra Stoller/© Esto; **47** unten Avery Architectural & Fine Arts Library, Columbia University; **48** oben Tim Street-Porter; **48** unten Lucia Eames Demetrios dba Eames Office © 1989, 1995; **49** Julius Shulman; **50** oben links Christian Sarramon; **50** oben rechts Guy Bouchet; **50** unten Paul Ryan/International Interiors; **51** Santi Caleca; **52-53** Stephen P. Huyler; **54** oben Jennie Woodcock/Reflections; **54** unten Abbildung mit Genehmigung des American Museum in Britain; **55** links Rapho; **55** rechts Sylvie Lancrenon/Stylistinnen: Marion Bayle/Marie Claire Maison; **56** Hans Hansen/Vitra Design Museum; **57** oben Habitat UK; **57** unten Avarte Oy; **58** Richard Bryant/Arcaid; **59** oben links Henry Bourne/The Conran Shop; **59** oben rechts Erich Consemüller/Bauhaus-Archiv, Berlin; **59** unten Royal Pavilion, Art Gallery and Museums, Brighton/© Demart ProArte BV & DACS 1996; **62** unten Archive Photos; **65** oben Peter Mackertich; **65** unten Robert Harding Picture Library; **66** Dyson Appliances Ltd; **69** Richard Caldicott; **70** Habitat UK; **72** Fritz von der Schulenburg/World of Interiors; **73** James Mortimer/World of Interiors; **74** oben Jared Fowler; **74** unten Phillips Fine Art Auctioneers; **75** links Marianne Majerus; **75** rechts Jared Fowler; **76-77** Jacques Boulay; **77** oben Tim Street-Porter; **77** unten Peter Cook; **78** © Paul Warchol; **79** links Björn Keller/Faragstudi Avanti; **79** rechts Sandro Sodano; **80-81** Alessi; **82** links Mann & Man/Options/Robert Harding Syndication; **82** rechts Jared Fowler; **83** links Jared Fowler; **83** rechts Henry Bourne/The Conran Shop; **84** Paul Rocheleau; **85** links Abitare/Leo Torri; **85** Mitte Jared Fowler; **85** rechts Smart Design; **86** oben links Jacqui Hurst; **86** oben rechts Steve Rees/Crafts Council; **86** unten David Brittain/Stafford Cliff; **87** oben links Contemporary Applied Arts; **87** oben rechts Fritz von der Schulenburg/The Interior Archive; **87** unten links & unten Mitte James Johnson/ES Magazine; **87** unten rechts Jared Fowler; **90** & **92** Abbas/Magnum; **93** Marineau/Stills/Frank Spooner Pictures; **94** Henrietta Butler/Camera Press; **97** links Michel Brodsky in Zusammenarbeit mit Roger Vivier; **97** rechts Muji; **99** Roberto Badin/Kenzo; **100** oben Christophe Boisvieux; **100** unten Jared Fowler; **101** links & oben rechts Hamilton's Photographers Ltd; **101** unten rechts Chancellor Press, 1985; **102** oben mit Genehmigung der Isamu Noguchi Foundation, Inc; **102** unten © 1996 The Oskar Schlemmer Theatre Estate, mit Genehmigung des Photoarchivs von C. Raman Schlemmer, Oggebbio, Italien; **103** Issey Miyake (UK) Ltd; **104** links James Martin für *Arena*; **104** rechts Hannah Lewis/Elle Decoration; **105** Jared Fowler; **106** links Henry Clarke/© Vogue, The Condé Nast Publication Ltd; **106-107** Chanel; **107** oben rechts Michael Freeman; **107** Mitte rechts Cecil Beaton, mit Genehmigung von Sotheby's London; **107** unten rechts Pierre Sabatier/Marie Claire Maison; **108** oben links Guy Bouchet; **108** unten links Michael Moran; **108** rechts Hervé Champollion/Agence Top; **109** oben © Paul Warchol; **109** unten Chris Gascoigne/Arcaid; **110** oben mit Genehmigung von United Colors of Benetton; **110** unten Arnal Garcia/Frank Spooner Pictures; **110-111** Baron & Baron; **112** links Jean-Pierre Masclet/Katz Pictures; **112** rechts Swatch; **113** © Ascher, mit Genehmigung der Ascher Collection, Peter Ascher, New York; **114** links Rafael Wollman/Frank Spooner Pictures; **114** rechts J. Perno/Explorer; **115** Fahey/Klein Gallery, Los Angeles; **116** links © Vogue, The Condé Nast Publication Ltd; **116-117** Hamilton's Photographers Ltd; **118** oben links Popperfoto; **118** oben rechts Chris Moore; **118** unten Hickey Robertson/The Menil Collection, Houston/© ADAGP, Paris, & DACS, London, 1996; **119** Hamilton's Photographers Ltd; **120** © Vogue, The Condé Nast Publication Ltd; **121** Raymond Meier; **122-123** Pentagram Design Ltd; **123** oben Mitte Stuart Franklin/Magnum; **123** oben rechts Lacoste; **123** unten Paramount/mit Genehmigung von The Kobal Collection; **124-125** The Times, London; **128** Robin Smith/Tony Stone Images; **129** Jared Fowler; **132** David Carson Design; **133** Chris Steele-Perkins/Magnum; **134** *French Country Cooking* von Elizabeth David, erschienen bei

Penguin, illustriert von John Minton; **136** Eric Morin; **137** Rapho; **138** links Tim Street-Porter; **138-139** Andrew Bordwin; **140** Christian Sarramon; **141** David Brittain; **142** Greg Barrett/Vogue Entertaining; **143** oben links Gentl & Hyers; **143** oben rechts & unten Kijuro Yahagi Co. Ltd; **144-145** Alex Bartel/Arcaid; **145** Mitte Willy Ronis/Rapho; **145** oben rechts M. J. Jarry/J. F. Tripelon/Agence Top; **145** unten rechts Peter Cook; **146** links *How to Wrap Five More Eggs* von Hideyuki Oka, erschienen bei Weatherhill Inc.; **146** rechts Jared Fowler; **147** oben Stephen Wilkes/The Image Bank; **147** unten Hulton Getty Picture Collection; **148-149** Kevin Summers; **150** oben links Kevin Summers; **150** oben rechts Tessa Traeger; **150** unten Ken Kirkwood; **151** Robert Freson; **152-153** Jared Fowler; **154** oben Hannah Lewis; **154-155** die Namen 'Coca Cola' und 'Coke' sowie die Contour Bottle sind eingetragene Warenzeichen der Coca-Cola Company; **155** oben mit Genehmigung von Bartle Bogle Hegarty/The Coca-Cola Company; **156** Smile Management; **157** Borse Moschino; **160** oben US Postal Service; **160** unten The Science Museum/Science & Society Picture Library; **163** Corbis/Bettman/UPI; **164** British Motor Industry Heritage Trust; **165** links Renault UK Ltd; **165** rechts Mercedes-Benz, Deutschland; **166** Dennis Gilbert/Arcaid; **169** mit Genehmigung von O. K. Harris Works of Art, New York; **170** oben Mclean/Bailhache/Marie Claire Maison; **170** unten Michelin Tyre PLC; **171** The National Motor Museum, Beaulieu; **172** oben links London Transport Museum, Man Ray Trust/© ADAGP, Paris, & DACS, London, 1996; **172** unten links mit Genehmigung des Board of Trustees of the Victoria and Albert Museum; **172-173** London Transport Museum; **174** oben links Wemher Krutein/Liaison International; **174** oben rechts René Burri/Magnum; **174** unten Piaggio; **175** Citroën; **176** links Gilles Martin Raget/Kos Picture Source Ltd; **176** rechts Porsche; **177** oben Ezra Stoller/© Esto; **177** unten Martyn Goddard/Tony Stone Images; **178** Peter Cook; **179** oben Luc Boegly/Archipress; **179** unten Paul Raftery/Arcaid; **180** links mit Genehmigung von British Airways; **180** rechts Tim Wren; **181** Guy Gurney; **182** oben links Nacäsa & Partners; **182** oben rechts R. J. B. Goodale/Oxford Scientific Films; **182** Mitte links Nacäsa & Partners; **182** Mitte & Mitte rechts Christian Sarramon; **182** unten links Department of Transport; **182** unten rechts Syndication International/Hulton; **183** oben Roy Gumpel/Liaison International; **183** unten Peter Aaron/© Esto; **184** Marc Sadler/Dainese S.p.A.; **185** © Cindy Lewis 1984; **186** Samuel Kravitt/Archive Photos; **187** oben Peter Cook; **187** unten Tim Crosby/Liaison International; **188** BFI Stills; **189** links (GB) Ross Lovegrove: Dragtpose/Connolly Leather; **189** rechts Musée de la Publicité, Paris/© ADAGP, Paris, & DACS, London, 1996; **190-191** Peter Seaward/Tony Stone Images; **191** rechts PROD/Daniel Boutellier; **194** Stefan Kirchner/Soldi & Donadello; **195** links Popperfoto; **195** rechts SC Johnson; **197** IBM; **198** Ezra Stoller/© Esto; **199** Collection Walker Art Centre, Minneapolis, Schenkung der T. B. Walker Foundation, Gilbert M. Walker Fund, 1948; **200** Henry Dreyfuss Associates; **202** Warner Bros/DC Comics/mit Genehmigung von The Kobal Collection; **204** oben *The New Yorker* Magazine, Inc.; **204** unten Peter Cook; **205** oben links Gilles de Chabaneix; **205** oben rechts Design Museum; **205** unten Goursat/Rapho; **206** Anne von Brömssen/Andrew Massey; **207** Mark Fiennes/Arcaid; **208** Elliott Kaufman; **209** oben Toyota Motor Corporation/International Society for Educational Information Inc, Japan; **209** unten Eric Morin; **210** oben links Philippe Garner; **210** oben rechts Simon Lee; **210** unten Text 100; **211** Agence Top; **212** oben links Apple Computer UK Ltd; **212** unten links & rechts Giampiero Benvenuti; **213** links, unten Mitte & unten rechts Giampiero Benvenuti; **213** oben rechts D. Sorey/Liaison International; **214-215** Ed Lallo/Liaison International; **215** oben Robert Mort; **215** unten Ezra Stoller/© Esto; **216-217** Jared Fowler; **218** Peter Cook; **219** Lyle Leduc/Liaison International; **222** Christie's Images; **223** Willy Ronis/Rapho; **224** Thomson Multi-Media; **225** David Gill; **228** Peter Cook; **229** links & Mitte Sylvia Pitcher Photo Library; **229** rechts Conran Octopus; **230** Jared Fowler, mit Genehmigung von S Martin Summer; **231** Jared Fowler; **232** Photomontage von Hayes Davidson/Nick Wood; **233** Ministière de la Culture, Paris; **234** oben Dieter Leistner/Architekton; **234** unten Sandra Baker/Liaison International; **235** Peter Korniss; **236** oben Volz/Grossmann/Bilderberg; **236** unten Margherita Spiluttini; **237** © Esto; **238** links Magnum; **238-239** Advertising Archives; **239** oben rechts Entwurf von Shozo Toyohisa, hergestellt von Olympus Optical mit Genehmigung von Yasuo Satomi; **239** unten rechts Peter Mackertich; **240-241** Jared Fowler; **242-243** Peter Cook; **243** oben Peter Cook/Arcaid; **243** unten Guy Bouchet; **244** oben links Christian Sarramon; **244** oben rechts © Paul Warchol; **244** unten links mit Genehmigung von Tony Wilson/Factory Too; **244** unten Mitte Dennis Gilbert/Arcaid; **244** unten rechts Roger Sinek/Gestaltung: Fab; **245** Eric Morin; **246** Archive Photos; **247** oben David Carson Design; **247** unten Hulton Getty Picture Collection; **248** *The Graphic Language of Neville Brody II*, erschienen bei Thames & Hudson, 1994; **249** Christie's Images; **250-251** Rapho; **250** links Sundancer; **251** rechts 'Superman' ist ein Warenzeichen von DC Comics © 1938. Alle Rechte vorbehalten. Abdruck mit Genehmigung. Covergestaltung: Joe Shuster; mit Genehmigung von Christie's Images; **254** oben Jerry Harpur; **254** unten Nick Meers/Arcaid; **256** REX Features; **258** BFI Stills; **259** Steve Lyman/Arcaid; **260** Jared Fowler; **260-261** David Bowie/Collections; **262-263** Roland Beaufre/World of Interiors; **264-265** Marijke Heuff; **266-267** © Paul Warchol; **267** oben *The New Yorker* Magazine, Inc.; **267** unten Tim Street-Porter; **268** TBWA; **269** oben Charles Jencks; **269** unten Richard Ansett; **270-271** aus *Stone* © Andrew Goldsworthy mit Genehmigung von Michael Hue-Williams Fine Art Ltd; **272-273** © Georg Gerster; **274** Magnum; **275** links Jared Fowler/'Reproduktion der Amtlichen Topographischen Wanderkarte 1:25 000 von 1993 mit Einwilligung des Controller of HMSO © Crown Copyright, Genehmigung Nr MC85766M'; **275** rechts Jerome Darblay; **276** links Terence Conran; **276-277** Clive Nichols/Entwurf: Terence Conran; **277** rechts Conran Octopus; **278** Kate Gadsby; **279** links Derek St Romaine; **279** rechts Jacqui Hurst; **280-281** John Glover.

Für die Bereitstellung von Objekten für die Photos danken wir ganz besonders: Artemide (GB) Ltd, Terence Conran, The Conran Shop, The Conran Shop Contracts, Factory Too, Filofax, Mike Frankel, Gilbert Makers, Halliburton, Kenwood, Montblanc, Nick Neads, Nokia, George Powell, Martin Summer.

Die Zitate sind folgenden Quellen entnommen: **10**, **14**, **165** *Definitions of Design* (Design Council, 1995); **24**, **28**, **40** Le Corbusier *Ausblick auf eine Architektur* (1923); **31** Christopher Alexander *Eine Muster-Sprache* (Löcker, 1995); **36** Adrian Forty, *Objects of Desire*; **56** Paul Smith zitiert in 'Body-formed for who?' von Kathryn Flett (*Observer*, 12. Dezember 1995); **66** Philippe Starck zitiert in 'Starck Raving' von Peter Lennon (*Guardian*, 17. September 1994); **110** Adam Gopnik, *The New Yorker*; **128** Brillat-Savarin, *Physiologie des Geschmacks* (Insel, 1923); **176** Kenneth Grahame *Der Wind in den Weiden* (1969); **202** Ralph Waldo Emerson *Ode, Inscribed to W. H. Channing*; **203** John Ruskin *The Stones of Venice* (1851-1853); **226** Jane Austen *Emma* (1816); **231** Steve Jobs zitiert in *Wired* (Februar 1996); **257** Frank Lloyd Wright *In the Cause of Architecture* (1894); **260** Lewis Carroll *Alice im Wunderland* (1963); **270** Andy Goldsworthy *Stone* (Viking, 1994).

Wir haben uns sehr bemüht, die Copyright-Inhaber, Architekten und Designer ausfindig zu machen und aufzuführen. Versehentlich unterlassene Nennungen bitten wir zu entschuldigen und werden diese gerne in einer nachfolgenden Auflage nachtragen.